精编
传染性皮肤病学

顾伟程　陈　刚　马振友　主编

中医古籍出版社

图书在版编目（CIP）数据

精编传染性皮肤病学/顾伟程，陈刚，马振友编．—北京：中医古籍出版社，2014

ISBN 978 – 7 – 5152 – 0489 – 5

Ⅰ．精… Ⅱ．①顾… ②陈… ③马… Ⅲ．①传染病 – 皮肤病学 Ⅳ．①R75

中国版本图书馆 CIP 数据核字（2013）第 280147 号

精编传染性皮肤病学

顾伟程　陈刚　马振友　主编

责任编辑　郑　蓉
封面设计　陈　娟
出版发行　中医古籍出版社
社　　址　北京东直门内南小街 16 号（100700）
印　　刷　三河市华东印刷厂
开　　本　889mm×1194mm 1/32
印　　张　21. 375
字　　数　573 千字
版　　次　2014 年 1 月第 1 版　2014 年 1 月第 1 次印刷
印　　数　0001～4000 册
书　　号　ISBN 978 – 7 – 5152 – 0489 – 5
定　　价　48. 00 元

编委会

内容提要

本书从传染病的角度论述了 300 余种皮肤病的病因、发病机制、临床表现、诊断及鉴别诊断、治疗、预防等方面的内容。全书将所述皮肤病分为病毒性皮肤病、衣原体性皮肤病、支原体性皮肤病、立克次体性皮肤病、细菌性皮肤病、螺旋体性皮肤病、真菌病、寄生虫性皮肤病八大类进行介绍，全面系统地阐述了传染性皮肤病的特点和防治措施。

前　言

　　本书是专为临床医师编写的，主要涉及传染性和感染性皮肤病。众所周知，传染病是指可以由患病者传染给健康人而且形成流行的疾病；而感染性皮肤病是包括传染性皮肤病在内的，正常人皮肤受外界生物性致病因子侵袭而发生的疾病。实际上广义而论，感染性皮肤病也是传染性皮肤病，其传染源与传染性疾病一样，来自动物（如昆虫、禽畜等）、植物、气溶胶或任何接触物，也是从异体"传染"给正常人的。随着研究的深入，研究者发现许多正常人罹患感染病后在一定条件下同样可以传染给其他正常人，至于是否形成流行，是与地域、气候、卫生、健康状况有密切关系的。在临床上感染科与传染科也无截然划分，由此可知，将传染性与感染性疾病加以区分，仅在一定程度上有意义。本书命名为《精编传染性皮肤病学》，将传染性和感染性皮肤病一并介绍，意在避免误导读者以为所有未被列入传染病中的感染性皮肤病是没有传染性的。

　　《中华人民共和国传染病防治法》（以下简称"传染病防治法"）是我国的正式法律，我们应该无条件认真贯彻执行，在其中规定的甲、乙、丙类41种传染病中，属于皮肤科范畴，或伴有皮肤损害的有23种，占56%。可见皮肤科工作者更应该了解和熟悉"传染病防治法"，为此我们在附录中将其全文转载，以便读者朋友可以随时查阅及依法行事。

　　本书分9章介绍了300余种皮肤疾病，尽量用传染病的视角和方法诠释疾病的特点和防治措施，这在我国出版的皮肤病类图书中尚属未见。由于缺少经验，内容难免有所疏漏和错误，恳望专家与读者不吝指正。虽然如此仍切盼本书能为临床医师的工作有些许帮助。

顾伟程

2013 年 5 月

目　录

第一章 总 论

一、传染病与感染性疾病

感染病通常亦称传染性疾病，但其间又有差别。

传染病（communicable diseases 或 contagious diseases）是指由微生物，如病毒、衣原体、支原体、立克次体、细菌、真菌、螺旋体以及寄生虫等感染人体引起的、具有传染性的疾病。

感染性疾病（infectious diseases）也是指由上述病原微生物引起的疾病，但并非必定都有传染性，包括传染性感染病和非传染性感染病两种。

随着我国人民生活水平提高，卫生条件、社会环境的改善，经典的皮肤传染病（如麻风等）的发病率显著下降，但感染性疾病特别是机会感染、医院内感染有增多的趋势，一些新的感染病（如艾滋病）陆续出现，传染病的防治和研究仍然是重要课题。

二、病原微生物对人体的感染

（一）共生状态（commensalism） 某些病原微生物与宿主人体，经过漫长的进化过程，在一定条件下能维持动态的相互适应，互不损害，称为共生状态。

（二）机会性感染（opportunistic infection） 当宿主免疫功能受损（如患艾滋病）或因损伤等原因导致共生微生物进入非固有寄生部位，并引起该处疾病，称为机会性感染。

（三）原发感染（primary infection） 指某种病原微生物对人体的第一次感染，又名"首发感染"，有些疾病（如水痘）仅有原发感染，很少出现再次感染。

（四）重复感染（repeated infection）　人体在被某种病原体感染的过程中，又被该病原体感染，称为重复感染，病情较单一次感染复杂。

（五）混合感染（mixed infection）　指人体同时被两种或两种以上病原体感染。

（六）继发感染（secondary infection）　在原发感染的基础上，局部又发生另一种或几种微生物感染，如传染性软疣或足癣继发细菌感染。

三、病原微生物与人体的相互作用

病原微生物进入人体后即引起感染，感染后的结果决定于两个因素：①病原体的致病能力包括病原体的侵袭力（例如钩虫丝状蚴和血吸虫尾蚴可直接侵入皮肤引起发病，而水痘－带状疱疹病毒则是长期潜伏在感觉神经节中，经再激活后才发生带状疱疹）、毒力（有内毒素、外毒素及其他毒力因子可发挥致病作用）、数量（入侵的病原体越多，致病力越大）及变异性（在疾病传播中病原体可发生变异以抵制人体免疫功能的监控，如人免疫缺陷病毒）。②病原微生物对人体的损伤力还受环境、机体状态、药物等因素的影响。

病原体在人体内的转归大致有五种，其间可相互转变和过渡。

（一）病原体被清除　机体通过非特异性免疫（如皮肤黏膜等天然屏障作用、各种吞噬细胞及粒细胞的吞噬作用、TNF－α、IFN－γ）以及疫苗接种或自然感染而获得的主动免疫功能，均可将病原体清除而不发病。

（二）隐性感染（cover infection）　又称亚临床感染（subclinical infection）。指机体被感染后可产生特异性免疫应答，因而不引起或仅有轻微的组织损伤，而无临床症状或体征者，一般通过免疫学检查可以证实。

（三）显性感染（overt infection）　又称临床感染（clinical infection）。病原体入侵人体后导致发生免疫应答与组织损伤，引起病理变化和临床表现，成为显性感染。大多传染病属此类疾病。

（四）病原体携带状态（carrier state）　人体受病原体感染，在疾病潜伏期、恢复期或疾病症状消失后仍可在一定时间内携带病原体，称为病原体携带状态。患者无明显症状，某些病原体携带者可有传染性。

（五）潜伏性感染　病原体感染人体后寄生于某些部位，由于机体免疫功能的作用将其限于局部而不引起显性感染，但又无力予以清除，遂形成病原体的长期潜伏，因人体不向外排出病原体，故有别于病原体携带状态。当机体免疫功能下降，不能控制病原体时，即进入显性感染。

四、传染病传播的基本条件

（一）传染源　病原体在人、动物或其他环境中生长、繁殖，并向外排泄时，即成为传染源。患者、隐性感染者、病原携带者和人畜共患疾病的受感染动物，都是常见的重要传染源。患传染性皮肤病者一般能追寻出传染源，这对于预防再发至关重要。

（二）传播途径　病原体由传染源到达另一机体的途径称为传播途径。主要有呼吸道传播、消化道传播、接触传播、虫媒传播和血液与体液传染。一些主要通过性接触传播的疾病，称为"性接触传染病"。有的传染病只有一种传播途径，有些则可以有多种传播途径，如艾滋病可通过血液、体液和母婴传播。母婴传播称为垂直传播，其他途径称为水平传播。婴儿出生前从母亲获得的感染称为胎传感染，如胎传性梅毒病。

（三）易感人群　对某种传染病缺乏特异性免疫力的人称为易感者。当病原体通过适宜途径传播至人体后，若受染者具有足够特异性免疫功能，则并不发展为显性感染，只有易感者出现临床症状。

五、影响传染病流行的因素

（一）自然因素　自然环境因素包括地理、气候和生态等方面，其对传染性皮肤病的发生和发展有重要影响。如潮湿和温热环境有利于真菌在皮肤上生长，因此在我国中部地区，皮肤浅部真菌病夏季增重。在较为寒冷和干燥的北部地区这种季节差异极微，而且发病率亦低。在湿热的南方几乎全年皮肤癣病发病数均居高不下。某些自然生态环境是传染病在动物间传播的良好条件，如牧区易发生炭疽病，在牧区生活及活动的人也可受此感染，称为人畜共患病（zoonosis）。

（二）社会因素　社会制度、经济状况、生活条件和文化水平等，对传染病的流行有决定性影响。新中国成立后，人民生活和文化水平不断提高，计划免疫的实施，已使许多传染病的发病率明显下降或接近被消灭（如麻风）。由于卫生条件改善，化脓性皮肤病明显减少，抗生素的普遍应用致使早期梅毒病很少见到。但人口流动、生活方式的改变，有可能使某些传染病的发病率升高，如艾滋病。

（三）周期性　某些传染病由于人群免疫水平的变化、病原体的变异规律以及易感人口的积累，往往若干年出现一次较大的流行，形成流行的周期性。

六、感染与免疫

侵入机体的病原微生物，一方面可导致感染引起疾病，同时也可建立起机体对微生物感染的免疫。抗感染免疫包括先天性免疫和获得性免疫两种，前者源自机体的正常组织细胞和体液成分，以及机体的屏障功能（包括血脑屏障、血胎屏障和以皮肤为代表的表面屏障），为非特异性；后者获得性免疫则是出生后通过主动或被动免疫而获得的，有特异性。

抗感染免疫有两面性，既可以消灭病原微生物，终止感染；也能因这种免疫应答而导致组织损伤。后者如免疫复合物可沉积于毛细血管基膜，引起微血管损伤。

原发性先天性发育不全或继发性后天性免疫受到抑制可使免疫功能严重低下或缺损，可导致感染反复出现，前者不易治疗；后者除受免疫抑制剂影响外，当患有恶性肿瘤、蛋白质缺乏、某些感染（如艾滋病、麻风等）时均可发生。免疫缺陷者发生感染常有以下特点：①容易形成严重感染，进展快，病情凶险，病死率高；②混合感染多、病原体数量多、耐药多；③发热明显，机体的炎症反应不明显。

七、传染病的诊断

传染病通常应根据临床资料、流行病学资料及实验室检查等资料进行综合判断。

（一）临床资料　应对患者进行详尽的病史询问和体格检查（包括皮疹辨识），发病诱因和起病方式、自觉症状等对传染病的诊断有重要参考价值。如疑为性接触传染病时要单独询问性接触史、既往病史，结合就诊时的临床表现综合考虑，切不可仅靠化验结果贸然诊断。

（二）流行病学资料　由于某些传染病有发病年龄（如水痘）、职业（如念珠菌甲沟炎）、季节（如皮肤癣菌病）、地区及生活习惯的特征，诊断时必须注意。例如疑为疥疮时，须对皮疹分布、瘙痒性质、家庭或集体生活人群内有无同样病患者都要仔细了解，必要时进行调研，以便对所有患者同时治疗。

（三）实验室检查　检查结果有重要参考价值，但不同的检查和结果对传染性皮肤病的意义应该结合临床资料等综合考虑。

1. 常规检查　血常规检查中白细胞总数显著增多常见于化脓性细菌性皮肤病。病毒性感染时白细胞总数可减少或正常。原虫感染（如黑热病）时白细胞总数也常减少。尿、粪及血液生化检查也可辅助某些皮肤病的诊断。

2. 病原体检查

（1）病原体直接检查　许多传染性皮肤病可以用显微镜或肉眼检出病原体，如从血液或分泌物中检出梅毒螺旋体及利什曼原虫，在丘疹中可挑出疥虫，从脑脊液离心沉淀的墨汁涂片中可检出新型隐球菌，皮屑中可检出皮肤癣菌等。

（2）病原体分离培养　可供培养的检材有血液、尿、粪、脑脊液、痰、水疱液及皮屑等。培养方法可采用人工培养基（如细菌、真菌）、动物接种（如梅毒螺旋体、麻风杆菌）、细胞培养（如病毒、立克次体）。检材应尽量在疾病早期采取并尽快接种。局部或全身抗病原体治疗后采用的标本阳性率会下降或失去参考价值。

（3）特异性抗原检测　病原体特异性抗原的检测可较快地提供病原体存在的证据。其诊断意义往往较抗体检测更为可靠。常用于检测血清或体液中特异性抗原的免疫学检查方法有凝集试验（agglutination test）、酶联免疫吸附试验（enzyme linked immunosorbent assay，ELISA）、酶免疫测定（enzyme immunoassay，EIA）、荧光抗体技术（fluorescent antibody technique，FAT）、放射免疫测定（radioimmunoassay，RIA）和流式细胞检测（flow cytometry，FCM）等。

（4）特异性核酸检测　可用分子生物学检测方法，如放射性核素或生物素标记的探针作 DNA 印迹法（southern blotting）或 RNA 印迹法（northern blotting），或用聚合酶链反应（polymerase chain reaction，PCR）或反转录 PCR（reverse transcriptional PCR，RT‑PCR）检测病原体的核酸。

3. 特异性抗体检测　早期特异性抗体在血清中往往尚未出现或滴度很低，多半不能准确测出，而在恢复期或后期抗体则显著升高，故在急性期及恢复期双份血清检测其抗体由阴性转为阳性，或滴度升高 4 倍以上时有重要诊断意义。特异性 IgM 型抗体的检出有助于现存或近期感染的诊断。蛋白印迹法（western blotting，WB）又称免疫印迹法，其特异性和敏感性都较高，较常用于艾滋病的确定性诊断。

八、传染病的治疗

传染性皮肤病的一般治疗、支持治疗、病原治疗及对症治疗，详见各疾病的治疗。

九、传染病的预防

（一）了解传染病的分类及管理　根据《中华人民共和国传染病防治法》执行（参见附录一）。

（二）切断传播途径　切断传播途径对于控制某些传染性皮肤病（如疥疮、性传播疾病）传播和流行十分重要，患病者在治愈前与健康人群的隔离是控制传播的关键环节。此外，还应注意污染衣物的消毒。

（三）提高人群免疫力　包括特异性和非特异性两方面，提高特异性免疫力的方法在皮肤科手段不多。非特异性方法包括增加营养、锻炼身体等。为防止某些疾病的复发，近年来使用过多种免疫调节剂，虽有疗效报道，但尚缺乏严格的对照性观察。

第二章　病毒性皮肤病

细菌和病毒都是生物界非常古老的物种，细菌的存在已有 30 亿年左右，病毒的结构简单、原始，其存在时间应比细菌更久远。而人类的存在时间仅 240 万年，细菌和病毒与自然作斗争（包括应对人类对其杀灭）的本领层出不穷，如细菌胞壁减低通透性以阻止抗生素进入，用改变抗生素特异结合蛋白的结构以阻碍抗生素发挥作用，用"主动泵出"法将已进入菌体的药物驱出等。所以，目前虽已有 100 多种常用抗菌药物，但人类在抗感染方面仍处于被动局面，对病毒和其他一些微生物感染的防治手段都深感力不从心。

在皮肤科领域也如此，1980 年 5 月世界卫生组织宣布消灭天花后仅过一年，1981 年 6 月又出现了艾滋病（AIDS），其危害程度不亚于天花。我国近年来还发现一些新的病原，如 1956 年从越南竹鼠的肝脏中分离出马纳菲青霉菌，1973 年首次从病人中培养出此菌，从广西南宁等地的皮肤病人中也已分离成功，表明新的皮肤传染病尚时有出现，应予高度重视。

病毒引起的皮肤疾病称为病毒性皮肤病，本章叙述的是目前已被公认的病毒性皮肤病。据统计，1994 年以来又发现了 30 多种可以侵犯人类的新病毒，如安第斯病毒、法基病毒、比利多病毒等，这些病毒对人体皮肤的影响有待研究和观察。人类病毒性疾病日益增多的确切原因尚不完全清楚，现在被广泛关注的是：

1. 在自然界的生物间存在一条法则，即当某种生物种群的数量过多，并高度集中时，由病原体引发的疾病必然爆发。地球上的人口已从 1899 年的 15 亿，增至现今的 60 亿以上，没有理由认为人类可以超越这一自然法则。

2. 21 世纪人类将不得不面对生物武器的威胁。20 世纪 80 年代世界上已能运用最基本的基因工程技术制造黑死病系列病毒，并将其装入导弹弹头，该病毒可抵抗一切传统药物。随着生物技术日臻完善，人类将解开越来越多的基因密码，生物学家们也已能混合不同病毒基因，从而制造出致命的、非天然的病毒系。

病毒（virus）是指那些在化学组成和繁殖方式上独具特点的、只能在宿主细胞内进行复制的微生物或遗传单位。它的特点是：只含一种类型的核酸（DNA 或 RNA）作为遗传信息的载体；不含有功能性核糖体或其他细胞器；在 RNA 病毒，全部遗传信息都在 RNA 上编码，这种情况在生物学上是独特的；病毒的体积比细菌小得多，仅含有少数几个酶类；不能在无生命的培养基中繁殖，必须依赖宿主细胞的代谢系统复制自身核酸，合成蛋白质并装配成完整的病毒颗粒。

一、病毒感染部位

病毒感染部位，即病毒进入体内的部位。各种病毒的感染部位不同，一方面是由于病毒的生态学各异，另一方面也取决于皮肤黏膜的完整性。常见的皮肤病病毒进入人体的途径如下：

（一）皮肤接触感染　皮肤外伤后病毒进入体内者，如乳头瘤病毒、传染性软疣病毒；通过动物咬伤处而感染者，如 B 病毒（猴痘病毒）；昆虫叮咬皮肤过程中将病毒输入者，如各种虫媒病毒。

（二）黏膜感染　呼吸道及胃肠道黏膜可以受多种病毒的侵袭而致人发生感染，如疱疹病毒、副黏病毒、风疹病毒等。

（三）生殖道感染　常通过性关系而发生感染，如Ⅱ型单纯疱疹病毒、乳头瘤病毒等。

二、病毒向靶组织的转移

病毒进入体内后，可在最初进入的部位（如皮肤、黏膜）引起疾病，也可以通过体内传播抵达靶器官后引起疾病。一般系由体液携带而传播；也可通过粒细胞传播，如痘病毒；或通过神经传播，如带状疱疹病毒。

三、病毒在体内的传播方式

（一）细胞外传播　病毒由感染细胞释放出来，被体液带至其他敏感细胞，使之感染，如登革病毒、柯萨奇病毒、ECHO 病毒等。

（二）细胞间传播　病毒在感染细胞内增殖，但不释放出来而是直接感染邻近的细胞，如疱疹病毒等。

（三）母婴传播　受病毒感染的孕妇：①可将病毒传播至受精卵；②经病毒血症使胎盘感染；③通过阴道使羊膜感染，进而感染胎儿，如风疹病毒和巨细胞病毒等。单纯疱疹病毒、水痘病毒及柯萨奇病毒 B 组也可使胎儿感染而引起胎儿畸形。

（四）其他　不少病毒可有多种传播途径，主要是上述第一及第二两种方式。

常见病毒性皮肤病的病毒进入途径及体内传播方式见表 2 - 1。

表 2 - 1　常见病毒进入皮肤的途径及体内传播方式

病毒	疾病	进入途径	体内传播方式
人乳头瘤病毒	疣	皮肤接触	细胞间
单纯疱疹病毒	单纯疱疹	皮肤黏膜接触	细胞间
水痘病毒	水痘	呼吸道	细胞间
登革病毒	登革热	蚊叮咬	体液
柯萨奇病毒	多种	胃肠道	体液
ECHO 病毒	多种	胃肠道	体液
风疹病毒	皮疹	呼吸道	体液及细胞间
呼吸道合胞病毒	皮疹	呼吸道	体液及细胞间

四、病毒性皮肤病的类型

1. 急性病毒病，病程多呈自限性，最终病毒被清除。

2. 急性病毒病发展为持续性感染并可查到病毒，如先天性风疹及巨细胞病毒感染。

3. 急性病毒病发展为潜伏感染并有一次或多次急性复发。在复发时可查到病毒，但潜伏时则分离不出病毒。如单纯疱疹及水痘－带状疱疹均属此类。

常见病毒及其所致皮肤病见表2－2。

表2－2　常见病毒及其所致皮肤病

DNA 病毒	RNA 病毒
一、疱疹病毒 （一）单纯疱疹病毒　单纯疱疹、Kaposi 水痘样疹 （二）水痘－带状疱疹病毒　水痘、带状疱疹 （三）巨细胞病毒　巨细胞包涵体病 （四）类疱疹病毒（EB 病毒）　传染性单核细胞增多症 （五）猴疱疹病毒（B 病毒）　B 病毒病 　二、痘病毒 （一）天花病毒　天花、牛型痘、牛痘样湿疹 （二）副牛痘病毒　挤奶人结节、羊痘 （三）传染性软疣病毒　传染性软疣 （四）猴天花病毒　猴天花病毒病、Yaba 猴病毒病等 　三、乳头多瘤空泡病毒　寻常疣、扁平疣、跖疣、尖锐湿疣、疣状表皮发育不良、口腔灶性上皮增生 　四、肝炎病毒　小儿丘疹性肢端皮炎	一、副黏病毒 （一）麻疹病毒　麻疹、非典型麻疹综合征 （二）呼吸道合胞病毒　呼吸道合胞病毒感染症 二、小 RNA 病毒 （一）柯萨奇病毒　手－足－口病、柯萨奇湿疹、柯萨奇病毒疹 三、风疹病毒　风疹、风疹综合征 四、虫媒病毒　登革热、西尼罗河热、白蛉热 五、腺病毒　腺病毒疹 六、艾滋病毒　艾滋病 可能系病毒引起的皮肤病传染性红斑、幼儿急疹、急性发热性皮肤黏膜淋巴结综合征（川崎病）、鲍恩样丘疹病

五、机体对病毒感染的免疫力

（一）机体对病毒感染的特异性免疫

1. 体液免疫　病毒感染后机体可产生相应的抗体以清除病毒，其中起重要作用的是 IgM、IgG 及分泌型 IgA。IgD 和 IgE 在病毒感染中的作用还不清楚。

不同性质的病毒抗原促使机体产生抗体的种类和速度是不同的。多糖抗原是不依赖胸腺的抗原，不需要 T 细胞的帮助，B 细胞就能直接产生抗体，所产生的抗体一般为 IgM。蛋白抗原为胸腺依赖抗原，需要在 T 细胞的帮助下，由 B 细胞产生抗体，主要是 IgG。事实上，任何抗原都可以使机体先产生 IgM，后产生 IgG，这取决于抗原的量。

抗体对病毒的作用机理，有三种解释。

（1）中和抗体与病毒表面抗原结合成复合物，导致病毒与抗体蛋白结构上的改变，从而减少病毒附着于细胞的能力，或阻止病毒进入细胞。

（2）病毒抗原无论是中和抗原还是非中和抗原，与相应 IgM 或 IgG 抗体结合导致病毒凝集成为复合物，从而易被排除或吞噬。

（3）病毒与抗体和补体结合，导致病毒溶解，这是不可逆的。

2. 细胞免疫　指在病毒感染过程中致敏淋巴细胞再次接受抗原刺激后，效应细胞所产生的特异性免疫作用。目前已证明大多数病毒感染可诱发机体的细胞免疫反应。细胞免疫对靶细胞作用的方式有两种。

（1）直接作用　由细胞膜抗原引起的特异性致敏 T 细胞可以直接破坏靶细胞，这种特异性致敏淋巴细胞，仅占全部淋巴细胞的 5% ~10%。

（2）间接作用　致敏 T 细胞与相应抗原接触后，产生一系列可溶性因子，总称淋巴因子。已知的淋巴因子有十多种，分为三类，其功能见表 2－3。

表2-3　淋巴因子的分类和功能

淋巴因子分类		主要作用
第一类（发挥动员和改造正常 T 细胞的作用）	促有丝分裂因子 转移因子	促使正常 T 细胞转化为淋巴母细胞，从而产生和释放干扰素等多种淋巴因子，能使正常 T 细胞转化为致敏淋巴 T 细胞。
第二类（调动有活力的细胞到感染部位）	趋化因子 巨噬细胞活化因子 移动抑制因子	能调动单核细胞及巨噬细胞到达靶组织处。 加速巨噬细胞吞噬和破坏靶细胞的作用。 将活化的巨噬细胞固定在病毒感染部位以利发挥作用。
第三类（提供控制和清除病毒的武器）	淋巴毒素干扰素	破坏靶细胞，阻止病毒在细胞间传播，暴露病毒抗原、核酸或病毒颗粒，以利中和抗体及核酸酶予以破坏。 能阻止病毒繁殖，激活巨噬细胞和 NK 细胞。

六、机体对病毒感染的非特异性抵抗

机体对病毒的非特异性抵抗是指在病毒感染中机体根据遗传或生理功能对各种病毒的非特异性反应性，它在第一次接触时能起反应，而且再次接触同种病毒时作用不改变。其中包括：

（一）吞噬作用　巨噬细胞对病毒的主要作用是：①吞噬和消化病毒；②促进淋巴细胞产生干扰素，产量可增加 5 倍左右；③能使 B 细胞产生抗体以处理抗原；④巨噬细胞对 IgG 的 Fc 段具有膜受体，可与之结合导致靶细胞的破坏。但对能在吞噬细胞中增殖的病毒反而会导致病毒扩散。

（二）自然杀伤（NK）细胞　能与 IgG 的 Fc 段结合破坏受病毒感染的细胞。

（三）产生干扰素　在病毒感染细胞时，由被抗原激活的淋巴细胞和非淋巴样细胞所产生的干扰素，有广谱抗病毒作用，是重要的非特异性抵抗病毒感染的因子。现已知有 α、β、γ 三种干扰素，γ

干扰素有较强的免疫调节作用，故又称免疫干扰素。干扰素可能是通过使人细胞中第 21 对染色体上的抗病毒蛋白基因去除抑制，发挥阻断病毒 mRNA 转译的作用；也可能是通过激活巨噬细胞和 NK 细胞的活性，从而间接发挥抗病毒作用。

（四）补体系统　能促进吞噬细胞吞噬病毒的能力。

（五）体温变化　机体在严重病毒感染时的发热反应，可以限制某些病毒的进一步增殖，有利机体恢复正常。

（六）防御功能　完整的皮肤黏膜有防御病毒感染的外屏障作用。汗液中的乳酸和皮脂中的脂肪酸也有灭活病毒的作用。

除此之外，对病毒感染有影响的还有年龄、遗传、性别、激素、种族、营养等因素。

第一节　疱疹病毒性皮肤病

疱疹病毒科（Herptoviridae）是一类线状双链 DNA 病毒。本科病毒广泛存在于自然界，种类多达 70 种以上，在人和动物体内引起多种感染。以人为自然宿主的疱疹病毒，可分为两组五种：①A 组病毒很易由感染的细胞中释出，包括单纯疱疹病毒 I 型（HSV - I）和单纯疱疹病毒 II 型（HSV - II）；②B 组病毒与感染的细胞结合牢固，故不易释出，包括人类的水痘 - 带状疱疹病毒（VZV）、Epstein - Barr 病毒（EB 病毒，EBV）和巨细胞病毒（CMV）。

本科病毒有以下共同的生物学和形态学特征。

1. 以感染外胚层发源的组织为主，主要侵犯皮肤、黏膜和神经组织。

2. 具有潜伏感染和反复发作倾向。

3. 本科某些病毒具有在体内致癌和在体外转化细胞的潜力。

4. 形态上近似，本科病毒颗粒直径为 120～200nm，中央为核心，其外包着直径为 100～110nm、由 162 个壳粒组成的 20 面体核壳，最外层是带有宿主细胞成分的包膜。

5. 病毒含线状双链 DNA，在 DNA 链末端基因顺序有特殊排列，构成正反同读的顺序。病毒颗粒含多肽 20 种以上。

6. 病毒核壳在细胞核内装配，形成巨大的嗜酸性 A 型包涵体。Gerhard（1988）将疱疹病毒科重新归纳为 6 型，见表 2 - 4。

表 2 - 4 人疱疹病毒科的 Gerhard 分类

型别	正式名	常用名	人群血清抗体阳性率（%）	隐性感染者中的排毒率（%）
1	HHV - 1	HSV - 1	>90	8 ~ 14
2	HHV - 2	HSV - 2	>90	8 ~ 14
3	HHV - 3	VZV	>80	20 ±
4	HHV - 4	EBV	>95	20 ±
5	HHV - 5	CMV	>40 ~ 60	5 ~ 20
6	HHV - 6		26	?

一、单纯疱疹（herpes simplex）

【病因】

由单纯疱疹病毒（Herpes simplex virus，HSV）所致，该病毒的形态发育是首先在宿主细胞核内组装起核壳体，继而经细胞的内膜系统出芽获得包膜，包膜含有病毒的抗原成分和细胞的成分。病毒 DNA 含基因信息量较大，碱基序列中鸟嘌呤和胞嘧啶（G + C）的含量也较高。该病毒有 50 种多肽成分。根据病毒毒株的生化组成、生物学特性和抗原不同，HSV 有两个血清型，即 HSV - Ⅰ型和 HSV - Ⅱ型。有型间共同抗原，也有型间特异性抗原。在病原包膜上有 gC、gA、gB、gD、gE 五种糖蛋白。已证实 gC（型间特异性蛋白）为 HSV - Ⅰ型所特有。HSV - Ⅰ型称为口型或上半身型，属非性传播，主要引起上半身皮肤、口腔黏膜或器官感染，但很少感染胎儿。HSV - Ⅱ型称为生殖器型，主要通过性交、口 - 生殖器或手 - 生殖器侵入人体，主要引起生殖器、肛门及腰以下的皮肤疱疹，但并非绝对如此。孕妇被 HSV - Ⅱ型感染，能传播给胎儿。

HSV 对外界抵抗力不强，56℃加热 30 分钟、紫外线照射 5 分钟、乙醚等均可使之灭活。Ⅰ、Ⅱ型单纯疱疹病毒的区别见表 2 - 5。

表 2 - 5　Ⅰ、Ⅱ型单纯疱疹病毒的区别

	Ⅰ	Ⅱ
主要感染部位	胃肠道、角膜、神经系、腰部以上皮肤	泌尿生殖道、腰部以下皮肤
DNA 中 G + C 含量	66 ~ 68	69 ~ 70
流行病学	由非生殖器官途径感染	多由生殖器官途径感染
在鸡胚绒毛尿囊膜上的病变	<0.5 mm	>0.5 mm

【流行病学】

（一）传染源　急性期病人及慢性带毒者均为传染源。单纯疱疹病毒存在于感染者的疱疹液、病损部位分泌物以及唾液及粪便中。

（二）传播途径　单纯疱疹病毒对外界抵抗力弱，主要通过患者病损部位直接接触健康人黏膜或皮肤微小破损处而传播；HSV - Ⅰ也可通过空气飞沫传播。性交、接吻是传播本病的重要途径之一。患病孕妇也可导致胎儿宫内感染。

（三）易感人群　人群普遍易感。成年人群中 HSV 抗体检出率很高，大多系隐性感染。但这种 HSV 抗体不足以完全保护机体免受 HSV 的再感染，其原因是抗体不能进入细胞去清除细胞内潜伏的病毒。单纯疱疹病毒是从细胞到细胞的感染。也有人认为复发者是细胞免疫能力不足所致。患者可先后受到两个亚型的 HSV 感染，也可以先后被 HSV - Ⅰ和 - Ⅱ的感染。据知，已受 HSV - Ⅰ感染者，再受 HSV - Ⅱ感染后病情可相对较轻。本病多为散发性，也有在儿童聚集区（如托儿所）中暴发流行的报道。经济水平低下、营养不良、免疫功能低下、多性伴者为高危人群。据估计，全球人口的 1/3 罹患过单纯疱疹。性乱者因接触传染的机率多，故而是重要的高危人群之一。

【发病机制】

人是单纯疱疹病毒的自然宿主。但病毒可在实验动物，如兔、豚鼠、小白鼠体内增殖，在鸡胚中亦可复制。组织培养细胞对单纯疱疹病毒易感，在原代、传代细胞中病变发展迅速。细胞肿胀、变圆，出现典型的核内包涵体，有的可引起细胞融合。

HSV 可在侵入局部引起感染，但大多系病毒沿局部神经末梢上行至神经节中潜伏，如三叉神经节、迷走神经节、骶神经节等。潜伏的病毒基因组游离存在于神经细胞内，甚至可整合在宿主细胞染色体上，在适当情况下被激活而大量复制，再沿该神经节的神经分支下行播散至外周支配区域组织的细胞内引起疱疹；重症者病毒可沿淋巴管上行，导致淋巴结炎；免疫功能低下者病毒可进入血循环，发生全身播散性感染。

6 个月以下婴儿，除早产儿外，多自母体获得抗体，因而对原发感染有免疫力。婴儿期原发感染单纯疱疹病毒后，常终生携带病毒，可受诱发因素刺激而复发。单纯疱疹隐性感染和复发的可能机理如下：在口腔黏膜原发感染后，病毒上行潜入感觉神经，沿神经髓鞘蔓延，到达神经节时感染某些神经节细胞。在这些细胞内建立一种非杀细胞性的隐性感染，在全身或局部受到相应刺激后，病毒可能沿神经纤维向下扩散到神经末梢，进入表皮细胞增殖而产生疱疹。在隐性期，病毒是处于低水平感染还是基因整合于细胞基因组中尚不清楚。

【临床表现】

单纯疱疹分为原发性单纯疱疹和复发性单纯疱疹。

原发性单纯疱疹的潜伏期约为 6 天（2～12 天）。经治疗或自行缓解后，病毒仍长期潜伏体内，若遇发热、紫外线照射、月经、创伤、情绪激动等激惹因素即可复发，是为复发性单纯疱疹。复发性疱疹可反复发作，复发前大多有局部感觉异常等前驱症状，但除全身播散性感染及疱疹性脑炎患者外，全身症状轻微。临床上将单纯疱疹分为局部感染和全身感染。

（一）局部感染

1. 皮肤单纯疱疹 身体任何部位的皮肤均可发生单纯疱疹，腰部以上者多由 HSV－Ⅰ引起，腰部以下者多为 HSV－Ⅱ所致，手部因接触范围广泛，可感染 HSV－Ⅰ和（或）HSV－Ⅱ而引起疱疹性甲沟炎等疾病。

皮肤疱疹（cutaneous herpes）又称为"唇疱疹"或"热疮"。好发于皮肤黏膜交界处，如唇缘、口角、鼻孔周围等处。初发时局部皮肤轻度发痒，不久出现点状红斑或小丘疹，然后变为米粒大小的水疱，水疱壁薄，内容清亮充盈，常数个或几十个聚成一簇，可一簇或数簇同时存在，但水疱多不融合，易破溃形成小糜烂面，此时多有灼痛感，2～10 天后干燥结痂，痂脱而愈，愈后可有色素沉着。原发性者可伴发热，局部淋巴结肿痛，病程 2～3 周。复发性者以唇疱疹多见，其他皮肤的复发损害多为红斑，疱疹可以不明显，病程 8～10 天。疱疹若受继发感染或局部刺激，可呈脓疱样或湿疹样，其病程较长，愈后可留瘢痕。

外伤性皮肤疱疹（traumatic herpes）为外伤（如皮肤擦伤、烧伤等）处发生的 HSV 感染，发病期间常伴局部淋巴结炎及发热（可达 39～40℃），但病情常不重，病程 2～3 周，愈后无明显瘢痕。

2. 生殖器疱疹（genital herpes） 本病约 90% 由 HSV－Ⅱ引起。性交或肛交时，病毒通过生殖器皮肤黏膜微小裂隙进入其角质形成细胞，病毒在细胞核内复制，并播散到周围细胞中，使受感染的表皮细胞破坏，引起表皮损伤。另有约 10% 患者可能是通过口交将通常存在于口腔的 HSV－Ⅰ带到了生殖器所致。经由被污染衣物而间接感染 HSV 的情况少见。初次发病者称为原发性生殖器疱疹。初次感染 HSV－Ⅱ后，体内产生抗体，病毒被宿主的免疫反应所抑制，残余病毒长期潜伏于骶髂神经节的神经细胞内。在遇到激发因素后，机体抵抗力降低，病毒在细胞内大量繁殖，再次引起皮肤黏膜损害称为复发性生殖器疱疹。

（1）原发性生殖器疱疹 潜伏期 2～20 天，平均 6 天。损害好发于外阴部及会阴部，女性患者发病部位较广，除外阴、阴道、子宫颈外，并可扩散到股部、臀部、尿道口附近。男性则多发生在龟头、包皮、阴茎干等处，较少扩散到阴囊、股部和臀部者。在外生殖器和会阴等较干燥皮肤处的疱疹，一般持续时间长，破溃的时间较短，不久即结痂，痂脱而愈。发于潮湿部位者，疱疹常不明显，很快形成表浅溃疡，持续时间相对较长，须待炎症消失后溃疡才愈合。发病前局部微红，有灼热和紧张感，随即出现1~3组或更多簇集而互不融合的小丘疹，迅即变为圆锥形、粟粒大小的水疱，疱壁稍厚，内容澄清，继而混浊。疱破后形成小糜烂面，数日后干涸结痂，愈后可遗留暂时性色素沉着，全病程3~6周。原发性者全身症状较重，可有发热、附近腹股沟淋巴结肿大，皮损累及尿道口者可出现尿痛、排尿困难等症状。

（2）复发性生殖器疱疹　HSV-Ⅱ感染者大多易在原发部位复发，每年复发1~5次或更多，但一般无全身症状，且症状比原发性者较轻，病程较短。HSV-Ⅱ感染者比HSV-Ⅰ感染者易于复发。复发前可有局部瘙痒，依次出现水疱、糜烂或浅溃疡，病程1~2周。

3. 疱疹性甲沟炎（herpetic paronychis）　又名疱疹性瘭疽。可为HSV-Ⅰ和（或）HSV-Ⅱ所致。是一种较严重的原发性局部感染，在受染指的第三指节有明显跳痛。甲下有多数水疱导致的蜂房样病变，剧痛，但压之无脓液溢出。若病变附近有成簇的红色小丘疹或小疱，则较易诊断。本病常伴患侧腋下淋巴结肿痛，一般无全身症状。病程1~2周。经常裸手接触疱疹患者的医务工作者（尤其是护士及牙科医生）发生本病的危险较大。

4. 单纯疱疹性角膜结膜炎　又名眼疱疹（ocular herpes），多单侧发病，出现眼睑红肿，有小疱疹，眼有脓性或膜样渗出，可伴全身症状及患侧耳前淋巴结肿大。如病变限于结膜，大多在2周内恢复正常，但侵及角膜时可出现树状溃疡，影响视力，甚至出现瘢痕，严重者导致角膜穿孔、虹膜睫状体炎或前房积脓，甚至失明。

5. 单纯疱疹性直肠炎　常见于男性同性恋者及肛交的女性。大多为 HSV - Ⅱ原发性感染，表现为严重的肛门直肠疼痛、里急后重，半数以上患者有便秘、肛周溃疡，可伴有发热、排便困难、腹股沟淋巴结炎。直肠镜检查可见直肠远端黏膜有弥漫性浮肿、潮红、小水疱、糜烂或溃疡。肛门周围皮肤上出现成簇红丘疹或小水疱常可提示本病。

此外，HSV 感染还可引起口腔黏膜疱疹、牙龈口腔炎、溃疡性咽炎、疱疹性外阴阴道炎等。

（二）全身感染　全身性感染者病情多较严重。

1. 全身播散性疱疹感染（disseminated HSV infections）　多见于新生儿（见新生儿疱疹感染），但也可发生于原发性或继发性免疫功能抑制者（如艾滋病病人或器官移植患者）。临床症状严重，病死率可达 70%，或呈慢性化病程。

2. 新生儿疱疹感染（neonatal HSV infection）　妊娠前 3 个月内，患生殖器疱疹的孕妇常发生流产或娩出死胎。胎儿若能按期出生，则可有先天性 HSV - Ⅱ感染，出现带状分布的疱疹、肝脾肿大、出血素质、癫痫发作等。

若新生儿出生，在经过已受感染的母亲产道时约 70% 受感染，可造成不同程度与不同形式的损伤。一般在出生后 1 周左右发病，轻者为口腔、皮肤和眼部疱疹，重者可出现中枢神经系统损害，或扩散至内脏。

全身性单纯疱疹多见于生后 1 个月内的新生儿，易导致 DIC 和出血性肺炎，表现为发热、黄疸、呼吸困难、肝脾肿大、出血倾向和播散性皮肤疱疹，常预后不良。在现有抗病毒治疗下死亡率也高达 60% ~ 70%，少数幸存者可有后遗症，据统计仅 15% 患者能完全痊愈且无后遗症。

3. 湿疹样疱疹（eczema herpeticum）　在小儿患湿疹及湿疹已恢复或患其他慢性皮肤病的基础上感染 HSV 后，可出现类似种痘后湿疹样皮疹（varicelliform eruption），易误诊为原有湿疹的加重或误为湿疹继发细菌感染。湿疹样疱疹常表现为正常皮肤与皮肤疱疹相间。水疱可融合、出血或成为脓疱，中央有脐样凹陷，以后结脓样痂皮。本病常伴有发热、淋巴结肿大。可因病毒血行播散而并发脑、内脏损害或继发细菌感染。严重者病死率达 10% ~15% 。

（三）免疫功能不良者单纯疱疹　免疫功能受累者如艾滋病、严重烧伤、湿疹、严重营养不良、先天性免疫缺陷、免疫抑制剂治疗和恶性肿瘤等病人，其机体中潜隐的 HSV 被某种因素激活后，可引起肺炎、食管炎、肝炎、结肠炎、急性播散性皮肤疱疹（类似 Kaposi 水痘样皮疹）和慢性进行性皮肤黏膜感染，如疱疹性崩蚀性溃疡（herpes phagedena），病情一般较重，呈进行性，其病损需较长时间才能愈合。

（四）妊娠生殖器疱疹　有两种类型。

1. 原发型　为初次感染 HSV，发生于无特殊免疫力的孕妇。主要通过性接触传染。潜伏期 2 ~7 天后突然发病，自觉外阴部剧痛、瘙痒，有烧灼感，甚者影响排尿和走路。病变广泛，可见外阴（大小阴唇、阴道前庭黏膜）以及宫颈等处在红斑基础上出现成群粟粒大小的水疱，通常不融合，水疱壁很薄，周围有红晕，疱液澄清，内含多量病毒颗粒，1 ~3 天后疱破，出现多发性、疼痛性、浅表性粉红色溃疡，多数左右对称，称为"kissing ulcer"，10 天后病灶干燥结痂，愈后不留瘢痕或硬结。严重者可伴腹股沟淋巴结肿大，伴全身不适、发热及头痛。

2. 复发型　系妊娠后孕妇体内 HSV 再活化而发病。症状比原发型轻微，前驱症状有外阴瘙痒、疼痛及烧灼感，常见到单个或 2 ~3 个水疱或溃疡，直径 1 ~4 mm，聚集成小片，腹股沟淋巴结不肿大，不感染宫颈，无明显全身症状。当出现局部症状时，虽能检出高滴度 HSV 特异性 IgG 抗体（HSV SIgG 抗体），但因其在病初直至恢复期变化不大，故需依靠病毒分离或细胞学检查确诊。

原发型与复发型妊娠 HSV 感染的主要区别：①原发型病变广泛，HSV 在软产道内可长期存在。而复发型病变局限，通常不波及宫颈，HSV 存在于软产道的时间短。②原发型症状极期时 HSV SIgM 抗体尚未产生，直至恢复期始出现，且不能通过胎盘，故发病 1 个月内胎儿不能获得被动免疫力。而复发型发作时，孕妇血清中已存在 HSV SIgG 抗体，该抗体可移行至胎儿体内，起保护作用。③原发型和复发型通常来自 HSV 的不同血清型，原发型多数分离出 HSV - Ⅰ型，而复发型多数分离出 HSV - Ⅱ型，因生殖器这一特定部位抑制 HSV - Ⅰ型复发，HSV - Ⅱ型却不受抑制。

孕妇于妊娠 20 周内感染 HSV，流产率可达 34%，20 周后患病而感染胎儿，则早产率明显增高，且出生低体重儿居多。妊妇 HSV 生殖器疱疹的宫内感染和产道感染，后者最常见。宫内感染 HSV 出生的新生儿，可见有小头症、小眼症、脉络膜视网膜炎、大脑半球萎缩、发育迟缓、智力障碍等，严重者可致死亡。

【实验室检查】

（一）常规检查　周围白细胞总数及其分类多在正常范围。

（二）多核巨细胞和核内包涵体检查　刮取病变底部细胞或皮肤、肝等活检标本，置于玻片上立即固定，以吉姆萨（Giemsa）或瑞特（Wright）法染色，镜检可查见多核巨细胞与核内嗜酸性包涵体。本法敏感性达 60% ~ 70%，但不能与水痘 - 带状疱疹病毒感染鉴别，只能提示系疱疹类病毒性疾病。

（三）病毒分离与抗原检测　在疱疹出现 24 ~ 48 小时后，持续 2 ~ 4 天取疱疹液，进行培养，阳性率可达 80%。取受累部位刮削物或活检标本接种于鸡胚、小白鼠、兔角膜或常用作组织培养的细胞，如人成纤维细胞二倍体株、羊膜细胞、肾细胞、角膜细胞、鸡胚细胞、兔或乳鼠肾细胞、Hela 细胞、W1 - 38 细胞等，病毒可增殖，在人成纤维细胞二倍体株上增殖最满意，能分离出病毒，1 ~ 5 天就可查见典型病变。用免疫荧光或免疫过氧化物酶染色培养细胞，可在 24 小时内作出早期诊断，并能确定型别。用免疫荧光法、免疫酶法及特异性单克隆抗体等可检测抗原。

（四）血清特异性抗体检测　有许多方法如中和试验、酶联免疫法、间接血凝试验、免疫荧光法和补体结合试验等都可检测血清中特异性抗体，但主要用作回顾性诊断。HSV 感染后典型的抗体产生情况是：最初，大约在感染后 2 周时 IgM 升高，6 个月左右消失，再次感染再次升高，而 IgG 持续较长时间。一般来说，特异性抗体 IgM 阳性或（和）双份血清特异性抗体 IgG 效价上升 4 倍以上，可提示近期受 HSV 感染。

（五）病毒基因产物和病毒检测　有些新的方法如原位杂交、斑点杂交及聚合酶链反应（polymerase chain reaction，PCR）增扩 DNA 法，都可检测病毒基因产物和病毒 DNA。具有高度的敏感性和特异性。

【诊断及鉴别诊断】

根据典型的临床表现，成簇小疱，可在某些促发因素影响下反复发作，迅速结痂，病程短等特点，诊断较易。对不典型病例可采取有关标本，进行必要的实验室检查。由于成年人大多有 HSV 隐性感染，因此 HSV 抗体检出率较高，而且这种抗体不能完全保护机体免受 HSV 的感染，故若 HSV 抗体检测阴性时可排除单纯疱疹，而阳性结果对临床诊断帮助不大，必要时应以检测 HSV 抗原蛋白或其基因成分为主。

皮肤疱疹应与脓疱疮、接触性皮炎、带状疱疹等鉴别；生殖器疱疹应与梅毒硬下疳、软下疳、淋巴肉芽肿、腹股沟淋巴肉芽肿和淋巴结炎，以及生殖器带状疱疹等相鉴别。

【治疗】

（一）一般治疗　轻型单纯疱疹有自限性，不需特殊处理。对病情严重者，应加强支持及相应的对症处理。单纯疱疹性脑炎患者，若有颅内压增高症状，应予降颅内压处理。

（二）局部处理　宜保护疱壁完整、清洁与干燥，防止继发细菌感染，如已破溃可外涂 2% 甲紫溶液，有感染者给适当抗生素治疗。此外，尚可选用 40% 疱疹净二甲基亚砜溶液、2%～5% 无环鸟苷乳膏、2% 酞丁胺乳膏（或搽剂）、1% 喷昔洛韦乳膏、3% 膦甲酸钠软膏或干扰素乳膏等外用；疱疹性角膜结膜炎可用 0.1% 疱疹净溶液滴眼。均 3~5 次/日，连用 7~10 日。

（三）抗病毒治疗

1. 碘苷（idoxuridine，IDU，又名疱疹净）、曲氟尿苷（trifluridine，又名三氟胸苷）及阿糖腺苷（vidarabine，Ara‑A）为第一代抗 HSV 剂。前两者主要局部用于治疗眼疱疹、皮肤疱疹、唇疱疹等。对全身性疱疹、湿疹性疱疹可用阿糖腺苷每日 10~15 mg/kg，静脉滴注，连续 10 日。

2. 阿昔洛韦（aciclovir，ACV）为第二代抗疱疹病毒剂，其抗HSV‑Ⅰ的活性比碘苷大 10 倍，强于阿糖腺苷 170 倍，对 HSV‑Ⅱ也十分敏感。可配成 5% 油膏供外用。大多数原发性或初期的生殖器疱疹及复发性生殖器疱疹可口服阿昔洛韦 200 mg/次，5 次/日，连续 10 日。治疗免疫受累者的皮肤黏膜疱疹时，上述每次用量加倍，疗程相同。新生儿疱疹可给阿昔洛韦每日 30~60 mg/kg，静脉滴注，共 10~21 日。治疗免疫受累新生儿皮肤黏膜疱疹可给阿昔洛韦每日6.2 mg/kg，静脉滴注，1 次/8 小时，共 7 日。单纯疱疹性脑膜炎死亡率高，可用本品每次 5~10 mg/kg，静脉滴注，1 次/8 小时，每次持续 8 小时左右，连用 10~14 天，<10 天者有时复发。

3. 伐昔洛韦（valacyclovir，VAVC）为 ACV 的前体，即其 L‑缬氨酰酯，进入体内后转化为 ACV；泛昔洛韦（famciclovir，FCV）为喷昔洛韦的前体，口服后利用度高，治疗指数高，对疱疹病毒有高度选择性抑制作用。治疗原发性疱疹用伐昔洛韦 300 mg/次，2 次/日；或用泛昔洛韦 250 mg/次，3 次/日。治疗复发型疱疹，最好在发疹前驱期或发疹后 24 小时内开始应用上药之一，剂量同上，疗程7 天。

4. 病毒唑　0.8~1.0g/日，分 3~4 次服用，或每日 10~15 mg/kg，分 2 次静脉缓慢滴注。

抗病毒化疗可减少新损害的发生，缩短疼痛、愈合及排毒时间，但不能防止复发。

（四）免疫疗法　对复发型疱疹患者可使用免疫增强剂。

1. 非特异性免疫疗法　干扰素有抑制病毒繁殖、减轻症状、缩短病程的作用，成人 1～2 mg/次，肌注 1 次/2～3 日。聚肌胞为干扰素诱导剂，对本病有一定的辅助治疗作用，但应与阿昔洛韦联合应用，单独注射疗效不肯定。还有应用脊髓灰质炎疫苗、卡介苗及其制剂（如卡介菌多糖核酸）、左旋咪唑等治疗者，疗效有待进一步确认。

2. 特异性免疫疗法　有人试用有 HSV－Ⅱ 糖蛋白的亚单位疫苗及生物合成的 HSV 疫苗，可刺激机体产生中和抗体、增强细胞毒作用，以防复发，但尚在试验阶段。

（五）孕妇 HSV 感染的处理

1. ACV 能通过胎盘，孕妇宜慎用。哺乳妇女用药后乳汁可含少量 ACV，故亦应慎用。

2. 患病孕妇的分娩问题　原则上对产道有疱疹病变的产妇即使病变已愈合，也应行剖宫产。初次感染发病 <1 个月者，仍应以剖宫产结束分娩为宜。复发型发病 >1 周者可经阴道分娩，有下列情况之一者应行剖宫产：①对合并生殖器疱疹的孕妇，于妊娠 32 周开始，每周行宫颈管分泌物培养，于分娩前出现阳性结果者；②若为阴性结果仍应行阴道镜检查，发现软产道有明显活动性病变且发疹时间不足 4 小时者；③于分娩前培养宫颈分泌物并行阴道镜检查均无阳性结果，再行细胞学检查发现特异性多核巨细胞者。

（六）HSV 脑炎　有人用 ACV 与糖皮质激素冲击疗法治疗。ACV 静脉滴注，每次 10 mg/kg，3 次/日，疗程 21 天。甲基泼尼松龙每天 15 mg/kg 静脉滴注，连用 3 天，后续用地塞米松或泼尼松口服并递减用量，疗程 4～6 周。有人用此法治疗 26 例，19 例治愈，5 例好转，遗留不同程度智力障碍。

（七）外科疗法　对固定反复发生在阴茎包皮上的疱疹，如有可能可行包皮环切除，以控制或减少复发。

【预后】

单纯疱疹患者的全身症状大多较轻，本病有自限性，一般预后良好。但应注意的是：发生于角膜者常导致失明；生殖器疱疹则可能使患者发生器质性及心因性性功能障碍；新生儿及免疫功能低下者 HSV 病毒可能播散累及重要脏器；胎儿宫内感染可致早产或先天性畸形。

【预防】

1. 增强体质，调节工作和生活节奏，避免可使本病复发的各种激发因素。

2. 生殖器疱疹是性传播疾病的一种，避免不洁性生活是防止发病的根本措施。配偶之一发生生殖器疱疹后应积极治疗，在活动期避免性生活，男性正确使用安全套有一定预防作用。也有人主张患者的性伴即使无症状也应进行正规治疗。女性复发型生殖器疱疹需定期进行妇科检查，以早期发现宫颈癌。早期妊娠若患生殖器疱疹，胎儿有可能被感染，必要时可考虑终止妊娠。妊娠末期感染 HSV 者，必要时可行剖宫产，以免胎儿通过产道时被感染；此类胎儿娩出后，须立即用 0.1% 碘苷滴眼，并与患母隔离，避免由患母哺育，直至患母痊愈；待产期及产后在院观察期间，患母及其新生儿均应与其他健康产妇及新生儿隔离。

3. 有人对滑雪者阳光诱发的复发型单纯疱疹患者，在阳光曝晒前 12 小时服用阿昔洛韦 400 mg/d，连服 7 天，可防止疱疹出现；给免疫失调者口服西咪替丁，300 mg/次，4 次/日，或静脉滴注，能迅速缓解单纯疱疹症状。

4. 预防单纯疱疹的疫苗尚在研究试用中。

二、水痘（varicella，chickenpox）

【病因】

水痘和带状疱疹是由同一病毒，即水痘 - 带状疱疹病毒（Varicella - herpes zoster virus，VZV）引起的常见儿童传染病，水痘为原发感染，带状疱疹是潜伏于感觉神经节的 VZV 再激活后发生的皮肤感染。前者以儿童为主，后者多见于成年人，一般情况下均为自限性疾病，极少引发严重并发症而死亡。如妊娠期受其感染，可致胎儿先天性畸形。

VZV 属疱疹病毒科，只有一个血清型，而且只对人敏感。是最小的人类疱疹病毒。病毒的基本结构与疱疹病毒科其他病毒的结构相同，病毒呈椭圆形，直径 150～200nm，其衣壳由 162 个壳粒排列成的对称 20 面体，外层为脂蛋白包膜，核心为双链 DNA，病毒含有 DNA 聚合酶和胸腺嘧啶激酶，前者为合成 DNA 所必需，系疱疹病毒属共有，后者仅存在于单纯疱疹病毒和 VZV。不能产生胸腺嘧啶激酶的病毒不能造成潜伏感染。一般实验动物及鸡胚对本病毒都不敏感，但可在组织培养中的人胚成纤维细胞、甲状腺细胞及人胚羊膜细胞中增殖，缓慢产生局灶性细胞病变。受感染的细胞形成多核巨细胞，核内出现嗜酸性包涵体。该病毒与细胞结合而不释放到组织培养液中，这是本病毒的特点之一。

VZV 对外界抵抗力弱，不耐高温，不能在痂皮中存活，能被乙醚杀死。室温中，在 pH < 6.2 和 pH > 7.8 的条件下，60 分钟病毒即被灭活。在 -65℃疱液中可存活 8 年。

【流行病学】

（一）传染源　水痘病人是唯一传染源。病毒存在于病变黏膜皮肤组织、疱疹液、血液和口腔分泌物中，常由鼻咽分泌物排出体外。自皮疹出现前 1～2 天至皮疹干燥结痂期间均有传染性。接触水痘虽然可以引起带状疱疹，但接触带状疱疹后发生水痘者少见。

（二）传播途径　传染性极强，主要通过飞沫和直接接触传播，被病毒污染的衣物、玩具、用品等间接传播的机会较少。处于潜伏期的供血者，可能通过输血传播本病。孕妇分娩前数日患水痘，可以感染胎儿，使其在娩出后 10～13 天内发病。

（三）易感人群　人群普遍易感，无性别和种族的差别。未患过水痘者，特别是学龄前儿童发病较多，生后 < 6 个月的婴儿由于获得

母体抗体，发病较少。本病呈全球性分布，全年均可发病，冬春季节发病数较高。易感者接触病人后约 90% 发病。一次患病，终身免疫。

【发病机制】

病毒经上呼吸道侵入机体，在上呼吸道黏膜细胞及引流淋巴结内复制，然后进入淋巴结内繁殖，2~3 日进入血流引起病毒血症和皮肤损害，并在单核－吞噬细胞系统内再次增殖后入血，形成 3~4 的次期病毒血症，向全身扩散，可以累及内脏。约经 15 日后病毒经血液进入靶细胞（主要是皮肤表皮棘细胞）。引起棘细胞水肿，气球样变性，胞核分裂成多核巨细胞，核内有嗜酸性包涵体，细胞液化后形成单房性水疱，内含大量病毒。皮疹分批出现与间歇性病毒血症相一致。皮疹出现 1~4 天后，血内出现特异性抗体，病毒血症消失，症状缓解。但可发生感觉神经的慢性潜在性感染，以后发生带状疱疹。

【临床表现】

（一）潜伏期　7~24 天（大多为 14~16 天）。

（二）典型水痘　可分为两期。

1. 前驱期　婴幼儿常无前驱症状或较轻微，年长儿童及成人常有畏寒、发热、乏力、头痛、厌食、咽痛、背痛、肌痛、咳嗽、烦躁不安，偶有关节痛，持续 1 天左右。

2. 出疹期　发热数小时或 1~2 天后首先在头面部发际开始出现皮疹，以后渐及躯干和四肢。初为红斑疹，数小时后变为丘疹，最终变为小疱疹。疱疹表浅壁薄，直径 3~5 mm，周围有红晕，疱疹为单腔性，内容澄清，以后混浊，经 1~3 天从中心开始干枯结痂，红晕消失。常因剧烈瘙痒而搔抓，数日至 1~2 周内痂脱而愈。除继发感染者外，一般不留瘢痕。皮疹呈向心性分布，胸背部较多，四肢远端及掌跖相对较少。皮疹数量从数个至千余不等，皮疹较多者全身症状较重。由于间歇性病毒血症而使皮疹分批出现，故在同一部位可新旧皮疹共存而同时见到斑丘疹、疱疹及结痂。部分患者可在口腔黏膜、外阴、眼结膜等处发生浅表疱疹，破溃后形成溃疡，有痛感。

（三）胎儿水痘综合征（fetal varicella syndrome）　又名先天性水痘综合征（congenital chickenpox syndrome）。但有人指出胎儿水痘综合征是指母亲妊娠期间感染水痘或带状疱疹，使胎儿合并多种畸形；而先天性水痘是指胎儿期获得的水痘感染，并不引起畸形。Foret 和 Lynch（1947）首先提出水痘与胎儿畸形之间的关系，Srabstain 等（1974）证实了这个观点。

本病病因不明，在妊娠早期（第 8 ~ 20 周），若母亲感染水痘则婴儿可有先天性畸形。其发病机制与其他病毒性疾病的致畸机制相似。

婴儿可能为早产儿，皮肤有水痘及其瘢痕；神经系统症状包括脑积水、脑皮质萎缩、肢体轻瘫等，可有癫痫发作、球麻痹、视神经萎缩；眼部表现可有脉络膜视网膜炎、瞳孔大小不等、眼球震颤、白内障等异常；四肢发育不全、指趾畸形、马蹄足、肩胛骨及锁骨发育不全；此外还可有胃肠道及泌尿系统多种畸形。

（四）非典型水痘　免疫功能低下或免疫缺陷者、白血病、恶性肿瘤、长期应用糖皮质激素及某些抗肿瘤药物者，皮疹常不典型，可出现非典型水痘。

1. 大疱型水痘　疱疹融合为大疱，有典型的各期水痘表现。巨型大疱常发生于胸、腹、背和额部。发生原因部分由于继发感染，如金葡菌或溶血性链球菌，严重者可引起脓毒血症而致死。另外可能与皮肤敏感性和机体反应状态有关。

2. 出血型水痘　本型虽罕见，但极严重。起病急骤，有高热等全身危重症状。疱疹内容为血性，皮下和黏膜有瘀点、瘀斑、出血性坏死。可伴有消化道和（或）泌尿道出血，肾上腺皮质出血者可致死。此型系患者血小板减少或水痘引起 DIC 所致。

3. 坏疽性水痘　少见。可能系继发细菌感染所致。皮肤可大片坏死，呈致密黑色焦痂，并可累及肌层。如系溶血性链球菌所致，病程进展快，可因败血症死亡；如系白喉杆菌所致，病程稍慢，有无痛性溃疡，以后结痂，痂脱而愈，重者可因心肌炎而死亡。

此外，水痘还可并发水痘性肺炎、脑炎及 Reye 综合征（急性脑病伴内脏脂肪变性）等。

【实验室检查】

（一）常规检查　白细胞总数正常或稍增高。

（二）细胞学检查　刮取新鲜疱疹基底物抹片，冷丙酮固定，用瑞特或吉姆萨染色检查可见多核巨细胞。用酸性染色（如 Bouins 或 Zenker 氏液）检查核内有包涵体。用电镜检查疱液可找到疱疹病毒颗粒，但不能与别种疱疹病毒相鉴别。

（三）病毒分离检查　仅用于诊断困难者。起病 3 天内，取新疱疹浆液接种于人胚成纤维细胞或人胚羊膜组织，可分离出病毒。对病变皮肤刮取物，用荧光抗体检查可检测病毒抗原。还可用 PCR 法检测患者呼吸道上皮细胞和外周血白细胞中的病毒 DNA，敏感而快捷，可用于早期诊断。

（四）血清学检查　常用 ELISA 法检测特异性 IgM 抗体该，抗体在病程早期即已出现并持续存在 2 个月左右，特异性强，敏感性高，因此有助于早期诊断。补体结合试验可检测具有保护作用的 IgG 抗体。取双份血清，抗体由阴转阳或滴度 4 倍以上升高有诊断价值，一般于病人出疹后 1~4 天出现，2~6 周达高峰，6~12 个月后逐渐下降。血清学抗体检查有可能发生与单纯疱疹病毒抗体的交叉反应。

【病理变化】

水痘的皮肤病变主要在表皮棘细胞层，细胞水肿，呈气球样变、肿胀，组织液渗入形成水痘疱疹，内含大量病毒。水痘疱疹以单房为主，周边和基底部可见胞核分裂的多核巨细胞，内含嗜酸性包涵体。水疱液开始时透明，后上皮细胞脱落及炎性细胞浸润，疱内液体变浊并减少。最后上皮细胞再生，结痂脱落，不留瘢痕。

免疫功能正常的患者，可有部分内脏器官的轻微受累，如血清丙氨酸转氨酶（ALT）升高等。免疫功能缺陷者则可出现播散性水痘，病变波及呼吸道、食管、胃、肺、肝、脾、胰、肾上腺和肠道等，受累器官可有局灶性坏死、炎症细胞浸润，可查见含嗜酸性包涵体的多核巨细胞。并发脑炎者，可有脑水肿、充血和点状出血等。

【诊断及鉴别诊断】

典型水痘易于诊断，非典型水痘病人有时需进行实验室检查帮助确诊。应鉴别的疾病有：

（一）带状疱疹　成人多见。疱疹成簇出现，在身体一侧的皮肤周围神经支配区内，呈带状分布，对侧无皮疹，局部灼痛。

（二）脓疱病　为儿童常见的细菌性皮肤病，常见于鼻唇周围、四肢暴露部位。皮疹可为红斑、水疱、脓疱、脓痂，不成批出现，无全身症状。抗生素治疗有效。

（三）丘疹性荨麻疹　系过敏性疾病，多见于婴幼儿。四肢躯干皮肤上分批出现红色丘疹，丘疹顶部多有坚实水疱，有明显瘙痒，搔后成小风团样，风团褪去丘疹仍在。不累及口腔。

（四）柯萨奇病毒感染　多见于夏季。手、足、皮肤及口腔黏膜发生疱疹及溃疡，四肢躯干发疹较少，疱疹较小，2～3 天后消失，不留瘢痕。

【治疗】

（一）对症治疗　剪短指甲，勤换衣服以防止搔抓和继发细菌感染。皮肤瘙痒者外涂炉甘石洗剂，用 2%～5% 硫酸氢钠溶液湿敷，口服扑尔敏或赛庚啶。疱疹已破者局部可涂新霉素软膏或 2% 甲紫溶液。发热者应卧床休息。继发细菌感染者需及早给抗生素。

（二）抗病毒治疗　早期口服阿昔洛韦，静脉滴注 10 mg/kg，1次/8 小时，7～10 天为一疗程。口服 600～800 mg，5 次/日，疗程10 天，病情严重者也可采用静脉滴注。此外，泛昔洛韦、伐昔洛韦、阿糖腺苷、转移因子、α-干扰素也有一定疗效。抗病毒治疗能迅速控制病情发展，缩短病程。但是由于本病有自限性，在评价药物对本病的疗效时，应有严格的对照。近期发现潘生丁用于治疗本病效果较好，本品具有广谱抗病毒活性，主要抗 RNA 病毒，也有抗某些

DNA 病毒的作用，并能诱生干扰素，增加机体的抗病毒功能。每日 3 ~ 4 mg/kg，分 2 ~ 3 次服。

（三）糖皮质激素　水痘病时一般不用。有严重并发症者，在应用有效抗病毒药物以防止病毒扩散的前提下，可短期应用，以不超过 1 周为宜。

（四）丙种球蛋白　用于重症或成人水痘，成人用丙种球蛋白 2.5 g 加 0.9% 氯化钠注射液 100 mL/d，静脉滴注，一般 1 ~ 2 次后热退，全身症状缓解；儿童并发出血性水痘、脑炎或肺炎者给予阿昔洛韦 5 mg/kg，静脉滴注，3 次/日，连用 7 ~ 10 天，并静脉滴注丙种球蛋白每日 200 ~ 400 mg/kg，连用 3 ~ 5 天。

（五）中医药疗法　祖国医学认为本病系湿毒内蕴、外感毒热之邪发于肌肤。治宜疏风，清热，解毒。方用桑叶 10 g，菊花 5 g，牛蒡子 5 g，杏仁 10 g，赤芍 10 g，板蓝根 10 g，金银花 10 g，连翘 10 g，生薏苡仁 10 g，车前草 10 g。随症加减。每日 1 剂水煎服。

还可用：①荆防蓝根汤（荆芥 10 g，防风 10 g，板蓝根 20 g，芦根 15 g，水煎服）；②银翘散加减（银花 10 g，连翘 6 g，荆芥 6 g，竹叶 6 g，绿豆衣 12 g，桔梗 4.5 g，蝉衣 4.5 g，大青叶 4.5 g，紫草 4.5 g，甘草 4.5 g）；③口服银翘解毒丸；④板蓝根 30 ~ 50 g 水煎代茶，也可服用板蓝根冲剂；⑤维生素 B_{12} 穴位注射，取曲池、血海、足三里（均双侧），每日 1 穴，依次选取，将维生素 B_{12} 500 μg 注入穴位，连续治疗 3 天。

（六）其他方法　还有人报告应用西咪替丁、聚肌胞、紫金锭等方法治疗。

【预后与预防】

1. 本病有自限性，病情较轻，预后良好，成人较儿童病情为重。但本病传染性强，应隔离至疱疹变干为止，其污染物、用具可用煮沸或曝晒等方法消毒。

2. 体弱的易感儿童或高危人群（如免疫功能缺陷者、接受免疫抑制剂治疗者，血液病及恶性肿瘤患者），早产儿或分娩前 4 天及产后 48 小时内接触水痘的产妇，应在接触患者后 72 小时内肌注丙种球蛋白或胎盘球蛋白。还可给予高效价人抗水痘 – 带状疱疹免疫球蛋白肌肉注射，这种免疫球蛋白来源于 VZV 感染过的健康志愿者。注射宜尽早。用量：< 1 岁 100 mg，1 ~ 5 岁 250 mg，6 ~ 15 岁 500 mg，11 ~ 14 岁 750 mg，> 15 岁 1000 mg。

3. 20 世纪 70 年代国外研制的水痘病毒减毒活疫苗，有一定的预防效果。

三、带状疱疹（herpes zoster）

【病因】

带状疱疹由水痘 – 带状疱疹病毒（Varicella – zoster virus，VZV）所致（参见"水痘"病因）。

【流行病学】

（一）传染源　水痘和带状疱疹患者是本病传染源。接触水痘虽然可引起带状疱疹，但接触带状疱疹后发生水痘则较少见，更不会发生带状疱疹。本病病人少有黏膜损害，故其传染源作用不如水痘病人重要。

（二）传播途径　病毒有可能通过呼吸道而直接接触传播，但一般认为带状疱疹主要不是通过外源感染，而系潜伏性感染的病毒再激活。

（三）易感人群　普遍易感，发病与性别无关。本病多见于成年人，发病率随年龄而增高，90% 患者年龄 > 50 岁。带状疱疹愈后极少复发。

【发病机制】

机体 6 ~ 8 岁时初次感染 VZV 后发生水痘，水痘后可终生免除外源性的再感染。在机体低水平循环抗体的作用下病毒保持抑制状态，有部分病毒潜伏在相应的感觉神经末梢，而沿神经纤维进入感觉神经节或髓外脑神经节隐藏于神经元内或是慢性潜伏感染，体内抗体并不能防止发生带状疱疹。经数年或数十年后，某种诱因，如受寒、发热、疲劳、病后衰弱、患恶性肿瘤、SLE、蕈样肉芽肿、接受放射治疗、使用糖皮质激素或其他免疫抑制剂、背根神经节或其附近长肿瘤、艾滋病、创伤等因素，引起免疫力降低时，可导致潜隐的病毒激活，病毒在潜隐的神经节内复制，致神经节发炎并累及神经，产生患区疼痛，同时病毒沿传出神经进入皮肤细胞内繁殖而发生带状疱疹。因此，水痘患者多为儿童，而患带状疱疹者则多为成人。

【临床表现】

（一）常见型带状疱疹　发病之初，可先有发热、头痛、全身不适和肌痛等全身症状。随即在受累神经支配区皮肤发生触敏、刺痛、钝痛或感觉异常，发于不同部位者可类似心绞痛、肋间神经痛、胆囊绞痛、溃疡病痛或偏头痛等。数日后疼痛区出现成簇的红色斑丘疹，1～2天内发展成米粒至绿豆大小的疱疹，疱液澄清，3～4天后变混浊，或部分破溃、糜烂和渗液，1周左右干涸、结痂，2～3周内痂皮脱落，一般不留瘢痕，疼痛消失。皮疹陆续分批出现，在一簇和一簇皮疹间为正常皮肤。因系沿受累神经出现，皮疹常限发于身体一侧，且大致呈带状排列。邻近皮肤受侵、皮疹明显越过中线及多神经区或双侧发疹者均罕见。

带状疱疹出现在臀部、会阴、外生殖器、膀胱内，可伴有尿痛、膀胱无力、尿潴留等。

（二）其他类型带状疱疹

1. 无疹型带状疱疹　患者只有典型的局部皮肤神经痛，而不出现可见的皮疹。以肋间神经痛多见，还可在脑神经分布区皮肤上出现神经痛或瘫痪，病程可迁延2周。

2. 钝挫型带状疱疹　又称为不全性带状疱疹。患者有典型的局部皮肤神经痛，但仅有红斑或斑丘疹，前驱症状、皮疹的分布和排列均与常见型带状疱疹相同，但不出现疱疹。

3. 大疱型带状疱疹　疱疹较大，可如黄豆或更大的水疱，水疱较充盈，易破而形成糜烂面。应与常见型带状疱疹继发细菌感染形成的脓疱鉴别。

4. 出血型带状疱疹　疱或大或小，全部或部分水疱内容呈红色或血性。据认为患者大多有或轻或重的凝血机制缺陷或疾病。本型病情较重、病程较长。

5. 坏疽型带状疱疹　患者多为老年人或营养不良者，皮疹发生坏死，疱疹中央或整体呈黑褐色，结成坏死性痂皮，愈后遗留瘢痕。

6. 泛发型带状疱疹　指在局部发生带状疱疹损害后数日内，由于发生病毒血症而在全身皮肤上出现广泛、多量水痘样皮疹。常伴有高热，也可有肺、脑损害，病情严重，可致死亡。多见于恶性淋巴瘤患者或年老体弱的病人。无带状疱疹损害，仅有水痘样皮疹的成年人，应属成人水痘而不应诊断为泛发性带状疱疹。

（三）非皮肤的带状疱疹

1. 眼带状疱疹　带状疱疹侵犯三叉神经眼支的鼻分支后，可使眼结构受累。多见于老年人，20 岁以下者少见。本病症状严重，疼痛剧烈。常发展成角膜炎与虹膜睫状体炎，角膜炎大多为上皮性点状或树枝状，也可发展为上皮深部乃至基质层炎症。若发生角膜瘢痕，可致视力障碍或失明。还可并发第 3、4、6 对脑神经麻痹，引起不同程度的眼外肌瘫痪或虹膜麻痹。眼部症状可出现在皮肤发疹前、发疹期或疹后数周。严重者可发生葡萄膜炎、全眼球炎、脑炎，甚至死亡。

眼部带状疱疹并发对侧偏瘫综合征（ocular zoster with contralataral hemiplegia）系 Brissaud（1896）首先报道的少见病。一般认为是在三叉神经眼支受 VZV 感染的基础上，伴发半月神经节炎及（或）眶内蜂窝织炎，蔓延至邻近的脑膜，进而侵犯脑底部动脉，发生肉芽肿性脉管炎，继发血栓形成，引起大脑半球缺血性梗塞而发生对侧偏瘫。偏瘫常在眼带状疱液出现后 8 天至 6 个月（平均 8 周）发生。一般无前驱症状，急性或亚急性起病，多为中枢性瘫痪。可伴有感觉减退，神志清楚，少数反应迟钝，嗜睡，木僵或有幻觉，精神错乱，个别可出现肢体不自主多动、震颤等。右侧偏瘫者常伴失语。脑脊液中淋巴细胞轻度增加，蛋白稍高。CT 扫描在带状疱疹侧大脑中动脉供血区可见多灶性清楚的低密度区，好发于内囊部。脑血管造影可见中动脉虹吸部及起始部有节段性或串珠状狭窄。可应用抗病毒及糖皮质激素治疗，也可用抗凝剂和血小板抑制剂。

2. 耳带状疱疹　Hunt 将本病分为 3 型：①耳廓带状疱疹；②耳廓带状疱疹伴发面瘫；③耳廓带状疱疹伴发面瘫及听觉症状。

耳带状疱疹一般指病毒侵犯面神经及听神经所引起的患侧面瘫及轻重不等的耳鸣及耳聋，在外耳道及（或）鼓膜上有疱疹。有的病人还可有舌前 1/3 味觉消失、流泪、鼻腭部发生水疱、眩晕、恶心、呕吐及眼球震颤等症状。

带状疱疹膝状神经节综合征（zoster geniculate ganglion syndrome）系由 Ramsay – Hunt（1907）首先描述，因而又名 Ramsay – Hunt 综合征。本病指带状疱疹病毒除引起皮肤损害外，还由于面神经膝状神经节和相应脊神经节的病变，累及感觉与运动神经纤维。因耳蜗－前庭神经与膝状神经节邻近，具有共同神经鞘，所以炎症亦可波及听神经和前庭神经，临床上先有带状疱疹的诱因及前驱症状，5 ~ 6 天后耳廓周围淋巴结肿胀，出现感觉障碍和耳痛，而后在耳廓或其附近出现疱疹，疱疹亦可发生于外耳道及鼓膜上，若累及面神经分支－鼓索神经、岩浅大神经及附近的几支颅神经，则出现舌前 1/3 味觉消失、眼泪及口涎减少等；若累及膝神经节，则出现患侧面瘫；累及听神经，则出现耳聋、耳鸣、眩晕、恶心、呕吐、眼球震颤等；累及半月神经节，则出现患侧面部剧烈疼痛；累及舌咽神经节，则出现剧烈的耳痛及喉痛。通常把面瘫、耳痛及外耳道疱疹三联症称为 Ramsay – Hunt 综合征。

3. 带状疱疹性脑膜脑炎　为带状疱疹患者的病毒直接从脊髓神经前、后根向上侵犯到中枢神经系统所致。多在皮疹前或发疹后 3 ~ 5 天发生，大多见于颅神经或颈、上胸脊髓神经节段受侵的病人。表现为头痛、意识障碍、肢体瘫痪、失语、抽搐等弥漫性脑实质受损的症状。其病情大多较轻而能恢复，少数有神经后遗症，重者死亡。

脑受损时还可发生大脑血管炎和局限性脑炎。前者是疱疹后中枢神经系统最常见的严重并发症，可发生在疱疹前至疹后 6 个月内，表现为颅内动脉炎或闭塞所引起的对侧瘫痪。后者罕见，其表现类似进行性多灶性白质脑病（progressive multifocal leukoencephalpathy）。

4. 带状疱疹性运动瘫痪　本病少见。瘫痪可出现在疹前或疹后，瘫痪部位常与疱疹所在神经节段密切相关。颈神经节段疱疹可引起同侧膈肌瘫痪，病程数周至数月不等，其中约 3/4 病例的瘫痪可以恢复。脊髓炎者少见，临床表现为类似运动神经元轻瘫，常见膀胱无力和尿潴留，还可有下肢酸软、感觉障碍。严重者可产生部分脊髓半切综合征（Brown – Sequard syndrome）或横贯性脊髓损害。

5. 内脏带状疱疹　病毒由脊髓后根神经节侵犯交感神经和副交感神经的内脏神经纤维，可引起胃肠道及泌尿道症状，亦可发生节段性胃肠炎及单侧膀胱黏膜溃疡。当侵犯腹膜、胸膜时，则可出现该部位的刺激症状，甚至有积液。

6. 黏膜带状疱疹　可侵犯眼、口腔、阴道和膀胱黏膜。

（四）疱疹后神经痛　神经痛为带状疱疹的显著特点，神经痛可因人而轻重不同，与皮疹的严重程度无必然关系。一般来说，儿童患者疼痛轻微或不痛，年龄愈大疼痛愈明显。某些患者在皮疹完全消退后，仍遗留神经痛，多见于 >50 岁的患者，痛感多来源于视丘，可持续 1～3 个月，少数病例迁延 1 年以上。

【病理变化】

皮损的病理变化与水痘相似，但本病时皮肤深部毛囊的表皮细胞亦有气球状变性，而水痘无毛囊变化。皮肤病变主要为棘细胞水肿变性，胞核分裂成多核巨细胞，核内有嗜酸性包涵体形成，细胞液化后形成单房性水疱，内含大量病毒，后期疱内含炎细胞及组织残片而混浊。疱疹周围及底部真皮组织充血。

在皮肤病变相应的脊髓后根神经节及星状细胞中，可见核内包涵体，表现为：①脊髓神经后根与后根神经节有剧烈炎症反应；②单发性周围神经炎；③脊髓后柱之单侧节段性脊髓灰白质炎；④限局性软脑膜炎。皮疹处真皮内感觉神经纤维之变性要在皮疹出现 1 ~ 4 日后才逐渐明显。患处皮下神经纤维可有部分变性。

【实验室检查】

（一）脑脊液检查　患带状疱疹脑炎、脑膜炎、脊髓炎者，其脑脊液细胞数及蛋白可轻度增加，糖及氯化物正常。

（二）细胞学检查　取疱底刮取物涂片或病变处活检材料染色，可见多核巨细胞和核内包涵体；电镜可查见病毒颗粒。但这些结果与见于单纯疱疹者相同，二者不能区别。

（三）血清学检查　有许多方法可检测 VZV 特异性抗体。其中酶免疫法有良好的特异性，但敏感性差。还可用乳胶凝集试验检测。测得 IgM 抗体或双份血清 IgG 抗体效价升高 4 倍以上，有诊断意义。

（四）病毒分离　取疱液或细胞增多的脑脊液，接种于人胚肺成纤维细胞，可分离出病毒，还可进一步对病毒进行鉴定。

（五）抗原检测　用特异方法检测抗原，膜抗原荧光抗体染色法（fluorescent – antibody staining of membrane antigen，FAMA）的敏感性和特异性都高，但检测时需用 VZV 感染而未固定的活细胞。也可用敏感而特异的 PCR 检测 VZV 核酸。

【诊断及鉴别诊断】

典型带状疱疹的诊断不难。而无疹型或钝挫型带状疱疹除详细询问病史、认真辨认皮疹外，其确诊尚有赖于实验室的特殊检查。

鉴于 VZV 无明显的携带状态，故在机体任何部位标本中分离出 VZV 或检测出其抗原，都可确诊为 VZV 感染。测得血清特异性 IgM 抗体或双份血清 IgG 抗体效价上升 4 倍以上，都有诊断的意义，但 VZV 抗体与 HSV 抗体可呈交叉反应，应予注意。应鉴别的疾病有：

（一）单纯疱疹　偶可类似带状疱疹，也可致眼和中枢神经系统损害。但单纯疱疹好发于皮肤黏膜交界处，多见于发热性疾病的过程中，常反复发作，实验室特殊检查有助诊断。

（二）胸、腹部疾病　患者可有胸痛、心绞痛、胆绞痛、溃疡病痛，特别是发生在疱疹出现前时，应行进一步理化检查以资鉴别。

（三）神经疾病　带状疱疹性脑炎和（或）脊髓受累者，应与其他病毒所致的中枢神经系统感染、脊髓肿瘤等鉴别。

（四）成人水痘　常误诊为"泛发性带状疱疹"。水痘皮疹呈散发性，不沿感觉神经支配范围呈带状分布，皮疹不成丛。泛发性带状疱疹指侵犯、分布于多个感觉神经范围内的带状疱疹。

【治疗】

治疗原则为止痛、抗病毒、预防继发感染。如为免疫功能正常的青年患者，其病情多数较轻，病程短而无后遗症，有时不需要抗病毒，甚至可不治而愈。老年患者必须及早治疗，以免发生后遗神经痛。

（一）抗病毒治疗

1. 阿昔洛韦（ACV）　本药能选择性高浓度进入受病毒感染的细胞，并对病毒 DNA 聚合酶有强大的抑制作用。因其疗效高、毒性小、用药较方便，早期应用可抑制病毒及阻止其扩散，故已成为目前治疗带状疱疹的首选药。ACV 按 200～400 mg/次口服，5 次/日。重症者按 12.5 mg/kg 静滴，1 小时滴完，1 次/8 小时，疗程 5～7 天。也可应用泛昔洛韦或伐昔洛韦。

2. 阿糖腺苷（Ara - A）　本药的特点是早期应用可减轻急性疼痛和后遗神经痛，能加速皮肤损害愈合，减少免疫功能受损者的内脏并发症，已推荐用于治疗免疫功能不良者的带状疱疹。Ara - A 按 10 mg/kg，稀释成 0.5 mg/mL 的溶液，静脉滴注 12 小时以上，1 次/日，疗程 5～7 天。

3. 其他抗病毒药物　病毒唑、潘生丁、干扰素、转移因子等均有一定疗效，可用于较轻型病人。

（二）止痛　除疾病中疼痛外，约 10% 患者发生带状疱疹后神经痛，＞60 岁的老年人发生率可高达 70%。早期抗病毒治疗和早期行神经阻滞是止痛（特别是疱疹后神经痛）的最佳措施。

1. 止痛镇静剂　对一般病情的轻、中度疼痛可予内服常用止痛镇静剂。神经炎及疼痛较严重者可用盐酸阿米替林（amitriptyline

HCl）或盐酸氟奋乃静（fluphenazine HCl）。最近发现抗癫痫药加巴喷丁（gabapentin）对疱疹后的异常神经痛、烧灼样痛有显著作用，作用机制未明，可口服本品 200～600 mg/次，3 次/日。普瑞巴林（pregabalin，乐瑞卡）对带状疱疹后神经痛的疗效明显，可口服 75～150 mg/次，2 次/日。

2. 糖皮质激素　在充分抗病毒药物的支持下，早期应用糖皮质激素可减轻炎症，缓解病毒对神经纤维的损伤，从而减轻带状疱疹后遗神经痛，且不影响特殊 IgG 的形成，若无禁忌症可用于老年患者。但也有人观察到应用后可延缓皮损愈合，无减缓神经痛作用，因而主张避免应用。

3. 针刺疗法　有明显的消炎止痛作用，对后遗神经痛亦有一定疗效。在损害相关部位循经取穴，或取阿是穴进行针刺或穴位注射，损害在胸背部者取脊穴加委中；在颈部者取脊穴加曲池；三叉神经痛取颈部脊穴加合谷；腰骶部神经痛取腰骶脊穴加足三里。亦可用耳针，取耳壳相应部位的敏感穴，间歇留捻 20 分钟。

4. 神经阻滞疗法　可用 5% 利多卡因 5 mL、地塞米松注射液 10 mg、维生素 B_1 200 mg、维生素 B_{12} 200 μg，用 0.9% 氯化钠注射液稀释至 20 mL，进行相应部位的硬膜外阻滞、臂丛阻滞或肋间神经阻滞，1 次/3～7 日，治疗 1～2 次可获理想效果。谨慎操作一般无不良反应。

有人用利多卡因静滴治疗带状疱疹后神经痛，采用 1 mg/kg 和 5 mg/kg，>2 小时滴完。显示两种剂量的利多卡因均能明显减轻患者的持续疼痛、压痛及异常性疼痛。后者疗效较优，但更大剂量并不提高疗效，且可能引起利多卡因中毒。

5. 外用药物　外用 5% 多塞平霜或 0.025% 辣椒辣素霜，也可将季德胜蛇药研细，用 75% 乙醇调成悬液外涂，均可缓解局部疼痛。还可局部外用 5% 利多卡因无纺贴剂、盐酸可乐定油膏（150 μg/g）、前列腺素 E1 凡士林油膏等。

（三）神经生长因子（NGF）　将 100BV（生物活性单位）NGF

冻干粉溶于 2 mL 注射用水中臀部肌注，1 次/日，连用 4 ~ 6 天；利巴韦林 0.2g/次，2 次/日，肌注，连用 6 天。

（四）预防继发感染 皮损未破时局部可用含薄荷或樟脑的粉剂；已破尚未发生感染者，可外涂 2% 甲紫溶液促其干燥结痂，也有一定抗感染作用；已发生感染者应给有效抗生素。

（五）辅助处理 带状疱疹性眼角膜炎、虹膜睫状体炎、耳炎、脑炎等在一般抗病毒和止痛处理的同时，必要时请相关科室协助处理。

【预防】

主要是预防水痘的发生。水痘减毒活疫苗是安全而有效的，据报道，白血病患儿用此疫苗后，90% 以上小儿的血清疫苗抗体阳性，并可维持 8 ~ 10 年，而带状疱疹的发生率也有所减少。带状疱疹病人不必隔离，但应避免与易感儿童及孕妇接触，接触者应密切观察 21 ~ 28 天。高危易感者用带状疱疹免疫球蛋白（varicella – zoster immune globulin）进行被动免疫也是有效的。用本品 5 mL 肌肉注射，在接触后 72 小时内注射有预防作用。目前尚无直接预防带状疱疹的有效方法。

四、Kaposi 水痘样疹（Kaposi's varicelliform eruption）

又名 Juliusberg 急性水痘样脓疱病。系 Kaposi（1887）发现的一种水痘样皮疹，称为疱疹状湿疹，但他当时未发现病原，后人称之为 Kaposi 水痘样疹。以后发现感染单纯疱疹病毒、牛痘病毒或柯萨奇 A13 病毒皆可引起此种皮疹，因而有疱疹性湿疹、种痘性湿疹及柯萨奇湿疹等病名。

【病因】

病原体是病毒，可能是单纯疱疹病毒、牛痘病毒或柯萨奇病毒所致。患者多先有基础皮肤病，大多为遗传过敏性湿疹，少数为脂溢性皮炎、脓疱疮、疥疮、落叶性天疱疮、鱼鳞病样红皮病、Darier 病或其他炎症性皮肤病等。病毒随血行进入皮肤，而引发多数皮损。

此外，由原发部位的皮损，经搔抓、衣物等引发自家接种，可能不是重要的因素。

【临床表现】

（一）基本情况　患者多为 < 3 岁的婴儿或儿童，偶尔发生于成人。

（二）全身症状　起病急骤，感染单纯疱疹病毒后，经 5 ~ 9 天的潜伏期，突然出现高热、全身不适、嗜睡等中毒症状。

（三）皮肤损害　全身出现症状后两天开始发疹，突然出现成群水疱，迅速变为脓疱，皮疹中央有脐窝状凹陷，初发疹也可为红色小丘疹，而后迅速变为水疱、脓疱。皮疹基底有明显炎症，部分损害可融合成片，其周围为散在分布的单个典型皮疹，疱破结痂。好发于颜面、肩部及臀部等原有皮肤病损害的部位。起初 10 天左右新疹相继成批出现，8 ~ 14 天后机体产生相应的足够抗体，新疹停止发生，体温恢复正常，痂脱后遗留色素沉着及浅表性疤而愈。

（四）并发症　在发疹高潮时常见面部水肿、眼不能睁开，有时可并发中耳炎、腹泻、咽峡炎、结膜炎、角膜炎或角膜溃疡、肺炎、便血、尿闭、淋巴结脓肿或婴儿坏疽性皮炎等。

【病理变化】

为表皮内或表皮下水疱，并有网状变性及气球状变性。疱疹性湿疹常有多核上皮细胞，而牛痘湿疹则无。真皮中有大量以中性粒细胞为主的炎性细胞浸润。由于是在原有皮肤病的基础上，再加病毒感染，故而炎症复杂化，常难以找到包涵体。

【诊断及鉴别诊断】

在炎症性皮肤病的基础上突然发生多数中央有脐窝的水疱和脓疱，有单纯疱疹或其他病毒病接触史，发病前有发热等全身症状，可据此作出诊断。本病应与牛痘、传染性脓疱病等鉴别。

【治疗】

1. 患者应进行隔离，以免传染他人。患遗传过敏性湿疹等炎症性皮肤病的患儿，非但不可与本病患儿接触，也不可接触患单纯疱疹者。

2. 抗病毒疗法可选用干扰素、阿昔洛韦或阿糖腺苷。有人认为甲吲噻腙（methisazone）对牛痘性湿疹有较好疗效。

3. 严重病例可给予 γ 球蛋白或胎盘球蛋白肌肉注射，3～6 mL/次，1次/1～2 日。

4. 预防感染可应用青霉素等抗生素以防止继发感染。有文献指出，不可滥用磺胺类药物，以免引起或加重粒细胞减少症。

五、巨细胞包涵体病（cytomegalic inclusion disease）

巨细胞病毒感染和 TORCH 综合征与 HIV 感染有密切关系，有必要予以简单介绍。

【病因】

巨细胞病毒（Cytomegalovirus，CMV）又名涎腺病毒（Salivary gland virus），是一种 DNA 病毒，属疱疹病毒科 β 亚科，是人疱疹病毒科中最大、结构最复杂的病毒。CMV 呈球形，直径约 300nm，由双层含脂糖蛋白挂膜所包被，对外界抵抗力差，65℃加热 30 分钟、紫外线照射 5 分钟、乙醚等均可使之灭活，不耐酸，只有一个血清型。具有典型的疱疹病毒结构，对宿主有明显的种属特异性，可在培养的人胚肺细胞和人成纤维细胞中生长，病毒在细胞培养中增殖非常慢，长者达数周才出现病变。病变特点是：细胞显著增大，有折光，胞质内常可见到黄色颗粒，核内有包涵体。电镜下在感染的细胞内除病毒颗粒外，还可见到胞质内特殊的电子致密小体。宿主受 CMV 感染后，可测得特异性 IgM 和 IgG 抗体，病毒可致受染细胞溶解，也可能成为潜隐性感染，还可使细胞转化或致癌变。

CMV 可广泛存在于受染患者全身各器官组织内，感染可直接导致受染宿主细胞损伤。此外，还可能通过免疫病理机制产生致病效应。

【流行病学】

（一）传染源　隐性感染者及患者是本病的主要传染源，其所有的器官、组织，以及尿、唾液、血、月经、乳汁、宫颈和阴道分泌物、精液、粪便等都含有病毒。可间歇性或长期排毒达数月或数年之久，成为本病的传染源。

（二）传播途径　母婴之间主要是通过胎盘，或分娩时通过产道，或围产期的密切接触传播。儿童和成人是通过乳汁、唾液、尿、阴道分泌物、精液等人间密切接触，包括性接触等方式而水平传播，因而被世界卫生组织列为性传播疾病。医源性传播包括输注血液、骨髓移植及器官移植等。

（三）易感人群　CMV 感染在全世界甚为普遍，年龄越小，易感性越高，临床表现也越重。年长儿及成人受染后大多为隐性感染。生活在低收入水平，居住拥挤地区的儿童，几乎 100% CMV 抗体阳性。

CMV 感染后多数人可产生抗体，并持续存在，但仅有不完全的免疫保护作用，因此血清抗体阳性者仍可能存在潜伏感染，呈长期带毒状态，并可在一定情况下被激活，或遭受二次感染。

【临床表现】

（一）先天性巨细胞包涵体病　胎儿大多为隐性 CMV 感染，可因此发生流产、死胎、早产，或出生后数天至数周内死亡。显性感染 <5%，但若出现症状则一般较后天获得者明显。可因病毒血症而引起全身性内脏损害，主要为造血系统、肝、脾及中枢神经系统受累，通常在出生后出现黄疸、肝脾肿大、瘀点和瘀斑、小脑畸形、脑内钙化等。可反复出现呼吸道感染及神经系统症状，包括嗜睡、昏迷、阵发性抽搐等。严重者病死率高达 10%～20%，即使存活亦常出现后遗症，包括小眼、失明、白内障、脉络膜视网膜炎、色盲；耳聋、听力减退；智力低下、小头畸形、脑积水、脑软化、脑回畸形、癫痫、痉挛、截瘫；心血管畸形；发育迟缓和腹股沟疝等。

（二）后天性获得性巨细胞包涵体病　儿童和成人的后天 CMV 感染很普遍，随患者年龄大小而异，成人约有 50%～80% 被感染。受染后潜伏期约 4～12 周，多为隐性感染或症状轻微。可发生肝脾肿大、肝功能受损，也可类似传染性单核细胞增多症，表现为畏寒、发热、肌痛、头痛、喉痛，但淋巴结肿大及扁桃体炎少见，周围血中有单核细胞增多，增多程度不如传染性单核细胞增多症。

（三）HIV 患者的 CMV 感染　大量资料表明，CMV 是 AIDS 病人最常见的机会性感染之一。尸检报告显示，90% AIDS 患者发生活动性 CMV 感染，其中 40% 进展为严重的 CMV 感染性疾病，可出现包括皮肤受损等多个脏器的病变，因而是艾滋病患者的重要死因。

（四）TORCH 综合征（TORCH syndrome）　是最常见的新生儿先天性感染。TORCH 由弓形体属（toxoplasma）、风疹病毒（rubella）、巨细胞病毒（cytomegalovirus）、单纯疱疹病毒（herpes simplex virus）及其他（other，如梅毒螺旋体）感染的第一个字母组成。孕妇感染这些病原体后，本身多无症状，但能使胎儿感染，导致流产、死胎、早产、小于胎龄儿或畸形胎儿。据报道因 TORCH 感染导致胎儿、新生儿异常者占活产儿的 1%～2%。

TORCH 感染有的无明显症状，如 CMV 感染；有的症状较多，如 HSV 感染。有症状者其表现相似，如宫内发育迟缓、皮肤紫癜、贫血、黄疸、小头畸形、脑积水、视网膜脉络膜炎、白内障、小眼球、肝脾肿大、肺炎等。TORCH 感染的概念在文献中使用已较普遍，但在皮肤科资料中尚少将它们集中叙述。

【实验室检查】

（一）常规检查　婴幼儿重度感染，多有贫血、白细胞计数偏高、血小板减少。儿童和成人原发性或输血后感染发病者，可出现单核细胞和异常淋巴细胞增多，肝功能不良，嗜异性凝集试验阴性。

（二）包涵体和病毒颗粒检查　取病人的尿液、唾液、受染部位分泌物或组织，以 HE 或吉姆萨染色，可查见少数巨大细胞，核大，含有嗜酸性和（或）嗜碱性包涵体，但此法的敏感性差。用免疫荧光法或免疫酶法检查，特异性高。电镜下可直接见到病毒颗粒。

（三）病毒分离　CMV 培养，有种属特异性。取病人尿、唾液、白细胞及受染部位的分泌物和组织等，接种于人胚二倍体成纤维细胞，能获得最佳增殖。也可接种于培养的人胚肌肉、肺、睾丸细胞上。培养 24 小时可查见包涵体，经 2～6 周后，才可见细胞病变。

（四）血清学检查　应用间接血凝试验、IIF、间接免疫过氧化酶法、酶联免疫法及放射免疫法等检测 CMV 的特异性 IgM 和 IgG 抗体，有高度的特异性和敏感性，但这些方法都可受血清中类风湿因子的影响而出现假阳性。采用 IgM 抗体捕获法（IgM antibody capture）检测特异性 IgM，可避免特异性 IgG 竞争及减少类风湿因子的干扰。

（五）CMV 抗原和病毒核酸检测　以单克隆抗体酶染色法查周围血白细胞中 CMV 抗原，敏感性和特异性均可达 90% 左右。应用 PCR 检测病人尿和周围白细胞中的 CMV 核酸，敏感性和特异性均甚高。

【诊断及鉴别诊断】

婴幼儿、儿童有发热、皮疹、肝大或先天性畸形者，以及曾输血、输白细胞、器官移植或免疫功能不良者，出现类似单核细胞增多症表现，或间质性肺炎时，都应考虑本病。对实验室检查结果的评价应慎重。

先天性巨细胞包涵体病应与弓形体病、风疹、先天性梅毒及新生儿败血症相鉴别。后天性巨细胞包涵体病应与传染性单核细胞增多症、病毒性肝炎、卡氏肺囊虫病相鉴别。

【治疗】

（一）更昔洛韦（ganciclovir）　对 CMV 视网膜炎和胃肠道感染疗效较佳，对艾滋病者及器官移植病人 CMV 肺炎疗效差。本药可致白细胞和血小板减少。每次 5 mg/kg，静脉注射，1 次/12 小时，疗程 14 天。

（二）膦甲酸钠（foscarnet sodium）　可抑制人类疱疹病毒 DNA 聚合酶，毒副作用较小，比更昔洛韦安全。治疗耐更昔洛韦患者及艾滋病者 CMV 感染，能获较好疗效，但停药后常有"反跳"现象，需维持用药一段时间。

（三）联合用药　用大剂量 CMV 免疫球蛋白加更昔洛韦治疗骨

髓移植受体病人 CMV 肺炎，可显著提高成活率。齐多夫定（叠氮胸苷，AZT）加更昔洛韦治疗艾滋病者 CMV 视网膜炎，疗效优于单用更昔洛韦。

【预防】

1. 对 CMV 抗体阳性的孕妇应加强围生期医学保健，若 B 超检查提示胎儿发育异常，必要时可考虑中止妊娠。

2. 加强对器官移植及骨髓移植供者的 CMV 感染的排查，以提高移植成功率。

3. 预防 CMV 感染的疫苗尚在研制中。

六、人疱疹病毒 6 型感染（HHV – 6 infection）

【病因】

人疱疹病毒 – 6（HHV – 6）、– 7（HHV – 7）、– 8（HHV – 8）是近十余年来发现的人疱疹病毒科的新病原体，是始于儿童期普遍感染的病原体，易形成潜伏感染，与肿瘤、艾滋病和器官移植后感染有一定关联，应予密切关注。

人疱疹病毒 – 6（Human herpesvirus – 6，HHV – 6）为美国国家癌症研究所 Salahunddin 和 Callo（1986）首次从淋巴细胞增生疾病和艾滋病患者外周血淋巴细胞中新发现的一种 DNA 病毒，与其他 5 种疱疹病毒之间无抗原交叉，是嗜 $CD4^+$ T 淋巴细胞、单核吞噬细胞的病毒，在脐血单核细胞中生长良好。其形态和大小与单纯疱疹病毒相同，在电镜下呈直径 163nm，球形正 20 面体，核酸为双股 DNA，外有包膜。

【流行病学】

（一）传染源　人是 HHV – 6 感染的唯一宿主，这种感染非常普遍，呈世界性流行。血清流行病学调查表明，健康成人中约 60% ~ 90% 有 HHV – 6 感染的证据，且推测多发生于 2 岁前。由于在 HHV – 6 感染的急性期可以找到病毒颗粒，而在恢复期或抗 HHV – 6 抗体阳性的健康人中，很难分离出病毒，却能检测到病毒核酸，说明

HHV - 6 初次感染后，可能潜伏在机体中，但其潜伏的部位尚不明确。HHV - 6 还广泛存在于感染者唾液或生殖道内，可能使许多看似健康的人成为传染源。

（二）传播途径　母亲和保育人员唾液中排病毒，然后通过唾液、食物传播给婴幼儿可能是 HHV - 6 传播的主要途径，也可以通过围生期或经胎盘感染，但不是主要的。

（三）易感人群　人群普遍易感，母体的抗体可能对新生儿具有一定的保护作用。

【发病机制】

HHV - 6 原发感染后，可形成持续性感染，在正常人的唾液腺组织、淋巴组织、神经组织中可检出该病毒抗原并长期存在其中，可能与这些部位的肿瘤密切相关。HHV - 6 常与 HIV 混合感染，并可能有协同作用。

【临床表现】

近年来研究提示 HHV - 6 在人群中传播甚广，尤其在婴幼儿中，除了引起幼儿急疹外，尚可引起无皮疹的发热以及中耳炎、淋巴结病、肺炎、脑膜炎、脑炎、肝炎等疾病，也可发生在年长儿和成人，成年人还可发生单核细胞增多症、多发性硬化。据调查，HHV - 6 抗体在新生儿中80% 呈阳性，随之降低，4 个月龄时仅为25% ，以后阳性率渐增高，17 岁时可达 98% 。故本病多发于 2 岁以下婴幼儿，1 岁以下小儿占50% 。

（一）幼儿急疹（exanthema subitum）　又名第六病（sixth disease）、婴儿玫瑰疹（rosela infantum）、Zahorsky 病（Zahorsky disease），是 <3 岁儿童的常见病。Miegs 与 Pepper（1870）所编著的《儿科学》中即有对本病的描述，Zahorsky（1908）提出本病为一独立的疾病。我国 1922 年开始有少量病例报告，至 1956 年时已有成百例临床分析见诸文献，可见本病并不少见。现在普遍认为，确定以 HHV - 6 为病因的疾病只有幼儿急疹，属于原发感染。患儿的外周血单核细胞中可分离出 HHV - 6，血清中抗 HHV - 6 IgM 阳性，恢

复期 IgG 抗体滴度较急性期有 4 倍升高。Irving 等（1990）报道的 8 例 HHV-6 急性感染的患儿中，4 例为幼儿急疹。

潜伏期 10~15 天（大多 10 天），无前驱症状，突然发病。病人在数小时内体温升至 39~40℃。除食欲不振外，患儿的一般精神状态大多无变化，仅在初发病时，少数患儿有倦睡、惊厥、恶心、呕吐及咳嗽等。枕后及颈部淋巴结往往肿大。

发热持续 2~5 天后，热度突然下降，在 24 小时内降至正常体温，不伴出汗，在热退后数小时至 1~2 天内出现散在的斑丘疹，少数患者于热度将退时就已有皮疹出现。

皮疹为淡红色至玫瑰色的斑丘疹，直径约 1~5 mm，周围有些红晕，呈稀疏孤立分布，可互相融合而成红色斑块，形状及颜色与风疹或麻疹相似，偶可呈猩红热样或风团样皮疹。通常先发生于躯干的上部及颈部，以后渐渐出现于面部及四肢。一般不发生于鼻、颊部及肘、膝以远部位，更不易见于掌跖。在 24 小时内皮疹出齐，经 1~2 天后即退尽，不遗留色素沉着，也无脱屑。黏膜无明显炎症，鼻腔、咽部及眼结膜仅轻微发红。

除幼儿急疹外，HHV-6 尚可引起其他脏器感染为主的临床表现，如：①婴儿热症；②脑炎及其他神经系统疾病；③传染性单核细胞增多症。

（二）成人感染 流行病学研究显示，大多数成人 HHV-6 抗体阳性，从艾滋病人及淋巴细胞增生异常的病人中能分离到 HHV-6，但其关系尚未明确。因此，成人因 HHV-6 原发感染患病者较少。HHV-6 抗体阴性的成人及大龄儿童 HHV-6 原发感染后可以出现单核细胞增多症，表现为发热、粒细胞增多、淋巴结病、肝炎或脑炎。HHV-6 可能引起 Kikuehi 淋巴结病（一种坏死性淋巴结炎）。此外，HHV-6 还与几种疾病可能有关，包括 EB 病毒阴性的 Burkitt 淋巴瘤，Hodkin 淋巴瘤、结节病和 SLE。免疫组织化学和血清学结果显示，HHV-6 与多发性硬化症、鼻咽癌、慢性疲劳综合征、类肉瘤及角膜结合膜干燥综合征等可能存在着某种病因学联系。在器官移植的病人中也可发生 HHV－6 感染，影响病人的恢复。

（三）免疫缺陷病人的感染　存在免疫缺陷的病人比正常人更易感染 HHV－6，包括接受器官移植的患者和艾滋病患者。有人提出 HHV－6 可能对 HIV 感染向艾滋病发展具有促进作用，但两者的相互关系尚未明确。

【实验室检查】

热初起时末梢血中白细胞总数可增高，中性粒细胞也高，24～36 小时后开始下降，第 3～4 天降至（3～6）×10^9/L，中性粒细胞减少，淋巴细胞占 70%～90%，在退热时，白细胞总数更低，以后逐渐恢复正常。

HHV－6 感染的检测方法包括血清学诊断、病毒分离培养及 PCR 法检测病毒 DNA 等。血清学特异性诊断多采用 IIF。以纯化的 HHV－6 核壳体抗原建立的免疫酶方法，近年来已用于检测 HHV－6 的特异性 IgG 和 IgM 抗体。抗体在发病后 7 天内即可检出，起病 4 周后血清中的抗体效价可为发病时的 4 倍以上。新鲜制备的人脐血或外周血淋巴细胞经 PHA 刺激后，对 HHV－6 易感，可用作病毒培养。一般将临床标本接种 2～4 天后，即可观察到细胞病变。患者的血淋巴细胞、器官组织、唾液、气管分泌物等均可用作病毒分离。PCR 操作简便、快速，是目前常用的 HHV－6 DNA 检测手段，用于检测外周血淋巴细胞、脑脊液、唾液中 HHV－6 的存在，灵敏度高。

【诊断及鉴别诊断】

根据临床特征如婴幼儿突发高热，全身症状轻微，热退时或退后出现斑丘疹，1～2 天后消隐，热退时白细胞总数减少而淋巴细胞增多等作出诊断。

出疹前须注意观察，尤其要与中耳炎、败血症、急性肾盂肾炎、肺炎、脑膜炎的早期进行鉴别诊断，如一般情况良好，肺部无病征，即使有高热惊厥而无神经系统体征，应疑及本病。出疹后应与风疹、麻疹、其他病毒引起的皮疹、药疹等鉴别（见麻疹的鉴别诊断）。此外，传染性单核细胞增多症亦可伴发皮疹，但其热程较长，全身淋巴结肿大，末梢血白细胞总数及淋巴细胞都增加，并见到异常淋巴细胞，血清嗜异凝集试验阳性也有助诊断。

【治疗】

1. 应着重一般处理，加强护理，卧床休息，多饮水，喂给易消化富营养的食物。高热可用物理降温或用退热药，烦躁不安给镇静剂，惊厥者应及时给足量止惊药。

2. HHV－6 与巨细胞病毒结构类似，抗病毒的治疗方法也相同。体外实验证明，更昔洛韦和磷甲酸钠对 HHV－6 有较明显的抗病毒作用，而阿昔洛韦则疗效较差。

3. 接受器官移植的病人术后发生肺炎、肝炎、脑炎，实验室检出 HHV－6 者，应该接受抗 HHV－6 治疗。

【预后】

一般良好，热降后很快恢复，得病后获得持久免疫力，很少二次得病，但并发脑病及肝炎者可能留下后遗症，甚或致死，尤其免疫力低下的病儿预后差。

【预防】

由于感染广泛，感染时间早和缺乏有效疫苗，HHV－6 原发感染的预防几乎不可能。目前正探索预防病毒再活动的药物和治疗方法，如器官移植患者应用抗病毒药物预防等。

七、人疱疹病毒 8 型感染（HHV－8 infection）

人疱疹病毒 8 型（Human herpes virus，HHV－8）系 Chang 等（1994）首次在艾滋病患者卡波西肉瘤（Kaposi's sarcoma，KS）组织中检出，最初被称为卡波西肉瘤相关疱疹病毒（Kaposi's sarcoma－associated herpesvirus）。

【病因】

HHV－8 属于疱疹病毒科，病毒形态及培养特征尚不清楚。病毒核酸与松鼠猴疱疹病毒和 EB 病毒核酸序列具有部分同源性。

HHV - 8 感染可能与人体肿瘤的发生有关，发病机制目前尚不清楚。尽管 HHV - 8 DNA 主要存在于 KS 组织和艾滋病患者体内淋巴瘤组织，但在其血清、血浆、外周血白细胞中也可检测到 HHV - 8 DNA，且拷贝数高。

HHV - 8 可感染 KS 患者 CD19$^+$ 的 B 细胞，但不感染 CD8$^+$ 的 T 细胞。HHV - 8 可能同其他疱疹病毒科的成员一样，以潜伏感染的形式存在于淋巴组织中。在机体免疫抑制的情况下，经某些因子的刺激而被激活，从而引起人类疾病。HHV - 8 以潜伏状态长期存在于人体内，可能会通过某种致病机制参与细胞恶性转化的过程，导致肿瘤的发生。

在 AIDS 和非 AIDS 患者的精液中能检出 HHV - 8DNA，表明性接触可能是 HHV - 8 的重要传播途径。此外，在一些鼻分泌物和唾液标本中也检测到 HHV - 8，HHV - 8 还可通过输血途径传播。但这些结果尚有待进一步证实。

【临床表现】

现有资料提示，HHV - 8 感染与临床多种疾病，包括与 KS 的发生有关。HHV - 8 广泛存在于各种类型的 KS 中，可能是 KS 致病的相关因子。皮肤 KS 表现为无症状的皮疹，分布广，形态多样，初期为斑疹，继而发展为斑块、丘疹及结节；其大小由直径数毫米扩展成数厘米，呈圆形、卵圆形或不规则形；颜色为粉红色或紫红色；皮疹多见于下肢、躯干上部、头颈部、硬腭、口颊黏膜、鼻部、眼结膜、枕部、耳廓周围及阴茎等处。KS 侵犯肠道，可引起腹泻和吸收不良综合征，也可侵犯肺部引起呼吸道症状。同性恋者患 KS 可出现肛门直肠炎。此外，HHV - 8 可能与 B 细胞淋巴瘤和增生性皮肤病等疾病有关，患者可出现相应的临床表现。

【实验室检查】

检测方法包括病毒分离、血清学检测、PCR（套式 PCR、PCR - ELISA、PCR - 微孔板杂交、PCR - RELP 和荧光定量 PCR）。当前常用的 HHV - 8 特异性诊断方法为 PCR，但须将其扩增物作核酸杂交进行鉴定。此外，患者血清中可检测出 HHV – 8 特异性抗体。

【治疗】

在体外实验中，病毒聚合酶抑制剂膦甲酸钠可抑制 HHV – 8 在细胞间的传播，但不能清除 AIDS – KS 在体内的潜伏感染。可考虑与更昔洛韦联用，但疗效尚待评价。临床报道干扰素有一定的疗效。

八、人类嗜 T 淋巴细胞病毒I型感染 （HTLV – I infection）

【病因】

20 世纪 50 年代以来人们致力于成人 T 淋巴细胞白血病 （adult T – cell leukemia，ATL） 的病毒病因学研究。20 世纪 80 年代美国和日本分别各从 2 例病人的皮损和外周血淋巴细胞中分离出 C 型逆转录病毒，1983 年统一命名为人类嗜 T 淋巴细胞病毒 I 型 （Human T lymphotropic virus I，HTLV – I）。HTLV 阳性 T 淋巴细胞与正常脐血淋巴细胞共同培养可使后者转化为 ATL 样细胞，直接证实了 HTLV – I 与 ATL 间的因果关系。

本病的传染源为 HTLV – I 感染者，病毒可存在于乳汁、血液、黏液、子宫和阴道分泌物等体液中。传染途径包括母婴垂直感染、输血传播和水平传播，后者主要为 HTLV – I 感染者通过性接触传染给配偶及他人。人群对本病普遍易感，而且感染率随年龄增加而增高。

【临床表现】

（一）健康带毒状态　早期病毒感染者，HTLV – I 血清抗体反应阳性，但无症状。病毒携带者的外周血红细胞、白细胞和淋巴细胞计数与正常对照组无明显差异，且发生 ATL 前的 HTLV – I 抗体滴度与 ATL 发病无明显相关。

（二）成人 T 淋巴细胞白血病 （ATL）　主要为外周血中存在多形性 ATL 细胞、浅表淋巴结肿大、肝脾肿大、皮肤损害、中枢神经系统受累、高血钙和机会性感染。

1. ATL 细胞特征　ATL 细胞大多为中等大小的淋巴细胞，但也有较小的或直径大于 20 μm 的大细胞，胞质无颗粒，时有空泡。核形态异常是 ATL 细胞的重要特征，核常为多分叶或有深的凹陷，有粗而凝固成块的染色质，可有不易分辨的 2～3 个核仁。这种异常核并非 ATL 所特有，但与 Sézary 细胞和其他 T 淋巴细胞恶性肿瘤可以鉴别。另外，ATL 细胞可与绵羊红细胞形成 E 花环。

2. 皮肤损害　约半数 ATL 患者可有皮肤损害，呈多形性，可有结节、肿瘤、广泛性斑丘疹、类银屑病以及广泛性或限局性红皮病等表现。ATL 的皮损与皮肤 T 淋巴细胞淋巴瘤相似，但前者结节多见而斑疹少见，病情发展远较后者迅速。从病理学上看，ATL 患者的皮肤损害是由 ATL 细胞组成的致密结节，而典型的 T 淋巴细胞瘤的皮肤损害是带状或散在的肿瘤细胞浸润。

3. 内脏浸润　较多见于肝脏、肺和胃肠道。可表现为中度到重度黄疸，肝功能异常，肝组织活检可见门脉区有白血病细胞浸润；肺部受侵可有干咳、气急、呼吸困难等症状，胸部 X 线检查可见肺野呈毛玻璃样改变，并可见网状、结节性间质浸润；Kubonishi 报道一侧胃淋巴瘤为首发症状的 ATL，在其胃淋巴瘤细胞中检测到 HTLV－I 前病毒 DNA。少数患者乳腺、鼻咽部和肾脏也可受侵。

4. 高血钙及骨骼病变　高血钙的出现提示预后不佳。患者常有多发性非对称性局部骨破坏，这种溶骨性损害先于高血钙出现。

（三）病型

1. 急性型（亦称危象型）　约半数患者属此型，常有发热，肺、胃肠及皮肤损害，对联合化疗抗药，预后不良。

2. 慢性型　白细胞增高，血中异型淋巴细胞 >10%。

3. 隐匿型　患者血中长期有少数 ATL 细胞（0.5%～3%），皮肤损害为本型突出表现。经数年后，隐匿型和慢性型可发展为急性 ATL。

4. 淋巴瘤型　有淋巴结肿大而无淋巴细胞增多症，本型患者平均生存期 <10 个月。

【实验室检查】

ATL 患者可有不同程度贫血，白细胞增高。用各种免疫学方法

（如 ELISA、IFA、WB、PCR 等）检测 HTLV－I 抗体，或用 RT－PCR 方法检测肿瘤细胞的 HTLV－I 病毒 RNA 表达，有助于 ATL 的诊断。病理检查在淋巴结、皮损或骨活检可发现 ATL 细胞。血清钙、X 线摄片等有助于诊断。

【病理变化】

在皮肤损害中瘤细胞常浸润于表皮内并呈灶性聚集，形成 Pautrier 微脓肿，真皮内呈多灶性聚集。瘤细胞胞体一般较大，除在一些病例中表现为中、大不规则圆形细胞混合外，多数表现为多形性，细胞大小、形态不一，胞界不清楚，胞核常扭曲，呈佛手状或类似成串香蕉状，一面光滑，一面凹凸不平。并见少数瘤巨细胞，核大，奇形怪状，有的类似 R－S 细胞。

【诊断及鉴别诊断】

主要依据发病于流行区、出现典型临床表现，结合外周血、骨髓象、细胞化学、免疫学及病理学检查诊断。

ATL 患者须与非何杰金淋巴瘤、蕈样肉芽肿、Sézary 综合征以及 T 淋巴细胞型慢性淋巴细胞白血病鉴别。

【治疗】

本病治疗比较困难，目前尚无满意的治疗方法。慢性型和隐匿型 ATL 患者一般不用化疗，有中枢神经系统病变者，使用糖皮质激素治疗可以缓解病情。急性型和淋巴瘤型 ATL 患者可应用联合化疗方案，常采用 COHP（环磷酰胺、多柔比星、长春新碱和泼尼松）方案，大部分病人有效，但多在 6～12 个月内复发，复发后疗效差。另外，α 干扰素、喷司他定及利用针对新生 T 淋巴细胞特异性表面抗原如 CD25 的单克隆抗体的主动免疫均有一定疗效。体外放射线照射用于治疗溶骨性损害，电子束照射用于治疗皮肤损害，均可达到缓解 ATL 患者症状的目的。

九、传染性单核细胞增多症（infectious mononucleosis）

由 Epstein 和 Barr 从非洲流行的 Burkitt 淋巴瘤中分离出类似疱疹

病毒的颗粒，命名为 EB 病毒。传染性单核细胞增多症与致死性传染性单核细胞增多症/X - 连锁淋巴增殖综合征与感染 EB 病毒有密切关系。此外，何杰金淋巴瘤等恶性疾病可能也属于 EB 病毒感染。本书仅涉及传染性单核细胞增多症。

【病因】

为 EB 病毒（Epstein - Barr virus，EBV）所致。EBV 是 1964 年发现的一种新的人类疱疹病毒，属 DNA 病毒，电镜下其形态与其他疱疹病毒相似，但抗原性不同，为人类 7 种疱疹病毒之一。病毒呈球形，直径约 100nm。EBV 基因组由长约 170 kb 的双链 DNA 组成。

【流行病学】

本病遍布世界各地，多呈散发性，也可引起流行。全年均有发病，以晚秋至初春为多。

（一）传染源 患者和隐性感染者是传染源。病后病毒从口咽部排出，可持续数周至数月，它也可能以类似其他疱疹病毒隐性感染的方式在人体内终生存在。

（二）传播途径 一般认为 EB 病毒是经唾液传播的，主要通过密切接触经口鼻而传播，故曾称为接吻病（kissing disease）。飞沫传播虽有可能，但并不重要。偶可经输血传播。

（三）易感人群 本病多见于儿童及青少年，据调查我国 3 ~ 5 岁儿童 90% 以上已感染，表明此病毒感染的广泛存在，并通常产生不显性感染。15 岁以上感染后多出现典型症状，35 岁以上患者少见。一次发病后可获持久性免疫，第二次发病者罕见。

【发病机制】

发病机制尚未完全明了。EBV 感染开始在口咽上皮复制，而后感染 B 淋巴细胞，侵入血循环导致病毒血症，累及淋巴系统的各组织和脏器。因 B 细胞表面有 EBV 受体 CR2，故先受累，导致细胞抗原性改变，并激发 T 淋巴细胞转化为细胞毒效应细胞，直接破坏 B 细胞，此过程与本病的临床表现和病理自限性有关。

【临床表现】

（一）潜伏期　一般为 4～15 天，成人潜伏期平均 4～7 周，而儿童一般仅 10 天。起病前有上呼吸道炎症等前驱症状。

（二）全身症状　半数以上可有肝脾肿大、咽痛、淋巴结肿大以及眼结膜充血、发绀、鼻出血等。尚可发生神经、呼吸、心血管系统并发症以及腮腺肿大、肾脏病变等。

大多都有发热，或伴畏寒、寒战，体温 38.5～40℃，可呈弛张、不规则或稽留热型。热程数日、数周甚至 2～4 个月。热渐退或骤退，多伴有出汗。病程早期可有相对缓脉。

淋巴结肿大是本病的特征性表现，全身浅表淋巴结均可累及，以颈后三角区者多见。

（三）皮肤损害　约 10% 病例出现皮疹，皮疹形态多样，可为麻疹样、猩红热样皮疹、结节红斑样、风团等，偶为出血性皮疹。好发于躯干部，较少波及肢体，常在起病的 1～2 周内出现，持续 3～7 天消退，无鳞屑，愈后不留瘢痕。软腭瘀斑可在皮疹发生前或同时出现。在使用某些抗生素，如氨苄青霉素及四环素等时，皮疹的发生率增高，常在用此类药 7～8 天后，全身可出现鲜红色麻疹样皮疹。

（四）病程　本病病程自数日至 6 个月不等，多数为 1～3 周。偶有复发，复发者病程较短、病情较轻。少数患者病程迁延数月或更久，称之为慢性活动性 EBV 感染。

【实验室检查】

（一）常规检查　白细胞总数多在正常范围或稍增多，但也可高达（30～50）×10^9/L；部分病例的白细胞呈早期偏低，以后逐渐升高。血象中出现多数各种单个核细胞（含量可 >50%），为本病特征之一，其中部分为正常淋巴细胞和正常单核细胞；部分为异常淋巴细胞，后者比普通淋巴细胞大而近似普通单核细胞。2/3 以上病例血象呈中性粒细胞轻度减少。

异常淋巴细胞（>10%）可能起源于 T 淋巴细胞。可分为 3

型：第一型（泡沫型），细胞大小中等，边缘不整齐，核偏心，卵圆、肾形或分叶状，染色质呈斑点样排列，胞质呈细致的海绵样，嗜碱性深蓝色并含空泡，有嗜阿尼林蓝的细颗粒。第二型（不规则型），细胞较第一型为大，核染色质疏松，核形态不规则，胞质不均匀，嗜碱性弱而无空泡，因此很象正常单核细胞。第三型（幼稚型）与第一型细胞相似，但较大，核形态较幼稚，具有 1～2 个或更多的核小体，染色质呈网状结构，胞质嗜碱性强，有多数空泡，须与原淋巴细胞区别。除本病外，此种异常淋巴细胞也可见于病毒性肝炎、病毒性肺炎、流行性出血热、水痘、流行性腮腺炎、弓形虫病、药物反应、风疹等病的病程中，但一般在 5% 以下。

（二）血清嗜异性凝集试验　其原理是病人血清中常含有属于 IgM 的嗜异性抗体（heterophilic antibody），能凝集绵羊或马红细胞。这一试验在疾病 1～2 周即呈阳性，以后阳性率逐渐上升，至恢复期内迅速下降，一般阳性率为 80%～90%。凝集价在 1:64 以上，经豚鼠肾吸收后仍阳性者，具有临床诊断意义。较晚出现嗜异性抗体者常恢复较慢。约 10% 患者 EBV 抗体阳性，但嗜异性凝集试验始终阴性，其病情大多较轻，以儿童患者为多。

（三）EBV 抗体检查　用于嗜异性凝集试验阴性，而临床疑为本病者。可用免疫荧光法或 ELISA 法检测 EBV 抗体（包括 EBV 膜壳抗体、抗膜抗体、早期抗体、EB 核抗体、补体结合抗体、中和抗体等）。

【诊断及鉴别诊断】

散发病例易被忽视，诊断以临床症状、典型血象及阳性嗜异性凝集试验为主要依据，尤以后两者重要。当出现流行时，流行病学资料有重大参考价值。

本病应同巨细胞病毒所致的单核细胞增多症、甲型病毒性肝炎、溶血性链球菌所致的渗出性扁桃体炎相鉴别，见表 2-6。

表 2 – 6 传染性单核细胞增多症与相似疾病的鉴别

	传染性单核细胞 增多症	巨细胞病毒单核 细胞增多症	甲型病毒性 肝炎	链球菌所致渗出 性扁桃体炎
好发年龄	15~25 岁	多数 >25 岁	15~25 岁	5~20 岁
发热	显著，有时持续 1~2 周或更长	>2~3 周	限于黄疸前期	中~高热，一般 <5 日
咽痛	显著，有白或绿 色渗出物，恶臭	一般无	无	常很严重，咽部 有白色渗出物
淋巴结肿大	颈后腋下	一般无	无	颌下，颈前
脾肿大	50%	>50%	<10%	无
肝肿大	约 10%	约 30%	>80%	无
血象				
白细胞增多	第 2 周出现	第 2 周出现	无	病初即出现，轻 度左移
淋巴细胞增多	常见，单核细胞 占 50%，异常淋 巴细胞 >50%	与传染性单核细 胞增多症相似	如有增多，仅见 于黄疸前期或 早期	无
ALT 升高	亚临床 95%，临 床 5%	亚临床 90%	始终有	无
血清嗜异抗体	>90%	无	无	

人类免疫缺陷病毒（HIV）感染的某些病例可出现典型的传染性单核细胞增多症的表现，须凭借 HIV 抗原与特异性核苷酸序列的检测加以鉴别。

【治疗】

1. 目前尚无特效疗法，经对症处理大多能够自愈。急性期应卧床休息。抗生素与磺胺类对本病无效，但当咽部及扁桃体有继发性细菌感染时可以选用。不少报告指出，约 95% 病人在应用氨苄西林或阿莫西林 1 周或停药后，可发生多形性皮疹，可能与本病免疫异常有关，应避免使用。

2. 糖皮质激素对咽部及喉部的严重病变或水肿有效，可使炎症迅速消退。也可用于本病并发的中枢神经系统病变、血小板减少性紫癜、自身溶血性贫血、心肌炎、心包炎等。有人认为氯喹对严重患者有效。

3. 阿昔洛韦及其衍生物对本病可能有益，但不必常规使用，当艾滋病患者伴有口腔毛白斑病（oral hairy leukoplakia）并有充分证据表明系慢性进行性 EB 病毒感染者，可考虑应用此类药物。有人采用阿昔洛韦或更昔洛韦治疗本病伴肾脏损害患儿 11 例，同时予以维生素 C、E 及双嘧达莫，并结合中药肾复康及黄芪汤综合治疗，均在治疗后 27 天体温恢复正常，皮疹及眼睑水肿消退，15 天内肿大的淋巴结及脾脏缩小，10 例患儿在 30 天内尿常规及肝、肾功能恢复正常。

4. 干扰素治疗本病的疗效尚不清楚。有报道使用人白细胞 α 干扰素 100 万 U/d，肌肉注射，连用 5 天；辅以维生素 B_1 和维生素 C 口服及对症治疗，症状缓解快，可缩短病程，早期给药效果更好。

【预后】

本病预后良好，愈后可获持久免疫力。病死率 <1%，死因为脾破裂、心肌炎、严重的并发症或继发感染等。有先天性免疫缺陷者预后极差。

【预防】

尚无有效预防措施。急性期应进行呼吸道隔离，口腔分泌物及其污染物应进行化学药品或高温消毒。因恢复后病毒血症可持续数月之久，故患者发病后 6 个月内不可献血。EBV 疫苗仍在研制中。

十、B 病毒病（B virus disease）

B 病毒又名猿疱疹病毒（Herpesvirus simiae），与人类疱疹病毒相似。为发生于亚洲猿猴的一种良性传染病。有时捕捉及喂养猿猴的人可被其传染而发病。

人被传染后，经过 1~3 天的潜伏期，在被咬或抓破而受感染处皮肤上可发生单纯疱疹样损害，偶尔还可在其他部位发生同样皮疹，常伴局部淋巴结肿大，并可有低热、神经症状（如肌痛、呕吐、颈项强直、吞咽困难、畏光、复视等）。不少病人在发病后 10 天至 1 个月左右发生脑炎而致死。

B 病毒的治疗，可应用 γ 球蛋白注射。

第二节　痘病毒性皮肤病

痘病毒科（Poxviridae）病毒是所有病毒中体积最大和结构最复杂的病毒，含有最大的 DNA 分子，稍小于最小的细菌，在普通显微镜下可以看到。病毒颗粒含砖状 DNA 核心，围绕以数层薄膜。病毒在细胞质内复制和装配，此点与脊椎动物的其他 DNA 病毒不同。痘病毒能感染人和许多动物。根据抗原性和形态学上的差异，本科分脊椎动物痘病毒和昆虫痘病毒两个亚科，并含一个未定属痘病毒。与皮肤病有关痘病毒的分属及宿主分组见表 2 - 7。

表 2 - 7　与皮肤病有关痘病毒的分属及宿主分组

	I 组（仅感染人类）	II 组（感染人和非人类的灵长类）	III 组（感染人和非灵长类哺乳动物）
正痘病毒属	天花病毒 Lenny 病毒 *	猴痘病毒	牛痘病毒 口疮病毒
副痘病毒属			假牛痘病毒 牛脓疱口炎病毒
未定属痘病毒	传染性软疣病毒	塔纳痘病毒 * * 亚巴猴瘤痘病毒 * * *	马痘病毒

　：从患全身水痘疱疹名叫 Lenny 的妇女分离到的病原体，具有天花和痘苗病毒的某些性状，但有区别。 *：从肯尼亚 Tana 河畔居民的单颗水疱疹分离到的病原体。* * *：在尼日利亚 Yaba 地区饲养的猴群中流行，能感染人，引起皮下良性肿瘤。

一、天花（smallpox，variola）

天花是天花病毒（Variola virus）所引起的一种烈性传染病，在全世界各地流行已有数千年之久。Janner（1796）发现并推广接种牛痘后，认识到普遍接种牛痘是预防和控制天花最有效的措施，能使天花的发病率明显下降。尤其是 1966 年 WHO 号召开展全球性大规模消灭天花运动，成效显著。

中国云南省西盟县 1961 年 3 月发现最后一位天花患者，是西盟县南亢公社粮管所的胡小发，时年 23 岁，由缅甸传入的，在西盟县人民医院隔离治疗 3 月痊愈，宣告了中国从此消灭了天花。1977 年 10 月 26 日索马里梅尔卡医院接待了一位天花患者，是索马里炊事员阿里·马奥·马丁，他被治愈的时间，成为世界上歼灭天花的最后日期。目前已知的最后一例天花致死病案发生在 1978 年的英国。一名摄影师在天花实验室的楼上工作，而大楼的风道系统偶然带出了一些天花病毒，他纯属倒霉地中招。1979 年中国工程院院士赵铠向 WHO 提供中国消灭天花报告。1979 年 10 月 WHO 全球扑灭天花委员会主席芬纳（F. Fenner）先生来到中国，核查证实了中国消灭了天花。1979 年 10 月 26 日，WHO 宣布全球消灭天花，同年 12 月 9 日，WHO 全球扑灭天花证实委员会 21 名委员签署了证实证书，中国代表章以浩教授荣幸地成为签字者之一。1980 年 5 月 8 日，WHO 第 33 届大会在肯尼亚内罗毕召开，大会正式宣布，危害人类数千年的天花已经被根除，天花成为人类第一个消灭的传染病。天花在世界绝迹之后，1980 年全球结束了天花疫苗接种。目前美国亚特兰大的疾病控制和预防中心和俄罗斯 Koltsovo 的国家病毒和生物技术中心保藏天花病毒。美国政府表示，只有在拥有两种抗天花病毒药物和一种绝对安全的天花疫苗之后，才能销毁保藏的天花病毒。因此本文中天花及种痘反应从略。

虽然天花已在全世界范围内被消灭，并已停止强制性种痘，但是天花病的死灰复燃以及某些狂人的恶意扩散，该病毒出现不是没有可能的。特别是地球上已有一代人未接种过牛痘，为能早期正确处理万一出现的早期典型或非典型天花患者，仍应提高警惕以防本病复发。

二、牛型痘 (cowpox)

【病因】

牛型痘可在牛间相互传播，偶可传染给人，主要是挤奶人和屠宰工人。引起本病的牛痘病毒（Cowpox virus）属于正痘病毒属，为DNA病毒，在许多方面与痘苗病毒相似，能在许多种细胞中生长，产生细胞病变，特点是在鸡胚囊膜上培养时，可产生较多的出血损害。

【临床表现】

人的皮肤受牛痘病毒感染后，经过5~7天的潜伏期，局部先发生丘疹，迅速成为水疱和脓疱，脓疱中央有脐状凹陷，周围绕以红晕及水肿。皮疹多位于手指、面部及前臂等暴露处，且常为多发性。常伴发热、局部淋巴结炎及淋巴管炎。经3~4周而愈。

【病理变化】

与种痘时的病理变化相似，但表皮坏死较慢，有较多出血，在表皮深部细胞中可见胞浆内包涵体，它比天花及种痘的Guarnieri包涵体要大。

【诊断及鉴别诊断】

患者有牛接触史及接种处发生水疱、有脐状凹陷的脓疱等可以诊断。

应鉴别诊断的疾病包括挤奶人结节（为光滑、棕红色、半球形的结节，多为单发）、原发性皮肤结核、异物肉芽肿及孢子丝菌病等。

【治疗】

主要是对症治疗及预防继发性细菌感染。

三、挤奶人结节 (milker's nodules)

又名副牛痘（paravaccinia），牛的乳房如感染假牛痘病毒，挤牛奶者与之接触而发病，亦见于屠宰工人。

【病因】

假牛痘病毒（Pseudo – cowpox virus，又名副牛痘病毒，Paravaccinia virus）所致。该病毒在电子显微镜下呈圆柱形，末端凸出，核心为一致密的 DNA，周围绕以宽阔的衣壳，大小为 140 nm × 300 nm。此病毒能在牛的组织细胞培养中生长繁殖，但与牛痘病毒不同，不能在猴或人组织细胞中生长。

【临床表现】

（一）潜伏期　一般为 5～14 天。

（二）好发部位　为手和（或）前臂等处。

（三）皮肤损害　皮疹单发，少数有多个同时存在，不痛。病程经过可分为 6 期，每期病程 1 周左右：①患处首先出现扁平的红色丘疹（斑丘疹期）；②损害变为中心红色，外围白色环，其外又绕以红晕（靶期）；③损害充血及水肿，周围有炎性红晕（急性渗出期）；④损害变为质硬、无压痛的结节（结节期）；⑤结节表面不平，成为乳头瘤状淡红色赘生物，类似化脓性肉芽肿（乳头状期）；⑥最终，损害自然消退，不留疤痕（消退期）。

（四）全身症状　有些病人在结节出现两周内，在四肢及颈部等处发生丘疹、丘疱疹、风团或多形性红斑样皮疹，可能为毒性或变态反应，多在两周内消退。本病的全身症状轻微，可有局部淋巴结肿大。

【病理变化】

斑丘疹期及靶期表现为马尔匹基层浅 1/3 有部分细胞空泡化，可有多房性水疱，在空泡化的表皮细胞浆及核中有嗜酸性包涵体，Feulgen 染色阳性，真皮浅部有程度不等的非特异性炎症细胞浸润，毛细血管扩张。急性渗出期表皮完全坏死，真皮有大量单核细胞浸润，无诊断性特征。结节期及乳头状期表皮棘层肥厚，呈指状向下延伸，真皮血管扩张及慢性炎症。

【诊断及鉴别诊断】

根据有接触患病奶牛史，接触部位发生红色至紫红色半球形、质硬无痛的结节，结节中央凹陷等特点，必要时行病毒的组织培养及电子显微镜检查。

须与化脓性肉芽肿及羊痘相鉴别，主要依靠病史及病理变化。

【治疗】

对症处理及防治继发性细菌感染，多能在 6 周左右自行消失。

四、羊痘（orf）

又名传染性脓疱性皮炎（contagious pustular dermatitis）、传染性深脓疱疮（ecthyma contagiosum）。

【病因】

羊痘病毒（Orf virus）所致。该病毒为乙醚敏感的 DNA 病毒，在电子显微镜下呈圆柱形，末端凸出，中央有致密的 DNA 核心和宽阔、层板状的衣壳，大小为 200 ~ 300 nm，能在人羊膜细胞和原始恒河猴肾细胞培养上生长。此病毒主要侵犯羊，人可因直接接触病羊或其污染的物品而被感染，故多见于牧羊人、兽医及屠宰人员等。尚无人与人之间相互传染的报道，传染后有终生免疫力。

【临床表现】

潜伏期 5 ~ 6 天。

本病临床表现与挤奶人结节相似，亦经过 6 期。皮疹初为红色或紫红色小丘疹，单个或数个，质地坚硬，以后增大成为顶端扁平的、出血性脓疱或水疱，直径 3 ~ 5cm，中心可有脐状凹陷和结痂，痂周有较特殊的灰白色或紫色晕，其外再绕以红晕，以后变成乳头瘤样结节，最后变平、干燥、结痂而自愈。病程约 6 周。损害多发生在手指、前臂及面部等暴露部位。局部淋巴结肿大，无全身症状或仅有微热。有些病人在发病后两周内，躯干部可发生一过性丘疹，也可在四肢伸侧出现多形性红斑样皮疹。

【病理变化】

与挤奶人结节相似，早期表皮内有明显的细胞内及细胞间水肿、空泡形成及气球状变性。真皮内有致密的组织细胞、巨噬细胞、淋巴细胞及浆细胞等浸润，而多形核白细胞很少，小血管数量增加，其内皮细胞肿胀及增生。在早期损害的表皮细胞的胞浆及真皮血管内皮细胞中可发现嗜酸性包涵体。亦有人认为用光学显微镜见不到这种包涵体。

【诊断】

根据接触病羊史，皮疹为顶端扁平的水疱或脓疱，中央有脐状凹陷及结痂等特征，即可诊断。必要时可用电子显微镜检查痂皮及病损组织中的病毒。

【治疗】

主要是对症处理。

五、传染性软疣（molluscum contagiosum）

【病因】

传染性软疣是由传染性软疣病毒（Molluscum contagiosum virus）引起的传染性皮肤病。传染性软疣病毒为大 DNA 病毒，为痘病毒科，原痘病毒属（Orthopoxvirus）痘疮病毒。此病毒呈"砖形"，大小约 100 nm × 240 nm × 300 nm，在普通光学显微镜下有时亦能见到。其形态和结构介于正痘病毒属与副痘病毒属之间，但血清学上无联系。其衣壳完全对称，外包以囊膜。在鸡胚尿囊膜上不能增殖，感染实验动物未成功，在培养的人包皮和人羊膜细胞上能见到细胞病变，但不能连续传代。用凝胶弥散试验和免疫荧光技术，可在病人血清中检测到抗体，但其在免疫上的作用尚不清楚。对乙醚、氯仿有耐受力，对酸不安定。感染性的半衰期为 26.5 小时（26℃时）和11.2 小时（37℃时），50℃时可失活。

人类为已知的自然宿主，各年龄组均可感染，以儿童为多。分布于世界各地。通过直接接触或间接接触传播，也可自身接种。往往在公共浴室或游泳池中被传染，也可通过性接触传播。有人认为遗传过敏性体质者、结节病、白血病、获得性 T 细胞缺陷、使用糖皮质激素及免疫抑制剂者易受此病毒感染且常为广泛性发疹。

【临床表现】

（一）潜伏期　为 14～50 天。

（二）皮肤损害　初起为针头至米粒大的小丘疹，以后逐渐增至豌豆大，呈半球形，中央有角质化小点或有脐状凹陷，表面有光泽，早期质地稍硬，随着皮疹变大而略软，呈灰白色或珍珠色。挑破后可挤出白色乳酪样内容（软疣小体）。皮肤损害数目不定，呈少数散在，或数个簇集，也可多至成百上千，互不融合。全身任何部位均可发生，好发于躯干、四肢、肩胛等处，偶见于唇、舌及颊黏膜。大多有痒感。

本病通过性传播时，皮疹多发生在外阴部、小腹部、耻骨联合、阴股部以及颜面等处皮肤上。

（三）异型传染性软疣　极少数病人的损害偶可发生角化而象小皮角，称为角化性传染性软疣（molluscum contagiosum cornuatum）。损害有时亦可长大到直径 10～15 mm 左右，称为巨大型传染性软疣，常为单发性。

（四）病程　一般为 6～9 个月，有可能自愈，但亦有持续 5 年以上者。病程与皮疹数目无关，愈后不留疤痕。皮疹如已并发细菌感染而发生炎症反应，炎症控制后皮疹能自行消退。有的病人其部分皮疹周围可发生湿疹样反应，称为"软疣反应"。若眼睑或其附近发生皮疹，亦可伴发慢性结膜炎及表浅性点状角膜炎，当软疣除去后，湿疹样损害及结膜炎自然消退。

【实验室检查】

将由皮损中挤出的乳酪样软疣小体涂于玻片上，用复方碘溶液可将小体染为暗褐色，用 0.5% 亮结晶蓝 0.9% 氯化钠溶液染色呈青色。

【病理变化】

主要病变在表皮，表皮高度增生而伸入真皮，皮损周围真皮结缔组织受压而形成假包膜，并被分为多个梨状小叶，真皮乳头受压，而成为小叶间的异常狭窄的间隔。基底细胞大致正常，从棘层细胞起逐渐变性。早期感染细胞开始有卵圆形小体形成，以后细胞体逐渐增大，胞核固缩，最后整个胞浆均为嗜酸性包涵体（软疣小体）所占据。在表皮中部，软疣小体已超过受累细胞原有的体积，细胞核被挤于一侧，固缩成新月形，甚至完全消失。在粒层水平处，软疣小体由嗜伊红性变成嗜碱性，角质层内可有很多嗜碱性的软疣小体。在病变中央的顶部，变性细胞可脱落，因此形成火山口状。

电子显微镜下见疣底部细胞核增大，线粒体肿大，嵴不清晰，细胞质内可见到病毒颗粒，疣体棘层细胞核的膜变模糊，甚至消失，线粒体嵴消失，严重时空泡化，细胞内几乎找不到完整的线粒体，有时胞浆内见到束状排列的张力微丝及卷曲膜状结构，胞质内有大量成熟病毒。

【诊断及鉴别诊断】

根据皮疹顶端有脐状凹陷，能挤出乳酪样软疣小体以及发病部位、年龄特点等，诊断不难。单个较大的皮损，须与基底细胞瘤、角化棘皮瘤等进行鉴别，必要时行病理学检查以资鉴别。

【治疗】

（一）去除软疣小体　将损害中的软疣小体完全挤出或挑除，或用小镊子夹住疣体，将之拔除，然后涂以 2% 碘酊、石炭酸或三氯醋酸，并压迫止血。有人报告用 0.1% 维 A 酸乙醇溶液局部治疗有效；还有人用 0.3% ~ 0.5% 鬼臼毒素乳膏外涂，2 次/日，每周涂 3 天，连用 4 周。

（二）西咪替丁　口服，每日 40 mg/kg，连服两个月，有人治疗 13 例，其中 11 例损害全消。

（三）液氮冷冻　每个损害每次冷冻 6 ~ 10 秒，必要时 3 周后重治一次。

（四）其他　HIV 感染者发生传染性软疣，有人给予内服齐多夫定，200 mg/次，1 次/4 小时，1 周内皮损明显改善，1 个月后全消。

六、猴天花病毒病（monkey smallpox virus disease）

又名猴痘（momkey pox），系人感染猴天花病毒所引起的天花样疾病。

【病因】

猴天花病毒为痘病毒科，正痘病毒属，血清学上与人天花病毒、牛痘病毒和牛痘疫苗毒株有关，外形为圆角砖形，或卵圆形，大小约 200 μm × 400 μm。外周为厚约 30 nm 的外膜，其基因组为双链 DNA。含有特异的猴天花抗原，能在人羊膜传代细胞、Hela、Vero、BSC-1、BK-13、人肾、肺和甲状腺细胞上生长，在 33～35℃鸡胚尿囊膜上培养，可产生不透明血性痘疱。在家兔皮肤上可以传代。对小白鼠和鸡胚的毒力强。在猪胚肾细胞上不增殖。抵抗乙醚，对干燥有较强抵抗力，但易被氯仿、甲醇和甲醛灭活。56℃加热 30 分钟也易使其灭活。4℃可存活 6 个月，-70℃可长期保存活力。

【流行病学】

（一）传染源　主要为感染的猴、猩猩、鼠类等动物。人传人较少。猴痘因最早在猴身上发现而得名，实际上松鼠、土拨鼠、兔等啮齿类动物均可成为自然宿主。

（二）传播途径　可通过被感染动物咬伤或直接接触有病动物的损伤皮肤或体液传染给人，也可人与人传播，但其传染性低于天花。该病毒可经呼吸道飞沫传播，也可经感染者的体液、病毒污染物品直接传播。

（三）易感人群　猴痘主要在动物中流行，偶尔感染人类，主要为未接种过牛痘疫苗的儿童。患病恢复后可获持久免疫力。

（四）流行特征　1970 年在扎伊尔首次发现患猴天花的病人，目前病例只见于中、西非洲的热带雨林地区，那里的居民有养猴和吃猴肉的习惯，但未见流行倾向。在人与人之间的传播比较少见，在密切接触的易感者中，二代病例的发生率很低。

【临床表现】

人感染猴天花病毒后，其临床表现与天花不能区别，潜伏期约 7～14 天，前驱期为 2～5 天，有发热、全身不适、头痛，还可有咽喉疼痛等。以后全身发疹，主要分布于面部、四肢及掌跖，皮疹多少不等，都同时发生，经过斑疹、丘疹、水疱、脓疱、结痂最后留疤而愈。病程 2～4 周。部分皮损有出血倾向。口腔、生殖器部位亦可发疹，颈、颌下及腹股沟淋巴结肿大。

【诊断及鉴别诊断】

本病与天花在临床上相似，但本病是一种散发性少见疾病，有特殊的发病地区，有动物接触史，皮损中可分离出猴天花病毒，可用电镜直接观察病变标本中的病毒粒子（负染标本）；或先接种鸡胚、组织培养细胞和实验动物，然后进行鉴定，可证实有猴痘病毒DNA；免疫酶技术和单克隆抗体已用于猴痘病毒的鉴定和人、猴的血清抗体检测。

【治疗】

本病尚无特异性治疗方法。应隔离患者，肌肉注射 γ 球蛋白或胎盘球蛋白，适时给抗生素以防治继发性细菌感染。

【预后】

大多数病例 2～4 周可痊愈，严重者可发生虚脱、衰竭而死亡。儿童感染猴痘病毒后死亡率高，可达17%。

【预防】

主要是避免接触带病毒的动物。对可疑动物实施处死。人和动物可接种天花疫苗，接种的人约85%可对猴痘病毒产生免疫力。暴露后接种也可能会防止发病或减轻症状。

七、亚巴猴病毒病（Yaba monkey virus disease）

本病系人感染亚巴猴病毒（Yaba monkey virus）所致的疾病。此病毒属痘病毒科，为未定属痘病毒，在尼日利亚的亚巴（Yaba）地区饲养的猴群中流行，猴感染后可在皮肤上发生良性组织细胞瘤的肿块，经过几个月自然消退，人被病猴抓伤感染后，经过 5～7 天，在受损伤的部位出现小结节，逐渐增大，直径可达2cm，经 3～4 周后自然消退。

该病治疗以对症处理为主。

八、Tana 痘病毒病 （Tanapox virus disease）

Tana 痘病毒 （Tanapox virus） 属痘病毒科，未定属痘病毒，系从肯尼亚 Tana 河畔居民的单颗水疱疹分离到的病原体。猴感染后可出现少数扁平丘疹，以后坏死结痂，约经 4～6 周自然消退。此病毒可通过蚊而传播于人，人感染后经过约 3 天潜伏期，在身体暴露部位出现单个红丘疹，直径约 1～2cm，四周绕以红晕，然后中心坏死变白，并覆以硬痂，时有淋巴结肿大、头痛、背痛、发热等症状。经两个月皮疹自然消退而愈。

治疗以对症处理为主。

第三节　乳头多瘤空泡病毒性皮肤病

【病毒学】

乳头多瘤空泡病毒科 （Papovaviridae） 一词是由相关病毒的英文名词头组成的，即人、兔、牛、狗的乳头状瘤病毒 （Papiloma virus）、小鼠多瘤病毒 （Polyma virus） 和猴空泡病毒 （Simian vacuolating virus），简称乳多空瘤病毒。乳头瘤病毒引起人类各种皮肤疣；多瘤病毒对人类无致病性，可引起啮齿类动物多种肿瘤；空泡病毒引起进行性多灶性白脑病 （progressive multfocal leukoencephalopathy）。

人乳头多空病毒 （Human papiloma virus，HPV） 属乳头状瘤病毒属，为小型双链闭环状 DNA 病毒。是无包膜的立体对称、含有 72 个壳粒的二十面体结构，直径为 50～55 nm，病毒蛋白质的 88% 为结构蛋白，所有病毒都有一主要衣壳蛋白。运用基因克隆及分子杂交，现已发现 HPV 存在 60 多型，各型与所致病变有很强的特异性。本科病毒对热 （56℃1 小时）、乙醚和酸 （pH3） 有抵抗力，组织培养尚未成功，也未能成功地感染其他动物，故对其生物学特性知之甚少。

　　人通过皮肤直接接触而感染 HPV，包括洗澡、游泳等。新生儿可在通过产道时被感染。皮肤潮湿和微小外伤也是构成感染的因素。生殖器感染主要由性交传播。免疫缺陷或免疫抑制者及实验室工作人员易被感染。

表 2 -8　　HPV 的类型和疾病的关系

疾病	致病 HPV 类型
各类型的疣：	
跖疣	1、2、4
寻常疣	1、2、4、41
扁平疣	3、10、27、41
表皮内疣	10、26、28
疣状表皮发育不良	2、3、10、5＊、8＊、9
尖锐湿疣	6、11、30、40～42、45、51
上皮内增生性疾病和癌：	
宫颈上皮不典型增生	6、11、16＊、18＊、31、33＊、34、35、39、40、43、45、51、52、56、58、59
宫颈癌	16＊、18＊、33、52
外阴上皮不典型增生	11、16＊
阴道上皮不典型增生	11、16＊、42、43
肛门生殖器癌	11、16＊、18＊、39
喉乳头状瘤	6、11、30＊

　＊表示有高度恶性潜能。

【流行病学】

　　（一）传染源　除已知患者可自身接种和传染他人外，由于诊断技术的限制，对本病发病情况了解不多。医源性污染物的传播作用值得注意。因 HPV 耐热，已从激光或电凝治疗病灶的烟尘中发现感染的病毒。

　　（二）传播途径　密切接触患者是大多数皮肤疣传播的主要原

因。例如大约 2/3 生殖道疣患者有与生殖道疣患者性接触史；年幼儿童的反复发作性呼吸道乳头状瘤，其母亲多有生殖道 HPV 感染史。

（三）易感人群　HPV 感染常发生于罹患原发性或继发性免疫缺陷的患者。寻常疣、扁平疣可发于任何年龄，但青少年、儿童和屠宰工、肉类包装及鱼产品加工人员多发。尖锐湿疣与上皮内增生性疾病常见于青壮年。

临床上 HPV 感染主要通过识别特征性皮损的外观而诊断。近来免疫学及分子杂交技术已用于检测组织中 HPV 属或型特异性的抗原或 DNA。多数疣可自行消退，尚无普遍有效的治疗方法。

【发病机制】

HPV 的潜伏期为 6 周至 2 年甚至更久，通常为 3～4 个月。所有的鳞状上皮和部分黏膜均可被 HPV 感染，其他组织对 HPV 有抵抗力。现在认为，病毒进入基底细胞，HPV DNA 在基底细胞中分化和发展，在其细胞核中进行复制、转录和整合，上皮细胞死亡后，HPV 被释放导致病情发展。病毒的复制可使基底细胞过度增生，形成局部角化过度及角化不全，表现为典型的乳头瘤结构，部分受感染细胞转变为特征性的空泡细胞。

一、寻常疣（verruca vulgaris）

中医称为"千日疮"，俗名"刺瘊"、"瘊子"等。

【病因】

HPV 引起的皮肤疣赘，通常由 HPV1、2、4、41、所致。一般是通过直接接触传染，但亦有报道疣（包括寻常疣）也可通过污染物而间接传染。

疣的发生及消长与机体的免疫功能有重要关系，免疫缺陷状态者，如肾移植、恶性淋巴瘤、慢性淋巴性白血病及 SLE 病人疣的发病率增高。其中细胞免疫对疣的防御机制起主要作用，50% 疣患者对植物血凝素（PHA）、结核菌素试验反应程度降低。体液免疫在疣病中的作用尚待进一步研究确定。

【临床表现】

（一）皮肤损害　患者多为青少年。初起为针尖大的丘疹，逐渐增至豌豆大或更大，呈圆形或多角形，表面粗糙，角化明显，触之较硬，高出皮面，呈灰黄、污黄或污褐色，继续增长则表面呈乳头样，经摩擦或不慎碰撞易于出血。偶可引起细菌感染。损害数目不等，可为少数而长期不变，也可不断增多而达数十个或更多者。一般无自觉症状，偶有压触痛。

（二）好发部位　好发于手指、手背、足缘等处。发生于甲缘者，其甲下部分常为单纯性角化，待扩展至甲外皮肤时，表现为典型赘疣状损害。若主要向甲下蔓延，可破坏甲的正常生长，易致皲裂及疼痛，并常继发细菌感染。

（三）病程　病程慢性，半数以上患者的疣可在 2 年内自然消退。自然消退或药物治疗有效的寻常疣，在消退前常呈不稳定状态，表现为突然瘙痒、疣基底部发生红肿、损害突然变大或有细小的疣增大而变为肉眼可见。

（四）寻常疣的异型

1. 丝状疣（filiform warts）　好发于眼睑、颈、颏部等处，为单个细软的丝状突起。呈正常皮肤色或棕灰色。一般无自觉症状。若发生于眼睑，可伴发结膜炎或角膜炎。

2. 指状疣（digitate warts）　为在同一柔软的基础上发生一簇集的参差不齐的多个指状突起，其尖端为角质样物质。数目多少不等，可发生于头皮、趾间、面部。一般无自觉症状。

【病理变化】

表皮棘层肥厚，乳头瘤样增生和角化过度，间有角化不全。表皮突延长，在疣周围向内弯曲，向中心延伸，在棘层浅部和颗粒层内有大的空泡化细胞，为圆形，核深染嗜碱性，核周围绕以透明带，这些细胞有的仅含少量透明角质颗粒。相反，在空泡化细胞之间的非空泡化细胞的颗粒细胞内常含大量簇集的透明角质颗粒。角质层增厚，间有角化不全，常位于乳头体的正上方，排列成叠瓦状，此种角化不全细胞的核比其他角化不全细胞的核略大，深嗜碱性，呈圆形而非长条形。电子显微镜下可见上述空泡化细胞和角化不全细胞的深嗜碱性核中有大量病毒颗粒。真皮乳头层内可有非特异性炎细胞浸润。

【诊断及鉴别诊断】

根据临床表现、好发部位及皮损特点进行诊断。须与下列疾病鉴别：

（一）疣状皮肤结核　为不规则的疣状斑块，四周有红晕，必要时通过病理检查鉴别。

（二）着色真菌病　损害为浸润性斑块，表面呈疣状增生，炎症明显。进行真菌学或病理学检查均能查到真菌。

【治疗】

见扁平疣"皮肤疣的治疗"。

二、跖疣（verruca plantaris）

【病因】

病原大多为 HPV1、2、4。"跖疣"特指发于足底的寻常疣，外伤、摩擦及足部多汗均可能与本病的发生有一定关系。

【临床表现】

（一）皮肤损害　初为一细小发亮的圆形丘疹，后逐渐增大，表面轻度角化，粗糙不平，呈灰褐、灰黄或污灰色，损害境界清楚，周围绕以稍高增厚的角质环。若将表面角质削去，见角质环与疣组织之间境界更明显，削之稍深即有小的出血点，系真皮乳头延长，其内的浅表毛细血管被削破所致。平时由于行路摩擦和压迫，可有少量血液外渗，凝固后结成小黑点状血痂，散布在疣的表面。

（二）好发部位　好发于足跟、跖骨头或趾间。受压部位及非受压部位均可发生，有时发于胼胝上。损害可单发或多发，有时有自身感染现象，在一个较大的跖疣周围发生多个较小的卫星疣。有时数个疣聚集、融合成一个角质性斑块，将表面角质削去后，可见到多个疣芯，呈紧密镶嵌状，故名镶嵌疣（mosaic warts）。自觉疼痛，受压部位尤甚，但镶嵌疣仅轻痛或无痛。

（三）病程　病程慢性，有人可自然消退，一般认为儿童较成人易于消退。

（四）异型　寻常疣发生于手掌时称为掌疣，其临床表现与跖疣相似。另有一种深在的掌跖疣，又名包涵疣（inclusion warts）或蚁丘疣（myrmecia），其特点为表面覆盖着一厚的胼胝，削除后显出疣所特有的白色或淡棕色乳头状柔软颗粒，有一定的压痛，偶有红肿，可多发，除掌跖外，尚可发于指（趾）端及其侧缘。

【病理变化】

与寻常疣相似，但整个损害陷入真皮，角质层增厚更明显，并有广泛的角化不全。棘层浅部细胞的空泡变性亦更明显，构成显而易见的网状。如果常发生继发感染，则真皮内可有较多炎性细胞浸润。

深在掌跖疣的组织病理学特征为在表皮深部的细胞胞浆内有很多透明角质颗粒，它与正常角质颗粒不同，为嗜酸性，在马尔匹基层浅部增大，互相融合形成形态不一、匀质性、大的包涵体，此包涵体围绕在空泡化核周围，或与核间有一圈空泡化区。

【诊断及鉴别诊断】

本病诊断不难，应鉴别的疾病为：

（一）鸡眼　限发于跖部受挤压部位，为一小角质增生区，中央可有小火山口状凹陷，表面无乳头状增生及出血引起的小黑点状血痂，走路时压迫痛明显。

（二）胼胝　为发生于跖部的大片角质增生，呈淡黄至黄色，无明显压痛点，整个胼胝上皮纹基本正常，而在跖疣及鸡眼的中心部位，无正常皮纹。

【治疗】

见扁平疣"皮肤疣的治疗"。

三、扁平疣 (verruca planae)

因主要侵犯青少年，故又名青年扁平疣 (verruca plana juvenillis)

【病因】

病原大多为 HPV3、10、27、41。

【临床表现】

大多骤然出现，为米粒到黄豆大的扁平丘疹，表面光滑，略硬，圆形、椭圆形或多角形，数目较多，可密集成片，也可三五个至十余个皮损沿抓痕排列成行，呈浅褐色或正常皮肤色。一般无自觉症状，偶有轻痒。

好发于颜面、手背及前臂等处。可伴发寻常疣或喉部乳头瘤。病程慢性有可能突然自行消失，也可能持续多年不退。愈后不留疤痕。

【病理变化】

角化过度及棘层肥厚，但与寻常疣不同之处为：无乳头瘤样增生，表皮突仅轻微延长，无角化不全。表皮浅层细胞有比寻常疣更明显的空泡形成，空泡化细胞的核位于细胞的中央，有不同程度的固缩。其中一些核呈深嗜碱性。颗粒层均匀增厚，角质层细胞因空泡形成而呈明显的网篮状。有时在基底细胞内含大量黑素。真皮无特异变化。

【诊断及鉴别诊断】

根据临床表现、发病部位及皮损特点，诊断不难。有时须与毛囊上皮瘤及汗管瘤相鉴别，此二病皆好发于眼睑附近，组织病理学改变完全不同。

【治疗】

（一）一般治疗　应避免外伤，预防 HPV 感染。增强机体抵抗力。发生疣者不可搔刮，面部、须部有疣者勿用剃刀刮脸、剃须，以防病损扩散。足疣应注意避免压迫、摩擦，防止继发感染。

（二）全身治疗　目前可采用的方法较多，但疗效不稳定。

1. 聚肌胞　具有诱导产生干扰素、增强免疫功能以及直接抗病毒作用。1～2 mg/次，肌肉注射，1 次/2～3 日。

2. 病毒唑（三氮唑核苷）　为一种强的单磷酸次黄嘌呤核苷（IMP）脱氢酶的抑制剂，能抑制 IMP，从而阻碍病毒核酸的合成。具有广谱抗病毒性能，对多种病毒有抑制作用。0.2～0.3g/次，口服 3～4 次/日。也可肌肉注射或静脉滴注，每日 10～15 mg/kg，分两次。静脉滴注宜缓慢。

3. 潘生丁　近年发现此药有广谱抗病毒作用，25 mg/次，口服，3 次/日。

4. 卡介菌多糖核酸　1 支/次，肌注，1 次/2 日，每疗程 1 个月，2 个疗程后约半数有效。

5. 对难治的寻常疣　①可用维胺酯及异维 A 酸治疗，部分病人有效。②西咪替丁每日 30～40 mg/kg，分 3 次服，疗程 3 个月，有人治疗 47 例，约半数痊愈。③有人用 β – 干扰素（6～9）×10^6U/次，皮下注射，1 次/2 日，治疗 1 例泛发性疣患者。6 周后皮损消退，剂量减为 3×10^6U/次，1 次/2 日，观察 3 个月未见复发。

6. 板蓝根注射液　2 mL/次，肌肉注射，1 次/每，连续 10 天。

7. 对扁平疣尚可应用　①西咪替丁：成人 200 mg/次，口服，3 次/日。儿童每日 15 mg/kg，分 3 次口服。②吗啉胍（病毒灵）：成人 0.1～0.2g/次，口服，3 次/日。小儿每日 10 mg/kg，分次服。③乌洛托品：0.3～0.5g/次，口服，3 次/日。④氧化镁：0.5g/次，口服，3 次/日。⑤维生素 B_{12}：100～500 μg/次，肌注，1 次/日。⑥有人用阿昔洛韦注射液 0.25g 以 0.9% 氯化钠注射液 10 mL 溶解后，混入复方氯化钠注射液 500 mL 中静脉滴注，1 次/日，治疗面部扁平疣 30 例。结果 6～7 次后有 28 例皮疹全部消退，另 2 例病期较长，在 9～12 次后治愈。

8. 中药治疗　祖国医学认为疣系肝虚血燥，筋气不荣，风邪搏于肌肤而赘生。治宜平肝软坚，清热解毒。方用：①平肝活血方：

灵磁石 30 g，龙骨 24 g，牡蛎 24 g，当归 9 g，郁金 9 g，赤芍 9 g，牛膝 9 g，鸡血藤 9 g，红花 6 g，穿山甲 3 g，1 剂/日，连服 8～9剂，有效者服至痊愈。②治瘊汤：熟地 12 g，赤芍 9 g，白芍 12 g，红花 9 g，丹皮 9 g，桃仁 2 g，牛膝 6 g，何首乌 6 g，杜仲 6 g，赤小豆 9 g，白术 9 g，穿山甲 6 g。③亦可用马齿苋 60 g，板蓝根 30 g，紫草根 15 g，生薏米 30 g，赤芍 15 g，大青叶 30 g，红花 10 g，穿山甲 10 g。

（三）局部外用药治疗　目前尚无确切能外用消灭 HPV 的方法，而且多数疣患者在感染后 1～2 年内能自行消失，因此对下列各种局部治疗方法的疗效评价应特别慎重，尽可能不要使用能造成永久性瘢痕的方法。

1. 腐蚀性药物　①可选用纯水杨酸、10% 乳酸、纯石炭酸或苛性钾等外涂。每次用药前先以温水将疣泡软，除去表面角质和已腐蚀的组织，用胶布保护周围健康皮肤，然后敷药，1 次/1～2 日，直至病损完全脱落。适用于寻常疣和跖疣。②对扁平疣可用 30% 三氯醋酸溶液进行化学剥脱。③无痛酚（晶体酚 500 g，达克罗宁 10 g，樟脑 1 g，无水乙醇 50 mL，甘油 50 mL 混匀备用）治扁平疣，用火柴梗沾少许点在疣体上，1 次/周，一般用药 2～4 次可愈。

2. 抗肿瘤药物　5% 5-氟尿嘧啶（5-FU）软膏或火棉胶涂剂外涂，1 次/日，治寻常疣和跖疣。亦可用 1%～5% 5-FU 霜剂或二甲基亚砜溶液或 2.5% 5-FU 溶液外涂，1～2 次/日，用于治疗扁平疣，慎勿涂于正常皮肤。

3. 抗病毒药物　①20% 疱疹净霜，外用，1～2 次/日，可用于治甲周疣。②3% 酞丁胺霜（或二甲基亚砜溶液）可治扁平疣、寻常疣、跖疣，无明显副作用。③三氮唑核苷注射液涂患处，并轻揉 5分钟，1～2 次/日，10 日为一疗程，据报道大多可在两个疗程时显效，三个疗程痊愈，未发现副作用。④有报道用干扰素霜（1.5 万 U干扰素粉剂加入 30 g 单纯乳剂制成），局部点涂治扁平疣，2～3 次/日，大多在 15 日后痊愈，疗效明显优于氟尿嘧啶霜，仅少数患者用药后出现局部潮红和痒感。

4. 其他西药 ①0.1%新洁尔灭溶液外涂，1～2次/日，治疗扁平疣。②浓缩鱼肝油丸刺破，挤出油液涂患处治疗扁平疣5次/日，一般在1～2周后皮损红而痒，继而脱屑治愈。③以10%甲醛液盛于小瓶内，倒扣在疣体上（压紧勿使药液外溢），1次/日，10～20分钟/次，连用10～20天，疣体可脱落，适用于寻常疣及跖疣。跖疣也可用3%甲醛溶液作局部湿敷或浸泡，1次/日，15分钟/次，连用4～8周。④30%冰醋酸溶液外涂跖疣。⑤0.7%斑蝥素加于等量火棉胶及醋酸溶液中，外涂治疗甲周疣，1次/2日，有一定疗效。⑥0.1%～0.3%维甲酸乙醇溶液外涂，1～2次/日，治疗寻常疣、跖疣、扁平疣。将愈前可能会有局部烧灼感、红肿、脱屑及色素沉着。

5. 外用中药 ①鸦胆子仁捣烂如泥，敷于寻常疣上，外贴胶布封包，1次/2日。②灰碱粉（纯碱和生石灰各等份，研末调匀）临用时以2%普鲁卡因溶液调成糊状，外敷疣面，待1～2小时后，用手术刀刮除，涂2%甲紫溶液。或灰碱粉加入少量糯米，加水调成糊，外敷。用于治疗寻常疣和跖疣。③20%～25%补骨脂酊外涂可治扁平疣。④木贼、香附、山豆根、板蓝根各30 g煎水，趁热洗涤患处，可治扁平疣。⑤生石灰150 g，鸦胆子60 g，血竭30 g，共研为细末，过筛，取粉少许置疣上，用拇指揉搓至脱落，用于治疗寻常疣。⑥狗脊30 g，地肤子30 g，煎水外洗患处，用于治疗扁平疣。

（四）皮损内注射

1. 博莱霉素皮损内注射 用0.05%～0.1%博莱霉素0.9%氯化钠注射液（或2%普鲁卡因注射液）作局部损害内注射，0.2～0.5 mL/次，1次/周，治疗寻常疣或跖疣。通常2～3次可愈，副作用少见。

2. 氯丙嗪疣内注射 用4号半针头和空针抽取氯丙嗪注射液，由寻常疣附近的皮内刺向疣基底中央组织内（不要注入疣底皮下组织），缓慢注入药液，至疣体变白为止，每个疣注入0.1～0.2 mL，外敷消毒敷料，注入1～2周后疣体自行脱落，不留疤痕，如未愈可在 2 周后再次注射。

3. 消痔灵注射液皮损内注射　先用 2% 利多卡因液注射液 0.5 ~ 1.0 mL 注射于疣基底部，轻揉患处半分钟，再用消痔灵注射液于疣体中心刺入达基底部，不可刺入太深，根据疣体大小，注入 0.3 ~ 0.5 mL，10 ~ 25 天后疣体发黑干燥而自行脱落。

4. 板蓝根注射液注射　板蓝根注射液 1 ~ 2 mL，从皮损旁注入寻常疣基底部中央，回抽无血即可注射。一般注入 0.3 ~ 1 mL，至局部微显苍白、隆起，皮损周围 2 ~ 3 mm 范围内皮肤呈桔皮样为宜。一般注射 1 ~ 2 次，间隔 3 天。3 ~ 5 周后疣体自行脱落，多发性者有时仅需注射最初发生的皮损。

（五）免疫治疗

1. 二硝基氯苯（DNCB）治疗　在手臂或下肢皮肤上滴 2% DNCB 丙酮溶液 0.15 mL 使病人致敏，约 2 周后用 0.05%、0.1% 或 1% DNCB 软膏涂于疣上，用绷带或胶布封包。一般在睡前外用 DNCB 软膏，次晨除去，每次外涂几个疣即可，治疗时间约需 3 个月。不可用于面部或大面积使用。副作用为疼痛、过敏反应等。

2. 有人采用自体疣组织皮下植入治疗扁平疣、跖疣、寻常疣，也有效。

3. 有人用口服脊髓灰质炎混合多糖丸活疫苗治疗扁平疣，1 次/周，11 ~ 17 岁者 4 粒/次，>18 岁者 5 粒/次，连服 3 周为一疗程，90% 以上有效（发热、佝偻病、免疫缺陷、体质异常虚弱者及孕妇不可用此法）。

（六）手术治疗

1. 刮除法　在局麻下，用锐刮匙将疣体刮除，刮除后压迫止血，再涂碘酊。

2. 结扎法　对丝状疣可用丝线结扎疣基底部，使其缺血、坏死、脱落。

3. 手术切除法　可用于寻常疣，但术后常易复发。对跖疣可用小号无齿镊子，在疣周围与正常皮肤交界处用力按压，直至根部与正常皮肤分离脱落为止，将根去净，涂 2% 碘酊包扎，以后结痂而愈。

（七）物理治疗

1. 液氮冷冻　液氮点涂或喷射法用于扁平疣。对寻常疣可先局麻后剪除疣状角化物，对跖疣应先削去表面增厚的角质层，再行冷冻，1 次/2～3 周。注意治疗深度，避免形成疤痕。

2. 电灼疗法　适用于数目较少的寻常疣和跖疣。

3. 激光治疗　对扁平疣可用较小功率密度的 CO_2 激光治疗。先常规消毒，不需麻醉，用激光对皮损进行凝固至皮损呈淡褐色，用棉签拭去褐色物，残余皮损进行汽化即可。凝固不可过深，面积不宜过大，以免影响美容。对寻常疣和跖疣，应先麻醉，用 CO_2 激光聚焦光束对病灶进行汽化治疗，同时用 0.9% 氯化钠溶液棉签拭去碳化物，直至病变组织去除干净。术后保持创面干燥，外涂 2% 碘酊。

四、尖锐湿疣（condylomata acuminata，CA）

又名生殖器疣（gential warts）、尖锐疣（acuminate warts）、性病疣（venereal warts）。本病系人乳头瘤病毒（HPV）感染所致，自古希腊时期就被认为是性病。长期以来生殖器 HPV 感染主要是指 CA。由于 HPV 尚不能培养，同时也无合适的动物模型供研究，故妨碍了对它的进一步了解。直到 20 世纪 70 年代后期，德国学者 Zur Haussen 等用分子杂交与 PCR 技术检测到 HPV DNA 后，始发现 HPV 的亚临床感染（subclinical papillomavirus infection，SPI）远较临床有增生病灶的多。20 世纪 80 年代初期，Reid 通过分子生物学技术找到从良性尖锐湿疣、宫颈上皮内瘤到浸润癌发展过程的证据，HPV 感染对人类的影响才得以重新认识。

【病因】

本病的病原体为人类乳头瘤病毒（human papillma virus，HPV），属于乳头多瘤空泡病毒科。业已证实此病毒有 60 余种抗原型，可引起本病者主要为 HPV6、11、30、40～42、45、51 等型。而 HPV31、

33、45 型引起的病变有中等癌变可能，HPV16、18 型引起者有高度癌变可能。

【流行病学】

（一）传染源　尖锐湿疣患者或 HPV 带毒者是本病的主要传染源。污染物可否引发本病感染尚难肯定，但医源性感染是有可能的，因为可以从激光或电凝治疗尖锐湿疣损害时的烟尘中发现 HPV。由于 HPV 耐热，污染的器械必须经过高压消毒。

（二）传播途径　CA（包括生殖器的尖锐湿疣与上皮内增生性疾病），均可通过性或医患之间的接触而传播。由于 HPV 对外界热及酸环境有一定的抵抗力，故非性接触传播虽占少数，但却不可忽视。例如与患者密切地非性接触以及患 CA 孕妇对胎儿的感染均属非性的直接传播。被患者污染的内裤、浴盆、毛巾、浴巾等可造成间接传播。

（三）易感人群　免疫力低下或使用免疫抑制剂者，吸毒或多性伴者为易感者，患者多为青壮年。诱发本病的外因是创伤、不洁、潮湿等。

【发病机制】

所有鳞状上皮和部分黏膜均可被 HPV 感染，其他组织对 HPV 有抵抗力。HPV 侵入人体细胞（可能为基底细胞）后，随着细胞分化为表皮层细胞，进入细胞核进行病毒 DNA 复制、转录和整合，同时刺激受侵细胞迅速分裂，引起棘层增生、角化不全或角化过度。复制出的病毒再侵入邻近细胞遂产生增生性病变。

【临床表现】

（一）潜伏期　2 周至 8 个月，最长的为 2 年，平均为 3 个月。

（二）好发部位　主要侵袭外阴部，如男性的冠状沟、龟头、包皮、包皮系带及尿道口，少数见于阴茎及阴囊。女性常见于大阴唇、小阴唇、阴蒂、阴道和子宫颈。同性恋者多发于肛门和直肠。生殖器外可见于口鼻、肛周、会阴、腋窝、乳房下、足趾间及直肠等处。

（三）皮肤损害　初起为单个针尖大小的丘疹，常不易发现，以后逐渐增多变大为粟粒至豆大或更大的丘疹，可互相融合成湿润的斑块，表面呈蕈状、菜花状或鸡冠状，灰白色、淡红色或暗红色，易发生浅表糜烂和出血，局部有分泌物，伴继发感染者有恶臭。损害位于皮肤黏膜交界附近者常呈多发性乳头瘤状；发于阴茎体或大阴唇等较干燥处者呈表面稍粗糙的斑丘疹或扁平斑块，颜色比周围正常皮肤略深，大多不伴糜烂；发生于温热潮湿部位的损害可为丝状疣样。少数病人无自觉不适，大多有程度不等的局部瘙痒或灼痛。

（四）Buschke – Lowenstein 型尖锐湿疣　又名巨大尖锐湿疣、癌样湿疣。Buschke（1923）首先报道 1 例，命名为巨型尖锐湿疣（giant condyloma acuminatum）。以后 Buschke 和 Lowenstein 又作了详细描述。我国 1956 年有 1 例患者发于腋窝的报告，此后陆续有少数报道。此型 CA 常发生于阴茎、包皮、肛门周围及阴道口附近，初为针头大至核桃大的孤立性乳头状隆起，质软，呈粉红色至淡黄色，以后迅速增大，表面粗糙，状如鸡冠或菜花样瘤，常有恶臭的脓性分泌物。一般无自觉症状，炎症明显时可有瘙痒或疼痛。呈慢性经过，虽组织病理学呈良性改变，但有发生恶变的报告。

（五）幼儿喉乳头瘤（juvenile laryngeal papillomatosis，JLP）胎儿感染 HPV 所致，因本病易复发，故又名复发性呼吸道乳头瘤（recurrent respiratory papillomatosis，RRP）。引起 JLP 和 RRP 的 HPV 多为 6 与 11 型，与女性生殖道常见的 HPV 类型一致，而 HPV16 常见于喉癌。婴幼儿 JLP 与 RRP 平均发病年龄为 5 岁，表现为嗓音嘶哑、发声困难、呼吸不畅，甚至呼吸困难，严重的呼吸道梗阻可以致命。检查可见咽喉部、声带处有多发粟粒至绿豆大息肉样或菜花样物。RRP 常需要在喉镜下反复切除病灶，以保证呼吸道通畅。个别病人甚至需每两周切除一次。虽然有资料表明半数以上 RRP 患儿的父母有 HPV 感染，但由于 HPV 毒性较低，感染 HPV 孕妇所生婴幼儿患 RRP 的危险度很低，约为 0.1% ~ 0.25%，再加产时可能已有宫内 HPV 感染。因此，受 HPV 感染产妇行剖宫产的利弊应全面衡量。

（六）HPV 的亚临床感染　已受 HPV 感染的皮肤黏膜，在发生肉眼可见的损害前称为亚临床感染。亚临床感染可发生于可见 CA 损害附近，也可发于较远隔部位。醋酸白试验可显示 HPV 亚临床感染的范围及部位，治疗时应覆盖所有亚临床感染区，否则易致复发。

HPV 亚临床感染单独存在可能为机体免疫状态较好，与 CA 并存提示疾病扩散。此外，还可能与 HPV 的抗原型有关，常见损害多与 HPV6、11 有关，而亚临床感染则多由 HPV16、18、31、33 所致。

（七）HPV 的潜伏感染　临床上无症状、醋酸白试验阴性，病理学检查也无 HPV 感染的组织学特征。但用原位杂交技术、核酸印迹法、斑点印迹法或多聚酶链反应（PCR）检查法可以在外观正常的男子外阴刮片细胞中或妇女宫颈细胞中检出 HPV 的 DNA，阳性率为 5% ~ 50% 不等。有人认为这种潜伏感染也属于亚临床感染，只是采用更敏感的方法才得以检出。也有人主张潜伏感染属于病毒携带，而亚临床感染是已经发生了较简单方法（如醋酸白试验、病理学方法）足以发现的病变。

（八）HPV 与恶性肿瘤　目前受到高度重视的是：①恶性肿瘤的发生与致病 HPV 的特殊类型有关，即并非所有 HPV 型均可致癌；②女性外阴、阴道、宫颈等癌的发生与 HPV 感染有关，宫颈癌高发区 HPV 的感染率高于低发区；③从宫颈癌和宫颈不典型增生的组织中，均可检出 HPV。

【实验室检查】

（一）细胞学检查　取阴道或宫颈 CA 组织涂片，行 Papanicolaou 染色，可见空泡化细胞和角化不良细胞混杂存在。前者为浅层或中层鳞状上皮细胞，有两个以上浓缩的核，占据胞浆的大部分，细胞周边的胞浆也浓缩，遂在核周形成晕轮；角化不良细胞则核小而致密，胞浆呈淡黄色或橙红色，单个或成堆存在。两种细胞可以其中一种为主，另一种较少，若两种细胞同时存在则更有诊断价值。

（二）免疫组织化学检查　HPV 感染后在细胞内增殖合成衣壳蛋白，衣壳蛋白为人种特异性抗原，采用过氧化物酶－抗过氧化物酶（PAP）法。通过特异性抗 - HPV 衣壳蛋白的抗血清以显示病毒蛋白，从而证明 HPV 的存在。阳性者胞核内可见红染。此法特异性高，敏感性低，检出率约为 50%。

（三）分子生物学检查　用核酸杂交检测法检测 CA 标本中 HPV 的 DNA 特异性高；核酸扩增检测法（应用 PCR 或 LCR 技术）检测病毒核酸，特异性和敏感性均高。

【病理变化】

上皮轻度角化过度伴明显角化不良，棘细胞层明显增厚，呈乳头瘤样增生，表皮突增长向深部延伸及分支，形成类似鳞癌的假上皮瘤，棘层和基底层细胞有明显核分裂现象，但细胞排列规整。在颗粒层和棘层浅部有空泡细胞（挖空细胞，kilocyte），这类细胞大多聚集而构成透亮区，少数为散在分布，空泡细胞较正常细胞为大，圆形、类圆形或多边形，胞界清楚，有 1～2 个浓缩的核，核周有透明晕，胞浆淡染，呈气球样水肿，但无细胞间水肿。有人认为出现挖空细胞是 HPV 感染的标志，但也有研究发现挖空细胞阳性的病例中 HPV - DNA 和抗原的检出率并不高，且在某些挖空细胞阳性的病例中却发现了 HSV - 2 抗原，因而认为挖空细胞并不是 HPV 感染所特有的。真皮内毛细血管扩张，周围有中度慢性炎细胞浸润。

电子显微镜检查病变组织，主要观察鳞状上皮增生性改变，挖空细胞核的改变，胞质的改变。病毒颗粒的观察：如见细胞核内的病毒颗粒，则可诊断 HPV 感染。电子显微镜诊断 HPV 感染的特异性高，敏感性较低，因费用较高而少用。

【诊断及鉴别诊断】

醋酸白试验（acetowhite test）可用于尖锐湿疣的诊断。用 3%～5% 醋酸液外搽或湿敷可疑损害处，2～5 分钟后，患处稍隆起，局部变为白色，而周围正常皮肤颜色无变化为阳性，提示为 CA。无肉眼可见损害处，若本试验后出现境界清楚的白斑，属 CA 的亚临床感染。（判断结果时应排除假阳性反应，后者见于慢性炎症引起的皮肤增厚，其变白的境界不清，形状不规则。）

根据特殊部位的乳头状赘生物，结合不洁性接触史，即可作出尖锐湿疣的初步诊断。必要时进行实验室及组织病理学检查。须鉴别的疾病为：

（一）扁平湿疣鉴别内容见表 2 - 9。

表 2 - 9　尖锐湿疣与扁平湿疣的鉴别

	尖锐湿疣	扁平湿疣
病因	人乳头瘤病毒	苍白螺旋体
皮损形态	小球形丘疹、斑疹或斑块，可有蒂	扁平状斑块，无蒂
皮损表面	颗粒状、菜花状或疣状	表面光滑
皮损颜色	灰白色、淡红色或暗红色	污秽色
好发部位	冠状沟、包皮、阴道口、阴道壁	肛周、外生殖器等皮肤互相摩擦和潮湿处
其他皮疹	可能有亚临床感染	伴二期梅毒的其他皮疹和症状
醋酸试验	+	-
梅毒试验	-	+
治疗用药	抗病毒类药物有效，抗生素无效	青霉素治疗效果显著，抗病毒药物无效
复发预测	常有复发	正规治疗后不易复发

（二）生殖器鲍恩样丘疹病　又名色素性或非色素性丘疹。为米粒大、直径 2 ~ 7 mm、圆形或椭圆形的丘疹，呈淡红色或棕红色，平坦或略高起、表面光亮呈天鹅绒样或轻度角化呈乳头瘤状。散在或群集，倾向排列成线状或环形。无明显自觉症状。多见于成人，好发于阴茎、龟头、肛门、阴唇及会阴等处，有自行消退趋势。组织病理学改变类似鲍恩病。与 HPV16、18 型感染有关。

（三）假性湿疣（绒毛状小阴唇）　约 1/5 妇女可有此征象，可能是一种发育异常。皮疹仅见于女性小阴唇内面，偶尔发生于前庭和系带。皮疹为密集、均匀分布的粟粒大的光滑丘疹，大小和形状一致，外观如鱼卵样或绒毛状，呈淡红色或正常皮肤色，个别在尿道口或阴道口有指状突起。损害可持久存在，与性行为和 HPV 感染无关，醋酸白试验和甲苯胺蓝试验均阴性。病理变化为上皮包绕的疏松结缔组织，呈乳头状或柱状突起，上皮无明显增生。黏膜下结缔组织疏松，为大片空泡样细胞，连成悬网状，接近表面者扁平，向深部渐成多角形或圆形，毛细血管增生，部分扩大充血伴炎细胞浸润。HPV - DNA 分子杂交、原位杂交或 PCR 均可与 CA 鉴别。本病无须治疗。

（四）阴茎珍珠状丘疹　为生理发育的变异，多见于 20～40 岁男性。皮疹为珍珠状、白色或淡红色的半透明粟粒大丘疹，圆形或短丝状。其特点是丘疹大小均匀一致，在龟头后沿整齐地排列成一行或两行，无自觉不适，不引起功能障碍，与 HPV 感染无关。不必治疗。

（五）生殖器癌　鳞状细胞癌、基底细胞癌和疣状癌均可发生于男女外阴部，病人大多中年以上，损害常呈暗红色疣状增生物，其下有明显浸润，较硬，易形成溃疡并向周边扩展，边缘常隆起。病理上可见细胞间变，无空泡细胞，是与 CA 的重要区别。

（六）扁平苔藓　为紫红色、多角形扁平丘疹，可融合成肥厚的斑块，但表面不呈菜花状增殖，无蒂。病理上可见基底细胞液化变性，真皮浅层有呈带状分布的淋巴细胞浸润，可出现胶样小体。

【治疗】

治疗原则是避免下一级感染，同时治疗同级感染，清除感染病灶，提高免疫功能以防复发。

（一）避免下一级感染　CA 患者未进行正规治疗并经过 1～3 个月观察，不能视为临床治愈，仍有成为传染源的可能，应暂停性生活，或由男方戴用安全套，以防传染给性伴。避免向下一级传染是切断本病传染的重要环节。

（二）治疗同级感染　患者的性伴应进行检查，如有 CA 属同级感染，必须也积极治疗，否则患者即使临床治愈仍极有可能再被感染。

（三）清除感染病灶　包括去除肉眼可见的外生疣及亚临床感

染。常用的物理方法有：

1. 激光（如 CO_2 激光、钕 – YAG 激光）　选择适当功率，一次治愈率可达95%以上，辅以后续治疗以防复发。

2. 电破坏　使用高频电刀及电针等方法对疣体进行电灼、电凝或电干燥治疗，效果与激光疗法相近。

3. 冷冻　用液氮、CO_2 雪对损害施行破坏和祛除，也可达到激光疗法的近似目的，但低温对 HPV 的杀灭作用不如热化彻底，不但常须治疗多次，而且复发率较高。

（四）手术切除法　主要用于去除较大的疣体、Buschke – Lowenstein 型尖锐湿疣及需留取标本进行病理检查等时。手术切除常见的并发症是局部瘢痕形成，术前应根据损害部位、患者体质特征进行详细评估。

（五）去除感染病灶的药物

1. 足叶草脂（25%酊剂或10%安息香酊酸剂）　使用时先用凡士林保护损害周围正常皮肤黏膜，然后用小棒将药液涂于损害表面，4～6小时后用水洗去药液，3天后未愈者可重复治疗。适用于小范围损害。本品吸收后有致畸作用，孕妇禁用。损害有炎症或循环不良者、糖尿病人及儿童不宜使用。

2. 足叶草毒素（0.5%酊或成药疣脱欣等）　为足叶草脂的提取物，临床经验提示，本品疗效优于前者，毒副作用相对较低。用法及禁忌症同足叶草脂。

3. 5 – 氟尿嘧啶（5%软膏或霜）　外用于疣体损害上，1～2次/日，注意保护正常皮肤黏膜。本法用于尿道内及阴道内 CA 的疗效较好。孕妇禁用。

4. 三氯醋酸（33%～50%溶液）　属于化学破坏法。用小棒将药液涂于损害上，1次/日。注意保护正常皮肤黏膜。

5. 酞丁胺（1%霜或3%软膏）或博莱霉素局部外用均有一定疗效。

（六）免疫疗法　提高免疫功能以防复发，常用药物为干扰素

（常用 α－干扰素，100 万～300 万 U，肌肉、皮下、损害基底部注射，3 次/周，连用 3～4 周）、转移因子（2 mL/次或 1～2U/次，皮下注射，2 次/周，6 次为一疗程）、左旋咪唑（60 mg/次，3 次/日，连服 3 天，停药 11 天为一疗程）等。用于免疫疗法的药物有的兼有抗病毒作用，但单独应用效果不佳，应与物理疗法和局部药物疗法联合应用。有人用 5% 咪喹莫特（imiquimod）霜局部外用治疗本病，晚间入睡前将药物涂于疣体上，3 次/周，6～10 小时后，用中性肥皂和水洗去，疣体多在用药 8～10 周后脱落。本品为外用免疫调节剂，通过刺激局部产生干扰素及其他细胞因子而起作用。

【预后】

女性患 CA 可自发性消退或持续存在，怀孕时因激素代谢的改变和免疫功能的抑制，损害可迅速增大，可使用药物（如三氯醋酸）外用、激光、电凝、冷冻或手术切除，但忌用足叶草毒素或 5－氟尿嘧啶类治疗。男性中 15% 阴茎癌与既往的 CA 有关。会阴和肛门部的 CA 也可恶变为鳞癌，特别是男性同性恋者。尤应注意的是近来发现男性尿道末端的 CA/乳头瘤常呈非典型的扁平或外生性生长，极易由性接触传递至宫颈，产生感染并导致宫颈不典型增生。宫颈不典型增生是鳞癌的癌前病变，可由 HPV6、11、16、30、31、33 等 18 个型引起。约 40%～70% 宫颈不典型增生可自行消退。

【预防】

1. 目前治疗 CA 的药物种类和相互搭配方案繁多，但大多仅能去除肉眼可见的疣体，而难于根除 PHV，故 CA 治疗后的复发问题尚未完全解决。复发的常见原因为。①原发损害治疗不彻底（如治疗范围过小、过浅）；②亚临床感染未去除；③潜藏在尿道或阴道内部的 CA 未清理；④再感染；⑤病人免疫功能低下等。为预防复发应针对可能原因逐项排查去除。

2. 患者宜早发现、早治疗，病程长则疗效差。并应积极治疗同时存在的其他性病。

3. 目前除了避免与 HPV 感染灶接触外，没有更好的预防方法。

使用避孕套对防止生殖器 HPV 感染有一定帮助，但并非绝对可靠，有的男性在避孕套保护下，阴囊和会阴仍被感染。

五、鲍恩样丘疹病（Bowenoid papulosis）

鲍恩样丘疹病系 Lloyd（1970）首先描述，为发生在阴茎上的一种棕红色丘疹，无自觉症状。有鲍恩病病理改变的疾病，称为"阴茎类鲍恩丘疹病"。以后又发现女阴亦可有此皮损，故 1979 年重新命名为"阴部类鲍恩丘疹病"。木村（1980）又称之为"多中心色素性鲍恩病"。以后在文献上相继有可逆性女阴异型、生殖器多中心鲍恩病、伴原位变化的色素性阴茎丘疹病等名称。公认以"鲍恩样丘疹病"较简练，且能很好地表达本病的临床和组织病理学特征。

【病因】

本病的病因尚未完全明了，但不少研究报告提示可能与乳头瘤病毒感染有关。其证据是：①临床上，许多患者有生殖器尖锐湿疣病史；②病毒性疣皮损和鲍恩样丘疹病皮损同时存在；③组织学上，明显表现为尖锐湿疣样和原位癌的组织学特征；④电镜研究发现皮损的角质形成细胞核中有类似于人类乳头瘤病毒颗粒物质存在；⑤免疫荧光研究发现皮损处表皮浅部的角质形成细胞核中有 HPV－1 型抗原；⑥通过 DNA 杂交方法从皮损中查到 HPV－16 型 DNA；⑦用干扰素治疗本病有效。鲍恩样丘疹病的生物学行为研究报告不多。有人指出鲍恩样丘疹病可能是一种不典型的而生物学良性的尖锐湿疣。一些报告报道了其皮损自然消退的情况，尤其是在女性怀孕期间形成的皮损多见。皮损也可持续存在达 10 年以上。但鲍恩样丘疹病皮损与其他病毒引起的可以导致鳞癌的皮肤病，如疣状表皮发育不良相比较，有理由认为鲍恩样丘疹病的生物学行为也是类似的，如有人报告鲍恩样丘疹病发展成为浸润性鳞癌，但未发现转移。也有报告鲍恩样丘疹病可发展成为鲍恩病。

为了研究鲍恩样丘疹病与 HPV 的关系，有人将荧光标记的兔抗HPV 颗粒（来自扁平疣）血清加到未固定的鲍恩样丘疹病皮损切片上，发现角质形成细胞上有 HPV 抗原。另有研究者利用免疫荧光研究发现其损害的表皮浅层的角质形成细胞核中有 HPV－1 型抗原。还有人用扁平疣病毒打碎的壳体免疫兔后取得抗血清，用过氧化物酶技术对 17 例鲍恩样丘疹病皮肤损害标本作试验，结果强烈提示 HPV 壳体抗原的存在。

【临床表现】

（一）好发年龄　发病者无年龄限制，但多发于 21～30 岁。无性别差异。

（二）皮肤损害　皮损为多个或单发的丘疹，大小不等，直径 2～10 mm，略微隆起，红色、紫青色或深褐色，呈圆形、椭圆形或不规则形，境界清楚，偶尔丘疹可以融合成斑块，表面光滑或轻度角化、粗糙。一些损害有独特的疣状或天鹅绒状外观，一般不破溃，无自觉症状或偶有痒感、灼热感。

（三）好发部位　皮损好发于腹股沟、外生殖器及肛周附近的皮肤黏膜，男性多发于阴茎及龟头，女性主要见于大小阴唇及肛周。

（四）病程　病程慢性，皮损可持续 2 周至 10 年或更久，少数病人皮损可自行消退，也可复发。

【病理变化】

没有独特的病理结构改变，既可表现为尖锐湿疣的表皮乳头瘤样增生，棘层明显增厚，以及核周空泡化细胞的出现，也可表现为原位鳞癌的一些细胞学特征，如许多成堆、不规则被"风吹"样排列的核。其中很多核大而深染，且呈多形性，也有角化不良及多核的角质形成细胞，或异形性有丝分裂。

鲍恩样丘疹病组织学上可有许多变异，角质形成细胞的不典型性可能很轻微或很显著，不典型角质形成细胞的数量可能很少或很多，有丝分裂象可以少而典型，也可以多而不典型。所以，当生殖器皮损显示鳞癌特征，而且呈现尖锐湿疣样的结构时，病理学家应怀疑鲍恩样丘疹病，但如果没有尖锐湿疣的组织学特征，要诊断鲍恩样丘疹病尚须与原位癌鉴别，因后者的组织学特征与 Queyrat 红斑病的单发皮疹、鲍恩样丘疹病或鲍恩病的丘疹相似。

电镜检查既能看到类似鲍恩病的改变（只是程度稍轻），也能找到同尖锐湿疣一样的结构特征。另外，在皮损表皮角质形成细胞核中有病毒样颗粒，其直径为 30~50 nm，形态类似于 HPV，也有找不到病毒颗粒的，相当于在许多病毒引起的癌病损害中，只能在一部分癌细胞中能找到病毒颗粒。

本病的表皮角化过度及局灶性角化不良，表皮增生肥厚，乳头呈棒状突出，类似银屑病改变。但部分有颗粒层存在，角质形成细胞大小不等，排列不整齐，核着色深，异形核分裂象增多，并可见部分细胞空泡化。真皮浅部有稠密的淋巴细胞浸润。极少数病人同时或在同一损害中可见到鲍恩样丘疹病及尖锐湿疣两种病理变化。

【诊断及鉴别诊断】

本病呈良性多形性改变，故常误诊为扁平苔藓、银屑病、环状肉芽肿、色素性乳头瘤、脂溢性角化、尖锐湿疣等，但有特殊的原位鳞癌的组织象，可资鉴别。与鲍恩病（Bowens disease）的区别是，本病发病年龄轻，皮损多发，有色素沉着的倾向。而鲍恩病多发生于老年人，皮损常在龟头，为单个大斑块，呈缓慢地离心性增大并有浸润。

【治疗】

鲍恩样丘疹病皮损要彻底去除，这不仅是为了防止恶变，也为了防止尖锐湿疣和（或）鲍恩样丘疹病的自身接种和传播给他人，可采用激光、电灼、冷冻、腐蚀剂、局部外用 5 - FU 霜，或手术切除。手术切除效果最可靠。但应避免过分治疗，例如单纯阴茎或女阴切除，或加放疗是不必要的。

六、疣状表皮发育不良（epidermodysplasia verrucifomis）

又名 Lewandowsky - Lutz 综合征（Lewandowsky - Lutz' syndrome）、Lewandowsky 疣赘样表皮发育异常症、Hoffmann 泛发性疣赘症、疣样表皮结构不良等。Fuchs（1916）最早发现疣赘状表皮异

形症。Lewandowsky 等（1920）又对本病作了较详细的描述，次年他和 Lutz 首先报道。后来 Hoffmann（1926）又报道一种泛发性疣赘症。以往认为该病是一种遗传性疾病，但后来发现患者有自身接种性和异体接种，特别是用电子显微镜在受累细胞的核包涵体内找到乳多空病毒颗粒，才确认本病为病毒性疾病。约 20% 患者可发展成鳞癌，国内王德馨等（1956）报道 1 例疣赘样表皮异形症并发鳞癌，此后陆续有少数病例报告。

【病因】

HPV 感染所致，现已从本病的各种皮疹中分离出 HPV2、3、5、8、9、10 等型。其中主要是 HPV3 和 HPV5。HPV3 常引起良性、泛发性扁平疣样损害，病程长，无恶变倾向；HPV5 除引起扁平疣样损害，尚可引起花斑癣样或棕红色斑块性损害，常有家族史，其暴露部位的损害常发生癌变，提示 HPV5 和日光损伤可能是患者癌变的基本条件。患者还常伴有身体发育异常和癌瘤。所以被认为是一种癌前性皮肤病，常与父母近亲结婚和遗传有关。

【临床表现】

（一）好发年龄　任何年龄均可发病，但大多从幼年开始出现症状，有时在青春期或成年后才发病。

（二）皮肤损害　损害为米粒至黄豆大的扁平疣样丘疹，单个皮疹直径 2 ~ 6 mm，圆形或多角形，呈淡红色、暗红、紫红或褐色，境界不清楚，其表面有蜡样光泽，并覆盖着独特的黄色油蜡状鳞屑，剥除鳞屑后可见淡红色浸润面，抓破后有小出血点。皮疹数量逐渐增多，对称性地分布于颜面、颈部、躯干及四肢，亦可泛发于全身，甚至口唇、尿道口亦可发生小的疣状损害，最后只留腋窝和腹股沟部稍有正常皮肤存在，而指甲和毛发基本正常，黏膜亦无病变。

从疣体的形态学上，可分为：①扁平疣型：最常见，病灶数目多而大，可在皮肤和黏膜中广泛播散；②花斑癣型：为扁平稍高出皮肤的丘疹，表面有轻微角化；③点状瘢痕型：少见，皮损轻度凹陷，角化轻微，好发于颜面、躯干及四肢，亦可发生于全身，甚至口唇或尿道口。

（三）好发部位　为面、颈及手背，多呈密集性，其他部位皮疹相对稀疏而少。不同部位的皮疹形态有所不同是本病的特点之一。发生于面和手背者颇似扁平疣；发生于躯干及四肢者类似寻常疣；发于颈部的皮损很象红色苔藓；手掌部则为不隆起的小水疱样皮疹。皮损较大而硬，相邻皮损可融合成线条形、网状或斑片状，网间的皮肤稍呈褐色。皮损无痛，有时自觉瘙痒。

（四）其他损害　还常伴有掌跖角化、老年性疣赘样皮疹、雀斑状痣、皮肤干燥粗糙并有毛细血管扩张及智力发育迟缓等。病程极慢，经年累月不愈，约20%病人可发展成鳞状细胞癌。

临床上有人将本病分为：Lewandowsky 表皮发育异常症（简称 L 症）和 Hoffmann 泛发性疣赘症（简称 H 症）。也有人认为两者实为同一疾病。两症均以男性为多，幼年发病，少数有父母近亲结婚及同胞罹患相同皮肤病。L 型及 H 型的初发部位和好发部位、自觉症状、皮疹特征、治疗效果均相同。仅 L 症和 H 症的病理改变略有差异，L 症癌变较 H 症为高，L 症表皮全层有明显的空泡性变，而 H 症空泡性变是轻度的，且不超过表皮的较浅层，两者之间不存在绝对的差别。

【病理变化】

HPV3 所致的疣状表皮发育不良，病理变化与扁平疣改变相同，在表皮浅层有明显弥漫性细胞空泡化；HPV5 所致者，表皮增生，其深浅程度不一，病变细胞肿胀，呈不规则形，胞浆为蓝灰色，有些细胞核固缩，核变空，呈"发育不良"外观。整个棘层和颗粒层有明显空泡变性，有明显的核仁和颗粒。

【诊断及鉴别诊断】

根据全身性泛发性扁平疣样损害及病理变化可以诊断。但须与下列疾病进行鉴别：

（一）疣状肢端角化症　在手背、足背、膝、肘等处出现扁平疣状丘疹，手掌有弥漫性增厚以及小的角化性斑块，病理检查见表皮浅层细胞无空泡形成。

（二）扁平苔藓　为紫红色扁平丘疹，有明显痒感，黏膜常同时有损害，有特殊的病理组织学变化。

【治疗】

无满意疗法，应重视调整机体免疫功能，预防皮损恶变。

可试用维A酸软膏、5-氟尿嘧啶软膏或角质软化剂。皮损较少者可用X线照射、液氮冷冻疗法、激光疗法、电干燥疗法或刮除疗法。有人报告用吗啉双胍治疗有效。

补充维生素A对本病可能有效，有人报告给病人内服维生素A和E，外用20%尿素霜治疗本病1例，4个月后皮疹减少、变平，1年后损害大部分消退，仅遗留数个皮疹。

赵永铿等给1例生后不久发病的23岁女性患者口服三甲基甲氧苯维甲酸乙酯（etretinate）25 mg/d（每日约为0.7 mg/kg），用药7~8周后皮损明显减退变薄，隆起损害消退。半年后皮损消退近70%。停药1个半月后皮损又加重，再服etretinate 20~25 mg/d，外搽2.5% 5-FU软膏，数周后皮损又减退至停药前水平，减少用量至10 mg/d，病情稳定，用药至1年9个月，症状明显改善，但未能治愈。

胡兹嘉等对1例住院患者用异维A酸20 mg/次，2次/日；双嘧达莫25 mg/次，3次/日；利巴韦林0.6g/d静滴，10日为一疗程，共两个疗程；干扰素α-2a 100万U肌注，1次/日，递减至1次/周；双掌角化过度性损害用1%金霉素软膏与维A酸软膏每晚混合封包，扁平疣样损害外用维胺酯乳膏与酞丁胺搽剂，各1次/日，2个月后双掌疣状损害外科手术剥离，收到明显效果。

【预后】

本病能自体和异体接种，形成广泛性疣。约20%患者日后可发展成鳞状细胞癌或基底细胞癌。

七、口腔灶性上皮增生（oral focal epithelial hyperplasia）

Heck（1961）首先报道。本病多见于美国印第安人，其他人种亦有发现，为一种良性过度增生性口腔黏膜疾病。可呈小范围的局部流行。

【病因】

据报道皮损的细胞核内可发现颗粒，其大小及形状与 HPV 一致，且有人证实此病毒为 HPV13，也有人认为与遗传有关。艾滋病人的口腔白斑性病变是 HPV 与 EB 病毒的混合感染。

【临床表现】

患者多为儿童，在口腔黏膜上可见多数散在性白色、柔软的丘疹及结节，直径 2~4 mm，皮疹亦可互相融合，好发于上下唇黏膜、舌、齿龈及颊部，病程慢性，但可自然缓解。

【病理变化】

棘层肥厚，表皮突增宽延长，整个上皮见有散在性细胞空泡化，染色淡的部位内这种空泡细胞多在表皮浅部，但亦可延伸到增宽的表皮突内，基底细胞层无空泡形成。某些空泡化细胞有双核。

【治疗】

无特殊治疗方法。

第四节　肝炎病毒性皮肤病

肝炎病毒是病毒性肝炎的病原体，根据流行病学和临床特点，现已知主要的肝炎病毒有 5 种：甲型、乙型、丙型、丁型及戊型肝炎病毒等。甲型肝炎病毒属小核糖核酸病毒科，系 25~28 nm 立体对称 RNA 病毒，无包膜，为肠道病毒 72 型，主要经粪–口途径传播。乙型肝炎病毒属于一类独特的嗜肝 DNA 病毒科，直径 42 nm，有特殊的生物学、致病性与免疫特性，分外壳及核心两部分。乙型肝炎抗原可分 3 种，外壳部分称为乙型肝炎表面抗原（HbsAg），核心部分称为乙型肝炎核心抗原（HbcAg）及 e 抗原（HbeAg），后者为可溶性，存在于核心内。HbsAg 又至少有 4 个主要亚型，即 adw、 adr、ayw 及 ayr，亚型的测定有助于流行病学调查。丙型和戊型肝炎病毒是非甲非乙型肝炎病毒。经输血传播的一类称丙型肝炎病毒，经粪 – 口途径传播的一类称戊型肝炎病毒。丁型肝炎病毒需要嗜肝 DNA 病毒的辅助才能完成其增殖周期，故是一种缺陷病毒，常与乙型肝炎病毒共感染。

一、小儿丘疹性肢端皮炎（infantile papular acrodermatitis）

又名丘疹性肢端皮炎、Gianotti 综合征（Gianotti syndrome）、Gianotti – Crosti 综合征（Gianotti – Crosti syndrme）、Gianotti 病（Gianotti disease）、婴儿苔藓样皮炎（infantile lichenoid dermatitis）、儿童丘疹性肢端皮炎（papular acrodermatitis of childhood）。本病于 1953 年始见于意大利的米兰。后来皮肤科医生 Gianotti（1953）报道 3 例小儿四肢、臀部以及面部特殊皮疹，伴有局部淋巴结肿大和肝肿大的患者。指出本病常伴无黄疸型肝炎及乙型肝炎抗原血症，患者 HbsAg 为阳性，大部分为 ayw 亚型。Crosti 等（1957）加上自己遇到的 8 例，与 Gianotti 共同在斯德哥尔摩第 11 届国际皮肤科会上报告。以后欧美各国报道者日众，发现有些病例不伴有肝炎，称之为"小儿丘疹性水疱样肢端皮炎"，故有人建议把 Gianotti 最初报告的伴有肝炎者称为 Gianotti 病，而把无肝炎并发的丘疹性水疱样皮炎称为 Gianotti – Crosti 综合征。本病多见于意、英、法及瑞士等地，日本自 1966 年开始报道，我国 1982 年开始有少数病例报告。

【病因】

现已证实乙型肝炎病毒（HBV）、澳抗亚型 ayw 是本病的病因。本病传染性轻微，传播途径不明，可能是 HBV 通过皮肤、黏膜所致的原发性感染。年龄愈小，发病率愈高，而高年龄组以经典黄疸型乙型肝炎患者为主，皮疹可能是小儿对 HBV 感染免疫反应未成熟或为抗原抗体复合物所致。

【临床表现】

（一）基本情况 出生后 6 个月 ~ 12 岁发病。主要为皮肤、淋巴结及肝脏病变。

（二）皮肤损害 无明显前驱症状而突然发疹。皮疹为直径 3 ~ 4 mm 大的实性半球形或扁平丘疹，铜红色或肉色，如为出血型则呈紫红色，亦可呈苔藓样变。自四肢末端、手足背面开始，向心性扩展，皮疹为孤立存在，互不融合，对称分布，以四肢伸侧远心端明显，颜面、臀部次之，而躯干部无皮疹或极少。无痛痒，持续 3 周左右，此型皮疹占 80%。此外，少数患者皮疹在易受机械性刺激的肘部、膝盖、手背、足背等处，可融合，或呈线状排列（Koebner 现象），伴有痒感。躯干也可有皮疹，部分呈紫癜样，极少数可掺杂有水肿性红斑或钱币状湿疹，亦可见全身中毒疹样皮疹。病程 2 ~ 8 周，自愈后发生秕糠状脱屑，残留色素沉着达月余，愈后一般皮疹不复发。黏膜一般不受侵犯。

（三）淋巴结 全身淋巴结中等度肿大，主要见于腹股沟和腋窝部，持续 2 ~ 3 个月。

（四）肝脏损害 在皮疹发作同时或 1 ~ 2 周后，有急性肝炎表现，主要为无黄疸型，而黄疸型少见。肝中度肿大，无压痛，持续 1 ~ 2 个月，皮疹出现时 40% 患者 SGPT 正常，经 2 ~ 4 周后上升。年长儿和成人可能出现黄疸。患者一般情况良好，少数可有低热、倦怠和全身不适。

本病很少有全身症状，近年有报告某些患者有发热、渗出性咽炎和呼吸道症状，可能与 EB 病毒感染有关。临床上丘疹性肢端皮炎（Gianotti 综合征）与不并发肝炎的丘疹性水疱样皮炎（Gianotti - Crosti 综合征）有所不同，见表 2 - 10。

表 2 - 10　　丘疹性肢端皮炎与丘疹性水疱样皮炎的鉴别

	丘疹性肢端皮炎	丘疹性水疱样皮炎
发病年龄	出生后 6 个月至 12 岁	2 ~ 6 岁
皮肤病变	凸形红色斑丘疹	帽针头大的水疱样丘疹
发疹部位	颜面、臀部、四肢（除肘前及腘窝外）对称出现，不融合	面部、耳、臀部、四肢对称发生，四肢病变有斑点状融合
皮疹复发性	不复发	经常复发
瘙痒	无	多见
毛细血管脆弱	多见	少见
Koebner 反应	有	无
病理变化	表皮，特别是血管周围有淋巴细胞 – 单核细胞浸润	海绵化、水疱化、真皮乳头血管周围有淋巴细胞 – 单核细胞集聚和浸润
淋巴结肿大	见于腹股沟和腋窝部	见于腹股沟和腋窝部
脾大	轻度，一过性	无
肝脏病变	急性肝炎	无
HB 抗原	阳性	阴性
病程经过	15 ~ 25 天	20 ~ 25 天
传染性	轻度	无
复发	不复发	极少数复发

（Gianotti　1973）

【实验室检查】

1. SGOT 和 SGPT、LDH、AKP 等可增高。

2. 皮疹发生数日后血清 HbsAg 呈阳性，3 个月后 50% 阴转，1 年后仍阳性者约 40%，少数持续数年。

3. 白细胞总数减少或稍增多，淋巴细胞和单核细胞增多，后者可达 20%，类似传染性单核细胞增多症，但血嗜异性凝集试验（Paul – Bunnel′s test）阴性；血沉正常；急性期血清蛋白电泳 α2 及 β 球蛋白增加，末期 γ 球蛋白增加。

【病理变化】

皮肤损害活检呈非特异性慢性炎症改变，有轻至中度的角化过度及棘层肥厚，真皮乳头层及浅层血管周围有淋巴细胞、单核细胞和组织细胞浸润，以及少量红细胞外溢。真皮深部血管有炎症性改变。整个淋巴网状系统呈轻度炎症反应。肝组织活检为典型急性肝炎表现。

【诊断及鉴别诊断】

根据皮疹的特点，淋巴结肿大和肝脏肿大及 HbsAg 阳性等实验室检查，诊断一般不难。本病须与药疹、丘疹样玫瑰糠疹等相鉴别。

【治疗】

本病无特殊疗法。口服糖皮质激素对皮疹及肝炎无益。亦无有效的外用药。皮疹可于发病后 20～30 天自行消退，而肝炎常可持续 2 个月，有时达 1 年以上，因此应长期保肝治疗，HBsAg 阳性患儿可以口服阿昔洛韦。本病有自限性，一般对症处理即可，预后良好，不再复发。

外用制剂可用润肤剂、炉甘石洗剂、糖皮质激素制剂，如丁酸氢化可的松霜（尤卓尔）或糠酸莫米松乳膏（艾洛松）外用。

二、乙型肝炎抗原血症（hepatitis B antigenemia）

【病因】

乙型肝炎病毒（hepatitis B virus，HBV）所致。HBV 进入机体，通过淋巴、血流，最后定位于肝脏，在肝细胞内增殖。但 HBV 所引起的病情差异较大，可表现为无症状携带者、急性肝炎、慢性迁延性肝炎、慢性活动性肝炎、暴发性肝炎等。乙型肝炎的主要传染源是病人和无症状携带者。主要通过输血注射传播及母婴垂直传播，唾液、昆虫、性交等也可能传播 HBV。部分乙型肝炎患者血循环中，可检出 HbsAg 与抗 HbsAg 的抗体所形成的免疫复合物，这可能是产生急性期皮疹的原因。

【临床表现】

（一）血清病样改变 多见于急性乙型肝炎。感染乙型肝炎病毒后，在发病出现黄疸前 2 周，约有 >10% 的患者出现血清病样症状。主要表现为荨麻疹及血管性水肿，少数病人可发生一过性红斑、斑丘疹、多形红斑、猩红热样红斑、白细胞碎裂性血管炎、红皮病及紫癜等，可同时伴有关节痛，偶有关节炎。在患者血清及关节液中可测出 HbsAg – Ab 的复合物。

（二）扁平苔藓样皮疹　可并发于慢性活动性肝炎，尤其是糜烂型。其发病机理尚未明。此外，在躯干、四肢还可发生炎症性丘疹、中心化脓、结痂、萎缩，形成特征性痘样疤痕。此种皮疹可持续多年，且随着肝炎病情的变化而波动，系过敏性毛细血管炎在皮肤上的表现。

（三）结节性多动脉炎　表现为皮下结节、网状青斑及皮肤溃疡。系血管炎所致。

（四）冷球蛋白血症　血清内的冷球蛋白免疫复合物所致，表现为皮肤紫癜及雷诺氏征。

（五）其他肝病性皮疹　常见的为痤疮、红斑狼疮样改变、局限性硬皮病、膨胀纹、紫癜、指甲下与甲根部出血。

【诊断及鉴别诊断】

乙型肝炎患者出现上述各种皮疹，应考虑为乙型肝炎病毒引起的。但必须作相应的鉴别诊断，有时电镜下寻找皮损内有无乙肝病毒，有助于诊断。

甲型肝炎及非甲非乙型肝炎亦可发生类似皮疹，但发生率显著较少，皮疹较轻。

【治疗】

主要有赖于积极治疗乙型肝炎。

第五节　副黏病毒性皮肤病

副黏病毒科（Paramyxoviridae）病毒为单链负钮 RNA 病毒，可分为 3 属：①副黏病毒属：包括腮腺炎病毒、副流感病毒 1 ~ 4 型、新城疫病毒；②麻疹病毒属：包括麻疹病毒、犬瘟热病毒和牛瘟病毒；③肺病毒属：包括呼吸道合胞病毒、小鼠肺炎病毒等。能引起人皮肤变化者主要为麻疹病毒和呼吸道合胞病毒。副流感病毒除引起发热及呼吸道症状外，发热期偶可在面、颈、躯干上部发生粉红色斑疹或斑丘疹，呈麻疹、风疹或猩红热样皮疹，多见于儿童。流行性腮腺炎极期时偶在躯干出现斑疹、斑丘疹或水疱，有时并发血小板减少性紫癜。

副黏病毒呈多形性，一般为球形，有包膜，直径 150 nm，偶尔可见到直径大于 800 nm 的巨大颗粒。本科病毒对热多不稳定，在酸或碱性溶液中易破坏，对乙醚敏感。

一、麻疹（measles，morbilli，rubeola）

又名第二病（second disease）。

本病为儿童最常见的一种急性呼吸道传染病，偶可转为慢性病毒感染。广泛应用麻疹疫苗后，儿童中的发病率显著下降，但有向大年龄组移动的倾向。

【病因】

麻疹病毒（Measeles virus）属副黏病毒科，与本科其他病毒不同，麻疹病毒无特殊的神经氨酸酶活力。所有分离到的麻疹病毒其抗原性均相同，无亚型。麻疹病毒相对较大，直径 150~300 nm，中心为单链 DNA 和对称的螺旋形衣壳组成。电镜下一般呈球形，多变，有时呈丝状。从病人标本中分离病毒，以用原代人胚肾或猴肾细胞培养最易成功。细胞培养中可出现两科病变：一种发生细胞融合，形成含 10~130 个核的巨细胞；另一种病变为细胞变成梭形或放线状。人类是麻疹病毒的自然宿主，尚可感染猴、小白鼠和仓鼠等实验室动物。

麻疹病毒在体外极不稳定，对热、紫外线、乙醚、氯仿及一般消毒剂敏感，56℃ 30 分钟即可灭活。但耐寒及耐干燥，室温下可存活数日，-70℃可保存活力 5 年以上。

【流行病学】

（一）传染源　经飞沫排出的病毒在室温下活力可维持34小时。因此，急性患者为唯一传染源，无症状的带病毒者或隐性感染者少见，且其传染性也较低。发病前两天（潜伏期末）至出疹后5天内具传染性，传染期患者口、鼻、咽、眼结合膜分泌物、痰、尿、血液（特别是白细胞内）中都有病原体。前驱期传染性最强，出疹后逐渐减低，疹退时已无传染性。

（二）传播途径　传播途径为急性期病人直接经呼吸道传播，病毒随飞沫到达受染者口、咽、鼻部，也可能经眼结合膜侵入。密切接触者亦可经污染病毒的手传播，间接传播甚少见。

（三）易感人群　普遍易感，未患过麻疹，也未接种过麻疹疫苗的人为易感者，易感者接触患者后90%以上可发病。病后可获持久免疫力。成人因在幼时患过麻疹而有免疫力，6个月内婴儿因从母体获得抗体很少患病，故易感人群主要在6个月至5岁小儿。目前成年麻疹病例的报道增加，主要原因为幼时接种过麻疹疫苗，以后未再复种，也未遇到麻疹病人，致免疫力逐渐下降而成为易感者。

【发病机制】

麻疹病毒侵入上呼吸道或眼结合膜后，引起上皮细胞内感染和繁殖，1~3天内病毒从上皮细胞经淋巴扩散侵入局部淋巴组织，由巨噬细胞或淋巴细胞携带入血循环，引起第1次病毒血症（第2~3天）。病毒经血循环至全身网状内皮细胞和在呼吸道上皮细胞内继续繁殖，引起第2次病毒血症（第5~7天），并发生全身麻疹病毒感染，主要侵犯整个呼吸道、眼结膜及皮肤，出现高热、皮疹。发疹后2~3天内机体出现免疫反应，血液及脏器组织内病毒迅速减少，进入恢复期。

【临床表现】

（一）典型麻疹

1. 好发年龄　主要发生于<5岁的儿童，出生后6个月以内的婴儿由于尚有从母体获得的免疫力，故不易感染。

2. 潜伏期 6~21天，多为10天左右。感染严重或因输血而获感染者可短至6天，接受过免疫制剂或曾接种过麻疹疫苗者，潜伏期可长达3~4周。

3. 前驱期（卡他期） 3~5天，体弱及重症者可延长至7~8天，曾接种过疫苗或有被动免疫力者仅1~2天。此期主要表现为上呼吸道及眼结膜发炎的卡他症状，有发热、咳嗽、流涕、流泪、畏光、全身不适等。婴幼儿可伴呕吐和腹泻，可能与肠道受染有关。约90%患者口腔及咽部黏膜充血明显，发病后2~3天可在第一磨牙对面的颊黏膜上出现麻疹黏膜斑（Koplik spots），为麻疹前驱期的特征性体征，有早期诊断价值。此种斑点呈白色，针尖大小，周围有红晕，散在于双侧第二磨牙对面的鲜红色、湿润的颊黏膜上，初起时仅数个，很快增多，且可融合，扩散至整个颊黏膜以及唇内、牙龈等处，偶见于眼结合膜，一般维持2~3天，迅速消失，有时在出疹1~2天尚可见到。前驱期开始偶见颈、胸、腹部出现一过性风疹样或猩红热样皮疹或风团，数小时即退，称为前驱疹。

4. 出疹期 起病后3~5天呼吸道症状及体温达到高峰时开始出疹，常在黏膜斑出现后两天。首先从耳后发际见到淡红色斑丘疹，渐及前额、面、颈，而后依次扩展到胸、腹、背、四肢，最终延及掌跖，从出疹到遍及全身约需2~3天。皮疹以斑丘疹为主，开始时色鲜红，压之退色，直径2~5 mm，稀疏分明。出疹高峰时皮疹量多，可融合，颜色亦渐转暗，但疹间皮肤仍正常。随皮疹增多而全身中毒症状加重，体温可高达40℃，神萎倦怠、昏睡或烦躁不安。咳嗽加重，有痰，舌干，咽红，眼睑浮肿。颈部淋巴结肿大，肝脾可肿大，肺部常有干湿罗音。X线检查胸部可见纵隔淋巴结肿大，肺纹理增粗。出疹期成人中毒症状常比小儿为重，皮疹多密集，但并发细菌感染者较婴幼儿为少。

5. 恢复期 皮疹和中毒症状发展到高峰后，体温常于12~24小时内较快恢复正常，随之精神好转，呼吸道症状减轻，食欲增加。一般在热退后2~3天皮疹按出疹顺序依次消退，遗留浅棕色色素沉着斑，伴秕糠状脱屑，2～3周内退尽。

（二）非典型麻疹

1. 轻型麻疹　多见于对麻疹具有部分免疫力者，前驱期较短，可缩短至1～2天或无前驱期，发热低（＜39℃）持续时间短（2～5天），上呼吸道症状较轻或缺如，麻疹黏膜斑不典型或不出现，皮疹稀疏或无，较少并发症，全病程在1周左右。病后所获免疫力与患典型麻疹者相同。此外，现已证实麻疹也有隐性感染。

2. 无皮疹型麻疹　发生于免疫力低下患者。患麻疹时不出现麻疹黏膜斑和皮疹，依据流行病学及实验室检查诊断。

3. 重型麻疹　多见于并发严重继发感染或免疫力低下者，如营养不良或已患有其他疾病的儿童。起病急骤，高热40℃以上，可出现中毒性麻疹（常有气促、心率快、谵妄、昏迷、抽搐）、出血性麻疹（皮疹棕紫色，伴黏膜和消化道出血）、疱疹性麻疹、休克性麻疹（伴循环衰竭）。此类患者易与皮肤病混淆，且病情危重，病程短，死亡率高。

4. 成人麻疹　病程经过仍较典型，但病情多较重，缺乏卡他症状，热型不规则或为稽留热，持续3～8天。发病3～4天出现皮疹，为粗大斑丘疹，可融合，甚至为出血性。常见不典型麻疹黏膜斑，消失较晚。中毒症状重者可有假性脑炎和麻疹性肝炎。

（三）孕妇麻疹　妊娠早期患麻疹可引起死胎，稍晚则可发生流产或死产。如在分娩前不久得麻疹，病毒可经胎盘传给胎儿，新生儿生后即患麻疹，往往无明显前驱症状而且发疹较多，有发热、上呼吸道炎、眼结膜炎。

（四）并发症　患麻疹者机体免疫力低下，很易继发其他病毒或细菌性感染，年幼体弱和营养差的小儿，也可因环境不良或护理不当而发生并发症。常见呼吸道并发症有肺炎、喉炎及中耳炎，神经系统并发症有脑炎、亚急性硬化性全脑炎及心血管损害等。

【病理变化】

麻疹病毒侵犯各种组织细胞，引起单核细胞浸润，在病灶中可见两种多核巨细胞：①网状内皮组织中的华 – 佛巨细胞（Warthin – Finkeldey cells），细胞大小不等，可含核 100 个以上，胞质内及核内均可见嗜酸性包涵体；②在呼吸道及其他上皮表层可找到上皮巨细胞。麻疹皮疹的病理活检中可见典型上皮巨细胞，上皮细胞肿胀、空泡变性、坏死，继而角化、脱屑。真皮中毛细血管内皮肿胀、增生，伴淋巴细胞及组织细胞浸润，血管扩张。麻疹黏膜斑的病理变化与皮疹相似，也可坏死形成小溃疡，口腔黏膜斑系病毒血症所致，而非原发病灶。在电子显微镜下可见表皮细胞内融合多核的巨细胞，其中含有黏病毒所特有的微管聚集物。

【实验室检查】

（一）常规检查　白细胞总数减少，分类中淋巴细胞相对增多；白细胞（尤其中性粒细胞）增加，提示继发细菌感染；淋巴细胞严重减少，提示预后不好。前驱期鼻咽拭子涂片用 Wright 染色，可见到多核巨细胞；尿沉淀中有巨细胞及原浆内有包涵体的单核细胞。

（二）血清学检查　用 ELISA 法测定血清特异性 IgM 和 IgG 抗体，敏感性和特异性好，有早期诊断价值。病后 5 ~ 20 天 IgM 最高；IgG 抗体恢复期较早期增高 4 倍以上即为阳性。取早期和恢复期血清各 1 份作血凝抑制实验、中和实验或补体结合实验，抗体效价呈 4 倍以上升高亦为阳性。

（三）病原学检查

1. 病毒分离　取早期病人眼、鼻咽分泌物，血、尿标本接种于原代人胚肾细胞，可分离出麻疹病毒，不作为常规检查。

2. 蛋白水平检查　取早期病人鼻咽分泌物、血细胞及尿沉渣细胞，用免疫荧光或免疫酶法查麻疹病毒抗原，早期即可呈阳性。

3. 核酸检测　反转录 PCR（RT – PCR）法检测麻疹病毒 RNA，是非常敏感而特异的诊断方法，尤其对免疫力低下不能产生特异抗体的麻疹患者有诊断价值。

【诊断及鉴别诊断】

在流行期间，对有接触史的易感儿童，如出现上呼吸道卡他症状，应密切观察，若出现口腔黏膜斑即可确诊。应予鉴别的出疹性疾病为：

（一）风疹　重点应与轻型麻疹鉴别。风疹多见于幼儿及学龄前儿童，前驱期短而轻微，无热或低热，轻咳，流涕，无黏膜斑。起病1～2天后出疹，迅速见于全身，为稀疏斑丘疹，1～2天内消退，不脱屑，不留痕迹。同时耳后、枕后、颈部淋巴结肿大。常无并发症，预后好。

（二）幼儿急疹　主见于1岁婴幼儿。高热骤起，持续3～5天而突降，可伴高热惊厥。呼吸道症状不明显。热退时或热退后出疹，呈散在玫瑰色斑丘疹，以躯干为多，疹退后一般无脱屑或色素沉着。发热时白细胞总数下降，淋巴细胞增多。

（三）猩红热　前驱期发热，咽红明显，1～2天后全身出现针头大小的红斑，疹间皮肤充血，一片猩红，压之退色，疹退后可见大片脱皮，白细胞总数及中性粒细胞显著增高。

（四）肠道病毒感染　柯萨奇病毒及艾柯病毒感染时常伴发皮疹，多发生于夏秋季。出疹前有呼吸道症状，发热，咳嗽，腹泻，偶见黏膜斑，常伴全身淋巴结肿大，继而出疹，也有热退方出疹者。皮疹多样，大多呈斑丘疹，疹退不脱屑，不留痕迹。血象无特殊或有白细胞轻度增高。

（五）其他　如败血症、斑疹伤寒、药物疹、过敏性皮疹、皮肤黏膜淋巴结综合症（川崎病）等有时亦须与麻疹鉴别。可根据流行病学、临床表现、皮疹特点及实验室检查谨慎区分。

【治疗】

（一）接种疫苗　易感儿童可皮下注射麻疹灭活疫苗，95%的接种者可产生自动免疫抗体。在麻疹流行期间，体弱、患病、年幼的易感者如接触过麻疹病人应即给予被动免疫制剂注射（见表2-11），但未患过麻疹或未接种过麻疹疫苗者的血制品无被动免疫作用。患者应至少隔离至出疹后5天，或麻疹皮损完全消退。

表2-11　麻疹被动免疫制剂用量（肌注）

制剂名称	减轻症状剂量	预防麻疹剂量
人血γ球蛋白	0.1~0.15 mL/kg	0.2~0.6 mL/kg
胎盘球蛋白	0.2~0.5 mL/kg	0.5~1.0 mL/kg
痊愈期血清	4~5 mL	7~10 mL
成人血浆	10~15 mL	20~30 mL
成人全血	20~30 mL	40~60 mL

（二）一般处理　居室应保持空气新鲜，能晒到日光、湿度适当，但不宜直接吹风或过分闷热。应卧床休息至体温正常，皮疹消退。可用0.9%氯化钠溶液每日清洗口、鼻、眼，并注意皮肤清洁。多饮开水，进有营养易消化的食物，不必忌荤忌油，恢复期可适当增加营养以利康复。高热时给小剂量退热剂或头部冷敷。咳嗽剧烈或烦躁不安者给少量镇静剂。

（三）对症治疗　不能进食者给静脉补液，对体弱者、使用免疫抑制剂者和肿瘤患者可在出疹前肌内注射丙种球蛋白1.5~3.0 mL或静脉注射恢复期血清50 mL。

（四）中医药治疗　中医认为麻疹系热蕴于肺脾二经所致，治则为：

1. 早期　应驱邪外出，宜辛凉透表，可用宣毒发表汤加减（荆芥、葛根、薄荷、炒牛蒡子、前胡、蝉衣、生甘草）或升麻葛根汤加减。外用透疹药（生麻黄、芫荽子、西河柳、紫浮萍各15g）置锅内煮沸蒸薰，稍冷后擦洗面部、四肢以助透疹，须注意保暖。

2. 出疹期　治宜清热解毒透疹，除继续外用透疹药外，可用银翘散加减，热重者给三黄石膏汤或犀角地黄汤。体虚、面白、肢冷者，宜用人参败毒饮或补中益气汤。

3. 恢复期　宜养阴清热，可用沙参麦冬汤加减或竹叶石膏汤加减。

（五）并发症的治疗　如有肺炎、喉炎、脑炎或心血管功能不全应在儿科或内科支持下积极对症治疗。

【预后】

单纯麻疹预后良好。免疫功能不全或发生并发症等可影响预后。重型麻疹病死率高。

【预防】

对麻疹患者应早诊断、早报告、早隔离、早治疗。

1. 管理传染源　患者应隔离至出疹后 5 天，有呼吸道并发症者隔离至出疹后 10 天。易感的接触者检疫 3 周，并使用被动免疫制剂。

2. 切断传播途径　流行期间易感者应避免去人多处，避免探亲访友；无并发症的患儿宜在家中隔离。

3. 保护易感人群　按规定接种麻疹减毒活疫苗。体弱、患病、孕妇及年幼的易感者接触麻疹病人后应立即采用被动免疫，在接触病人 5 天内注射人血丙种球蛋白 3 mL 可预防发病。若 5 天后注射，只能减轻症状。免疫有效期 3~8 周。

二、非典型麻疹综合征 （atypical measles syndrome）

本症指婴幼儿初次接种麻疹疫苗，若干年（一般为 2 年）后，血中抗体水平下降，再次感染麻疹病毒时，临床上出现非典型麻疹和较重的临床症候群。欧美报道较多，国内也有此类资料。

【病因】

一般认为与免疫反应有关，系免疫复合物导致不典型皮疹和其他临床表现；也有人认为与迟发型超敏反应有关；Norrby 认为麻疹死毒疫苗保存了 H 糖蛋白抗原，缺乏病毒包膜的溶血素抗原（F 抗原），这种抗原可使机体产生 F 抗体，以防止病毒在细胞间传播，F 抗原的缺乏使机体抗病毒能力下降；H 抗原虽然可使机体产生 H 抗体，以中和游离病毒，但不能阻止病毒在细胞间传播，通过感染细胞释放病毒抗原，引起机体超敏反应而出现一系列症状和体征。

【临床表现】

（一）基本情况　多见于 < 10 岁小儿，青春期亦可发病。多在冬春季节散发，无传染性。

（二）全身症状　患者突发高热，自觉不适，可有头痛、腹痛、肌肉痛，伴恶心和呕吐，但无咳嗽、流涕或结膜炎等。继之出现鼻炎、喉痛、畏光、干咳和胸痛。

约75%患者有肺泡浸润，呈间质性改变，可有胸水和肺门淋巴结肿大。部分病例肺部残存结节性病灶，可持续2年以上，易误诊为肺肿瘤。尚可并发脑炎、感染后迁延性关节痛、心肌炎、持续性低血压、舌炎及一过性血尿等。

（三）皮肤损害　发病2～3天后出现皮疹，呈红斑、斑丘疹及风团样疹，以后出现水疱、瘀点或紫癜样皮疹，偶有痒感。皮疹初见于掌跖和腕踝部，以后扩展到躯干和四肢。可有掌跖水肿，虽腭部可见瘀点，但无 Kopliks 斑和杨梅舌，在以往的接种部位，皮疹更明显，皮疹约在2周左右可以消退。

【实验室检查】

贫血罕见。白细胞总数减少，常 < 3 × 10^9/L，淋巴细胞及嗜酸性细胞增加，血小板减少。血沉增快，LDH 轻度升高，GOT 及 GPT 增高，少数病人出现 DIC，血清麻疹病毒补体结合试验滴度增高，麻疹病毒及细菌培养均阴性。

【病理变化】

早期真皮内有单核细胞及中性粒细胞浸润，晚期以中性粒细胞为主，DIF 检查在血管壁上有 IgG、补体及麻疹抗原。

【诊断及鉴别诊断】

主要依靠临床特征、麻疹疫苗接种史和血清学检查结果。须要鉴别的疾病包括：发热出血性疾病、脑膜炎球菌败血症、肠道病毒感染、药疹、猩红热、过敏性紫癜、传染性单核细胞增多症、淋球菌皮炎、斑疹伤寒、伤寒等。

【治疗】

无特殊疗法，可对症处理。预后较佳，可在 2 周左右恢复正常。

三、呼吸道合胞病毒感染(respiratory syncytial infection)

【病因】

呼吸道合胞病毒（Respiratory syncytial virus，RSV）属副黏病毒科肺炎病毒属，为有包膜的单链负股 RNA 病毒，有圆形和丝状两种形态，120～200 nm 大小，包膜为双层脂质，上有融合蛋白和表面糖蛋白，前者能溶解宿主细胞膜使病毒能进入细胞，并在感染细胞融合进邻近细胞中起作用，导致合胞体形成，这是此病毒在组织培养中的一个突出特征。常用的培养细胞有人二倍体细胞、猴肾细胞、Hep－2 及 Hela 细胞等。本病毒只有一个血清型，对外界抵抗力弱，4℃存活 4～6 天，室温下两天内滴度下降 100 倍，采集培养标本后应置湿冰上输送实验室。用荧光抗体技术，可在感染细胞的胞浆中查到病毒。

【流行病学】

（一）传染源　　RSV 感染广泛分布于世界各地，在下呼吸道感染患儿中，RSV 感染占 1/5 以上。人是 RSV 的自然宿主，传染源是病人及 RSV 排出者。

（二）传播途径　　RSV 传染性较强，除通过呼吸道分泌物、空气飞沫传播外，也可通过分泌物污染的物体或手的接触传播。RSV 感染性与传播途径有关，经鼻内和眼结膜接触 RSV 后最易发病，很少发生经口传播的 RSV 感染。

（三）易感人群　　由于 RSV 自然感染后患者不能获得持久的免疫保护，所以人群普遍易感。主要易感人群为 <2 岁儿童，尤其是 6 周龄至 6 个月的儿童，年龄越小病情愈重。

【临床表现】

（一）基本情况　　主要发生在生后 1～6 个月的婴儿，严重下呼吸道感染，男婴更多见。潜伏期 3～7 天，多在冬季发病。

（二）全身症状　　临床表现多样，多表现为上呼吸道疾病，约

25% ~40% 婴儿表现为支气管炎、细支气管炎、哮喘、肺炎等。一般常以低热、流涕、食欲减退等上呼吸道症状起病，继而咳嗽，常伴喘息，中度呼吸急促，鼻涕增多，间歇发热。肺部可有弥漫性干鸣、细罗音和哮鸣音。胸部 X 线摄片大多正常。早产儿和月龄较小者感染呼吸道合胞病毒后可表现为发作性呼吸暂停，并无明显的呼吸道症状。成人受此病毒感染则表现为普通的上呼吸道感染症状。老年人可引起发热性气管炎和严重的甚至致死的肺炎。

（三）皮肤损害　少数受呼吸道合胞病毒感染的儿童可在面部及躯干发生单纯性红斑。亦有报道，在发病的第 4 天在肩部、胸部发生弥漫性斑丘疹，第 5 天播散到躯干、前臂及臀部等处，亦可见有少量瘀点，皮疹在 12 小时后消退，同时体温也下降。

【实验室检查】

白细胞总数正常或稍减低，淋巴细胞相对增高，血沉正常或增高。

病人的洗鼻液、鼻咽拭子、血、痰等进行鸡胚培养、动物接种或细胞培养可分离出病毒。

用免疫荧光法可在患者呼吸道分泌物中检测出呼吸道合胞病毒抗原，有早期快速诊断价值。用补体结合试验、中和试验、血凝抑制试验、酶联免疫试验和放射免疫法能检出血清中的抗体，恢复期抗体效价比疾病期升高 4 倍以上有诊断价值。

【治疗】

患者应卧床休息，给予对症治疗。本病具有自限性，一般预后良好，年龄过小、老年人、原有心肺疾病者、免疫功能低下者及下呼吸道感染或继发细菌感染者预后较差。现有抗病毒药物效果不理想，有较大副作用，用于治疗本病的意义不大。

第六节　小核糖核酸病毒性皮肤病

【病原学】

小核糖核酸病毒科（Picornaviridae）有 4 个属，即肠道病毒属、鼻病毒属、心脏病毒属和口腔病毒属。目前只发现前两属的一些病毒与人类疾病有关。

肠道病毒包括脊髓灰质炎病毒 1 ~ 3 型、柯萨奇病毒 A 组 1 ~ 24 型和 B 组 1 ~ 6 型及埃可病毒 1 ~ 34 型三种。68 ~ 72 型的亚属未定。鼻病毒有 100 个以上型。

本科病毒均呈小球形，无包膜，在细胞质内成熟，直径为 22 ~ 30 nm，是动物病毒中最小的一种，核壳内为单链 RNA，其直径为 16 nm。核壳的多肽分子有 180 个，核壳呈 20 面体，主体对称。

肠道病毒和鼻病毒均无含脂质的包膜，故耐乙醚和氯仿，对 75% 乙醇、1% 四价铵化合物等消毒剂均有一定的抵抗力。氯化镁能保护所有肠道病毒耐受热的灭活作用。0.3% 甲醛、0.1N 盐酸或 0.3 ~ 0.5ppm 游离氯处理，或用紫外线照射，能将肠道病毒很快灭活，对理化因素抵抗力强，–20℃ 及 –70℃ 可长期保存，在 4℃ 可存活 1 年以上，60℃ 经 30 分钟可将病毒灭活。鼻病毒不引起皮肤发疹，其保护作用不规律。

柯萨奇病毒（Coxsackie virus）系 Dalldorf（1948）在美国纽约州柯萨奇（Coxsakie）村发现的，即将该病毒以地名命名，沿用至今。柯萨奇病毒可引起多种综合征和痘病，以下仅介绍与皮肤科有关的常见病。

【流行病学】

（一）传染源　柯萨奇病毒感染遍布世界各地，在热带与亚热带地区常年可见，温带地区夏秋季多发。病人和健康带毒者是本病的主要传染源。

（二）传播途径　粪 – 口途径是主要传播途径。以人与人的直接传播为主，也可通过饮水、食物或苍蝇间接传播。空气飞沫传播亦已经证实。

（三）易感人群　人群对柯萨奇病毒普遍易感。婴儿由母体获得的中和抗体，出生后 5 ~ 6 个月逐渐消失。5 岁以下儿童易感性最高，随着年龄增长，免疫力增强。感染后可获得同型病毒的持久免疫力。

【发病机制】

病毒由胃肠道或鼻咽部侵入人体后，在咽部及肠上皮细胞及其附近的淋巴组织内增殖复制，继而侵入血流形成病毒血症。此时患者不表现任何症状或仅有轻度不适。病毒随血流侵入各脏器，临床上产生不同表现。同组同型柯萨奇病毒可引起不同的症候，而不同组、型的病毒又可引起相同的病变，因此可表现为多种综合征。

一、手足口病（hand–foot and mouth disease）

又名手足口综合征（hand–foot and mouth syndrome）、夏季脓疱（summer blains）。Robinson 等（1958）首先描述发生在加拿大多伦多地区的手足口病。以后澳、英、美、日等国曾发生本病流行。我国亦有本病的临床和病毒分离报道。

【病因】

本病流行病例由 Coxsackie A16 病毒引起，散发病例由 A5、A9、A10、B2、B5 及埃可病毒 9（ECHO9）引起。传播途径是经消化道感染，从患者的咽部、直肠、粪便及病损的水疱内均能分离出病毒。

1970 年在美国加州的一次中枢神经系统感染的暴发流行中，从病人粪便和脑炎尸检组织中分离出 71 型肠道病毒，被认为属新型肠道病毒感染。以后此病毒向世界各地传播，1973 年前后在日本和瑞典也发现该病毒引起的流行性脑病，还证实可以表现为手足口病。

【临床表现】

（一）基本情况　常于夏秋季节流行，多发于学龄前儿童，尤以 <5 岁的婴幼儿多见，成人以农民和接触家畜者为主，但较少见。潜伏期 3~5 天，前驱期 12~24 小时。

（二）全身症状　较轻微，发疹前可先有低热、不适、头痛、食欲不振及腹痛等症状，偶可引起高热、肝脾肿大和腹泻，并发心肌炎及脑膜炎者少见。

（三）皮肤损害　与全身症状同时，发生疼痛性口腔炎，在口腔的硬腭、颊部、齿龈及舌部黏膜上出现疼痛性小水疱，很快破溃形成小溃疡，四周绕以红晕。此外，在掌跖、指腹部可发生米粒至豌豆大小的痛性小水疱及红色斑丘疹，水疱呈半球形或椭圆形，疱壁薄，内容澄清，周围绕以红晕。主要发生在指（趾）的背面或侧缘，尤其指（趾）甲的周围及足跟的侧缘，发生于掌跖及指腹者常与指（趾）皮纹的走向一致。有时足背、肘部、膝、股部、臀部甚至全身发生广泛性皮疹，但以粟粒大小的红丘疹为主。皮损数目自数个至百余不等。皮疹经 3~6 天逐渐干涸，一般 2 周内痊愈。

（四）对胎儿的影响　文献报道在妊娠早期孕妇感染柯萨奇病毒 A 能引起胎儿唇裂、腭裂、幽门狭窄等。柯萨奇病毒 B 能致孕妇周身性感染，病毒经胎盘传给胎儿，致胎儿先天性心血管畸形的发生率增高，以动脉导管未闭、室间隔缺损、房间隔缺损居多，还容易引起尿道下裂、隐睾等。

【实验室检查】

淋巴细胞升高；咽拭子或直肠拭子进行病毒培养及分离鉴定，健康人群尤其是幼儿粪便中带此病毒者不少，故诊断时必须结合临床表现。血清柯萨奇病毒特异性抗体检查，可出现抗柯萨奇病毒 A16、A15 等的抗体，是诊断柯萨奇病毒感染的首选方法。检测病毒抗体可采用中和试验、血凝抑制试验、补体结合试验及 ELISA 法。

【病理变化】

早期表皮内水肿，有多房性小水疱，疱内含大量嗜酸性粒细胞，久后水疱可位于表皮下，表皮细胞有明显网状变性及气球状变性，无包涵体及多核巨细胞。真皮浅层血管周围有淋巴细胞及组织细胞等炎症细胞浸润。

【诊断及鉴别诊断】

根据口腔、指、趾发生散在性水疱等临床症状即可诊断，必要时进行病毒分离。本病应与口蹄病、多形性红斑、婴儿肢端脓疱病及疥疮等病鉴别，与一些口腔有水疱的病毒性疾病的鉴别见表 2 - 12。

表 2 - 12　常见病毒性疾病所致口腔黏膜水疱性损害的鉴别

	手足口病	疱疹性齿龈口腔炎	复发性疱疹	带状疱疹	疱疹性咽峡炎
年龄	儿童	1~6 岁多见	儿童或成人	儿童或成人	儿童
形态	少数分散较大的水疱	散在性 2~5 mm 水疱	丛集性小疱	单侧丛集性水疱	散在性针尖大的水疱
分布	不规则分散于口腔	唇、齿龈及口腔	唇或口腔	颊、腭、齿龈、舌	咽腭、扁桃体
全身症状	微热，指、趾也有水疱	前驱期有发热及倦怠	一般无	神经痛、倦怠，皮肤有损害	初起有 38~40℃发热

【治疗】

对症处理，无特殊疗法。急性期应卧床休息，可试用病毒灵、左旋咪唑、中药夏枯草、板蓝根冲剂或导赤散加减以及中成药大青叶制剂等。口腔溃疡局部涂用达克罗宁溶液或利多卡因溶液可减轻疼痛，也可外用锡类散。陈沛文等用思密达治疗本病口腔溃疡，4 次/日，可缩短溃疡愈合时间。

病情较重者可用抗病毒药物，如利巴韦林（每日 10~15 mg/kg，分 3~4 次服用）、双嘧达莫（25 mg/次，3 次/日，儿童酌减）或阿昔洛韦注射液每日 10 mg/kg，加 0.9% 氯化钠注射液稀释缓慢静滴，1 次/日，5 日为一疗程。

有呕吐、腹泻者，应注意纠正脱水及酸中毒。有惊厥和严重肌痛者，应及时给予镇静剂和止痛剂。出现急性心肌炎伴心力衰竭时，应尽早快速洋地黄化、吸氧，必要时利尿。

由于糖皮质激素在本病早期能抑制干扰素的合成，影响人体免疫力，可能会促进病毒增殖，通常在本病早期不用，对发生急性心肌炎伴心力衰竭及严重心律失常时，需要适当选用，如地塞米松磷酸钠注射液加入葡萄糖液中静脉滴注，10~20 mg/d，小儿剂量为每日 0.75 mg/kg。

【预后】

一般预后良好。绝大多数患者可自愈，后遗症极少见。但年龄幼小者若合并心肌炎或脑膜炎，预后不良。

【预防】

患者应隔离2周。在流行期间应加强对托幼机构的监测，以便早期发现患者，及时进行隔离治疗。怀孕妇女疑有肠道病毒感染者应行隔离，以防引起产房、院内感染。加强饮食管理和个人卫生。对接触者中的婴幼儿，可注射丙种球蛋白进行预防。目前尚无特异性疫苗。

二、足口病（foot and mouth disease）

又名口蹄疫、阿夫他热（Aphthous fever）或发疹性水疱性口炎，是一种人畜共患的急性传染病。主要危害家养和野生的70多种偶蹄哺乳动物，偶尔感染人类。

【病因】

大多由柯萨奇A组16型病毒感染所致，少数为其5、9及10型引起的。病毒呈球形结构，直径约25～30 nm。核心为一单链、正股RNA，无囊膜。病毒存在于病人及病畜的水疱、唾液、血液、乳汁、粪及尿中，恢复期牛的咽部能带毒2年以上，且病毒对外界的抵抗力较强，可在兽毛中存活2～4周。耐寒冷，在－70℃～－50℃可存活数年，但对热及消毒剂敏感，在60℃ 30分钟灭活，80～100℃立即灭活，对酸、碱特别敏感，pH7.0～9.0之间较稳定，在pH3时瞬间丧失感染力，1%～2%氢氧化钠或4%碳酸氢钠溶液、0.2%柠檬酸溶液1分钟或1%甲醛能迅速将其杀灭。

【流行病学】

本病为世界性家畜烈性传染病，国际兽疫局列为A类动物传染病，我国将其列为"进境动物检疫一类传染病"。1514年意大利首次发生口蹄疫，几十年来亚洲一些国家和地区未发生本病，但1996年、1999～2001年相继爆发了猪、牛、羊口蹄疫。我国是本病的老疫区，建国后有过 4 次大流行。自 20 世纪 80 年代初，浙江、广州、北京、福建、长春、承德等地报道过少数病例。

（一）传染源　患病动物和潜伏期带毒动物是主要传染源。不同种类的动物在流行病学中的作用不同。羊是"贮存器"，它们携带病毒，但常没有症状；猪是"放大器"，将致病力弱的毒株变成强的毒株；牛是"指示器"，对口蹄疫最敏感。而人与人之间的传播较少发生。不同病程阶段排毒不同，潜伏期动物的乳汁、唾液已有病毒排出，急性期排毒最多，部分痊愈动物仍能持续排毒几个月至数年。

（二）传播途径

1. 接触传播　人主要通过直接、间接与病毒接触，经破损皮肤和黏膜感染。

2. 消化道传播　饮用含病毒的乳汁或食用患病动物。

3. 患病动物咽部体液及呼吸道气溶胶是本病远距离传播的最危险因素。

（三）易感人群　人群普遍易感。病后可获得型特异性的持久免疫力。目前尚未确定人与人间是否相互传播。畜牧人员、兽医、技术人员、屠宰工、肉类加工人员和饮用显性发病的母牛的生乳制品最易受到感染。

（四）流行特征　本病呈跳跃式传播流行，在远离原发疫点的地区也能爆发。疫病每隔 1~2 年或 3~5 年流行和爆发 1 次。疫病发生无季节性，但流行有明显的季节规律。除北美洲、大洋洲和冰岛外，本病在世界范围内广泛分布。

【发病机制】

病毒侵入机体后，通过与细胞表面的特异性受体结合，被细胞内吞，并在细胞内繁殖，从而产生对细胞的感染，出现浆液性渗出而形成原发性水疱。当机体抵抗力下降时，病毒进入血液和淋巴管，导致病毒血症，使各器官、组织受累，引起发热等全身症状。随着病毒抗体的产生，组织和体液中的病毒滴度开始下降，病灶逐渐愈合，体温降至正常，病程 2 周左右大多恢复。

【临床表现】

潜伏期 2~18 天（平均 3~8 天）。前驱期有头痛、发热、畏寒及口渴。1~2 天后发生咽炎、扁桃体炎及皮肤瘙痒，并有典型水疱出现。水疱最常见于指（趾）间，为针头大至更大的大疱，内容初呈透明黏液状，渐变混浊。此种患者于数日内热退，水疱破裂或干涸脱屑，常于 2 周内完全恢复，不留疤痕，预后良好。婴幼儿、体弱儿童和老年患者，可有严重呕吐、腹泻或继发感染，如不及时治疗，后果严重。

上述原发性水疱消退后 5 天内，有时还会出现继发性水疱。在出现病毒血症时水疱亦可见于口腔黏膜及唇、舌部，个别可见于颜面和外阴部。疱周围可有红晕，其表面迅速溃烂并形成小溃疡，表面呈黄色有明显疼痛，伴流涎、局部淋巴结肿大及全身不适、乏力、厌食、恶心和消化不良等。

【实验室检查】

（一）常规检查　血象大多正常，有继发感染则白细胞数明显增高。

（二）血清学检测　包括补体结合试验、中和试验、间接血凝抑制试验、乳胶凝集试验、ELISA、免疫荧光试验等。ELISA 是最常用的方法，具有灵敏、快速等优点。还可取患者发病后 7~30 天的血清行补体结合试验可获阳性。

（三）分子生物学技术　逆转录聚合酶反应（RT–PCR）灵敏度高、特异性强、操作简便。

（四）动物实验　采取病人的水疱液、唾液等经无菌处理后接种至豚鼠脚掌皮内，4~5 天后可在其趾间出现水疱；或在接种猪肾、小牛肾组织培养，出现细胞病变者，可认为分离得口蹄疫病毒。

【病理变化】

在皮肤黏膜上皮深层有充血肿胀，核浓染，局部有炎症细胞浸润，可见细胞坏死。主要侵犯棘细胞层，引起急性坏死和局限性水疱，水疱内容为浆液性，有坏死细胞、白细胞和个别红细胞悬浮于其中。溃烂水疱部位可见化脓性和坏死性细菌感染。在其邻近的细胞中可见核内包涵体。

【诊断及鉴别诊断】

患者有发热、口腔黏膜和皮肤疱疹、全身衰弱等临床表现，须疑及本病。如当地先有家畜口蹄疫流行，患者又有明显接触家畜史，或有饮用未经消毒的乳制品的病史，则诊断为本病的可能性更大。由水疱中培养出病毒或血清中检查出特殊的补体结合及中和抗体即可确诊。有人认为本病与手足口病为同一疾病，另有人指出这两种病虽均为柯萨奇 A 组病毒感染，皮疹分布部位基本相同，但危害性、病情不同，其鉴别点见表 2－13。

表 2－13　手足口病与足口病的鉴别要点

	手足口病	足口病
病毒	柯萨奇 A16 为主	柯萨奇 A 组
潜伏期	4 ~ 7 天	2 ~ 18 天
传播途径	人→人	家畜→人
好发人群	学龄前儿童	牧民、兽医及儿童
发疹特点	1. 指（趾）背面及侧缘有水疱，不易破，周围有红晕；2. 颊、硬腭、齿龈及舌部有疼痛性小水疱。	1. 掌、跖及指（趾）间等处发生水疱，疱易破，形成表浅溃疡；2. 舌、齿龈、颊部、口唇皆易发生水疱。
全身症状	轻微，有低热或无	有倦怠、头痛、发热及口腔黏膜烧灼感
预后	可自愈	轻者自愈，重者可致死

足口病尚需与下列疱疹性传染病相鉴别。

（一）水痘　皮疹先见于头、面部，继而扩展至躯干，最后达四肢及掌跖，呈向心性分布，且皮疹初起为斑疹，数小时后变为丘疹和水疱，最后结痂。损害成批出现，新旧皮疹并存。

（二）带状疱疹　皮疹沿一定神经走向，呈单侧分布，不超过人体中线。局部有灼痛。

（三）单纯疱疹　多见于皮肤和黏膜交界处，如口角、唇缘、鼻孔、外阴等处附近。水疱成簇，容易复发，常见于发热性疾病。

（四）疱疹性咽峡炎　主要由柯萨奇病毒 A 组的 12、34、5、6、8、10 及 22 型所引起，B 组的 1~5 型也可致病，其口腔疱疹不超过 10~20 个，常限发于咽后壁、悬雍垂、扁桃体及舌。

【治疗】

病人应住院隔离，入院时作卫生处理。目前尚无特效疗法，主要为对症处理。发热期宜服流质或半流质饮食及维生素 B、C 等。必要时可输注葡萄糖氯化钠注射液，对胃肠功能紊乱者可服多酶片、溴丙胺太林（普鲁本辛）。并发细菌感染时可选用合适抗菌药物。口腔局部病变用 3% 过氧化氢液或 0.01% 高锰酸钾溶液漱口。眼结膜炎可局部滴氯霉素眼药水。

【预后】

感染本病后如能及时治疗，绝大多数患者可在 1~2 周内完全痊愈，预后良好，无后遗症或其他不良反应。若治疗不及时，特别是在机体抵抗力下降或外界条件不佳时，可继发感染发生新的病理变化。

【预防】

（一）控制传染源　加强检疫措施，防止病畜入境。封锁疫区，禁止一切家畜饲料、畜产品及其排泄物的转移和输出。强化对病人的管理，防止由人向易感动物散播病毒。

（二）切断传播途径　经常对饲养场所、饲料以及运输工具等用 1% 甲醛溶液、2% 新鲜石灰水或 0.1% 杀毒净水溶液等消毒。

（三）保护易感人（畜）群　对流行区的牲畜接种高价疫苗或当地流行毒株的灭活疫苗。饮用的牛乳需煮沸消毒。大力宣传教育，加强人群自我保护意识，工作人员做好个人防护。

三、传染性水疱病（infectious vesicular disease）

传染性水疱病是一种人畜共患病，是发生于猪的病毒性传染病，与病猪直接或间接接触的人也可发生相类似的损害。现已证实其病原体是一种肠道病毒，与柯萨奇病毒 B6 在血清学上有密切关系。我国杭州曾有过发现本病的报道。

患者发病初期多有低热，高者可达 38～39℃，持续 1～7 天，伴全身乏力、四肢酸痛、食欲减退，个别病人有腹泻或便秘。起病 1～2 天内在口腔、手足等部位发生大小不等的水疱，由绿豆大到鸽蛋大。部分病人在眼、鼻、外阴、肛门及其他皮肤黏膜上也可发生类似水疱。初起水疱内容澄清，以后渐浑浊，四周绕以红晕，口腔黏膜如唇、舌等部位的水疱容易破溃，可形成浅表性溃疡，常因灼痛而影响进食。身体其他系统未发现异常。病程一般为 2 周左右，预后良好，但也可多次反复发作。

主要为对症处理。

四、柯萨奇湿疹（eczema coxackium）

本病系在遗传过敏性湿疹的基础上，感染柯萨奇病毒 A16 所致。其临床表现为在原湿疹的皮损上，发生许多水疱，甚至可遍及全身，极似 Kaposi 水痘样疹。治疗与 Kaposi 水痘样疹相同。

五、埃可病毒疹（ECHO virus eruption）

ECHO 是 Enteric cytopathogenic human orphan（人肠道细胞致病性孤儿）的缩写。因当初是从无临床症状的正常人粪便中分离出的病毒，仅能在组织培养中产生细胞病变，不知道它是哪一种疾病的病原，故称为"孤儿"。

【病因】

已知 ECHO 病毒可引起人类多种综合征和疾病。56% 的埃可病毒感染为中枢神经受侵犯，ECHO4、6、9、30 型尤为常见。ECHO1～6、9、14、16、18、19 型可引起出疹性发热。虽然柯萨奇病毒与埃可病毒均可引起出疹性发热，但埃可病毒是主要的。

1951 年在美国波士顿曾发生一起由埃可 16 型病毒引起的出疹性发热流行，称为波士顿皮疹。1974 年又在美国的 11 个州中发生本病。

【临床表现】

皮疹可按其模拟的疾病而分为：

（一）风疹或麻疹样皮疹　埃可病毒 9 型是最常见与风疹样皮疹相关的病毒，表现为细小的斑丘疹，但在夏季流行。在一起流行中，埃可病毒 9 型患者 5 岁以下的病例中有 57% 出现皮疹。皮疹特征为与发热同时出现，全部首先发生于面部，然后蔓延到颈部（75%）、胸部（64%）和四肢（56%）。皮疹数量极多，粉红色，直径 1～3 mm，不痒也不脱屑，非常类似风疹。鉴别要点为夏季发病、无瘙痒、无颈后和耳后淋巴结肿大。个别病例可有类似 Koplik 斑的口腔黏膜疹和斑丘疹样皮疹而类似麻疹，但无卡他上呼吸道炎和眼结合膜炎症状。

除埃可病毒 9 型外，2、4、11、19 和 25 型也引起过多次小型流行暴发。柯萨奇病毒 A9 型引起的皮疹可为斑丘疹，首先发生于面部或躯干，四肢的皮疹多分布于远端和伸侧，偶见于掌跖，通常无发热和疲乏，约半数有颈后或耳后淋巴结肿大，易与风疹混淆。

（二）蔷薇疹样皮疹　"波士顿皮疹"即属此型。皮疹在热退之后才出现，此为本型皮疹最特征之处。主要由埃可病毒 16 型引起，常在一个家庭中发生多个病例，一个接一个地发病，可波及 1/4 儿童。平均发病年龄为 3 岁，大多数病情较轻，但婴儿可较重而疑似败血症。体温一般 38～39℃，持续 24～36 小时，热退后即出现稀疏、不痒的、粉红色斑疹和丘疹，直径 0.5～1.5 mm，先出现于面部和上胸部，四肢较少见，皮疹持续 1～5 天后消退。出疹时间并非固定不变，由埃可病毒 16 型引起的皮疹也可与发热同时出现。

其他能引起本病的肠道病毒有柯萨奇病毒 B1 和 B5，以及埃可病毒 11、15 型。

（三）疱疹样皮疹　即手足口病，主要由柯萨奇病毒引起，但埃可病毒 11 型也可引起全身性疱疹样皮疹。除有手足口病的特征外，疱疹分批出现于头部、躯干和四肢。与水痘不同，此种疱疹不会变为脓疱，也不结痂。可发生于免疫抑制的成年人。此外，有人报告埃可病毒6型可引起带状疱疹样的损害，并从疱疹中分离出该病毒。

（四）瘀点样皮疹和其他皮肤表现　埃可病毒9型和柯萨奇病毒A9型皆可引起瘀点和瘀斑，并容易同流行性脑膜炎的瘀点混淆，特别当无菌性脑膜炎同时存在时。偶见由柯萨奇病毒A9引起荨麻疹样皮疹。

【诊断及鉴别诊断】

诊断主要有赖于临床表现。必要时行病毒分离，根据观察细胞病变初步鉴定，再用多种混合多价血清作中和试验进行分型。

凡是伴有脑膜刺激征的出疹性发热，都应考虑有感染肠道病毒的可能。单纯出疹性发热应与其他原因引起的出疹性发热相鉴别。幼儿急疹的出疹时间与本病相似，但多发于婴儿。风疹也主要发生于婴儿，其特征为耳后、枕骨下淋巴结肿大，有压痛。猩红热的皮疹有脱屑，有口周苍白圈、杨梅舌及白细胞增多等。其他出疹性发热的出疹时间都较迟。

【治疗】

目前尚无特效治疗药物，主要采用对症和支持疗法。埃可病毒感染除侵犯中枢神经系统者外，一般预后良好，能完全恢复而罕有后遗症。

第七节　虫媒病毒性皮肤病

虫媒病毒（Arbovirus）指通过吸血的节肢动物叮咬易感动物而传播疾病的病毒，故又称节肢动物媒介病毒。已知此类病毒有504种，其中100种可引起人类疾病。虫媒病毒所致疾病具有明显的季节性和地方性，大多数是自然疫源性疾病，其中许多是人畜共患病。

虫媒病毒在病毒分类中虽分属于13个不同病毒科，如披膜病毒科（Togaviridae）、布尼病毒科（Bunyaviridae）、沙粒病毒科（Arenaviridae）等，但它们具有一些共同特征：病毒颗粒呈球形，直径多为 30～50 nm，少数较大者可达 70～130 nm。病毒核心为单股RNA，核心外有立体对称性衣壳，最外层为脂蛋白包膜，包膜表面具有由糖蛋白组成的血凝索突起。病毒在组织培养中增殖，Vero 细胞、BHK21 和鸡胚成纤维细胞对大多数虫媒病毒敏感，节肢动物细胞也可用于增殖虫媒病毒。病毒对热、酸、紫外线、乙醚、氯仿等都不稳定。虫媒病毒在节肢动物体内增殖，可长期携带但对节肢动物不致病，叮咬易感动物后造成传播，因此节肢动物既是传播媒介，又是贮存宿主。

一、风疹（rubella）

又名第三病（third disease、）德国麻疹（German measles）。

【病因】

风疹病毒（Rubella virus）为 RNA 病毒，属披膜病毒科（Toga-virus family），只有风疹一种血清型，目前尚未能分类，但其形态和结构类似虫媒病毒，是宿主仅限于人类的病毒，但猴也敏感，没有无脊椎动物宿主。电镜下多呈球形，直径 50～70 nm，核心为单股正链 RNA。其抗原结构相当稳定，只有一种抗原型。此病毒可在胎盘或胎儿体内，以及出生后数月甚至数年间仍能生存增殖，产生长期、多系统的慢性进行性感染。但在体外的生活力弱，对紫外线、胰酶、脂溶剂（乙醚、氯仿）、甲醛等均敏感。pH ＜3.0 时即灭活，也不耐热，56℃ 30 分钟可将其杀死。在 －60～－70℃ 可保存活力 3 个月，干燥冰冻下可保存 9 个月。

【流行病学】

（一）传染源　人是风疹自然感染的惟一宿主，故病人是本病唯一的传染源，包括亚临床型或隐性感染者，实际感染者人数比发病者高，因此是易被忽略的重要传染源。从出疹前 5 天到出疹后两天均有传染性。

（二）传播途径　早期患者的血液及咽部分泌物可分离出病毒，一般主要由飞沫经呼吸道传播，与病人密切接触也可经接触传染。

孕妇，特别是妊娠早期（头 3 个月）感染的风疹病毒通过胎盘屏障感染胎儿，可引起流产、死产、早产或先天性风疹。胎内被感染的新生儿，咽部可排毒数周甚至一年以上，从而可污染衣物用具并能传播其他婴儿。缺乏抗体的医务人员、家庭成员接触患者的污染物也可被感染。

（三）易感人群　多见于 1～5 岁儿童，成人也可发病。风疹呈世界性流行，一年四季均可发生，以冬春季发病最高。病后可获持久免疫力。风疹抗体的阳性率随年龄增长而升高，至青少年期达高峰。儿童患风疹男＞女，成人患者无此种差别。

【发病机制】

病毒首先侵入上呼吸道黏膜，在颈部、颏下和耳后淋巴结中复制，发疹前 7 天即出现病毒血症，播散至全身淋巴组织引起淋巴结肿大；播散至皮肤，损伤血管内皮细胞引起皮疹；还可引起眼结膜、关节、脑组织的损伤。此外，发疹时或发疹 1～2 天内，血中出现中和抗体，血循环中的病毒消失。因此发疹也可以是抗体－病毒复合物引起的炎症反应。

妊娠初 3 个月内感染风疹病毒，可经胎盘发生宫内感染，病毒在胎儿体内不断繁殖，通过抑制细胞有丝分裂，引起细胞溶解，胎盘绒毛炎等，可导致各种先天畸形。胎内被感染的新生儿可排毒数周至数年，其污染的奶瓶、奶头、衣物及与之直接接触等可感染缺乏抗体的医务人员、家庭成员或其他婴儿。胎儿受感染后可发生流产、死产、早产，或为有多种先天畸形的先天性风疹。据我国北京、上海等城市调查育龄妇女 97.5%～100% 风疹病毒抗体为阳性。

【临床表现】

（一）获得性风疹　又名自然感染风疹。

1. 潜伏期　2～3 周（平均 18 天）。

2. 前驱期　短暂而轻微的低热、头痛、倦怠、咳嗽、流涕、咽痛等上呼吸道感染症状，持续 1～2 天。偶伴呕吐、腹泻、鼻衄、牙龈肿胀。部分病人软腭及咽部可见玫瑰色或出血性斑疹，颊黏膜正常。年长儿及成人的前驱期症状比婴幼儿较重且持续时间长。

3. 发疹期　通常于发热 1 ~ 2 天后开始发疹，有时在出疹的第 1 天或前驱期时，在软腭、颊、悬雍垂等处出现暗红色斑疹或瘀点。皮疹初发在面颊部，24 小时内迅即扩展至躯干及四肢，但掌跖皮肤正常。皮疹为直径 2 ~ 3 mm 的淡红色斑疹、斑丘疹或丘疹。躯干尤其是背部皮疹密集融合成片而类似猩红热。颜面及四肢远端皮疹较稀疏，部分融合类似麻疹。少数患者皮疹呈出血性，伴全身出血倾向。发疹期常伴低热，轻度上呼吸道炎症，脾肿大及全身（尤其耳后、枕部、颈后）无痛性、非化脓性浅表淋巴结肿大。皮疹一般持续 3 天（1 ~ 4 天）消退，故又有"三日麻疹"之称。愈后无色素沉着，脱屑轻微。少数患者呈出血性皮疹，伴全身性出血倾向。成人（尤其是妇女）可发生关节痛/关节炎，累及一个或多个大小关节，关节腔内有渗出液，但多可在 2 ~ 3 天内消退。

无疹性风疹多见于成人，病人可只有发热、上呼吸道炎症、淋巴结肿痛，而无皮疹。也可没有任何症状和体征，但血清学检查风疹抗体为阳性，是为隐性感染。

（二）先天性风疹综合征（congenital rubella syndrome，CRS）妊娠早期罹患风疹，胎儿被感染后，可发生 CRS。妊娠中晚期感染风疹也可使胎儿受损。患儿出生后易夭折，先天畸形表现多样，如先天性心脏病、白内障、耳聋、小头畸形、发育障碍等。出生后感染可持续存在、断续引起某些器官的损害，如血小板减少性紫癜、进行性脑炎、肝脾肿大等。又分为：

1. 新生儿期一过性症状　有低体重、血小板减少性紫癜（可见于出生时）、肝脾肿大、黄疸、溶血性贫血、间质性肺炎、淋巴结炎、脑脊髓膜炎、骨障碍（伴骨骺钙化不良）和前囟膨隆等。

2. 持久性障碍　包括心血管畸形（以动脉导管未闭、肺动脉狭窄为主，还可有室间隔缺损和房间隔缺损，青年型心脏畸形较少见）、眼障碍（特征性的是白内障，多为双侧，也可单侧，眼底视网膜有散在黑色素斑块，常与小眼症并发；虹膜睫状体炎、脉络膜视网膜炎、青光眼也较多见，还可有角膜混浊、先天性斜视等，甚至失明）、耳聋（多为双侧性，系内耳柯氏器病变，可以是先天性风疹的唯一表现，尤多见于妊娠 8 周后感染者）。

3. 迟发性障碍　包括幼儿期至青春期发生耳聋、高度近视、智力障碍、神经发育迟缓、糖尿病、中枢性语言障碍、性早熟、退行性脑疾病等。

CRS 儿通常多在生后 1 年内，特别是在生后 6 个月内死亡。死亡原因以心力衰竭、败血症及全身衰竭居多，伴有血小板减少性紫癜的患儿预后极差。

（三）风疹并发症　在儿童患者中少见，主要为气管炎、中耳炎及脑炎。较大儿童及成人常并发关节炎，表现为手、足小关节或膝、肘、肩关节疼痛、肿胀，且常有发热。此外，极少数病人可伴发血小板减少性或血小板正常性紫癜，脑炎甚少见，与其他病毒性脑炎的区别在于无脱髓鞘现象。

【实验室检查】

周围血中白细胞总数减少，淋巴细胞数增加，并出现异形淋巴细胞及浆细胞。DIF 快速诊断法、病毒分离及血清抗体测定均有助于本病的诊断。

（一）血清风疹特异性 IgM（SIgM）、IgG（SIgG）抗体检测　多采用 ELISA 法，已有风疹病毒 ELISA 试剂盒，使用方便。血清中测出风疹 SIgM 抗体，可以确诊患者近期罹患过风疹。测出风疹 SIgG 抗体，提示患者感染风疹史，对风疹病毒已有免疫力。SIgM、SIgG 检测意义见表 2 – 14。

表 2 –14　SIgM、SIgG 阳性和阴性的意义

SigG	–	+	+	–
SigM	+	+	–	–
意义	急性感染早期	近期感染	已获免疫	未感染过或有免疫缺陷

（二）快速检测风疹病毒抗原　用 DIF 法检测咽拭子涂片中脱落

细胞内的风疹病毒抗原，有诊断价值。

【病理变化】

皮肤及淋巴结表现为非特异性急性或慢性炎症变化。风疹性脑炎为非特异性血管周围浸润、水肿及程度不等的神经元变性，且伴有轻度脑膜反应。

【诊断及鉴别诊断】

诊断主要根据流行病学史和临床表现，如前驱期短，上呼吸道炎症轻，低热，特殊斑丘疹，耳后及枕部淋巴结肿痛等。但流行期间不典型病人和隐性感染患者远较典型病人为多，这些病人须作病毒分离或血清抗体测定才能确诊。

鉴别诊断的重点是麻疹和猩红热。风疹的皮疹形态介于二者之间（见表2-15）。此外，尚须与幼儿急疹、药物疹、传染性单核细胞增多症等鉴别。先天性风疹综合征还须与宫内感染的弓形虫病、巨细胞病毒感染、单纯疱疹病毒感染相鉴别，因这些病症状相似。

表2-15　风疹、麻疹及猩红热的鉴别要点

	风疹	麻疹	猩红热
前驱期	1~2天低热伴呼吸道症状	2~4天的发热，中或重度呼吸道症状	约1天突然发热及咽痛
发疹日期	平均1~2天	平均3~5天	持续2~4天
皮疹颜色	淡红色	紫红色到棕红色	猩红色，压之褪色
分布	稀疏分布于全身	全身性	全身性
疹型	斑疹及斑丘疹，稀疏分散，胸部可有少许融合	斑疹及斑丘疹，分布在胸部，面部皮疹融合	环口苍白区、杨梅舌，在红色皮肤上出现点状损害，皮肤皱折处皮疹密集呈深红色条纹
疹后脱屑	偶有，呈糠状	常见，呈糠状	典型且严重，常见于手、足

【治疗】

（一）一般疗法　轻型者不需要特殊治疗。较重者应卧床休息，进流质或半流质饮食。对高热、头痛、咳嗽、结膜炎对症处理。

（二）药物治疗　无特殊有效治疗药物。干扰素、病毒唑（利巴韦林）等抗病毒药物似有一定减缓病情作用。

（三）孕妇　孕妇如接触风疹患者，特别是妊娠的前 3 个月，应即注射 γ 球蛋白 6 ~ 9 mL，以防胎儿发生 CRS。

（四）严重者　本病严重者可并发脑炎、心肌炎、关节炎及出血倾向。均应予以相应处理，如有脑炎症状者应按流行性乙型脑炎的原则治疗，出血倾向严重者可用糖皮质激素治疗，必要时输新鲜全血。

（五）先天性风疹　自幼即应对患儿实施良好的护理与教养，注意观察患儿的生长发育情况，测听力，矫治畸形，帮助学习生活知识，培养劳动能力。

【预防】

（一）主动免疫　我国主要选用国内分离出的风疹病毒 D 株，在人胚二倍体细胞中低温传代获得减毒株制成。皮下注射 0.5 mL，经临床观察证明其免疫原性良好，反应轻微。接种对象：①对儿童进行普遍接种，提高人群对风疹病毒的免疫力；②对婚前检测血清风疹 SIgG 抗体阴性的妇女，应进行选择性接种。在 11 个月以上人群中，大约 95% 的接种者免疫有效期达 21 年以上，可以预防先天性风疹综合征的发生。接种禁忌为免疫功能低下者（如肿瘤、白血病、使用免疫抑制药及放射治疗者等）。

（二）被动免疫　对已确诊为风疹的早期孕妇，应考虑终止妊娠。风疹减毒活疫苗能通过胎盘感染胎儿，故孕妇不宜接种。孕妇在妊娠 3 个月内应避免与风疹病人接触，若有接触史可于接触 5 日内注射丙种球蛋白，可减轻或抑制症状。

【预后】

风疹预后良好。偶有因并发脑炎、出血而引起死亡者。

二、西尼罗热（West Nile fever）

本病系由虫媒病毒中的西尼罗病毒（West Nile virus）所致。1937 年首次在非洲乌干达西尼罗河地区从一发热的成年妇女血中分离出，故命名为西尼罗病毒。见于非洲、南欧、中西亚、大洋洲和中东地区，尤其是埃及、以色列等地呈地方性流行。

【病因】

西尼罗热病毒为黄病毒科黄病毒属的西尼罗病毒株，为单股正链 RNA 病毒，呈球形，40 ~ 60 nm 大小，其表面有囊膜。可在多种培养细胞（包括原代鸡胚细胞，原代鸭胚细胞以及人、灵长类、猪、啮类和两栖类的传代细胞系）中增殖并产生细胞病变或蚀斑，能在乳鼠脑内繁殖，并培养传代。本病病毒对乙醚，过氧乙酸和去氧胆酸敏感，对低温和干燥抵抗力强，用冰冻干燥法在 4℃ 时可保存数年。

【流行病学】

（一）传染源　鸟类如乌鸦、家雀、知更鸟、海鸥等是西尼罗病毒的储存宿主。病人和隐性感染者为主要传染源。病毒在蚊和鸟类中循环，哺乳动物（包括人类）为终末宿主。

（二）传播途径　蚊，如库蚊（Culex mosquito）是本病的主要传播媒介，携带西尼罗病毒的蚊子叮咬人是本病的自然传播途径。鸟感染此病毒后能出现足以感染蚊子的病毒血症，当蚊子叮咬带有病毒的鸟类后，病毒进入蚊体内并在其唾液腺和神经细胞中复制而具有传染性，通过叮咬感染人。病毒在自然界的循环为"鸟－蚊－鸟"，人为其终末宿主，未发现"人－人"或"动物－人"之间的传播。

（三）易感人群　人群普遍易感。在流行区内，人类感染本病相当普遍，血清学调查证实 60% 以上成人抗体呈阳性，抗体阳性率随年龄而增加。

（四）流行特征　疾病多发生于温暖、潮湿、蚊子易于孳生的季节。主要分布于非洲、中东、法国南部、美国东北部、俄罗斯、印度、印尼等国家和地区。中国尚未见本病的报道。

【临床表现】

（一）基本情况 本病多在夏季流行。潜伏期 3 ~ 14 天。约80%感染西尼罗病毒的人不出现任何症状。

（二）临床分型

1. 发热型 突然发热，多表现为双波热，头痛、眼痛、全身肌肉酸痛，可伴咽炎、恶心、呕吐、腹痛、腹泻、食欲不振等。腋下及腹股沟淋巴结肿大，无明显压痛。约有半数病人发生皮疹，发于发热期或发热期末，皮疹为散在性圆形、淡红色斑疹及丘疹，不痒，好发于躯干、四肢及颈背部，持续 1 ~ 7 天消退，皮疹多见于儿童。

2. 脑炎型 少数病人尤其是老年人及部分儿童、青年，感染后可引起脑炎、脑膜炎，病情较重。

【实验室检查】

（一）常规检查 末梢血中白细胞减少。脑炎型者脑脊液中淋巴细胞增多，蛋白增高。

（二）免疫学检查 用 ELISA 法同时检测病人急性期和恢复期双份血清，恢复期血清较急性期特异性 IgG（SIgG）抗体滴度升高 4 倍以上为阳性，有诊断意义。

（三）病原体检查 自潜伏末期至发病后第 5 天，从病人血清或脑脊液中分离病毒阳性率较高，对新分离病毒的鉴定一般采用已知血清进行中和试验。

（四）RT – PCR 检测 通过设计西尼罗热病毒特异引物对血清或脑脊液标本进行 RT – PCR 试验，阳性率高，具有特异性诊断价值。

【诊断及鉴别诊断】

根据流行病学资料，在流行地区、流行季节突然发热、皮疹和淋巴结肿大的病人，尤其是伴脑炎症状者，要考虑本病的可能。应进行双份血清特异性血凝抗体测定，还可进行病毒分离或 RT – PCR 法检测有助于本病的诊断。应与流行性乙型脑炎等相鉴别。

【治疗】

1. 无特殊治疗方法。症状轻微者会出现发热和疼痛现象，不久能自行消失；症状较重者通常应住院进行支持疗法。发热者给退热镇静剂，维持水盐电解质平衡。

2. 脑炎患者应采取积极有效的对症措施，包括降温、脱水、镇静，保持呼吸道通畅，给氧，必要时气管切开，给呼吸兴奋剂等。

3. 多数患者无需抗病毒治疗。对有神经系统症状者可给予利巴韦林，可能对减轻病毒血症、改善中毒症状以及降低病死率有益。

【预后】

发热型预后良好，脑炎型重症者预后不佳。有报道病死率在中老年脑炎型患者中可达 3% ~ 15%。

【预防】

（一）防蚊灭蚊　是预防本病的关键。加强对流行区鸟禽或蚊虫的监测。

（二）预防接种　据报道，日本脑炎（JE）病毒制备的疫苗可用于预防西尼罗脑炎，安全性有待进一步研究。

三、白蛉热（phlebotomus fever）

又名沙蚊热（sandfly fever），是由布尼病毒科白蛉热病毒属的白蛉热病毒群病毒引起的急性自限性疾病。

【病因】

白蛉热病毒为单链 RNA 病毒，引起人类白蛉热的主要是其中的那不勒斯病毒和白蛉热西西里病毒。呈球形或多形性，直径 80 ~ 120 nm，外有包膜。易被脂溶剂、紫外线和去垢剂等灭活。病毒可在节肢动物和（或）脊椎动物体内增殖。

【流行病学】

（一）传染源　啮齿类动物如野鼠是主要传染源，受传染患者亦可成为传染源。

（二）传播途径　传播媒介是巴蒲白蛉（Phlebotomus papatasii），

此种白蛉见于我国、地中海、前苏联以及印度等地区。病毒可经卵传代，由母白蛉吸食人血液后，传播此病毒于人。在某些情况下可发生气溶胶传播。

（三）易感人群　人群普遍易感。在流行区，儿童感染多见，成人普遍有较高的免疫力。

（四）流行特征　热带地区白蛉热全部都流行。在较凉爽的地区，只在较温暖的季节流行，主要在夏季，每年的6~10月多见，8月份为高峰。

【发病机制】

本病为自限性疾病，一般不出现死亡，故对人类患白蛉热后的病理改变及发病机制目前尚不十分明了。

【临床表现】

起初在白蛉叮咬处发生小的瘙痒性丘疹，可持续5天左右，再经过5天潜伏期后，患者突然发热，有头痛、乏力、恶心、眼结膜充血、眼眶痛、项部强直及腹痛，同时在面部、颈部可发生猩红热样皮疹。恢复较慢，经2~4天后体温逐渐恢复正常，约1/6病人在第1次发作后2~12周出现再次发作，一般经过几次反复发热才逐渐消退。

【实验室检查】

（一）常规检查　患者外周血白细胞总数下降。

（二）血清学检查　通常沿用血凝集抑制试验或中和试验检测患者病初及恢复期血清抗体，如增高4倍有诊断意义。ELISA检测特异性IgM抗体在第11周即可获得阳性结果，3~9个月内渐降，比检测IgG更有价值，可用于早期诊断。

【诊断及鉴别诊断】

根据流行病学资料和临床表现诊断，确诊有赖于免疫学检查，病毒分离较为困难。本病主要与流行性感冒、登革热等相鉴别。

【治疗】

目前尚无特效疗法，主要是对症处理。感染后对同型病毒有免疫力，至少维持两年。

【预防】

主要是尽量根除致病白蛉。包括清除幼虫孳生地消灭幼虫、杀灭成虫与保护人群。白蛉发育所需时间长，出现季节短，活动力弱，对杀虫药物较为敏感，使用杀虫剂在其栖息场所进行滞留喷洒灭蛉效果好。目前尚无白蛉热疫苗。

四、病毒性出血热（viral haemorrhagic fever）

病毒性出血热是一组由虫媒病毒引起的自然疫源性疾病，以发热、出血和休克为主要临床特征。本病在世界各地分布甚广，病死率高。目前世界上已发现十多种，它们的病原、贮存宿主和传播途径各不相同，临床表现也有差异。以下仅就见于我国者，简述其皮肤表现。

（一）流行性出血热（epidemic hemorrhagic fever）本病分为发热期、低血压休克期、少尿期、多尿期和恢复期。在发热期可由于毛细血管受损而表现为充血、出血和渗出性水肿。皮疹充血主要见于颜面、颈部、胸部等处，呈明显潮红，重者呈酒醉貌。眼结膜、口腔的软腭和咽部也充血。皮肤出血多见于腋下及胸背部，常呈抓痕样或条形点状的瘀点，黏膜出血常见于软腭，呈针尖样出血点，眼结膜呈片状出血。如在病程第4~6天，腰、臀部或注射部位出现大片瘀斑，可能为 DIC 所致，是病情严重的表现。渗出水肿征主要表现为球结膜水肿，轻者眼球转动时球结膜有涟漪波，重者球结膜呈水泡样，甚至突出于眼裂。部分患者出现眼睑和脸部浮肿，亦可出现腹水。一般渗出水肿征越重，病情越重。

流行性出血热为一严重的综合病征。皮肤科工作者应提高警惕，发现可疑为本病的皮肤病变后，应提请有关专科协助诊治，早期诊治愈后较好。

（二）克里米亚－新疆出血热（Crimean－Xinjian hemorrhagic fever）

【病因】

由布尼亚病毒科（Bunyauiridae）内罗毕病毒属（Nairovirus）病毒引起。本病流行于俄罗斯的克里米亚、我国的新疆以及刚果、保加利亚、南斯拉夫、伊朗和扎伊尔等国。我国云南、青海和四川也发现有绵羊等动物感染本病毒。本病宿主动物和传染源为：①家畜，包括绵羊、山羊、牛、马、骆驼等；②野生动物，包括野鼠、野兔和鸟类。传染途径为蜱的叮咬。此外，急性期病人的血液和带病毒家畜的血液或脏器，可通过破损皮肤引起接触感染。

【临床表现】

1. 潜伏期　2～10天。

2. 全身症状　绝大多数患者突发畏冷、发热（38～41℃），常呈稽留热。发热持续7～12天。常伴有全身中毒症状，如表情淡漠、极度乏力、恶心、呕吐、食欲不振、剧烈头痛、四肢肌肉疼痛、腰背痛、上腹痛和肾区叩击痛。此外，尚可有低血压休克、中枢神经系统症状。

3. 皮肤损害　颜面、颈和胸部皮肤潮红，眼结膜和咽部充血。出血征早期表现为鼻、牙龈和口腔黏膜出血，腋下、前胸、软腭和两颊有出血点。随着病情发展可出现血尿、呕血、便血、子宫出血、注射部位血肿或全身皮肤出血性紫癜。

【实验室检查】

白细胞和血小板减少，周围血可出现幼稚细胞。早期即可出现尿蛋白，个别可见管型。血尿素氮、肌酐升高。血清 ALT 和 AST 升高。ELISA 双抗体夹心法或反向血凝法检测血清中的循环抗体可为阳性。

【治疗】

早期应卧床休息。中毒症状重者可用地塞米松 5～10 mg 静脉滴注，忌用发汗退热药。注意水和电解质平衡，高热、呕吐不能进食者给予葡萄糖及平衡盐液静滴。

抗病毒治疗，早期可应用利巴韦林 1g/d，静脉滴注 3～5 天或应用高价免疫血清（羊）肌注，注射前须作过敏试验（即0.1 mL免疫血清加0.9 mL0.9%氯化钠注射液，前臂掌侧皮下注射0.05 mL，观察30分钟无反应者为阴性）。常用剂量3200～6400补体结合单位（5～10 mL）。必要时12～24小时后再注射1次。由于皮试阴性者少数亦可发生过敏性休克，因此可先小量皮下注射，观察30分钟无反应后再全量注射。国外有人用人的特异性免疫球蛋白注射获得明显疗效，亦有认为与利巴韦林联合应用疗效更佳。休克和出血症状出现后应积极对症处理。

五、登革热（Dengue fever）

1779年登革热首先发现于埃及开罗、印度尼西亚雅加达和美国费城。1789年Benjamin Rush详细描述本病临床特征。1869年由英国伦敦皇家内科学会命名为登革热。我国于1873年首次在厦门发生登革热流行。以后，历次世界性大流行都波及我国沿海各地，如广东、香港、台湾、山东、福建和江苏等省市。

【病因】

登革热由登革病毒（Dengue virus）引起，该病毒属于B组虫媒RNA病毒，即黄病毒属（Flavivirus）。病毒为哑铃状、棒状或球形，直径约50 nm，为对称的20面体。RNA为单股正链长约11kb，编码3个结构蛋白和7个非结构蛋白，基因组与核心蛋白一起装配成20面对称体的核衣壳。外层为脂蛋白组成的包膜，包膜含有型和群特异性抗原。根据抗原性的不同，登革病毒分为4型，即Ⅰ、Ⅱ、Ⅲ、Ⅳ型，不同型之间有交叉免疫性。此病毒对热敏感，50℃30分钟、70℃10分钟、100℃2分钟均可灭活。0.05%甲醛、乙醚、紫外线和脂溶剂等亦可灭活。－70℃或冰冻干燥均可长期保存病毒。

【流行病学】

（一）传染源　在城镇，典型及非典型患者以及隐性感染者是本病的主要传染源。患者在潜伏期末及发热期内有传染性，主要局限于发病前6～18小时至发病后第3～6天。本病尚未发现慢性患者和病毒携带者。

（二）传播途径　人口流动常给本病远距离扩散提供条件。在丛林中，灵长类动物是维持病毒自然循环的动物宿主。白纹伊蚊、埃及伊蚊及巨蚊是登革病毒的主要传播媒介。到1985年，所有4个血清型的登革病毒均已被从我国的患者中分离出。

（三）易感人群　在新流行区，人群普遍易感，但发病以成人为主。在地方性流行区，当地成年居民，血中几乎均可检出抗登革病毒的中和抗体，故发病以儿童为主。

（四）流行特征　本病主要在北纬25至南纬25间流行，我国主要发生于海南、台湾、香港、澳门、广东和广西。多发生于夏秋雨季。近年来本病常有隔年发病率增高的趋势。

【发病机制】

登革病毒通过伊蚊叮咬进入人体，在单核巨噬细胞系统增殖后，进入血液循环形成第一次病毒血症，然后定位于单核巨噬细胞系统和淋巴组织中，在外周血液的大单核细胞、组织中的巨噬细胞、组织细胞和肝脏的 Kupffer 细胞内，再次复制并释放入血流引起第二次病毒血症。体液中产生的抗登革病毒抗体，可促进病毒在上述细胞内复制，并可与登革病毒形成免疫复合物，激活补体系统，导致血管损伤，血管通透性增加，血浆外渗，产生血管炎并发生皮疹。同时抑制骨髓中的白细胞和血小板系统，导致白细胞、血小板减少和出血。

【临床表现】

潜伏期5～8天。按 WHO 标准，将登革热分为典型登革热、登革出血热和登革休克综合征3型。我国则将登革热分为典型登革热、轻型登革热与重型登革热3型。有的病人无明显临床表现，但血中可分离出登革病毒和检测出登革病毒抗体，称为"无症状登革病毒感染"。

（一）典型登革热

1. 发热　成人病例常急骤发病，有头痛、发热和眼球后痛，24小时内体温可达40℃。同时有全身不适及胃肠道症状。早期有颜面潮红、结合膜充血及浅表淋巴结肿大。发热一般持续 5 ~ 7 天后骤退至正常。部分病人于第 3 ~ 5 天体温降至正常，1 天后又再上升，称双峰或马鞍热型。脉搏早期加速，后期呈相对缓脉。恢复期常因显著衰弱需数周才能恢复健康。

2. 皮肤损害　于病程 3 ~ 6 天体温下降时出现斑丘疹、麻疹样皮疹、猩红热样皮疹、红斑疹或皮下出血等，同一病人可有两种以上不同形态的皮疹。先出现在四肢，以后再播及全身，呈向心性分布，多有痒感，皮疹持续 3 ~ 4 天而退，大多无鳞屑。

3. 出血　病后 5 ~ 8 天约 25% ~ 50% 病例有不同程度出血，如牙龈、鼻、消化道及皮下出血，还可有咯血、血尿、腹腔或胸腔出血等，束臂试验阳性。

（二）轻型登革热　表现类似流行性感冒，为不易鉴别的短期发热，全身疼痛较轻，皮疹稀少或无皮疹，一般不出血，但浅表淋巴结常肿大，病程短（1 ~ 4 天）。在流行季节中此型病例甚多，常被忽略，此型无需住院治疗。

（三）重型登革热　早期症状与典型登革热相似，在病程 3 ~ 5 天时突然加重，有剧烈头痛、呕吐、谵妄、狂躁、昏迷、抽搐、大汗、血压骤降、颈强直、瞳孔缩小等脑膜脑炎症状。有些病例表现为消化道大出血和出血性休克。此型病例发展迅速，多于 24 小时内因中枢性呼吸衰竭或出血性休克而死亡。本型少见，但为致死主因，与登革出血热不同，在我国及印度尼西亚都有发现。

登革出血热 – 登革休克综合征的发生，有 3 种假说，即病毒株毒力变异假说、异型继发感染假说及免疫增强假说。后一假说是继发感染假说的发展，认为曾感染过登革病毒的机体已产生了抗体，这种非中和性抗体可起调理素的作用，当再感染异型病毒时能促进单核细胞的感染，产生滴度更高的病毒血症，受感染的单核细胞产生血管渗透因子，激活补体和凝血系统，引起出血和休克。

【实验室检查】

（一）常规检查　白细胞大多显著减少，从患病第 2 天开始降低，第 4～5 天降至最低点（可达 $2 \times 10^9/L$），至退热后 1 周才恢复正常。分类中性粒细胞也减少。50%～75% 病人血小板减少。部分病人尿有蛋白及红细胞。脑型病例脑脊液压力升高，白细胞和蛋白正常或轻度增加，糖和氯化物正常。

（二）血清学检查　单份血清补体结合试验滴度超过 1/32，血凝集抑制试验滴度超过 1/1280 有诊断意义。双份血清，恢复期抗体滴度比急性期升高 4 倍以上者可确诊。IgM 抗体捕捉 ELISA 法检测特异性 IgM 抗体有助于本病早期诊断。

（三）病毒分离　将病程 3 天以内患者血清接种于乳鼠（1～3 日龄）脑内或 C6/36 细胞系可分离出病毒，阳性率 >80%。

（四）反转录聚合酶链反应（RT－PCR）　检测急性期血清，其敏感性高于病毒分离，可用于早期快速诊断及血清型鉴定。

【病理变化】

心、脑、肝、肾呈退行性变。心内膜、心包、胸膜、胃肠黏膜、肌肉、皮肤及中枢神经系统有不同程度的出血。皮疹内小血管内皮细胞肿胀，血管周围水肿及单核细胞浸润；瘀斑中有广泛血管外溢血。脑型病人尸检可见蛛网膜下腔出血、脑水肿及软化。

【诊断及鉴别诊断】

诊断有赖于流行病学资料、临床表现、实验室检查、病毒分离及血清免疫学检查。本病应与以下疾病鉴别：

（一）流行性感冒　无皮疹，无浅表淋巴结肿大，无出血倾向，束臂试验阴性，血小板正常，热程多 <3～5 天。

（二）麻疹　有前驱期卡他症状，有 Koplik 斑，皮疹从面部开始而且数量较多，淋巴结肿大和肝脾肿大少见。

（三）猩红热　有明显扁桃体炎症表现，起病第 2 天出疹，白细胞增多。

（四）恙虫病　有野草接触史，有典型焦痂，外斐反应 Oxk >1/80 阳性。

（五）钩端螺旋体病　有疫水接触史，有腓肠肌痛，有肝肾损害，无皮疹，白细胞增加，血沉加快，确诊有赖于血清学检查。

【治疗】

（一）一般治疗　急性期卧床休息，给流质或半流质饮食，在有防蚊设备的病室中隔离至完全退热为止，注意口腔和皮肤清洁，保持大便通畅。

（二）抗病毒治疗　可试用利巴韦林（ribavirin），每日 10～15 mg/kg，静注或静滴，1 次/6 小时，4 日后改为半量，6 日为一疗程。

（三）对症处理　对有高热、脱水、有出血倾向及脑型患者，分别给予对症处理，高热不退或中毒症状严重者可短期使用小剂量糖皮质激素，必要时应请有关科室会诊。

【预后】

登革热为一良性过程，病死率一般为 3/万。绝大多数死亡者为重型登革热，主要死因为中枢性呼吸衰竭。

【预防】

应注意控制传染源，早发现、及时隔离和治疗患者。切断传播途径的重点是防蚊灭蚊。疫苗预防接种尚在研究试验阶段。

第八节　人类细小病毒感染

【病因】

人类细小病毒（Human parvovirus）B19 属于细小病毒科，红细胞病毒属。此病毒尚无组织培养，仅可在人骨髓细胞的晚红母细胞核中生长。已知其可以引起数种临床表现不同的疾病，如传染性红斑、关节病、血管性紫癜、再生障碍性贫血危象和指（趾）麻木刺痛症等。

【流行病学】

（一）传染源　为病人和病毒携带者

（二）传播途径　主要经呼吸道传播。孕妇受染可传播给胎儿，输血及使用血制品传播的可能值得关注。

（三）易感人群　小儿易感，5～10岁为感染高峰。本病全年均可发生，晚冬至早春为高发期。成年人约半数血中有人类细小病毒 B19 的 IgG 抗体，具有一定的免疫力。

【临床表现】

（一）传染性红斑（erythema infectiosum）　又名第五病（fifth disease）、Hutinel 红斑。本病由 Tschamer（1886）首先描述，1899 年由 Sticher 定名为传染性红斑，因该病名对其传染性及临床特点表达恰当，故被大多数人所采用。Judd（1934）报道见于烟台的一次流行（儿童 52 例，成人 2 例），上海也有过流行性发病的报告。我国以广州及烟台报道较多。1980 年在加拿大和英国流行时确定了与人类细小病毒的关系。

1. 潜伏期　未定，约为 9～14 天，患者绝大多数为儿童，婴儿及成人少见，一般发疹前无全身症状，偶有发热及轻度上呼吸道感染症状，有时有咽痛及呕吐，眼结合膜及咽部轻度充血，部分病例有扁桃体肿大。

2. 皮肤损害　红斑是本病的主要表现。首先于两颊出现水肿性融合成片的玫瑰色红斑，似蝶翅样分布于鼻两侧，境界清楚，略高出正常皮面，稍似丹毒，形成较特殊的"巴掌脸"，表面无鳞屑，局部温度升高，可有轻微痒感或烧灼感，有时在大片损害周围可见散在的小红斑。损害以颧部为明显，而面部中央不出现。1～2 天后，可向躯干及四肢蔓延，以臀和股部多见，为境界清楚的对称性花边状或网状的斑丘疹，为本病的特征，皮损偶为风团、紫癜或大疱等。掌跖亦可受累，在颊和生殖器黏膜上亦可发生暗红色斑疹。经 4～5 天后，红斑先从面部逐渐消退，此时皮疹颜色不再鲜红，若隐若现，略呈网状，外界温度较低时模糊，在午后、风吹或运动后则比较明显，往往从中心开始消退而形成一红色环，也可为多环形或靶环样，皮疹消退的顺序与发疹的先后相同，最后完全消失而自愈，平均病程 2 周，有时在多日后可复发。罕见有并发症或后遗症。

本病也可发于成年人，成人感染人类细小病毒 B19 后有少数也可表现为传染性红斑，但很少出现"巴掌脸"，皮疹亦较少见。但在病后数日到数周，80%可出现关节痛。

（二）血管性紫癜（vascular purpura）　于1981年确定人类细小病毒B19是本病的病原。患者首先出现发热、咽痛、肌痛、流涕等症状。两天后出皮疹，先出现于四肢，其后向躯干、颈部及面部扩展，持续数日可退。部分患者同时出现腹痛、关节痛，并有短期白细胞和血小板减少。有报道在流行期间同一家庭出现多个典型的血管性紫癜和传染性红斑病人，血中均检出了人类细小病毒B19的DNA。皮疹的特性，有人报道为非坏死性血管病变，另有人报道为坏死性血管炎表现，其间原因尚不清楚。

（三）红细胞再生障碍性贫血危象（erythrocyte aplastic crisis）　1981年从患镰刀状贫血并出现再障危象的患者血中检出了B19抗原，其后相继从此类患者中，检出了B19 IgM抗体和DNA，确定了B19为本病的病原。

（四）关节病（arthropathy）　B19病毒感染后引起的各种临床表现中，都有部分患者同时伴有关节痛，很易被误诊为风湿性或类风湿性关节炎。多见于成人，尤其是妇女，小儿少见。多数于2周左右恢复，少数可迁延数周到数年。

（五）肢端麻木、刺痛症　1987年美国纽约州一儿童医院发生传染性红斑流行时，11名护士也受感染，其中5例出现指端麻木、刺痛，于2个月至1年后消失。

（六）宫内感染　孕妇受人类细小病毒B19感染后，可导致胎儿水肿、死亡及先天性贫血。从死胎组织中可以分离出B19DNA或完整的B19颗粒。

【实验室检查】

（一）常规检查　早期白细胞总数多增加，淋巴细胞相对减少，红细胞和血色素减低，到后期末梢血中白细胞总数减少，嗜酸性粒细胞及淋巴细胞增高。

（二）血清免疫学检查　可用RIA检测患者血中的B19抗原，

病后 3~4 天 IgM 抗体可阳转，1 周后达高峰，此抗体持续 2 个月后下降，有现症感染的诊断意义。IgG 抗体出现稍晚，可持续很长时间。

（三）病毒核酸检查　急、慢性感染伴有病毒血症时，可用斑点杂交或 PCR 法从血中检出 B19 DNA，亦可从骨髓组织中查出。

【病理变化】

表皮细胞水肿，真皮乳头层血管扩张，内皮细胞肿胀，在血管、毛囊和汗腺周围有组织细胞浸润，但此种改变属慢性炎症改变，无诊断价值。

【诊断及鉴别诊断】

根据面颊部蝶形水肿性片状红斑、发病年龄、季节、流行病学等诊断不难。

早期额面部损害应与红斑狼疮、丹毒等鉴别；晚期发生于四肢躯干者应与环形红斑、多形性红斑、荨麻疹等相鉴别。

【治疗】

患病期间应予隔离，至皮疹完全消退为止。疾病可以自愈，仅作对症处理即可。亦可服用板蓝根冲剂、病毒灵，或注射维生素 B_{12}，局部可外用炉甘石洗剂。

尚未见抗病毒药物治疗的报道。免疫功能低下的病毒血症患者，用免疫球蛋白治疗有效，每日 400 mg/kg，连用 3~5 天。慢性感染者，半个月到 1 个月后重复用药 1 次。这样剂量的免疫球蛋白不但能使患者症状好转、消失，而且 B19 DNA 也阴转，有清除病毒的作用。

中医辨证本病属于外感风邪，宜清热解毒，用蒲公英、野菊花、大青叶、紫花地丁、花粉、赤芍、蚤休等治疗。

第九节　腺病毒性皮肤感染

腺病毒（Adenovirus）1953 年首先从人类腺样增殖体组织培养

中分离出，遂根据本组病毒的寄生部位而命名，属腺病毒科（Adenoviridae），是 DNA 病毒。腺病毒不仅寄生于人的腺体组织，扁桃体、肠系淋巴结等处也可寄生。从多种动物及禽类均分离到腺病毒。迄今已发现腺病毒有 80 多个血清型，已鉴定过的人腺病毒有 31 型，其中 10 个型与人类疾病有关。不同型的腺病毒均有共同的形态结构。

腺病毒颗粒外形呈立体对称的 20 面体。直径 70 ~ 90 nm。腺病毒对温度及酸碱的耐受范围较宽。多数型别的腺病毒加温 56℃，2.5 ~ 3 分钟后其感染力即被破坏，而有些型别在此温度下可耐受 5 分钟至 2.5 小时。在 pH 1.5 ~ 2.5 室温下 30 分钟尚可保留一定的感染力，但 pH 10.5 中 30 分钟病毒颗粒全部裂解。

人腺病毒对动物都不敏感，可在多种人源细胞中增殖。病毒感染力的高低取决于不同的型别和受染细胞的种类。

腺病毒通过呼吸道和眼结膜侵入人体，主要引起咽炎、肺炎、眼结膜炎、角膜炎、肠系膜淋巴结炎、心肌炎及胃肠炎。有时偶伴发多形态皮疹，如麻疹样、风疹样、蔷薇疹样、猩红热样或多形红斑样皮疹，以及水疱或大疱，甚至发生坏死性血管炎等。皮疹多在发热时或热退后出现，好发于颜面、颈部、躯干，有时见于四肢。不同血清型腺病毒引起的皮疹及患者常见年龄见表 2 – 16。

表 2 – 16　腺病毒所致皮疹的血清型和年龄组

疹型	已知血清型	主要发病年龄组
蔷薇疹样	1、2、3	儿童
风疹样	3、7a	成人
麻疹样	2、7、7a	儿童
猩红热样	3	儿童
恶性大疱性多形性红斑	3 或未明	儿童
其他（荨麻疹样、水疱）	3、7	婴儿、儿童

腺病毒感染所致发疹的诊断，有赖于对腺病毒所致的呼吸道、

眼及内脏疾病的辨识，排除类似发疹性疾病（如麻疹、猩红热、风疹等），取咽及眼结膜拭子或大便接种于人上皮细胞行组织培养可查到腺病毒。

病人应卧床休息，可给予抗组胺制剂，应用抗菌剂以预防继发感染。病人要加强隔离，易感者可试用腺病毒疫苗。

第十节 人类免疫缺陷病毒感染

获得性免疫缺陷综合征（acquired immunodeficiency syndrome，AIDS）简称艾滋病。是由人类免疫缺陷病毒（Human immunodeficiency virus，HIV）引起的一种严重传染病。HIV属于逆转录病毒科（Retroviridae）的慢病毒属（Lentiviridae），为一类携带有逆转录酶（reverse transcripitase）为特征的RNA病毒。病毒特异性地侵犯CD4$^+$T淋巴细胞（简称CD4$^+$cell），造成机体细胞免疫受损。临床上初始表现为无症状病毒感染，继续发展为持续性全身淋巴结肿大综合征和艾滋病相关综合征，最后并发各种严重机会性感染和恶性肿瘤，成为AIDS，病死率极高。

自从1981年在美国纽约、洛杉矶和三藩市首次报道在同性恋男性发现AIDS以来，全世界受HIV感染者已达数千万，AIDS患者的确实数字难于统计，再加本病尚无理想治疗方法，死亡率高，致成严峻的全球性社会问题。

【病因】

1984年曾将HIV命名为人类嗜T淋巴细胞病毒Ⅲ型（human T cell lymphotrophic virus - Ⅲ，HTLV - Ⅲ）和淋巴结病相关病毒（lymphadenopathy - associated virus，LAV），后证明二者为同一病毒，1986年7月国际病毒分类委员会将其统一命名为HIV。HIV是RNA病毒，可在体外淋巴细胞系中培养，现发现HIV有两种，即艾滋病毒Ⅰ型（HIV-1）和艾滋病毒Ⅱ型（HIV-Ⅱ）。

（一）HIV-Ⅰ 起源于中非，以后扩散到地中海、欧洲、北美及全世界，它选择性地侵犯 CD4⁺T 淋巴细胞，也能感染 B 细胞、小神经胶质细胞及骨髓干细胞，是引起艾滋病的主要病毒。电镜下可见 HIV - Ⅰ 为球形 20 面立体结构，直径约 90 ~ 140 nm，系双层结构，表面有 72 个锯齿样突起，外有类脂包膜。核呈钝头圆锥形，位于中央。核内含两条完全相同的病毒 RNA 链、mg 依赖性逆转录酶和 DNA 多聚酶、整合酶和结构蛋白等。HIV - Ⅰ 可经由三个途径进入细胞：细胞的吞噬作用、依赖 CD4 的内含作用及细胞膜融合作用，以后二者为主。在感染早期，HIV 包膜糖蛋白与靶细胞表面的 CD4 分子结合。随即发生膜的融合，病毒脱去外膜，将其核心注入细胞质内。两条核心 RNA 链中的 RNA 在逆转录酶的作用下转录成一单链 DNA。然后以此单链 DNA 为模板，在 DNA 聚合酶的作用下复制第二条 DNA 链。这个双链 DNA 既可游离存在于细胞质内，又能整合进宿主的染色体组 DNA，从而形成持续的感染。这种整合的病毒 DNA 称为前病毒 DNA，通过转录和翻译而产生新的病毒 RNA 和病毒蛋白，装配成新的病毒体，并以芽生的方式将病毒释放至胞外。通常胞质内有大量未整合病毒型 DNA，而整合的病毒 DNA 处于一种相对静止的状态，此时病毒的复制受到限制。当前病毒 DNA 被某些因素激活后，才能在感染细胞内大量复制及翻译。巨噬细胞受 HIV 感染后与 T 细胞不同，在巨噬细胞内无数与胞质膜不相连的液泡结构内含有大量成熟或不成熟的病毒体。病毒贮存在液泡内，而不将病毒释放至泡外。因此巨噬细胞的主要作用是作为靶细胞和病毒的加工厂及仓库。贮存于其中的病毒体有感染力，一旦某些因素扰乱了巨噬细胞的功能，病毒即从巨噬细胞内释出，再感染其他巨噬细胞或 T 细胞。

（二）HIV - Ⅱ　是 20 世纪 80 年代中期从西非患者中分离出的能引起艾滋病的逆转录病毒。后来世界其他地区也陆续发现 HIV - Ⅱ感染的病例。最近发现 HIV - Ⅱ 有不同株别差异，HIV - Ⅱ 的超微结构及细胞嗜性与 HIV - Ⅰ 相似。HIV - Ⅱ 的分子学特性与猴免疫缺陷病毒（SIV）相近，但与 HIV - Ⅰ 的基因和结构蛋白差异较大，特

别是外膜蛋白。整个核苷酸序列仅 40% ~ 50% 与 HIV 相似，与 HIV
- Ⅰ 不同，HIV - Ⅱ 基因组不存在 vpu 基因，而存在一个 vpx 基因
（病毒蛋白 x），功能尚未完全清楚。HIV - Ⅱ 的抗原特性与 HIV - Ⅰ
不同，两者的结构蛋白交叉反应最强，而外膜蛋白交叉反应最弱。
HIV - Ⅱ 也选择性地侵犯 $CD4^+T$ 淋巴细胞，但其毒力不如 HIV - Ⅰ
强，从感染到发展成艾滋病所需的时间也要长得多。

　　HIV - Ⅰ 及 HIV - Ⅱ 对外界抵抗力均不强，对热敏感 56℃ 30 分
钟能灭活。一般消毒剂如 70% 乙醇、0.2% 次氯酸钠、5% ~ 8% 甲醛
及 （5000 ~ 10000） $\times 10^{-6}$ 的有机氯溶液等均能灭活 HIV。但对
0.1% 甲醛溶液、紫外线和 γ 射线不敏感。

【流行病学】

　　（一）传染源　　无症状 HIV 感染者及艾滋病患者均有传染性，
是本病的传染源。已发现病毒存在于体液（血液、脑脊液、唾液、
泪水、乳汁、精液及阴道分泌物）中，汗液中尚未检出 HIV。病毒
阳性而 HIV 抗体阴性的窗口期感染者是重要的传染源。无症状而血
清 HIV 抗体阳性的 HIV 感染者更具有传染病学意义。

　　（二）传播途径　　具有多样性，主要有五种：

　　1. 异性性接触传播　　是本病的主要传播途径。欧洲、美洲、亚
洲及非洲的妓女中 HIV 阳性率超过 40%，嫖客阳性率达 30% 左右。
异性接触是目前传播的主要方式。性接触摩擦所致细微破损，病毒
即可侵入机体致病。精液含 HIV 量（100 万 ~ 1000 万个/ mL）远高
于阴道分泌物，男传女的概率高于女传男 2 ~ 3 倍，但在性传播疾病
高发区，则差别不显著。与发病率有关的因素包括性伴数量、性伴
的感染阶段、性交方式和性交保护措施等。

　　2. 男同性恋传播　　以肛交为主，接受者被传染的机会远高于另
一方。感染机会与对象的数量成正比。

　　3. 注射传播　　静脉药瘾者之间共用针头；医院消毒隔离措施不
严，使用非一次性注射器，造成医源性传染；医护人员意外被 HIV
污染的针头或其他物品刺伤等均可造成传播。我国的 HIV 感染者中，

以静脉注射毒品为主要传播途径，约占80%以上。

4. 血源传播　输入被 HIV 污染的鲜血、血浆或其他血制品，如血友病人应用第Ⅷ因子等亦为重要传播途径。

5. 围产期传播　感染本病的孕妇可在妊娠期间通过胎盘将 HIV 传播给胎儿。在分娩期，由于受染产妇的胎盘血及阴道分泌物均含有病毒，可使新生儿受染。约 1/3 患儿是在出生后通过与受染母亲的密切接触而被染。据报道 HIV – Ⅰ 的母婴传播感染率为 30% ~ 50%，而 HIV – Ⅱ 的母婴传播感染率不到 10%，可能与感染者血中 HIV – Ⅱ 的滴度低于 HIV – Ⅰ 有关。

此外，少见的传播途径还有经破损皮肤、牙刷、刮脸刀片、口腔科操作以及应用 HIV 感染者的器官移植或人工授精等。吸血昆虫能否传播本病尚无定论。

由于 HIV 在离体情况下，抵抗力很弱，很快就会失去活性和感染力，日常生活和工作接触是不会传播的，握手、拥抱、共用办公用具、共用马桶圈、卧具、浴池等也不会传播 AIDS。接吻、共同进餐、咳嗽或打喷嚏也不可能传播。

（三）易感人群　人群对 HIV 普遍易感，但与个人生活方式、卫生习惯及社会因素的影响等有关。成人高危人群为同性恋及双性恋男子，静脉药瘾者，多个异性性伙伴或卖淫嫖娼者，血友病患者以及接受输血、血制品或器官移植者。< 13 岁儿童 HIV 感染者占 HIV 感染者的 < 2%，其中绝大多数的双亲或双亲之一是 HIV 感染者或属于 HIV 感染的高危人群。感染者中男女性别相近，主要为 < 40 岁的青壮年。儿童发病虽少，但发病急，死亡迅速。

【发病机制】

在 HIV 作用下 CD4$^+$T 细胞等大量破坏，导致严重的机会性感染和肿瘤。

（一）杀伤靶细胞　HIV 表面 gp120 与 CD4$^+$T 细胞受体结合黏附于靶细胞表面，在嗜淋巴细胞受体和趋化因子受体等协助下穿透靶细胞膜，HIV 去外壳与靶细胞膜融合，其核心蛋白及 HIV RNA 即进入细胞浆。部分形成双链 DNA 整合于宿主染色体，部分作为前病毒（provirus）经 2～10 年潜伏后被激活，转录和翻译成新 HIV RNA 和病毒蛋白质，在细胞膜装配成新 HIV 后芽生释出，再感染并破坏其他细胞。

（二）CD4$^+$T 淋巴细胞受损机制　包括：①病毒对 CD4$^+$T 的直接损伤；②受感染细胞的影响，未感染的 CD4$^+$T 细胞膜通透性改变，细胞溶解破坏；③未感染 HIV 的 CD4$^+$T 细胞受 gp120 影响成为靶细胞，被 CD8$^+$细胞毒性 T 细胞的细胞毒攻击和破坏，使 CD4$^+$T 细胞减少；④HIV 感染骨髓干细胞，使 CD4$^+$T 细胞产生减少。

（三）CD8$^+$T 细胞异常　HIV 感染急性期 CD8$^+$T 细胞减少，3～4 周后恢复正常或更高，后期又减少。提示机体自身的 T 细胞稳定功能失调。

（四）单核－吞噬细胞（MP）功能异常　MP 表面也有 CD4 分子，受 HIV 感染后，MP 的抗 HIV 和其他病原体感染能力下降。HIV 在 MP 中持续繁殖而成为病毒库，并可透过血脑屏障，而引起中枢神经系统感染。

（五）B 细胞功能异常　B 淋巴细胞表面低水平 CD4 分子表达，可被 HIV 感染而引起功能异常。

（六）自然杀伤细胞（NK 细胞）异常　长期即减少，使 HIV 感染者易出现肿瘤细胞。

（七）HIV 感染后免疫应答　机体不能控制 HIV 复制，表明：①HIV 产核因子防止细胞凋亡，使 HIV 在 MP 中复制；②CD4T 细胞减少及功能障碍不利于 CD8、CTL 发挥作用；③CTL 损失，幼稚 CD8T 细胞被诱导成为 HIV 攻击的靶细胞；④HIV 变异，中和抗体不能抑制变异株复制等。

【临床表现】

（一）潜伏期　尚不清楚。本病潜伏期较长，HIV－Ⅰ侵入机体后 2～10 年左右可发展为 AIDS，HIV－2 所需的时间更长。亦有极少数人被感染而不发病。

（二）临床表现　本病临床表现十分复杂，感染 HIV 初期可有急性感染的临床表现。然后在相当长一段时间内可无任何症状，而后发展成艾滋病。按照 1991 年前美国 CDC 的规定 HIV 感染分为：

1. Ⅰ期（急性感染期）　感染 HIV 后 4～6 周后，部分患者出现一过性类似传染性单核细胞增多症样症状。起病急骤，出现发热、出汗、头痛、咽痛、恶心、厌食、全身不适、关节肌肉疼痛等症状。同时可伴有红斑样皮疹、腹泻、全身淋巴结（主要为颈及枕部淋巴结）肿大或血小板减少。淋巴细胞亚群检查因 CD8$^+$ 细胞升高使 CD4$^+$/CD8$^+$ 细胞比例倒置。此时血液中可检出 HIV RNA 及 p24 抗原，但检不出 HIV 抗体。此期持续 1～2 周。

2. Ⅱ期（无症状感染期）　常持续数月至十余年不等。此期 T 细胞数量尚正常。除血中可检出 HIV RNA、HIV 核心及包膜蛋白抗体外，是 AIDS 的潜伏期，可无任何症状，此期长短因机体感染 HIV 的种类、剂量、感染途径、个体免疫状态和一般营养健康状况而异。外周血单个核细胞可检出 HIV - DNA，本期有传染性。但研究资料表明 HIV 感染者在 5～7 年内可有 40% 发生艾滋病相关综合征，25% 可发展成艾滋病。

3. Ⅲ期（持续性全身淋巴结肿大综合征）　为无症状 HIV 感染期发展到艾滋病的过渡阶段，又称艾滋病前（早）期。除腹股沟淋巴结外，还有其他部位两处或两处以上淋巴结肿大，直径 >1cm，质韧，可自由活动，无压痛，持续 3 个月以上，无其他原因可解释者，若血清中 HIV 阳性，应疑及此综合征。肿大的淋巴结多对称发生，常伴有疲劳、发热、全身不适和体重减轻等。部分病例肿大的淋巴结年余后消散，亦可重新肿大。个别患者的淋巴结呈进行性肿大，应注意卡波齐肉瘤或淋巴瘤的发生。部分病例可发展为典型的艾滋病并伴有卡波齐肉瘤、卡氏肺囊虫肺炎或其他机会性感染。本期 HIV 抗体阳性，但在免疫印迹法条带上核心抗体显色变淡，HIV 分离率增高，p24 抗原有时呈阴性，血液中 T4 淋巴细胞数开始下降，而 T8 淋巴细胞数有所增高。

艾滋病相关综合征除具有持续性全身淋巴结肿大综合征的特征

外，尚有一定程度的 T 细胞功能缺陷及临床表现，如细胞免疫反应迟缓，皮肤黏膜感染（皮肤单纯疱疹、带状疱疹以及口腔白念珠菌感染等），体重明显减轻（＞10%），持续性腹泻，持续性发热（＞38℃）3 个月以上，疲乏及夜间盗汗等。

4. Ⅳ期（艾滋病）　此期临床表现复杂，机会性感染及恶性肿瘤可累及全身各个系统及器官，且常有多种感染和肿瘤并存。除发热、盗汗、厌食、消瘦、疲乏及淋巴结肿大等基本表现外，临床上可有以下并发症：

（1）呼吸系统　主要是机会性感染引起的肺炎、卡波齐肉瘤以及肺结核等。①卡氏肺囊虫肺炎（pneumocystosis carinii）：最为常见，约占艾滋病肺部感染的 80%，是艾滋病主要的致死原因。本病是由卡氏肺囊虫（又名卡氏肺孢子虫）引起的间质性浆细胞性肺炎。其主要病理变化为肺内弥漫性、间质性和肺泡性水肿，肺泡内充满泡沫状水肿液及大量卡氏肺囊虫。肺泡壁变性坏死，肺间质内有大量淋巴细胞和浆细胞浸润。临床表现为发热、干咳、呼吸增快、呼吸困难、发绀、通气功能障碍。症状进行性加重，可由于呼吸衰竭而很快死亡。成人艾滋病合并本病者占 59%，儿童占 81%。在痰、胸水、气管灌洗液或支气管内膜活检中可找到病原体。此外，弓形虫、隐球菌、类圆线虫、巨细胞病毒、疱疹病毒及军团菌等亦可引起肺炎。②肺卡波齐肉瘤：在有广泛皮损的艾滋病患者中，约 20% 临床诊断伴有肺卡波齐肉瘤，尸检时发现率为 50%。但不伴有皮肤黏膜损害的艾滋病患者中，肺部卡波齐肉瘤较少见。大多数本病患者有发热、干咳、呼吸困难。发生大面积支气管内黏膜损害时可有喘息，喉部受累时可发生喘鸣，这些损害可导致咯血。支气管镜检查取气管内膜活检可诊断本病。肺部 X 线检查亦有助于诊断。③肺结核：艾滋病患者发生结核杆菌和鸟分枝杆菌感染是本病最受重视的机会感染。确诊艾滋病后发生的结核最常见于肺部，除有咳嗽、咳痰、呼吸困难及胸痛等常见症状外，还有普通结核病的症状，如发热、盗汗、厌食及体重减轻等。有时其临床表现与卡氏肺囊虫肺炎或其他机会性感染难以区分，须借助病理学检查始可鉴别。

（2）中枢神经系统　主要临床表现有头晕、头痛、进行性痴呆、幻觉、癫痫、肢体瘫痪、痉挛性共济失调、膀胱直肠功能障碍及颅神经炎等。除 HIV 引起的进行性亚急性脑炎外，还有巨细胞病毒引起的亚急性脑炎、隐球菌性脑炎、弓形虫脑脓肿、进行性多灶性脑白质炎、类圆线虫感染、鸟分枝杆菌感染、脑淋巴瘤及卡波齐肉瘤等。尤以播散性类圆线虫感染最严重，常危及生命。诊断主要依靠脑脊液检查，头部 X 线、CT 及 MRI 检查。

（3）消化系统　约75%以上艾滋病患者可出现消化系统病变，波及胃肠道的各个部分。念珠菌属、巨细胞病毒和疱疹病毒等侵犯口咽部及食管，引起溃疡。临床表现为吞咽痛、吞咽困难及胸骨后烧灼感，纤维食管镜检可确诊。胃受累相对较少，偶尔可有白念珠菌引起的蜂窝织炎性胃炎、巨细胞病毒引起的胃炎或胃溃疡。卡波齐肉瘤亦可侵及胃，引起相应的临床表现。隐孢子虫、巨细胞病毒、鸟分枝杆菌、结核杆菌及药物等可引起肉芽肿性肝炎，还可引起急、慢性肝炎、脂肪肝及肝硬化等。卡波齐肉瘤及其他淋巴瘤亦可侵及肝脏。隐孢子虫及巨细胞病毒可引起硬化性胆管炎样综合征。各种感染及肿瘤还可侵犯胰腺，但生前诊断较难。隐孢子虫、巨细胞病毒、鸟分枝杆菌及卡波齐肉瘤等侵犯肠道，引起腹泻及吸收不良综合征。巨细胞病毒感染引起溃疡性结肠炎，可出现腹泻、脓血便等。其中肠道隐孢子虫感染较为常见，表现为慢性持续性腹泻，水样便可达数月之久，易致病人死亡。诊断依靠粪检、X 线、肠道纤维镜检或肠黏膜活检。直肠肛门癌在男性同性恋者的艾滋病患者中较为常见，可能由慢性肛周疱疹发展而来，或在性接触时传染乳头状瘤病毒所致。

（4）泌尿系统　主要是肾损害。艾滋病患者20%～50%发生肾损害。机会性感染是引起肾损害的主要因素之一。感染引起的体液及电解质异常、败血症、休克、肾毒性抗生素的使用及恶性肿瘤等均可以引起肾损害。巨细胞病毒及 EB 病毒可引起免疫复合物肾炎。

病理变化为局灶性或弥漫性系膜增殖性肾小球肾炎、急性肾小球坏死、肾小管萎缩及局灶性间质性肾炎。HIV 本身亦可能引起肾损害，导致 HIV 相关肾病。病理改变以局灶性节段性肾小球硬化最多见，特征性变化有肾小球血管丛塌陷，肾小球脏层上皮细胞显著肿胀与肥大，间质水肿、纤维化及炎性细胞浸润，肾小球微囊泡形成。电镜下可见肾小球内皮细胞小管网状包涵体。艾滋病患者中静脉药瘾者较多见，海洛因及其污染物作为抗原，可引起免疫反应性肾炎，导致海洛因相关肾病。其病理改变也以局灶性节段性肾小球硬化为多见，但肾小球血管丛塌陷、肾小管微囊泡及肾小球内皮细胞小管网状包涵体等不如 HIV 相关肾病明显。临床上可有蛋白尿、氮质血症，表现为急性肾功能衰竭或尿毒症。其中海洛因相关肾病可在半年至 6 年的时间内进展为尿毒症，而 HIV 相关肾病可于 2～4 个月内迅速发展为尿毒症。

（5）皮肤黏膜表现 可分为感染、炎症性皮肤病及肿瘤三类。多数艾滋病患者均有黏膜感染。常见黏膜感染有口腔黏膜白念珠菌感染，一般无症状。波及咽部及食管时，引起严重吞咽困难。口腔毛状白斑（oral hairy leucoplakia，OHL），舌两侧缘有粗厚的白色突起，是乳头瘤病毒、疱疹病毒和 EBV 等病毒感染所致，用抗真菌药治疗无效。有时舌腹面形成白色纤维状毛苔，称为白毛舌。皮肤感染有复发性单纯疱疹性口炎、慢性单纯疱疹性肛周溃疡、带状疱疹、水痘、皮肤真菌感染及甲癣等。同性恋者还可发生肛周尖锐湿疣和传染性软疣、肛周单纯疱疹病毒感染和疱疹性直肠炎。脂溢性皮炎样病变常发生在患者的生殖器、头皮、面部、耳及胸等处，表现为红斑样、角化过度的鳞屑斑。在面部常呈蝶形分布，病因不明。卡波齐肉瘤亦常侵犯皮肤和口腔黏膜，出现红色浸润斑和结节。其他可见毛囊炎、脓疱疮、浅部真菌感染、银屑病、皮肤干燥病、黄甲。

（6）血液系统 艾滋病患者的血液系统异常较常见。主要包括粒细胞及血小板减少，贫血以及非何杰金淋巴瘤（non - Hodgkin lymphoma）等。

（7）其他损害　艾滋病患者眼部受累亦较常见，但易被忽略。常见的为巨细胞病毒及弓形虫感染引起的视网膜炎和视网膜脉络膜炎，视网膜脱落，眼部卡波齐肉瘤等。HIV 本身以及机会性感染或肿瘤亦可累及心血管及内分泌系统，但临床表现常不明显，可能与发生率较低或这些系统病变尚未表现出来患者即已死亡有关。某些患者常有原因不明的长期发热，并伴有体重下降、全身不适及乏力。有些患者的骨髓、淋巴结或肝活检标本中证实有分枝杆菌属细胞内感染，其预后可能比单纯并发肺分枝杆菌属感染更差。AIDS 性脊髓病，表现为进行性痉挛性截瘫、共济失调及尿失禁等。AIDS 性肌病，一般起病缓慢，近端肌无力，肌酶异常，肌肉活检见血管周围、肌束膜或间质有炎性细胞浸润。

（8）对妊娠的影响　①过去认为 HIV 感染者自然流产、早产、胎膜早破、低出生体重与胎盘炎症发生率均增加，但 1992 年美国的一项研究证实，HIV 感染并不增加各种妊娠合并症。②妊娠期因免疫受抑制故可能加速 HIV 感染孕妇从无症状期发展成 AIDS。约半数无症状孕妇在产后 28~30 个月后出现症状。③据报道感染 HIV 的孕妇妊娠期用齐夫多定治疗可使围产期 HIV 传播率从 25.5% 降至 8.3%。④根据 HIV 感染孕妇本人的意愿，如决定继续妊娠，各有关学科应予密切观察。

据观察，感染 HIV 后的 5 年内，将有 10%~30% 的 HIV 感染者发展为艾滋病病人，在感染 HIV 12~13 年内，约有 60% 的 HIV 感染者演变为艾滋病病人，但不是所有感染者必然成为病人，约 <5% 感染者无临床症状。

【实验室检查】

（一）常规检查　常有红细胞和血色素降低，呈轻度正色素、正细胞性贫血。白细胞常 $<4.0 \times 10^9/L$。分类示中性粒细胞增加，有核左移现象。少数表现为粒细胞减少。淋巴细胞明显减少，多数 $<1.0 \times 10^9/L$。有浆细胞样淋巴细胞和含空泡的单核细胞出现。血小板一般无变化，亦有血小板明显减少者。尿蛋白常阳性。

（二）免疫学变化 以细胞免疫系统受损明显，表现为：

1. 淋巴细胞亚群检查发现，T 细胞减少，$CD4^+T$ 淋巴细胞计数下降（正常 $0.8 \sim 1.2 \times 10^9/L$），$CD4^+/CD8^+$ 比例下降（正常 $1.75 \sim 2.1$），艾滋病患者常 $\leqslant 1.0$。

2. 淋巴细胞转化率下降、迟发型变态反应性皮试阴性。体外非特异性有丝分裂原刺激时，T 细胞的细胞毒作用降低。T 细胞产生白介素 -2 和 γ 干扰素减少。

3. B 细胞功能失调，有不同程度的免疫球蛋白升高及免疫复合物升高，出现自身抗体，如产生 RF、ANA、抗线粒体抗体、抗平滑肌抗体和抗淋巴细胞抗体等。

4. 自然杀伤细胞活性下降。

（三）β2 微球蛋白和新喋呤（neopterin） 用放射免疫法（RIA）测定血清 β2 微球蛋白和新蝶呤。它是被激活的巨噬细胞的产物，其血清水平升高意味着免疫激活，具有与 $CD4^+T$ 细胞绝对计数、淋巴细胞百分率、CD4/CD8 细胞比例下降同样的临床意义，即预示病情进展至艾滋病，预后凶险。尤其新喋呤的价值更大，被认为是除 $CD4^+T$ 细胞之外最具诊断及预后意义的血清学指标。

（四）淋巴结活检 对腹股沟以外的肿大淋巴结进行活检，虽然其病理变化为非特异性的反应性和肿瘤性病变，但对于艾滋病高发地区及高危人群，特别是持续性颈部淋巴结肿大者，具有一定的诊断价值。但有的艾滋病患者的表浅淋巴结消失，活检有困难。

（五）尿和肾功能检查 尿检查常能检出尿蛋白。血中肌酸和尿素氮升高。

（六）病原学检查

1. HIV－Ⅰ检查 可进行血清学及（或）病毒学检查。血清学检查主要是测定 HIV－Ⅰ的血清抗体，包括抗－gp120 及－p24，大多数 HIV－Ⅰ感染者在 3 个月内血清抗体呈阳性，这是目前最简便、快速而有效的方法。常用方法有 ELISA，IFA，RIA，重组免疫印迹法（RIBA）及固相放射免疫沉淀试验（SRIP）等。后者是目前证实

HIV 感染敏感性和特异性最佳的方法，可检出 HIV 几乎全部基因产物的抗体，但操作复杂，技术难度大，较少采用。一般先用 ELISA 法作初查，其敏感性为 99.5%。但由于此法是用 HIV-Ⅰ 作为抗原进行检测，与淋巴细胞抗原有交叉抗体，可有假阳性出现。故对初查阳性者，应再用 RIBA 或 SRIP 法确诊。用 ELISA 法检测尿液、唾液或脑脊液抗-HIV 可获阳性结果。

还可进行病毒分离、检测病毒核酸、检测病毒逆转录酶或采用 PCR 技术检测 HIV RNA 等。但因方法复杂，或费用昂贵，或稳定性差，有待改进和提高。

2. HIV-Ⅱ检查　血清学检查发现约 80% 的 HIV-1 和 HIV-Ⅱ 感染之间存在交叉反应，故用于检测 HIV-Ⅰ 感染的 ELISA 和 RIBA 法难以确定 HIV-Ⅱ 感染，特别是发生 HIV-Ⅰ 和 HIV-Ⅱ 双重感染时，诊断更困难。对 HIV-Ⅱ 特异的 ELISA 及 WB 法药盒现已有商品出售。在 HIV-Ⅱ 流行区，可在检测 HIV-Ⅰ 的基础上，先用 HIV-Ⅱ特异的 ELISA 药盒区别 HIV-Ⅰ 和 HIV-Ⅱ 感染，再用 HIV-Ⅱ特异的 WB 法作确认试验。在非流行区，当 HIV-Ⅰ 试验阳性或弱阳性，而 WB 法不明确或阴性，或临床怀疑艾滋病，而 HIV-Ⅰ 试验弱阳性、WB 法阴性时，也要用 HIV-Ⅱ特异的 ELISA 药盒检测，以明确诊断。

（七）X 线检查　对患者进行胸部及胃肠道 X 线检查，可及早发现机会性感染和恶性肿瘤，对及时治疗和延长患者生命是十分重要的。

胸部常见的机会性感染为卡氏肺囊虫肺炎，恶性肿瘤为卡波齐肉瘤。后者在 X 线下见肺间质浸润。肺野内可见直径 <1cm，境界不清楚的多发性小结节影及明显的条状阴影。常伴有纵隔及肺门淋巴结肿大，也可有胸腔积液。当 X 线表现不明显时，CT 检查有助于诊断。

消化道机会性感染的主要病原体为巨细胞病毒，恶性肿瘤也以卡波齐肉瘤多见。卡波齐肉瘤在 X 线下可表现为食道多发性腔内息肉样病变；在胃部见为远端散在性、多发性无蒂的黏膜下缺损，轮廓光滑，直径几毫米至几厘米；在十二指肠为球部内黏膜下结节或轻度斑片状隆起；在小肠呈多发性结节伴中央溃疡；结肠卡波齐肉瘤以直肠最明显，整个结肠黏膜下有散在的结节状充盈缺损。较晚期时结节融合成环形浸润肠壁，可致直肠狭窄和僵直。

【病理变化】

艾滋病的病理变化呈多样性、非特异性。主要表现有机会性感染引起的病变、淋巴结病变及中枢神经系统病变。

（一）机会性感染 由于严重免疫缺陷而表现出的多种机会性病原体反复重叠感染，组织中病原体繁殖多而炎性反应少。常见有皮肤单纯疱疹、带状疱疹和真菌感染以及口腔白念珠菌感染等所致的皮肤黏膜病变。卡氏肺囊虫感染引起的卡氏肺囊虫肺炎病变。巨细胞病毒感染引起的溃疡性结肠炎病变。分枝杆菌属感染引起的肺结核病变等。由于严重免疫缺陷，在多种因素，尤其是致癌因子的共同作用下，可有卡波齐肉瘤、淋巴瘤或其他恶性肿瘤发生。

（二）淋巴结病变 包括反应性病变和肿瘤性病变，主要有四种类型。

Ⅰ型：滤泡增生性淋巴结肿大，在淋巴结肿大期最常见。主要是淋巴结生发中心发生淋巴滤泡增生、增大、融合。有两个特点具诊断价值：①滤泡周围淋巴细胞数明显减少；②生发中心的渐进性小淋巴细胞浸润。

Ⅱ型：类血管免疫母细胞性淋巴结病，较为少见。其特点是弥漫性淋巴细胞增生，滤泡生发中心模糊不清，大量淋巴细胞浸润，从而成为混有淋巴细胞的免疫母细胞巢。其皮质深部和滤泡间可有免疫母细胞和浆细胞浸润，以及大量血管性增生，酷似血管免疫母细胞性淋巴结肿大，与之不同的是滤泡和窦结构尚存。

Ⅲ型：淋巴细胞缺失的淋巴结病。正常结构消失，代之以纤维水肿或纤维变性，含有浆细胞、免疫母细胞性组织细胞、少量淋巴细胞。可由于结核性干酪样坏死或病原体在淋巴结内迅速大量繁殖导致淋巴结内淋巴细胞完全消失。

Ⅳ型：卡波齐肉瘤的局部淋巴结及其他淋巴瘤。主要表现为血管裂口旁梭形细胞增生，能清楚显示血管裂口的边界。伴有含铁血黄素、巨噬细胞和胶原纤维沉着。

一般来说，淋巴结的最初病理变化为淋巴结滤泡增生。这种病变可以稳定也可以消退，也可或快或慢地向Ⅱ、Ⅲ、Ⅳ型发展，而Ⅳ型只在艾滋病患者才能看到。发展至Ⅱ型时，常说明病变已进入快速进展期，不久即可发展成艾滋病。

（三）中枢神经系统病变　HIV常侵犯中枢神经系统，病理变化主要为胶质细胞增生，灶性坏死，血管周围炎性浸润，合胞体形成及脱髓鞘现象等。

【诊断及鉴别诊断】

《中国艾滋病诊断标准》，见本书附录二。

凡出现长期不明原因发热、全身不适、腹泻、关节肌肉等疼痛、红斑样皮疹、全身淋巴结肿大等体征，以及出现淋巴细胞亚群检查CD4/CD8细胞比例倒置和血小板减少时，应想到本病可能。如系高危人群出现上述症状，应高度怀疑本病。确诊有赖于病原体检查。由于本病临床表现复杂，对病原体检查阳性者，应根据患者的具体情况进行诊断和分类。目前WHO推荐下列诊断和分类标准：在HIV检测阳性者中，按照临床表现分A、B、C三类，再根据淋巴细胞总数及CD4$^+$T细胞计数，将每一临床类型进一步分成A1、A2、A3；B1、B2、B3；C1、C2、C3九个等级。

A类：包括急性HIV感染，无症状感染及持续性全身淋巴结肿大综合征。

B类：相当于艾滋病相关综合征。具有细胞免疫缺陷的某些指示性象征及艾滋病的血清学及病毒学检查阳性，并有下列11种合并征之一者：①杆菌引起的血管瘤病；②口咽部念珠菌病；③持续、反复或治疗效果差的外阴及阴道念珠菌病；④宫颈发育异常或宫颈癌；⑤持续1个月以上的发热（>38.5℃）或腹泻；⑥口腔有毛状的黏膜白斑；⑦突发二次以上的带状疱疹；⑧特发性血小板减少性紫癜；⑨李司忒菌病；⑩盆腔炎，或并发输卵管、卵巢脓肿；⑪周围神经病。

C类：具有下列艾滋病指征性疾病之一者，不论 $CD4^+T$ 细胞计数高低，即可诊断为艾滋病：气管、支气管或肺的念珠菌病；食管念珠菌病；侵袭性宫颈癌；弥漫性或肺外球孢子菌病；肺外的隐球菌病；隐孢子虫引起的慢性肠炎（病程 >1 个月）；除肝、脾、淋巴结外的巨细胞病毒性疾病；导致失明的巨细胞病毒性视网膜炎；HIV相关性脑病；单纯疱疹病毒引起的支气管炎、肺炎、食管炎或病程 >1 个月的慢性溃疡；弥漫性或肺外的组织胞浆菌病；隐孢子球虫引起的慢性肠炎（病程 >1 个月）；卡波西肉瘤；伯基特淋巴瘤；免疫母细胞性淋巴瘤；脑的原发性淋巴瘤；弥漫性或肺外的鸟型分枝杆菌复合征或堪萨斯分枝杆菌病；任何部位的结核杆菌感染；弥漫性或肺外其他种别或未鉴定种别的分枝杆菌病；卡氏肺囊虫肺炎；反复发作的肺炎；进行性多病灶的脑白质病；反复发作的沙门菌败血症；脑弓形虫病；HIV 引起的消瘦综合征。

A1、B1、C1：指患者淋巴细胞总数 $>2.0 \times 10^9/L$，$CD4^+T$ 细胞计数 $>0.5 \times 10^9/L$。

A2、B2、C2：淋巴细胞总数（$1.0 \sim 1.9$）$\times 10^9/L$，$CD4^+T$ 细胞计数（$0.2 \sim 0.49$）$\times 10^9/L$。

A3、B3、C3：淋巴细胞总数 $<1.0 \times 10^9/L$，$CD4^+T$ 细胞计数 $<0.2 \times 10^9/L$。

本病临床表现复杂多样，但详细询问病史，依据高危人群出现一般人不易患的疾病，本病鉴别诊断不难，病原学检查是主要的鉴别手段。主要应与下列疾病鉴别：

1. 本病急性期应与传染性单核细胞增多症及其他感染性疾病（如结核）、结缔组织疾病等相鉴别。

2. 淋巴结肿大应与血液系统疾病相鉴别，特别要注意与良性性病性淋巴结病综合征相鉴别，后者淋巴结活检为良性反应性滤泡增生，血清学检查提示多种病毒感染。

3. 本病的免疫缺陷改变须与先天性或继发性免疫缺陷病相鉴别。

【治疗】

目前尚无抗 HIV 的特效药物，HIV 感染人体后，经细胞的 DNA 聚合酶合成双链 cDNA。cDNA 经环化后整合到细胞染色体上，病毒核酸随细胞的分裂而传至子代细胞，十分稳定，可长期潜伏。病人可长期带毒生存，除非这些细胞崩溃死亡，否则这些病毒永远存在于人体内，并随时可以大量繁殖而引起各种临床表现。因此一些学者认为，在目前医疗发展情况下，艾滋病几乎是不可能治愈的。现时大都强调综合治疗，包括抗病毒、免疫调节、抗肿瘤及控制机会性感染等。

（一）一般治疗　　患者应卧床休息，给予高热量、高蛋白饮食。不能进食者，应静脉输液补充营养。加强支持疗法，维持水及电解质平衡。

（二）抗病毒治疗　　1996 年美籍华裔科学家何大一在温哥华第 10 届国际艾滋病大会上倡用多种抗病毒药物联合疗法，即高效抗反转录病毒疗法（high active anti – retroviral therapy，HAART），又名"鸡尾酒"疗法。目前认为 HAART 治疗可缓解病情，减少机会性感染和肿瘤的发生，延长患者生存期。但不能完全抑制 HIV 复制和彻底治愈 AIDS。

对急性 HIV 感染者和无症状早期 HIV 感染者建议不用抗病毒治疗，但应给予随访及观察，积极处理各种并发症。抗病毒治疗必须联合用药。开始抗病毒治疗的指征是：①CD4$^+$T 细胞计数 < 3.5 × 10^9/L；②CD4$^+$T 淋巴细胞在（3.5 ~ 5.0）× 10^9/L 之间，但快速减少者；③无论 CD4$^+$T 淋巴细胞计数多少，只要血浆 HIV – RNA > 30，000 拷贝/ mL 者（6DNA 法）；④AIDS 病人（继发感染控制后）。目前已有二十余种药物通过了美国 FDA 的认可并应用于临床，其中有代表性的药物，根据作用环节不同，分述如下：

1. 核苷类逆转录酶抑制剂（nucleoside reverse transcriptase inhibi-

tor，NRTIs）　本类药物可选择性抑制 HIV 逆转录酶，掺入正在延长的 DNA 链中，抑制 HIV 复制。常用的有：

（1）齐多夫定（zidovudioe，ZDV）　又名叠氮胸苷（azidothy-midine，AZT），是目前疗效较好的，已广泛用于临床的第一线抗HIV 药。本品通过抑制逆转录酶而阻止 HIV 复制，可使 $CD4^+T$ 细胞增加，改善免疫功能及临床症状，还能使短期进展成艾滋病的病例减少。本药能通过血脑屏障，在脑脊液中达到抗病毒浓度，能逆转HIV 所致痴呆，尤其是儿童。口服吸收良好，服后 30～90 分钟达到血药高峰，半衰期约 1 小时。主要毒副作用为骨髓抑制、肌炎、头痛、恶心、呕吐等。成人 100～150 mg/次，3 次/日，静脉注射，2周后改口服，200～300 mg/次，3 次/日，持续 4 周。鉴于其骨髓抑制作用，且剂量大小与疗效似无明显关系，因而目前倾向尽早使用小剂量 AZT，即凡是 HIV 阳性者，不论有无症状，只要外周血 $CD4^+$ T 细胞 $< 0.5 \times 10^9/L$，就可给予 AZT 治疗（100 mg/次，5 次/日），以减少副作用。孕妇和婴儿的 AZT 疗效尚待观察评价，已知婴儿对口服 AZT 耐受性较好。中性粒细胞 $< 0.5 \times 10^9/L$ 时应停药。

（2）双脱氧胞苷（dideoxycytidine，ddC）与双脱氧肌苷（dideoxynosine，ddI. 又名去羟肌苷，didamosime）　是目前用于临床的第二线抗 HIV 药物。由于 AZT 的骨髓抑制作用使不少病人无法耐受长期治疗，且近年发现长期接受 AZT 治疗的患者中出现了 HIV耐药株，ddC 和 ddI 为 AZT 的同类药，是毒性低且对耐药株有效的AZT 替代药，虽然它们也有周围神经炎及胰腺炎等副作用，但这种副作用与剂量有关，其优点是无 AZT 的骨髓抑制作用，能有效地抑制病毒 p24 抗原，并使 TH 细胞绝对计数增加、临床症状改善、体重增加。ddC 用 0.75 mg/次，3 次/日，比较安全，8～12 周为一疗程。每日 ddI 12 mg/kg，分 2 次口服，可连用 12～40 周。

（3）拉米夫定（lamivudine，3TC）和司他夫定（stavudine，d4T）　具有不良反应少，服用方便等优点，300 mg/d，分 2 次服。与 AZT 合用有协同作用。D4T 也可用于儿童和孕妇。单用易产生耐药性。不良反应可有周围神经炎、肝功能轻度异常。

（4）阿巴卡韦（ABC）　可用于成人和儿童，能抑制 HIV-Ⅰ和 HIV-Ⅱ的复制，与 AZT 联合有协同作用，与 ddC 有交叉耐药性，对 AZT、ddI 或 3TC 的耐药毒株仍有效。300 mg/次，2 次/日。可引起过敏、喉部疼痛、咳嗽等不良反应。

（5）双肽芝（combivir）　为复合制剂，每片含 AZT 300 mg 和 3TC 150 mg。1 片/次，2 次/日。

2. 非核苷类逆转录酶抑制剂（non-nucleoside reverse transcriptase inhibitor，NNRTIs）　主要作用于 HIV 反转录酶某位点使其失去活性。有地拉韦定（delavidine）1200 mg/d、依法韦伦（efavirenz，EFV）600 mg/d、奈韦拉平（nevirapine，NVP）200~400 mg/d、calanolide A。EFV 抗病毒能力强，半衰期较长，能进入脑脊液，每天只需服用一次。NVP 使用范围广，价格便宜，对母婴传播阻断有较好的效果。Calanolide A 是一种天然 NNRTIs，副作用少。

3. 蛋白酶抑制剂（protease inhibitor，PI）　主要制剂有沙奎那韦（saquinavir，SAQ）800 mg/d、利托那韦（ritonavir，RNV）200 mg/d、茚地那韦（indinavir，IDV）1600 mg/d、奈非那韦（nelfinavir，NFV）250 mg/d、阿佩那韦（amprenavir）1.2g/次，2 次/日等。这类药物均作用在蛋白酶上，使病毒复制过程中的成熟蛋白酶不能形成，使体内病毒数量明显下降，$CD4^+$ T 淋巴细胞有所提高，降低病死率。

4. 基因治疗　是将外源性基因转移到适合的靶细胞，使其表达为 RNA 或蛋白质，改变 HIV 或宿主基因表达以控制 HIV 增殖的新疗法。核酶（ribozyme）是有酶活性的 RNA 分子，可特异结合并切割靶 RNA。

5. 其他

（1）膦甲酸钠（foscarnet sodium）　本品通过抑制逆转录酶活性而达到阻止 HIV 复制的目的。常用量 20 mg/d，静注，2~3 周为一疗程。副作用为恶心、头痛、乏力、贫血及血肌酐升高等。

（2）阿昔洛韦（acyclovir）　能抑制多种病毒包括 HIV 的复制。副作用有发热、乏力、局部刺激高，偶见肾损害。成人每日 20 mg/kg，最大量 1.5g/d，溶于 500 mL 复方乳酸钠注射液中，于 4 小时内静脉滴注，8 周为一疗程。或口服阿昔洛韦 400 mg/次，4 次/日，8 周为一疗程。疗效与静滴相同，且服用方便、无局部刺激性。

（3）α - 干扰素（α - Interferon）　具有免疫调节、抗逆转录酶、抑制 HIV 复制减少病毒抗原产生等活性。常见副作用有发热、乏力、流感样综合征、白细胞减少及血小板减少等，多与 AZT 等联合应用，（36 ~ 54）× 10^6 IU/d，肌注，4 周后改为 3 次/周，8 周为一疗程。

（4）HIV 受体阻断剂　已知 CD4 是 HIV 的主要受体，在病毒感染的最早期使用重组可溶性 CD4 制备物（RsCD4）能阻止 HIV 与 $CD4^+$ 细胞结合，还能阻止 HIV 感染的细胞与未感染的 $CD4^+$ 细胞的融合，从而阻断病毒在细胞间的扩散。RsCD4 30 mg/d，静脉或肌肉注射，4 周为一疗程。

6. 联合用药　HIV 变异性十分强，单用一种抗病毒药物在很短的时间内即可产生耐药性，体内变异病毒不能被药物控制后可出现病毒量反弹。经临床反复实践，1997 年在蛋白抑制酶出现以后，学者提出从不同环节来联合阻止病毒的复制，提出了联合用药的抗 HIV 治疗方案，即高效抗逆转录病毒疗法（high active anti - retroviral therapy，HAART）。标准的治疗方案为两种 NRTIs 加一种 PI。如 AZT + 3TC + IDV，效果很好。后来又提出一种 NRTIs 加一种 PI 或三种 NRTIs 的方案如 EFV + IDV 或 AZT + 3TC + ABC，疗效均与标准方案相当。

7. 疗效判断　一般认为在 HAART 治疗开始后第 4、8 ~ 12 及 16 ~ 24 周分别检测血液中 $CD4^+$ T 细胞与 HIV RNA 载重（VL）以评定疗效。若每次测定 VL 均降低和 $CD4^+$ T 细胞增加，说明联合方案佳，病毒对药物敏感。治疗 4 ~ 8 周后，$CD4^+$ T 细胞数增加 0.05×10^9/L 以上，其后每年增加（0.05 ~ 0.1）× 10^9/L。$CD4^+$ T 细胞 > 0.35 ×

$10^9/L$ 达 3 ~ 6 个月，机会性感染危险明显降低。治疗 8 周 VL 降低 90% 以上，若不能达此效果，提示未坚持治疗，病毒耐药或用药不当，应酌情调整治疗方案。

（三）免疫调节治疗　主要是应用免疫增强剂。常用的为：

1. 胸腺素（thymosin）　细胞免疫增强剂，适用于免疫缺陷及免疫功能失调所致的病毒性及肿瘤性疾病。副作用少而轻，偶见一过性头晕、胸闷等，可自行消退。2 ~ 4 mL/次，肌注或皮下注射，1 次/2d。

2. 香菇多糖（lentinan）　能兴奋体液及细胞免疫，具有广泛的药理活性。无明显毒副作用。

3. 白介素（IL - 2）　能增强 T 淋巴细胞及自然杀伤细胞（NK）的活性，及抑制病毒 DNA 聚合酶活性的作用，具有兴奋细胞免疫和抗病毒作用。副作用有发热、寒战、厌食及疲劳感。15 mg/d 加入 250 mL 葡萄糖注射液中静脉滴注，3 ~ 4 周为一疗程。

过去认为应用免疫兴奋剂，可增强 HIV 感染者的免疫功能。但目前有人认为 T 细胞的激活能触发细胞内 HIV 的复制。故应用免疫兴奋剂的利弊尚无定论。

上述药物尽管在体内应用或体外试验均显示一定的抗病毒作用，但效果有限。由于这些药物各有不同的作用机制，因而目前强调联合疗法，例如 AZT 和 α - 干扰素，AZT 和 ddC；AZT 和 ddI；α - 干扰素和 ddC；AZT 和阿昔洛韦；AZT、RsCD4 和 α - 干扰素等的联合应用，以提高疗效，减少耐药性的产生，延长患者生命。

（四）机会性感染及肿瘤的治疗　及时作出机会性感染及肿瘤的诊断，尽早给予有效治疗，可明显改善预后，延长患者的生命。

1. 卡氏肺囊虫性肺炎　可用喷他咪（戊烷咪，pentamidine），本品抑制 DNA 及 RNA 合成，同时抑制氧化磷酸化过程，从而使病原体不能生存，对卡氏肺囊虫有直接杀灭作用。副作用有恶心、呕吐、腹痛、腹泻、头痛、胸痛以及局部反应等。每日 3 ~ 4 mg/kg，静脉滴注或肌注，2 周为一疗程。或用甲氧苄啶（TMP）每日 20 mg/kg，加磺胺甲恶唑（SMZ）每日 100 mg/kg，分 4 次静脉注射，2～3 周为一疗程。或口服乙胺嘧啶（pyrimethamine）25 mg/d，加磺胺嘧啶 4g/d，同时服碱性药物，连服 1 个月为一疗程。有效者于 2～4 日内体温下降，X 线表现亦随之改善。对已患过卡氏肺囊虫性肺炎的患者，应进行第二阶段抗肺囊虫预防，用喷他咪气雾剂 300 mg/次，1 次/月，喷雾由呼吸道吸入。

2. 巨细胞病毒感染　治疗及预防复发，目前推荐更昔洛韦（ganciclovir）或膦甲酸钠，也可用阿糖腺苷（vidarabine）。

3. 新型隐球菌、念珠菌及皮肤癣菌感染　治疗及预防复发可用酮康唑（ketoconazole）。本品具有抗白念珠菌、隐球菌、类球孢子菌及皮肤癣菌等的活性作用，能治疗浅部及深部真菌感染。偶有轻微恶心、呕吐、腹痛、腹泻、皮疹、瘙痒、头痛等，酮康唑有肝脏毒性作用，应予注意。200 mg/d，饭前服用。也可用氟康唑（fluconazole）等其他抗真菌药，如新型隐球菌脑膜炎，首选两性霉素 B，本品口服不易吸收，须静脉滴注。小剂量（每日 0.1 mg/kg）开始，以后每次增加 5～10 mg，达 30～40 mg/d 后维持，疗程 3 个月。也可用伊曲康唑。

4. 隐孢子虫感染　治疗及预防本病可用复方磺胺甲恶唑（SMZ–TMP），本品能抑制核酸合成，从而抑制细菌的繁殖。不良反应主要是肾损害、过敏反应及对造血系统的损害等。0.5～1.0g/次，2 次/日。或用乙胺嘧啶，本品也能抑制核酸合成，使隐球孢子虫的繁殖受到抑制。优点是毒性较 AZT 低，大剂量时可能引起造血功能障碍及消化道症状，停药后可恢复。本品口服吸收良好，50～100 mg/次，2 次/周。也可使用螺旋霉素 0.25g/次，4 次/日，疗程 3 周，但效果不肯定。

5. 鸟分枝杆菌感染　可用氨苯砜（dapsone），抗菌谱和磺胺类药相似，且作用更强。作用原理也与磺胺类药相似。缺点是毒副作用较大，常见的为溶血性贫血及发绀，还可有肝损害和剥脱性皮炎。有时出现恶心、呕吐、皮疹、瘙痒、头痛、药热、中毒性精神病等。

口服吸收良好，开始 12.5 ~ 25 mg/d，以后每 2 周增加 50 mg，最高剂量为 100 mg/d，每周服 6 天，停 1 天，3 个月为一疗程，停药 15天后可再用。同时加用其他抗结核药。也可用环丙沙星、阿奇霉素（500 mg/d）、克拉霉素（500 mg/d）等，一般应联合用药。

6. 弓形虫感染　可用克林霉素（clindamycin），本品能抗链球菌、肺炎球菌、葡萄球菌及弓形虫感染。150 ~ 300 mg/次，1 次/6小时。副作用少见，但偶有过敏反应发生。或用乙胺嘧啶，第一天口服 75 mg，以后 25 mg/d，连服 1 个月。或用 SMZ – TMP 1 ~ 1.5g/d，连服 1 ~ 3 个月。也可用螺旋霉素 1g/次，4 次/日，10 ~ 14 天为一疗程。

7. 单纯疱疹及带状疱疹　首选阿昔洛韦，亦可用阿糖腺苷或膦甲酸钠。

8. 卡波西肉瘤　可用阿霉素（adriamycin），本品能抑制 DNA 合成，对多种癌肿及恶性淋巴瘤有抑制作用。20 ~ 25 mg（mL）/d，用 0.9% 氯化钠注射液或 50% 葡萄糖注射液溶解后（浓度应 < 5 mg/mL）静注，连用 3 天，隔 3 周重复。可同时联用干扰素，效果较好。亦可用其他抗肿瘤药物，如长春新碱、博莱霉素和干扰素治疗，亦可用放射治疗。

（五）中医药治疗　十多年来采用中医药治疗艾滋病的国内外经验证明，中医药方法对病人辨证施治是安全而有效的。中医认为艾滋病患者正气虚弱，属本虚标实证，治则以扶正为主，标本兼治。治疗应着重于早、中期患者。一般中药如天花粉蛋白、紫花地丁、甘草素、香菇多糖、黄瓜根提取物对 HIV 有抑制作用。人参、当归、灵芝等能改善人体的免疫功能，但由于艾滋病病情复杂，变化较大，故应视具体患者的情况，给予不同方法进行施治。

（六）预防性治疗　HIV 感染而结核菌素试验阳性者服用 INH 4周。CD4 细胞 < 0.2×10^9/L 者药物预防肺孢子菌肺炎，如喷他咪300 mg 每月雾化吸入 1 次，或服 SMP/TMP。医务人员被污染针头刺伤或实验室意外，在 2 小时内开始康卞韦（300 mg/次，2 次/日）

或 d4T + ddI 等治疗，疗程 4~6 周。

【预后】

感染 HIV 后，部分感染者病情可停留于无症状感染或持续性全身淋巴结肿大综合征阶段，而不进展成艾滋病。部分感染者病情可进展至艾滋病相关综合征或艾滋病阶段，预后凶险，死亡率极高。艾滋病患者 3 年存活率约 4%，4 年以上存活率仅 1.5% 左右。

【预防】

（一）管理传染源 本病是我国《传染病防治法》指定的乙类传染病。发现 HIV 感染者应尽快（城镇于 6 小时内、农村于 12 小时内）向当地疾病预防控制中心（CDC）报告。高危人群普查 HIV 感染有助于发现传染源。应隔离治疗病人，监控无症状 HIV 感染者。加强国境检疫。

感染者的日常生活管理包括：①HIV/AIDS 应加强营养，适当锻炼身体，不断改善体质；②禁止烟酒并应戒毒，防止受凉、感染和意外伤害；③禁止献血和损献器官、组织，禁止无保护的性行为；④定期到专业医疗单位检查化验，进行必要的预防和治疗用药；⑤严格执行 HIV 感染儿童的计划免疫和体检；⑥接受高效逆转录病毒治疗者应坚持服药，按时化验和检查，配合医务人员做好治疗和追踪。

（二）切断传播途径 预防原则主要是避免接触 HIV 感染者的血液、唾液、泪水、乳汁、尿液、粪便、精液及阴道分泌物等。

1. 避免性接触感染艾滋病毒 性交（包括肛交、口交）可造成外生殖器、直肠、口腔或阴道黏膜破损，精液或阴道分泌物中的 HIV 可通过破损的黏膜进入血液循环而传染给健康的对方。应加强与 HIV 及 AIDS 有关的性知识、性行为的健康教育，洁身自好，防止与 HIV 感染者发生性接触。

2. 防止注射途径的传播 严禁吸毒，特别是静脉注射毒品，加强缉毒、戒毒工作，强化毒品有害教育，消除毒患。不共用针头、注射器及药物，要使用一次性注射器及针灸针。防止被患者用过的针头或器械刺伤。

3. 加强血制品管理　确保对供血者的教育，严格进行 HIV 抗体检测，所有供输注的血液应由中心血站统一采集、检测、供血。HIV 抗体阳性者绝对禁止献血、血浆、器官、组织或精液。进口血制品的国家在可能时应审查生产协议书，根据结论和介绍来评价该血液制品的可接受性。

4. 切断母婴传播　女性 HIV 感染者，特别是 HIV－Ⅰ感染者应避免妊娠，以防止母婴传播。由于 HIV 可通过哺乳传播给婴儿，因此 HIV 感染的孕妇应从产前 3 个月起服 AZT，产前顿服 NVP 200 mg，产后新生儿 72 小时内一次性口服 NPV 2 mg/kg，可降低 HIV 母婴传播。不应用自乳喂养婴儿，可代之以人工喂养。

5. 加强消毒隔离措施　对被 HIV 感染者血液或体液污染的物品或器械，可用新鲜配制的 $(500 \sim 5000) \times 10^{-6}$（1∶10 ～ 1∶100 稀释）浓度的次氯酸钠液或 1∶10 稀释的含氯石灰（漂白粉）液擦拭或浸泡。患者用过的废弃物品应消毒后再作其他处理或焚烧。避免直接接触患者的血液或体液，应戴手套、穿隔离衣。不慎被其血液或体液污染时，应立即彻底清洗和消毒。

6. 注意个人卫生　不共用牙刷、刮脸刀片、食具、盆子及毛巾等物品。

（三）保护易感人群

1. 接种 HIV 疫苗　目前认为合成的 HIV 疫苗更为安全有效，比较有希望的是 gp160 蛋白疫苗。Ⅰ、Ⅱ期临床实验结果提示，在安全剂量下，该疫苗引起的免疫反应可影响病毒与 T 细胞的结合及合胞体的形成，并能产生有效的细胞免疫。但由于 HIV 变异株多，抗原性不固定，因而有效且能广泛应用的 HIV 疫苗尚未推出。

2. 强化艾滋病监测　全面正确地宣传有关艾滋病的知识，对高危人群进行 HIV 抗体检测和监测，其中包括：①用过国外血制品者；②与外国人有过性关系者；③我国赴国外的留学人员、劳务人员、长期驻外人员及访问人员等；④长期驻华的外宾、来华旅游者、留学生、外交人员等；⑤卖淫嫖娼及吸毒人员；⑥与 HIV 感染者及艾滋病患者有过密切接触的人；⑦对供血者进行 HIV 抗体检测，以保证输血的安全。

第十一节 由多种病毒引起的损害

口腔毛状黏膜白斑（oral hairy leukoplakia）

又名口腔病毒性白斑（oral viral leukoplakia）、口腔扁平湿疣（oral condyloma planus）。Greenspun（1984）首先报道。

【病因】

发病机理尚不十分清楚。据推测患者早期感染人类免疫缺陷病毒（HIV）后，由于 CD^+ 细胞功能下降，数量减少，导致淋巴因子生成减少，再加 EB 病毒（EBV），或人乳头瘤病毒（HPV），或 EBV 与 HPV，或 HPV 与疱疹类病毒感染而发生的黏膜白斑。有人发现本病患者绝大多数 HIV 抗体阳性，因此认为本病是 AIDS 患者早期的临床标志之一。

【临床表现】

（一）基本情况　本病为艾滋病患者常见的口腔黏膜病变。多见于同性恋、异性恋、吸毒者、血友病患者、接受输血和使用血液制品者以及 HIV 感染的性伴侣等人群中。高发年龄为 20～50 岁。

（二）损害特征　损害为直径约数毫米至 3cm 的脱色性白斑，微隆起，境界不清，表面起皱，呈毛状或纤维状，有时可见粗大的斑块，不能被擦去。可伴发地图舌。无自觉症状，或伴轻度烧灼疼痛感。

（三）好发部位　主要见于舌侧缘，其次为舌腹、舌背、口底、颊、腭等处。

【实验室检查】

约 1/5 艾滋病患者可伴有毛状白斑（HL），但 HL 患者血清 HIV 抗体检测为阳性；外周血 $CD4^+$ 细胞绝对计数明显减少，$CD4^+/$

CD8$^+$细胞比值低下；病损部位取材涂片 PAS 染色或培养白念珠菌常阳性。

【病理变化】

表皮有角化过度，角质突出于表面（常类似毛状），角化不全，棘层肥厚，在角化不全处的棘层浅部有体积大、淡染、核固缩的气球状细胞，真皮很少有炎症现象。

【诊断及鉴别诊断】

根据临床表现及病理变化可以确诊，但需与黏膜白斑、念珠菌病、白色海绵状痣、口腔扁平苔藓、地图舌等病相鉴别。

【治疗】

1. 注意营养，劳逸结合，足够的睡眠，良好的情绪等有助于调节患者的免疫功能，减缓或防止病情的进展。

2. 合并念珠菌感染者可局部或系统性应用抗念珠菌的药物。

3. 0.1% 维 A 酸溶液局部应用可暂时消除病变损害，但不能阻止复发。

4. HIV 抗体阳性者，应按艾滋病的治疗原则处理，系统应用有效的抗病毒药物，亦可酌情局部或系统性应用阿昔洛韦。

第十二节　　可能由病毒引起的皮肤病

一、副猩红热（parascarlatina）

又名第四病（fourth disease）、Dukes – Filatow 病（Dukes – Filatow's disease）。本病首先由英国医师 Dukes 描述，由于本病和麻疹、猩红热及风疹都是发生于儿童的一种急性发疹性疾病，故又称第四病。

【病因】

病因不明，可能是病毒所致。

【临床表现】

往往发生于 3 ~ 4 岁的儿童。病人只有皮疹而无全身症状，仅少数病人有很轻微的发热。皮疹为玫瑰色点状斑疹，在数小时以内可布满全身各处，与猩红热皮疹很相似，但是颜色较浅。约经 1 周左右，皮疹完全消失，可有少量糠状脱屑。在发病期间，淋巴结可轻度肿大，可有瘙痒，常导致抓痕，有明显的表皮脱落、脱发，指甲亦可随之有变化。

【诊断及鉴别诊断】

根据皮疹及临床特征、发病年龄，可考虑本病的诊断。本病须与猩红热区别，猩红热有明显的全身症状，舌乳头红肿，呈"杨梅舌"征，扁桃体肿大，并有渗出物。

【治疗】

无特效疗法，可对症处理。

二、皮肤黏膜淋巴结综合征（mucocutaneous lymph node syndrome）

又名急性发热性皮肤黏膜淋巴结综合征（acute febrile mucocutaneous lymph node syndrome）、川崎综合征（Kawasaki′s syndrome）、川崎病（Kawasaki′s disease）。1942 年日本人川崎富作（Kawasaki）发现一种原因不明的发热性出疹性疾病，1962 年他以"非猩红热性脱屑症群"为题作了报道，1967 年再次报道后引起日本医学界重视，1970 年成立调查研究组，制定了本病的诊断标准，并命名为发热性黏膜皮肤淋巴结综合征，日本称之为川崎病。此后世界不少国家均有报道，我国自 1978 年以来有些病例报告。

【病因】

尚不清楚。目前认为发病原因可能有：①感染学说：病毒（如EB 病毒）、细菌（如链球菌、葡萄球菌等）、立克次体等感染所致。②变态反应学说：有汞过敏、汞中毒及中性洗涤剂过敏学说。③自身免疫学说。

川崎指出本病是宿主对感染的异常反应，多种抗原（病毒、细菌、寄生虫、药物等）刺激机体后，引起的 Arthus 反应，病理上可见 IgG 沉着于血管壁，证实为Ⅲ型变态反应；而 IgE 绝对值在本病发病的第 2 周的急性期升高，2 个月后的恢复期下降，提示本病亦可能为Ⅰ型（反应素型）变态反应。患者家族中常有有过敏史者，其发病率较高，因而推测本病与免疫机制有关。

用病人咽拭子、粪便等检查发现有腺病毒、柯萨奇病毒、埃可病毒及肝炎病毒等，但分离未获成功。咽拭子还曾检出绿色链球菌、奈氏球菌、金黄色葡萄球菌、钩端螺旋体、立克次体等。本症多见于 HLA - Bw22 抗原、J12 亚型的人，故推测可能是 1 个或 2 个控制基因对某些致病因子的过敏或免疫反应。但均未得出结论。

【临床表现】

好发于小儿，4 岁以内者占 80%，亦可发生于青年人。主要症状如下：

（一）发热　98% 患儿有持续性发热，可达 40℃，可伴恶寒或惊厥。应用抗生素及退热剂均无效，持续 1～2 周后自然缓慢下降。

（二）皮肤损害　有猩红热样、麻疹样或多形红斑样发疹，一般不痒，皮疹以躯干部为多，也可发生于颜面和四肢，无水疱、出血和结痂，持续 1 周左右消退，愈后无色素沉着。发疹初期掌跖潮红，手足呈硬性、非凹陷性浮肿，恢复期出现指（趾）端甲周膜状脱屑，继而全身脱屑。

（三）淋巴结肿痛　在发热第 3 天前后出现一过性、非化脓性颈部淋巴结肿大，直径可超过 1.5cm，质硬，轻度压痛。

（四）黏膜症状　口唇充血、潮红，以后干燥、结痂、皲裂。舌乳头隆起，充血呈杨梅样舌。口腔及咽部黏膜呈弥漫性潮红。病后 3～10 天出现双侧眼结膜充血，但无分泌物。

（五）内脏损害

1. 心脏　冠状动脉为主的全身中、小动脉炎，心脏改变多见于发病 1～4 周，70% 有心电图异常（包括窦性心动过速、ST - T 改变、QRS 波低电压、异常 Q 波、P - R 间期延长、Q - T 间期延长及过早搏动等），常表现为心肌炎及心包炎，体征有脉速、心音弱或奔马律。患者可发生冠状动脉主干近端及左前降支的病变，一旦疑为本病，应及早进行二维超声心动图检查。

2. 中枢神经系统　急性期可出现脑膜刺激征（无菌性脑膜炎），亦可发生脑血管病。

3. 关节症状　可有关节痛或暂时性、对称性关节炎。

4. 其他　腹泻、呕吐、腹痛、肌炎、尿道炎、肝脾肿大及轻度黄疸。偶尔发生周围大动脉瘤、远端血管破坏。

【实验室检查】

病程 2~3 周时血小板增多，发病早期末梢血中白细胞总数增加，核左移，贫血；蛋白尿，尿沉渣白细胞多且伴无菌性脓尿；血沉增快；病程早期血清补体效价上升，而抗"O"多为阴性，CRP 阳性；黄疸指数高，SGPT、SGOT、LDH 均明显增高。α2 球蛋白增加。

【病理变化】

皮疹处呈真皮水肿，血管扩张，浅部及深部血管周围有以淋巴组织细胞为主的浸润，以及少量中性粒细胞及肥大细胞，全身血管皆有程度不同的受损，有髂动脉及冠状动脉的坏死性全动脉炎及动脉瘤，且并发较大静脉的静脉炎。

【诊断及鉴别诊断】

尚无特殊诊断方法。日本川崎病研究委员会提出以下标准：①发热持续 5 天以上，抗生素治疗无效；②初期四肢末端改变，手足硬性肿胀，掌跖指（趾）端红斑，恢复期甲床移行处皮肤有膜样脱屑及甲横沟；③多形性发疹，无水疱或结痂；④一过性双眼球结膜充血；⑤唇干裂、杨梅舌、口唇黏膜弥漫性充血；⑥急性非化脓性颈部淋巴结肿大。如二维超声心动图发现冠状动脉病变。在上述 6 项主要症状中，具备 4 项者本病的诊断可以成立。须进行鉴别的疾病有：

（一）猩红热　病后 1 天发疹，为弥漫性细小而密集的红斑，皮肤皱折处，皮疹更密集，可见深红色瘀点状线条，四肢末端皮疹少见，抗生素治疗有效。

（二）中毒性休克综合征　发病年龄较大，多见于月经期青年妇女，有低血压（收缩压 <90 mmHg）。

（三）小儿结节性多动脉炎　常有间歇或长期性发热，皮疹为红斑、荨麻疹或多形性红斑样，可有高血压、心包渗出、心脏扩大、充血性心力衰竭及肢端坏疽，血管病变呈纤维素样坏死，肾脏损害严重，病情进行性加重。

有时还应与败血症、风湿热、变应性亚急性败血症、药物过敏、血清病、重型多形红斑等鉴别。

【治疗】

（一）对症治疗　目前尚无特效疗法，可对症处理。应用糖皮质激素是否有益，意见不一。口腔黏膜用 0.9% 氯化钠溶液洗漱。

（二）阿斯匹林　有人主张内服阿斯匹林，每日 30～100 mg/kg，共 2 个月，以预防血小板聚集而可能引起的冠状动脉瘤。

（三）静脉注射丙种球蛋白（IVIg）　早期（发病 < 10 天）IVIg 加口服阿斯匹林，可预防冠状动脉瘤的发生；在小儿用 IVIg 2g/kg 单剂，与每日 400 mg/kg 连续 4 天疗法疗效相近。本品滴注速度宜慢（12 小时左右滴完）。

（四）糖皮质激素　本品有较强的抗炎、抗过敏和退热作用，但能破坏成纤维细胞，影响冠状动脉病变的修复，促进冠状动脉瘤的发生，并有使血小板聚集的作用，故除非并有严重心肌炎者，一般不主张单用糖皮质激素治疗本病。在急性期可与阿斯匹林并用。

（五）中医治疗　中医认为本病属邪入营血，久热不退乃热盛伤阴，治宜清营泻热，凉血养阴。有人以化瘀汤合青蒿鳖甲汤加减治愈本病一例。

【预后】

约 1% 患儿可猝死，多见于 1 岁以内的男孩，发热持续 2 周以上，白细胞总数高（可达 30×10^9/L 左右），血沉 > 10 mm/h，多在发病后 1 个月内死于冠状动脉瘤或血栓栓塞。已愈者应长期随访以监测冠状动脉病变的进展，避免发生心血管突发事件。

三、病毒性综合病征（viral syndrome）

病毒性综合病征是指由不同病毒引起的临床表现相同的综合病征。

（一）斑疹和斑丘疹　能引起斑疹和斑丘疹的病毒见表 2 – 17。

表 2 – 17　能引起斑疹、斑丘疹、疱疹及脓疱的病毒及其型别

可引起斑疹和斑丘疹的病毒及其型别	可引起疱疹和脓疱的病毒及其型别
麻疹病毒	天花病毒 ☆
风疹病毒	痘苗病毒
肠道病毒	水痘 – 带状疱疹病毒
柯萨奇病毒	单纯疱疹病毒
A 组 2，4★，5，9★，16★，23	牛痘病毒
B 组 1，3~5★	副牛痘病毒
ECHO 病毒　1，2★，3，4★，5，6，7，	肠道病毒
9★，11★，14，16★，18，19	柯萨奇病毒　A 组 4，5，9，10，16
肠道病毒　71	巨细胞病毒
脊髓灰质炎病毒	ECHO 病毒　4，9，11
腺病毒※　3，7	肠道病毒　71
副流感病毒※	羊痘病毒
呼吸孤病毒	
呼吸道合胞病毒※	
巨细胞病毒※	
EB 病毒※	
节肢动物传播的一些病毒	
Marburg 病毒	
Lassa 出血热病毒	
肝炎病毒※	

　　※：少见　★：可引起暴发流行　☆：1977 年 11 月以来天花在人间的传播已经终止

（二）疱疹和脓疱　能引起疱疹和脓疱的病毒见表 2 – 16。

（三）荨麻疹　能引起荨麻疹的病毒有柯萨奇病毒 A 组 9 型、B 组 5 型；ECHO 病毒 11 型和肝炎病毒。

（四）皮肤出血　柯萨奇病毒 A 组 9 型、B 组 3 型及 ECHO 病毒 4 和 9 型感染可以发生皮肤出血点；一些出血热病毒、ECHO 病毒 9 型和柯萨奇病毒 A 组 9 型可以引起瘀斑和紫癜。

（五）多形皮疹　柯萨奇病毒 A 组 4 型以及 ECHO 病毒 6 和 11 型感染可出现多形皮疹。

（六）手足口病　多数由柯萨奇病毒 A 组 16 型引起。柯萨奇病毒 A 组 4，5，9，10 型，B 组 2，5 型，以及肠道病毒 71 型也可以引起。

第三章　衣原体性皮肤病

衣原体属（Chlamydia）是一种严格寄生于细胞内、能通过细菌滤器的原核微生物，比细菌小但比病毒大，其生物学特性接近细菌，例如它们有和细菌相似的细胞壁结构、以二分裂方式繁殖、有较复杂的酶系统、能进行一定的代谢活动、对多种抗生素敏感等特点，因此认为它是一种属于广义范围的细菌。过去一度将其列入病毒范畴，但它具有类似革兰阴性细菌黏肽所组成的细胞壁，且含有胞壁酸；含有 DNA 和 RNA 两种类型的核酸；呈独特的发育周期和二分裂的繁殖方式；具有各种代谢活泼的酶类，能分解葡萄糖释放 CO_2，有些还能合成叶酸盐等生物学特性。故应把它归于和革兰阴性细菌相接近的一类微生物。

衣原体的生活周期表现为三相生活环：①原体（elementary body，EB）：直径 $0.2 \sim 0.3~\mu m$，球形，革兰染色呈紫色，Macchiavello 染色呈红色，有感染性。原体附着在上皮细胞上，能被吞噬。衣原体进入细胞后，宿主细胞包围于原体之外形成空泡。原体在空泡中逐渐增大，并演化成始体。②始体（initial body，亦称网状体 reticulate body，RB）：比原体大，直径 $0.8 \sim 1~\mu m$，亦为球形。在空泡中以二分裂方式繁殖。数量增多后，可再转变成为具有感染性的原体。始体为存在于细胞内的增殖型，Macchiavello 染色呈紫色，无感染性。由始体演化形成的原体从感染细胞内释放，再感染新的细胞，开始新的繁殖周期。③中间体（intermediate body）：为上二者的过渡形态。

衣原体有类似细菌的内源性代谢系统，但不能合成能量代谢的中间产物（如 APT），而必须由宿主细胞供应。因而它们不能在无生命活力的人工培养基上生长，必须用活细胞培养。常用鸡胚胎卵黄囊接种法使其增殖，亦可用 HeLa 细胞或 McCoy 传代细胞作细胞培养，亦可经动物（如小鼠）接种进行分离。

衣原体对常用消毒剂如0.1%甲醛、0.5%苯酚、1∶2000升汞及70%乙醇溶液等均敏感，数分钟即可将其杀灭。对热敏感，56~60℃，5~6分钟即灭活。耐低温干燥，-70℃保持数年，冰冻干燥能保持30年以上。

衣原体包括：①肺炎衣原体（主要引起人急性呼吸道感染，肺炎常见）；②沙眼衣原体有3个变种，沙眼生物变种（引起沙眼和泌尿生殖系疾病）、淋巴肉芽肿生物变种（引起淋巴肉芽肿）及鼠生物变种（鼠-鼠传染）；③鹦鹉热衣原体有4个亚种，即鹦鹉热（鸟热）衣原体、豚鼠结膜炎衣原体、羊（牛）流产衣原体及猫肺炎衣原体。此组主要引起动物感染，鹦鹉热衣原体偶引起人的皮肤疾病。

一、沙眼衣原体泌尿生殖系疾病

沙眼衣原体（chlamydia trachomatis）是我国学者汤非凡和杨晓楼于1957年首次分离培养成功的。通常临床上所谓非淋菌性尿道炎（nongonococcal urethritis，NGU）是指由沙眼衣原体或解脲支原体感染所引起的非化脓性男、女尿道炎，以及宫颈炎、子宫内膜炎、阴道炎、输卵管炎及前列腺炎、副睾炎，亦可引起直肠炎。

【病因】

30%~50%非淋菌性尿道炎（NGU）系沙眼衣原体所致，沙眼衣原体的血清型有A~K、Ba、Da等，引起NGU者主要为D~K血清型。在沙眼衣原体暴露下的单核细胞又释放大量IL-1，从而直接破坏受感染细胞并增加其他炎症细胞的感染传播，据报道孕妇约20%可检出沙眼衣原体抗体，尤其<20岁和初产孕妇感染率最高。

【流行病学】

（一）传染源　本病病人及无症状病原携带者。

（二）传播途径　本病的眼部感染虽可通过眼-手-眼传播，通过共用毛巾、洗澡用品或游泳池等接触传播，但泌尿生殖系感染主要经过性行为传播。产妇经产道可传给新生儿，亦可宫内传播及产褥期感染。性接触是成人发生衣原体泌尿生殖系感染的主要途径。

（三）易感人群　人群普遍易感，多发于年轻人，患者中 60% 年龄 <25 岁，15 ~ 24 岁感染率高，随年龄增加感染率下降；性伴侣数多增加感染危险性；有性传播疾病史或其现症患者，感染危险增加；宫颈糜烂、宫颈易脆性等与本病感染呈正相关；口服避孕药物可能使宫颈上皮细胞易感性增加，不避孕感染机会增加，应用安全套等未增加感染机会。衣原体感染与性伴数有关，性伴数越多，发病率越高。由于妊娠期内分泌的改变增加了沙眼衣原体的毒性，受感染的细胞，包括子宫内膜细胞、蜕膜细胞或滋养细胞可释放出 TNF、干扰素、IL - 2 等细胞因子。局部细胞因子浓度增高又引起免疫改变，并降低了母儿间相互的免疫耐受性。

（四）流行特征　本病分布广，亚洲、非洲及中南美洲为多发地区，全世界约有 4 亿患者。我国及东南地区为地方性流行区。

【发病机制】

衣原体侵入泌尿生殖道后，在局部上皮细胞内形成包涵体，引起以中性粒细胞为主的炎症性浸润，继而淋巴细胞占优势而呈淋巴样滤泡，局部发生坏死及瘢痕形成。女性生殖器官可因炎症引起粘连及瘢痕形成。

【临床表现】

（一）基本情况　NGU 好发于性活动期青年，男性多于女性。潜伏期大多为 1 ~ 3 周。

（二）男性 NGU　发病时尿道口红肿（但比淋病患者轻），常有浆液性或黏液性分泌物，与淋病相比，分泌物量少而稀薄。长时间不排尿或早晨首次排尿前，尿道口可逸出少量分泌物，甚至可黏糊尿道外口，与尿道口接触的内裤处常可见到被分泌物污染的痕迹。

自觉尿道刺痒、疼痛和烧灼感，伴有或轻或重的尿急、尿频、尿痛、排尿困难，但症状比淋病为轻，一般不发热，不经治疗虽可自行缓解，但多数转变为慢性病程，呈周期性加重。约 1/3 病人可无任何症状，或症状不典型，呈现隐性感染状态。

沙眼衣原体与淋球菌感染的关系密切，淋球菌对衣原体感染有激活和促进作用，故 NGU 可与淋病并发成为混合性尿道炎。当淋病经有效治疗后，患者仍持续有较轻的尿道炎症状，或治愈后尿道炎症状又出现，应考虑淋病合并 NGU 的可能，过去曾称此为淋病后尿道炎（post – gonococcal urethritis）。

男性 NGU 不进行治疗或治疗不当，可引起其他邻近部位的感染，例如：

1. 前列腺炎　表现为前列腺肿大，有后尿道、会阴和肛门部位的重坠感和（或）钝痛，疼痛在性高潮时加重。还可引起尿道梗阻症状，如尿流变细、排尿无力、尿频和尿流中断等症状。肛门指诊前列腺不同程度肿大、柔软，有触痛。前列腺按摩液中无淋球菌，卵磷脂小体减少，白细胞数 >5/HP。

2. 附睾炎　常在 NGU 后出现，一般 35 岁以上患者的附睾炎常由尿道内积留的细菌所致，35 岁以下者中约半数由衣原体引起。附睾炎多为单侧性，表现为附睾肿大、发硬、有触痛。少数累及睾丸，出现睾丸疼痛、触敏，阴囊水肿和输精管变粗等。

3. 直肠炎或咽炎　见于同性恋者，表现为肛门或咽部灼热，直肠炎可发生腹泻、血便及腹痛（实为直肠疼痛），有黏液性分泌物排出。

（三）女性 NGU　大多无临床症状或症状轻微，约半数病人出现尿频或排尿困难，但尿痛症状甚轻或无，可有少量分泌物。与男性 NGU 一样，患者可有邻近部位的感染，例如：

1. 宫颈炎　当宫颈被感染时，初期常无任何症状，或仅有白带增多等非特征性症状，以后可见宫颈充血、水肿、糜烂，有黏液脓性分泌物。同时并有外阴瘙痒、下腹部不适等症状。还可引起子宫内膜炎。

2. 输卵管炎　衣原体性宫颈炎进一步扩散，可引起子宫内膜炎和输卵管炎，可有发热、轻度下腹疼痛及阴道出血，在急性输卵管炎的吸出物中可检出沙眼衣原体。输卵管炎可导致宫外孕成不育症。

3. 阴道炎　衣原体引起的阴道炎无特异性，临床上也较常见，可表现为阴道黏膜有脓性分泌物，性交后出血。但由于衣原体不寄生于复层鳞状细胞，故有人认为 NGU 者的阴道炎并非衣原体所致。

4. 直肠炎和咽炎　同男性 NGU 的直肠炎和咽炎。

5. 妊娠合并症　妇女患 NGU 可导致不孕、流产、早产、死产或娩出低体重新生儿。

我国资料显示，孕妇宫颈培养 >10% 呈沙眼衣原体阳性，其婴儿半数以上被染，1/3 患儿在生后 5～14 天发生结膜炎，重症者类似淋球菌结膜炎，但后者生后 1～4 天发病。

（四）莱特尔（Reiter）综合征　主要症状包括非对称性反应性多关节炎、滑膜炎、葡萄膜炎及衣原体性尿道炎。

【实验室检查】

（一）标本的采集

1. 由于沙眼衣原体是细胞内寄生物，所采集的标本必须含上皮细胞。要求用棉拭子擦去尿道或子宫颈表面的分泌物后，用另一拭子插入尿道或宫颈管内 1cm 左右，转动数圈，停留半分钟后取出。置于无菌管中或特定缓冲液中送检。

2. 阴道分泌物、尿液、精液、应用抗生素病人的标本和新近用过某些阴道制剂病人的标本都不宜作衣原体培养

3. 用作衣原体检测的标本，如在 24～48 小时内检测，应将标本储存在 4℃ 环境中，若 48 小时后检测，应储存在 -70℃ 环境中。

（二）尿道分泌物检查　尿道分泌物涂片做革兰染色及培养以排除淋病的可能。分泌物涂片做显微镜检查，油镜下每视野多形核白细胞数 ≥5 个有助于诊断。如无明显的尿道分泌物，可取清晨首次尿或较长时间不排尿（>4 小时）后的尿做离心，取沉淀物在高倍镜（400 倍）下观察，如每视野多形核白细胞 ≥15 个，有诊断意义。

女性患者用拭子取宫颈管内膜标本，涂片，作革兰染色，在油镜（100×10 倍）下平均每视野多形核白细胞 10 个为阳性（但应除外滴虫感染）。

（三）病原体检查

1. 姬姆萨染色　标本涂片，自然干燥后用无水甲醇固定 5～10 分钟，染色 1 小时后镜检。原体为红色，始体为深蓝色或暗红色，在宿主细胞胞质内的包涵体呈深蓝色。基质中含糖原。

2. 碘染色　标本涂片，自然干燥后用无水甲醇溶液固定 5～10 分钟，用 Lugol 碘溶液或含 5% 碘的碘化钾溶液染色 3～5 分钟后镜检。呈棕褐色斑块状，核质周围单浆区狭窄。

3. 细胞培养　常用经放线菌酮处理的单层 McCoy 细胞或 Hale - 229 细胞或鸡胚卵黄囊进行组织培养，72 小时后取鸡胚卵黄囊膜、Mc-Coy 细胞或 Hale - 229 细胞作姬姆萨染色或荧光抗体染色检测特异性包涵体。特异性及敏感性均较高，但费时、设备技术条件要求较高。

包涵体可有几种形态：①散在型：始体呈圆形和卵圆形散在于胞浆内，一个细胞内可含 1 个以上。②帽型：一般由始体连续排列而形成如鸭舌帽或瓜皮帽状，大小不一，扣在细胞核边上。③桑椹型：由始体和原体堆积而成，形似桑椹，较大。④填塞型：病原体较多，通常因原体堆积而把整个细胞填塞满，将细胞核挤压得变形，成为一个巨大的包涵体。

（四）血清学检测

1. 直接免疫荧光法　采用精液、直肠或子宫内膜等刮片标本，与荧光标记的沙眼衣原体单克隆抗体反应，然后洗去未结合的荧光标记物，在荧光显微镜下见到发荧光的原体即为衣原体感染阳性。其敏感性及特异性均高，且操作简便。

2. ELISA 法　用沙眼衣原体的多克隆或单克隆抗体检测其抗原，敏感性及特异性也均高，且快速简便。但可与某些细菌有交叉反应。

（五）原位杂交法　用于检测宫颈或直肠活检标本的沙眼衣原体 DNA。亦可用 PCR 法检测，可明显提高其敏感性，且可用于鉴别其种及型，用于诊断、疗效断断及流行病学调研，但要求一定的技术设备条件。

（六）连接酶链式反应（LCR）　用孕妇尿以 LCR 检测沙眼衣

原体，比培养法更为简便、可靠和有效。

【诊断及鉴别诊断】

应根据病史、临床表现及实验室检查等综合分析而作出诊断。

（一）病史　有不洁性接触史或配偶患 NGU 史。

（二）有 NGU 症状和体征　男病人尿道有浆液性或黏液脓性分泌物和尿痛；女病人有尿频及排尿困难，波及宫颈者，表现为炎症和糜烂，分泌物增多，阴道及外阴瘙痒。但也可无明显症状。

（三）实验室检查　分泌物涂片可见多形核白细胞，油镜下平均 >4 个/每视野，或晨尿（前段尿 15 mL）沉淀物高倍镜（400X）白细胞平均 >15/视野有诊断意义。

（四）应排除淋病　见表 3 - 1。

表 3 - 1　淋病与 NGU 的鉴别

	淋病	NGU
潜伏期	3 ~ 5 天	1 ~ 3 周或更长
尿痛	多见	轻微或不痛
全身症状	偶见	无
尿道分泌物	量多，脓性	量少，多为黏液状
镜检	白细胞内革兰阴性双球菌	无双球菌
培养	有淋球菌生长	沙眼衣原体或其他微生物生长

【治疗】

四环素族及红霉素治疗本病有效，亦可用磺胺及利福平类。由于本病易并发淋球菌及厌氧菌感染，治疗用药应综合考虑。鉴于衣原体复制周期较长，抗菌治疗可被暂时抑制，故应在抗菌治疗结束后 3 ~ 4 周再进行培养，以判断病原体是否被根除。

（一）成人　仅有尿道炎者可选用四环素族药物，如四环素 0.5g/次，4 次/日，连服 1 ~ 2 周；或用强力霉素、二甲胺四环素（美满霉素）等，连服 1 ~ 2 周；也可用红霉素 0.5g/次，4 次/日，共 4 ~ 7 天。

（二）孕妇　红霉素 0.5g/次，4 次/日；或琥乙红霉素 0.8/次，

4 次/日；或磺胺甲恶唑（SMZ）0.5g/次，4 次/日；或阿莫西林或克林霉素 0.5g/次，3 次/日，疗程均为 7 天；或阿奇霉素 1g，1 次口服。孕妇禁用多西环素和氧氟沙星。

（三）盆腔炎（门诊治疗）　用头孢西丁（cefoxitin）2g 肌注，加丙磺舒（probenecid）1g；或头孢三嗪（头孢曲松，cefotriaxone）0.25g 肌注，加多西环素 0.1g/次，2 次/日，疗程均为 10～14 天。

（四）盆腔炎（住院治疗）　①A 方案：头孢西丁 2g，静注 4 次/日，加多西环素 0.1g/次，2 次/日，临床症状改善 48 小时或出院后，继续用多西环素 0.1g/次，2 次/日，疗程 10～14 天。②B 方案：克林霉素注射液 0.9g 静注，加庆大霉素 4 万 U/次，3 次/日，至临床症状改善 48 小时或出院后，继续用多西环素 0.1g/次，2 次/日，或克林霉素 0.45g/次，5 次/日，疗程 10～14 天。

（五）淋病患者　同时患淋病的患者，则应先治疗淋病，再用四环素或红霉素治疗。

（六）新生儿的治疗　新生儿沙眼衣原体结合膜炎可局部外用红霉素眼膏。但最好用红霉素全身治疗，用量为每日 40 mg/kg，分 4 次口服，共 10～14 天。

（七）复发性或持续性 NGU　可用甲硝唑 0.4g/次，2 次/日，共 5 次，加红霉素 0.5g/次，4 次/日，共 14 天；或琥乙红霉素 0.8g/次，4 次/日，共 7 天。

【预后】

治疗结束后 1 周，应对病人进行复查，以确定是否治愈。治愈的标准是：自觉症状消失，无尿道分泌物，尿沉渣检查无白细胞。NGU 经正规治疗后预后良好，经一个疗程治疗有效率约 80%，常常需要进行第二疗程治疗。一般无后遗症。如治疗后症状持续存在或症状消失后又复发，多因其配偶或性伴未经治疗所致。对于反复应用多种抗菌药物正规治疗后，相关检查致病菌已经阴转的患者，如仍有明显症状，应排除尿道内菌群失调（例如继发念珠菌感染）的可能。

【预防】

1. 加强对性传播疾病（包括 NGU）的健康教育。

2. 避免婚外不洁性接触。

3. 提倡使用安全套等屏障性工具。对高危人群可预防服药，红霉素 0.5g，每日 4 次；或羟氨苄青霉素 0.5g，每日 3 次，疗程 7 天。

4. 坚持正规治疗及疗后复查，确保治愈，避免复发。

5. 对配偶或性伴进行检查和治疗。

6. 患 NGU（或宫颈炎）孕妇所生的婴儿如有衣原体感染，应及时进行治疗。

二、性病性淋巴肉芽肿（lymphogranuloma venereum, LGV）

又名腹股沟淋巴肉芽肿（lymphogrenuloma inguinale）、Nicholas – Favre 病，为四种经典性病之一，故又称第四性病。本病主要见于热带与亚热带的南美、东西非、东南非、东南亚及北美洲。1949 年前上海曾有一些病例，近年来我国各地也有少数报道，但大多缺乏可靠的实验室证据。

【病因】

宫川氏等（1935）首先从本病病灶中发现一种小体，当时称为"宫川小体"，后经电镜观察及细胞培养等查明其为沙眼衣原体（chlamydia trachomatis）的一个亚群，血清型为 L1、L2、L3，为球形，直径 400 nm，姬姆萨染色呈天蓝色小体，细胞培养可繁殖，在核内形成包涵体。目前有人称之为性病淋巴肉芽肿衣原体。人是此病原体的自然宿主，可引起急性或亚急性淋巴结炎症，主要由性交传播。除患者的皮损和横痃的浓液中可检出病原体外，有时还能从个别患者的血液及脑脊液中找到。

【临床表现】

本病潜伏期为 5~21 天，平均 1 周左右。发病年龄多在 30 岁左右，男性多于女性。临床经过可分为三期。

第一期：即外生殖器早期损害期。在性交被感染后 3 天至 3 周，甚至 3 个月后，在男性的阴茎、龟头、冠状沟等处，或在女性的宫颈、前庭、小阴唇、阴道口及尿道口周围，也可在肛门、口腔和手部出现针头大小丘疹、丘疱疹或脓疱，迅速破溃形成表浅性糜烂面或溃疡，称之为"初疮"。初疮常为单个，偶或2~3个，直径1~4 mm，圆形，境界清楚，绕以红晕，触之不硬，自觉症状不明显，易被忽略。约经10天左右可自愈，不留疤痕。

第二期：即腹股沟横痃期。在初疮发生1~4周后出现腹股沟淋巴结炎，可为单侧或双侧性，俗称"横痃"。腹股沟处先有酸痛和僵硬感，继而出现肿大的淋巴结，初为孤立散在性，质硬，有疼痛，不久相互粘连成不规则的肿块，沿腹股沟而略呈梭形，大如鸡蛋或更大，与表面皮肤粘连而呈紫色或青色。由于腹股沟韧带将上、下淋巴结分开，致中间形成凹形，称为槽形征。肿大的淋巴结先后化脓、穿孔、排出脓性或血性浆液，自觉疼痛，影响活动。经数周或数月后愈合，形成瘢痕。由于女性的初疮常发生于阴道下段，此处常向髂部及肛门直肠淋巴结引流，引起髂及直肠周围淋巴结炎和直肠炎，无明显横痃，可导致腹痛及腰背痛。

横痃肿胀、化脓时可有恶寒、高热（38~39℃），一般为持续数日至数十日的稽留热。横痃化脓破溃，脓液溢出后体温渐降至正常，但仍可有乏力、关节肿痛，出现结节性红斑或多形红斑样皮疹。

第三期：即外生殖器橡皮肿和直肠狭窄期。第一期后1~2年，由于淋巴管慢性炎症，导致淋巴液回流障碍而发生橡皮肿。男性常发生于阴茎、阴囊和下肢，女性可见于阴唇部。皮肤粗厚，坚实如橡皮，略呈褐色。本期还可发生直肠阴道瘘、阴道尿道瘘、组织损毁及瘢痕形成。女性常出现肛门直肠综合症。由于直肠周围炎及瘢痕形成，使直肠下端狭窄，致使排便时有脓血、排便困难。直肠指诊可发现肠壁变厚，有时在肛门内能触及坚实的肿块。本期损害常多年不愈，甚至发生癌变。

性病性淋巴肉芽肿的少见损害包括多形红斑、结节性红斑、横痃附近可有红斑、结节、脓肿或溃疡，光敏性皮肤反应也常见。其他损害还包括视乳头周围水肿、眼底静脉扩张弯曲、附睾炎、腹膜炎、溃疡性结肠炎、骨膜炎、关节炎、脑膜炎等。

【实验室检查】

（一）常规检查　多有中度贫血，白细胞增高，血沉增快，早期免疫球蛋白增高（特别是 IgA），白、球蛋白比例倒置，球蛋白明显增高，特别是有慢性并发症者。

（二）补体结合试验　取患者血清与引起本病原的衣原体作补体结合试验，在感染后 4 周出现阳性，在 1∶64 以上有诊断意义。

（三）细胞培养　引起本病的衣原体可在鸡胚中培养，亦可接种于豚鼠或家兔等动物，分离到衣原体可作为诊断依据。

（四）Frei 试验　呈阳性时有一定价值，但因假阳性较多，现已不用。

【病理变化】

原发灶无特异性，中心坏死区可围以上皮样细胞和浆细胞丰富的肉芽组织带；淋巴结显示为感染性肉芽肿伴以卫星状或三角形脓疡形成，外围为上皮样细胞、多形核白细胞及浆细胞浸润，有淋巴细胞、内皮细胞和白细胞碎片组成的坏死中心；象皮肿样病变可见扩张的淋巴管周围有淋巴细胞和浆细胞浸润及纤维化。

【诊断及鉴别诊断】

根据不洁性交史、临床特点、补体结合试验滴度在 1∶64 以上及检出病原体，可作出诊断。

1. 本病横痃与软下疳横痃的鉴别参见"软下疳"。

2. 生殖器疱疹应与 LGV 鉴别，见表 3－2。

3. 丝虫病象皮肿见于丝虫病流行地区，有下肢反复发生丹毒样损害史，除外阴部外，下肢也有淋巴性肿胀或象皮肿，血中能查出血丝虫。

【治疗】

1. 一般可用四环素口服 0.5g/次，4 次/日，至少服 3 周或直至痊愈；或多西环素 0.1g/次，2 次/日，共 21 天；或红霉素 0.5g/次，4 次/日，共 21 天；或米诺环素 0.1g/次，2 次/日，共 2～3 周。孕妇或哺乳期妇女可服红霉素 0.5g/次，4 次/日，共 2～3 周。强力霉素疗效也好。青霉素及链霉素对本病无效。

表 3-2　LGV 与生殖器疱疹的鉴别

	LGV	生殖器疱疹
病原体	衣原体	HSV
皮疹数目	1～2 个，很少多发	数个一簇
好发部位	冠状沟，系带	不定
溃疡	较深，暗红色	表浅小水疱，糜烂，鲜红色
浸润	多半可见	无～有
自觉症状	无	疼痛或灼热感
感染机会	有	未定
既往病史	无	多再发
横痃	有	无

2. 其些药可抑制沙眼衣原体的发育繁殖，然后由人体自身将其杀灭而自愈。可用磺胺异恶唑（SMZ）1.0g/次，4 次/日，连服 7 天，然后改为 0.5g/次，4 次/日，连服 3 周。

3. 已有波动的横痃应用针筒抽去脓液，并向脓腔中注入适量抗生素液。严禁切开排脓。对橡皮肿可用中医烘绑疗法。直肠狭窄者，初期可行扩张术，严重者宜予手术疗法。

三、鹦鹉热（psittacosis）

又名鸟热（orinthosis），系鹦鹉热衣原体引起的急性传染病，为鸟类和家禽常见的传染病。最初因本病多见于玩赏鹦鹉者故名，以后发现除鹦鹉外，鸽、家鸡、鸭、莺类等 140 多种禽类可有此病的隐性感染。19 世纪即发现人也可受染而发生急性发热，并曾在前苏联、美、英、捷克、丹麦等十余个国家暴发流行。

【病因】
病原体为鹦鹉热衣原体（C. psittasi）。为一种寄生和繁殖于细胞内的微生物，呈圆形，性质介于病毒和细菌之间，直径 0.2 ~ 0.3 μm，不含糖原，因此碘染色阴性。在许多种细胞培养系统中生长发育良好，直径可达 0.5 ~ 0.7 μm。可用 Hela 细胞、猴肾细胞、L 细胞及 McCoy 细胞培养，或在鸡胚卵黄囊中培养。易感动物较多，动物接种常用小白鼠。鹦鹉热衣原体抵抗力弱，60℃ 10 分钟或 37℃ 48 小时可灭活；0.1% 甲醛溶液、0.5% 苯酚溶液 24 小时及紫外线照射均可灭活。但耐低温，－70℃ 贮存多年仍有感染性。

【流行病学】

（一）传染源　传染源为病鸟或病原携带鸟（鹦鹉、鸥、白鹭、海燕等）、家禽（鸽、小鸡、鸭、鹅）及其含菌的血液、内脏、分泌物或排泄物、羽毛及尘埃等。人感染后持续携带病原体可达 10 年之久，患病者的痰液，尤其是重危病人死亡前所排出的病原体有传播性。禽类和鸟类的养殖场、宰杀车间、羽绒加工厂、买卖市场等，尤其是鸽类养殖处均可成为传染源。

（二）传播途径　主要传播途径为飞沫经呼吸道直接传播，病鸟或病人排泄物污染尘埃经呼吸道或破损的皮肤或黏膜亦可引起间接传播。战时敌人可将鹦鹉热衣原体用作细菌武器。

（三）易感人群　人群普遍易感，多见于饲养家禽、鸟类者或禽类标本制作者，隐性感染、亚临床感染及轻症病人相当多见，可同时有大批人员受感染，以致引起较大规模流行。感染后不能产生持久免疫力，易复发及再感染。

（四）流行特征　本病在世界各地分布广泛，我国 1987 年前后有北京养鸽场发生鸽群鹦鹉热的报道，有人认为本病是养禽人的"职业病"。本病无明显季节性，患者无年龄和性别差异。

【发病机制】

病原体进入呼吸道后，在局部单核－巨噬细胞系统中繁殖，经血播散至肺和其他器官，进入网状内皮细胞系统并大量复制形成衣原体血症，可引起血管炎和血管栓塞，从而导致皮肤损害。

【临床表现】

（一）潜伏期 1~2周（3~45天）。

（二）肺炎 症状轻重不一，轻者无明显症状或似流行性感冒，重者可致死亡。大多表现为非典型肺炎，有持续高热、咳嗽、胸闷胸痛、呼吸困难，后期肺部可有湿性罗音或肺实变征。尚可有消化道症状、心肌炎、心内膜炎及心包炎，以及头痛、失眠、嗜睡、谵妄等神经精神症状。

肺部 X 线检查呈多样性变化，可为片状、云絮状、结节状或粟粒状阴影，由肺门向外呈楔形或扇形扩大，亦可呈大叶炎症。特点是肺部 X 线表现明显而症状相对较轻。

（三）皮肤损害 伤寒样或中毒败血症型患者除发热、头痛及全身疼痛外，可有相对脉缓及肝脾肿大，由于发生广泛性血管损伤而出现似伤寒的玫瑰疹，有的病人发生结节性红斑或多形红斑。

本病病程长，如不治疗热程可达 3~4 周，甚至长达数月。肺部阴影消失慢，如治疗不彻底，可反复发作或转为慢性。

【实验室检查】

急性期白细胞总数正常或稍低，可有一过性蛋白尿，血沉增快，近半数患者出现肝功能异常。急性期取血、痰、咽拭子接种于小鼠腹腔或鸡胚卵黄囊内进行组织培养，动物接种可检测出特异性包涵体及（或）病原体，痰涂片行姬姆萨染色，在上皮细胞内可检出包涵体。血清微量免疫荧光法、补体结合试验或血凝抑制试验对本病有诊断价值。

肺部 X 线检查呈多样性变化，为片状、云絮状、结节状或粟粒状，示两肺浸润灶，由肺门部向外呈楔形或扇形扩大，下叶较多。有时可见肺实变表现，但临床上肺部体征较少。

【诊断及鉴别诊断】

患者有接触鸟禽史。结合临床表现、肺部 X 线检查及实验室检查可确诊。必要时对可疑鸟禽进行病原学检查。

【治疗】

首选四环素或红霉素类，用法同沙眼衣原体泌尿生殖系疾病。用药 24～48 小时后发热及症状可缓解，但应继续治疗 7～14 天。孕妇及其他不能使用四环素者可用红霉素、罗红霉素、阿奇霉素、甲基红霉素、新氟喹诺酮类药物等替代，亦可用氯霉素或青霉素。严重病人酌给糖皮质激素制剂。磺胺药无效。

【预后】

未经治疗病死率约为 20%，抗生素治疗后降至 2% 左右。

【预防】

1. 患病后难以产生持久的免疫力，故通常不进行疫苗预防注射。

2. 加强卫生宣教。发现病人立即隔离，彻底治疗，对病人的分泌物和排泄物进行消毒处理。

3. 防止衣原体传入，可在饲料及饮水中加入四环素，于禽鸟类运输前、运输途中及到达目的地后给药 4～5 天。彻底消毒和处理病鸟病禽。

4. 严格执行养禽场和鸟类集市贸易以及运输过程的检疫制度。尽量减少与患病禽鸟的接触。

第四章　支原体性皮肤病

支原体（Mycoplasma）早在 18 世纪即在欧洲发现，1962 年正式命名为支原体。支原体属软皮体纲，支原体科，已知有 39 种型别，有 10 种已在人体被发现，其中肺炎支原体（Mycoplasma pneumoniae）可引起呼吸道疾病，人型支原体（Mycoplasma hominis，Mh）及解脲支原体又名溶脲脲原体（Ureaplsma urealyticum，Uu）主要引起泌尿生殖系统疾病及新生儿呼吸道疾病。

【病因】

支原体是介于细菌和病毒之间的生物，是一群能自行复制，能在无活细胞培养基中生长，体积小、结构简单的原核细胞型微生物，因其形态常为分支丝状而得名。支原体有滤过性，可呈直径 125 ~ 500 nm 球形结构，有的呈细丝状、杆状或不规则形状。有细胞膜，由蛋白质和脂质组成。细胞质内有核糖体和双股 DNA。支原体在含酵母浸出液及马血清的琼脂培养基上形成特殊菌落，菌落表面隆起，中心致密，四周则扁平透明，直径为 50 ~ 600 μm。支原体与细菌相同之处为均含 RNA 及 DNA，以二分裂方式繁殖，且能产生并代谢能量，对某些抗生素敏感等。支原体无细胞壁，故对干扰细胞壁形成的抗生素，如 β - 内酰胺类、万古霉素等均不敏感。

Mh 和 Uu 是泌尿生殖道常见的寄生物，是非淋菌性尿道炎的主要病原体，在无尿道炎的人群中，也常可从尿道中分离出此支原体。Mh 在有氧条件下生长良好，能分解精氨酸，在琼脂培养基上形成直径 200 ~ 300 μm 菌落。Uu 的菌落仅 15 ~ 25 μm，在含 95% 氮气和 5% 二氧化碳情况中生长良好。

与本病有关的还有生殖支原体（M. genitalium）。近年从艾滋病患者尿和淋巴细胞培养液及血清中还分离出 M. penetrans 和

M. pirum，有人认为它们是人类免疫缺陷病毒的协同因子。

【流行病学】

（一）传染源　病人和携带 Mh 及 Uu 者为传染源。

（二）传播途径　Mh 寄居于生殖道，Uu 寄居于泌尿生殖道，偶尔可自呼吸道分离出。一般是通过接触特别是由性接触而传播；孕妇分娩时生殖道受创伤，Mh 可侵入血流引起菌血症；婴儿出生时可经产道感染，偶见胎内感染。

（三）易感人群　人类对支原体普遍易感，但多见于性关系混乱者，尤其青壮年。男女均可受感染，以男性多见。

【发病机制】

Mh 及 Uu 主要侵犯人体泌尿生殖道，引起局部炎症性反应及一系列病理生理改变，如输卵管黏膜细胞炎性病变，可使管腔变窄，则可干扰妊娠与早期胚胎发育。Uu 可吸附精子，使精子的代谢和功能受损，使精子的运动能力降低，数目减少和畸形精子增多，从而引起不育症。女子阴道携带 Uu，也能对精子的穿透能力发生影响，对不育者投服红霉素后，部分病例可以受孕。Uu 能产生磷酸酶 A、C，促使细胞膜中游离的花生四烯酸释放，该物质是前列腺素的前体物质，能启动分娩，故可引起早产。Uu 的尿素酶能分解尿素，产生二氧化碳和氨，形成尿路的磷酸盐结石。

【临床表现】

潜伏期可由数天至数月，多数为 1~3 周。

（一）非淋菌性尿道（阴道）炎　Uu 和 Mh 均主要寄生在人类泌尿生殖道黏膜表面，属于人体正常菌群的一部分。但也有学者报道支原体确实可引起急性或亚急性生殖泌尿道感染，产生尿道炎，患者有尿急、尿频、尿道烧灼感、尿痛、排尿困难和尿道口出现少量分泌物。尿道口红肿，沿尿道可有压痛。还可引起前列腺炎、盆腔炎、宫颈炎、阴道炎、肾盂肾炎等，并可致不育、习惯性流产、早产及低体重婴儿。婴儿可到中枢神经系统疾病。

（二）对生育的影响　新近的研究，从肾盂肾炎患者的肾脏、输尿管、尿道培养出 Mh，从这些患者的血清和尿中测到 Mh 抗体。在无生育力的男性精子中培养出 Uu，经治疗后精子数量及活动度均增加，形态恢复。也从习惯性流产妇女的生殖道及胚胎中分离出 Uu，经治疗后可增加胎儿存活率。

对低体重儿及未成熟儿患呼吸道疾病时，从上下呼吸道分离出 Uu，这些患者易发展为慢性肺部疾病。对患脑膜炎、脑积水的未成熟儿，脑脊液能培养出 Mh 和 Uu。此外，还从 10% 产后发热妇女的血中发现 Mh。

（三）Uu 和 Mh 阴道炎　一般女性患者临床症状不如男性患者明显，而且主要表现为膀胱尿道炎、前庭大腺炎及宫颈炎。阴道分泌物增多呈均质性，有异味，严重者呈鱼腥味，外阴可有明显瘙痒。检测分泌物能查出 Uu 或 Mh，常合并弯曲菌属感染。Uu 和 Mh 均能引起宫颈炎，使宫颈黏膜充血发红，分泌物增多。孕妇生殖道感染 Uu 或 Mh，可致绒毛膜羊膜炎症，若 Uu 或 Mh 进入子宫腔内，进入血液形成支原体血症，可有一过性发热。

（四）对胎儿的影响

1. Uu 或 Mh 感染孕妇生殖道可引起绒毛膜羊膜炎，胎膜可早破。Uu 能产生磷脂酶，导致早产率增加。

2. Mh 可使人类二倍体成纤维细胞在培养中发生染色体畸变，还能产生第 21 和第 22 对染色体短臂缺失，提示孕妇生殖道支原体感染可能与先天愚型和低体重儿有关。

3. Mh 或 Uu 阴道感染可引起新生儿化脓性结膜炎、皮下脓肿、肺炎、脑膜炎、脑脓肿等。

低蛋白血症患者受持续性 Mh 感染可引起慢性膀胱炎，还可感染关节、移植器官和外科伤口。免疫缺陷者也可发生 Mh 败血症与腹膜炎。

【实验室检查】

（一）标本的采集　先擦去尿道或宫颈表面的黏液或脓液，再将清洁拭子插入尿道或宫颈口 1～2cm，因支原体对热和干燥敏感，取材后宜立即接种，或置于液体培养基中4℃保存，根据所置的培养基和所置的温度不同，可保存5~24小时。用作PCR的标本拭子在宫颈或尿道内留置2秒，旋转3圈后取出，洗脱于Eppendorf管的0.9%氯化钠注射液中，3天内处理者应置于4℃中保存。

1. 直接镜检　由于支原体无固定形态，且染色后不易与分泌物中的组织碎片等杂物区分，故标本直接涂片染色显微镜下观察一般意义不大。

2. 支原体培养　为确诊支原体感染的可靠方法之一。常用尿素－精氨酸肉汤培养基。标本接种于培养基后，在36±1℃培养24~48小时，根据接种处培养基颜色的变化即可对支原体作出初步鉴定。如用生物－梅里埃公司的尿素－精氨酸肉汤培养基做培养，在24小时观察，微管中的培养基从橙色变为红色即为Uu阳性，Uu的数量 >10^4，若培养基由橙色变成黄色则为阴性；在48小时观察培养基由橙色变为红色则为Mh阳性，Mh的数量 >10^4，若培养基由橙色变为黄色则为阴性。

（二）血清学检查

1. 斑点免疫结合试验　用于检测抗原提取物和Uu培养物，操作简便，快速（仅需3~4小时即可出结果），敏感性和特异性均较高，不需特殊仪器。阳性结果呈棕色斑点，为检测Uu感染的特异诊断方法。

2. 菌落免疫荧光试验　方法简便。对生长在同一固体培养基表面的混合血清型，可以同时进行鉴定，适用于大量临床标本的血清型鉴定。但此方法受主观因素影响较大。

3. ELISA法　支原体细胞膜含膜抗原，人体感染Uu或Mh在血清中产生特异性IgM及IgG抗体。特异性IgM抗体在支原体感染2~3周后出现。6周时达高峰，2~4个月后开始减少。特异性IgG抗体在支原体感染2~3个月开始出现，6个月时达高峰，以后逐渐减少。

此外，尚有代谢抑制试验、间接血凝试验等，临床上应用较少。

（三）支原体DNA片段的检测　现多用PCR扩增法检测Uu。此法敏感性高，稳定可靠，快速简便，数小时可获结果，已成为临床快速确诊的重要方法。

【诊断及鉴别诊断】

参见衣原体 NGU 的诊断及鉴别诊断。

【治疗】

1. 由于支原体无细胞壁，故 Uu 对青霉素等作用于细胞壁的抗生素不敏感，对磺胺类药物也不敏感。对影响支原体胞浆蛋白合成的抗生素敏感，如四环素类（土霉素、脱氧土霉素等）和大环内酯类（红霉素、琥乙红霉素、白霉素、麦迪霉素、乙酰螺旋霉素等）。Mh 对四环素和克林霉素治疗有效，而对红霉素耐药。

2. 孕妇患 Uu 生殖道感染，首选药物为口服红霉素 0.5g/次，4次/日；新生儿 Uu 感染常选用乙酰螺旋霉素每日 30 mg/kg，分 2~3次口服，疗程均为 2 周。

3. 患者若有神经系统症状，因红霉素通过血脑屏障能力差，宜改用对中枢神经作用强的氯霉素。有中枢神经系统症状的新生儿可用羟氨苄青霉素每次 25~50 mg/kg 静脉点滴，2~3 次/日，7~10天为一疗程。

【预后及预防】

参见衣原体 NGU 的预后及预防。

第五章　立克次体性皮肤病

立克次体病（rickettsiosis）指由一组立克次体引起的急性传染病。本章仅述有皮肤表现的立克次体病。

立克次体的生物学特性介于细菌与病毒之间，三者的异同见表5-1。

表 5-1　立克次体、细菌及病毒主要生物学特性比较

特性	立克次体	细菌	病毒
细胞型	原核细胞	原核细胞	非细胞
繁殖方式	二分裂	二分裂	复制
在无生命培养基中生长	-	+	-
细胞内寄生	专性	兼性	专性
含胞壁酸	+	+	-
内毒素脂多糖	+	+	-
核酸类型	DNA$^+$RNA	DNA$^+$RNA	DNA/RNA
对抗生素敏感性	+	+	-

由上表可知，立克次体的生物学特性较接近细菌，故应将其列入细菌门，但也有接近于病毒的特性。立克次体的特点为：①有明显多形性，革兰染色阴性，姬姆萨染色呈紫红色，两端浓染；②呈细胞内寄生与繁殖，不能在无生命培养基上生长，需行动物接种、鸡胚卵黄囊接种或组织细胞培养；③某些立克次体细胞壁上的多糖类抗原，与部分变形杆菌菌株有共同抗原，故其可与病人血清发生凝集反应，即外-斐（Weil-Felix）反应；④除 Q 热立克次体外，其他立克次体对理化因素抵抗力较弱，56℃ 30 分钟均能灭活，对紫外线及苯酚、0.1% 甲醛溶液、70% 乙醇溶液均敏感而被灭活，在抗

凝的血清标本中4℃中仅存活24~48小时，但耐低温干燥；⑤多种抗生素，尤其四环素、强力霉素及氯霉素对其有明显抑制作用；⑥多借传播媒介进行传播；⑦立克次体均含有内毒素，是致病的主要因素。

一、流行性斑疹伤寒（epidemic typhus）

又名虱传斑疹伤寒（louse borne typhus）或典型斑疹伤寒。本病的流行与战争及灾荒有关，第一次世界大战期间曾广泛流行过，近年来在非洲、南美洲、亚洲及东欧地区仍有部分流行。我国除20世纪50及60年代在云、贵、川和东北三省外，70年代以后未再发生过本病的流行。

【病因】

由普氏立克次体（Rickettsia Prowazeki）引起，为一种专性细胞内寄生的微小球杆菌，大小为（0.3~1）μm×（0.3~0.4）μm，革兰染色阴性，但不易着色，常用姬姆萨染色。可用鸡胚卵黄囊做组织培养，也可接种于雄豚鼠腹腔，可引起发热及血管病变，但不引起阴囊红肿。普氏立克次体耐低温及干燥，−20℃以下可长期保存，在干燥虱粪中可存活数月，但对热、紫外线及一般消毒剂均敏感，56℃ 30分钟或37℃ 5~7小时可灭活。

【流行病学】

（一）传染源　病人是本病唯一传染源，潜伏期末即有传染性，发病后第1周传染性最强，一般不超过3周，所以早期隔离病人是防止本病传播的重要措施。病原体可长期隐伏于单核吞噬细胞系统，当人体免疫力低下时再次繁殖、复发。

（二）传播途径　人虱是本病的传播媒介，体虱为主，头虱次之，阴虱很少传播。人虱在适宜的温度（29℃左右）下生活活跃，以吸人血为生。叮咬患者后，立克次体在虱肠壁上皮细胞内繁殖，胀破细胞，大量立克次体排入肠腔。人被虱叮咬时，搔抓或虱被压碎立克次体逸出，通过搔伤侵入人皮肤内而感染。干燥虱粪内的立克次体，偶可通过呼吸道或眼结膜感染人体。当患者发热或死亡，人虱将迁移至新宿主，致使本病在人群中传播。

（三）易感人群　人对本病普遍易感，病后可获持久的免疫力，很少再次受染。

（四）流行特征　本病多发生在寒冷地区，冬春季发病较多，因天冷衣服少换洗，有利于虱的孳生及活动。战争、饥荒、贫困及不良的卫生条件等，均易引起本病的发生和流行。

【发病机制】

本病的发生主要是病原体所致的血管病变、毒素引起的毒血症及变态反应。立克次体侵入人体后，主要侵犯小血管及毛细血管内皮细胞。首先病原体吸附到细胞膜受体，损伤细胞后，以穿入方式进入细胞内，也可通过细胞的饮胞或吞噬方式将立克次体摄入细胞内，在磷脂酶 A 的溶膜作用下立克次体进入胞浆大量繁殖，引起血管内皮细胞病变。当细胞溶解破裂，大量立克次体进入血液形成立克次体血症，使机体各主要脏器的内皮细胞受到感染。立克次体对血管内皮细胞的直接损伤和其释放的内毒素将引起全身微循环障碍。临床上表现为组织器官受损的相应症状。病程第 2 周出现的变态反应使病情进一步加重。

【临床表现】

（一）潜伏期　一般 10～14 天（5～23 天）。

（二）典型斑疹伤寒

1. 发热　起病急骤，1～2 天内体温升至 40℃以上，呈稽留热，伴寒战、乏力、剧烈头痛、全身肌痛、颜面及结膜充血等毒血症症状。约两周后体温迅速下降至正常。

2. 皮肤损害　为本病特征性表现，90% 以上病人有之。发病后 3～5 天开始出疹，1～2 天内由躯干遍及全身，但颜面部及掌跖大多无疹。为直径 1～4 mm 大小的鲜红色充血性斑丘疹，压之退色。以后逐渐变为暗红色或出血性，孤立存在，约 1 周后消退，可遗留色素沉着。少数小儿患者可无皮疹。本病患者皮肤无焦痂。

3. 中枢神经系统症状　出现较早，症状明显，持续时间长，可有剧烈头痛、头晕、耳鸣、听力减退及失眠，亦可有反应迟钝、谵妄、狂躁、震颤及脑膜炎等表现。

4. 其他　可发生中毒性心肌炎、低血压，甚至发生循环衰竭而死亡。多数病人脾肿大，少数病人肝肿大，并可有消化道、呼吸道症状。

（三）轻型　多呈弛张型发热，39℃左右，热程较短（1~2周），全身毒血症症状较轻，可有少量充血性皮疹或无皮疹，皮疹持续时间短，神经系统症状及肝脾肿大均少见。

（四）复发型　又名 Brill – Zinsser 病。立克次体长期存在体内，可长达数年至数十年，当机体免疫力下降、外科手术或应用免疫抑制剂后，病原体再繁殖而引起疾病复发。本型无季节性，散发，大龄人群组发病率高。症状较轻，不规则低热，热程 7~11 天，无皮疹或有少量斑疹，并发症少，病死率低，外 – 斐反应常为阴性，但普氏立克次体补体结合试验常为阳性。

【实验室检查】

（一）常规检查　血白细胞总数多在正常范围，中性粒细胞增高，嗜酸性粒细胞减少或消失，血小板可减少。

（二）血清学检查

1. 外 – 斐试验　血清学检查中外 – 斐试验操作简便而常用，变形杆菌 OX19 凝集试验多在第 1 周出现阳性，第 2~3 周达高峰，持续数周至 3 月。效价大于 1∶160 或病程中有 4 倍以上增高者有诊断意义。阳性率为 70%~85%。但特异性较差，可与回归热、布氏杆菌病等交叉凝集而出现假阳性。

2. 补体结合试验　用普氏立克次体与患者血清做补体结合试验，效价 >1∶32 有诊断意义。第 1 周阳性率约 60%，第 2 周达高峰，阳性率 100%。特异性强，且与地方性斑疹伤寒不发生交叉反应，可资两病鉴别，抗体持续时间可长达 10~30 年。

3. 其他　可用于本病诊断的方法还有立克次体凝集试验、微量间接免疫荧光试验、微量间接血凝试验、分子杂交法及 PCR 检测。

4. 病原体分离 一般不用于临床诊断。取急性期尚未用抗生素治疗的患者血 3~5 mL，注入雄性豚鼠腹腔，7~10 天后发热。取其脑、肾上腺、脾、睾丸鞘膜或腹膜，做涂片或刮片行姬姆萨染色，可检出大量立克次体。

【病理变化】

基本病变为小血管炎，小血管及毛细血管内皮细胞肿胀，可引起出血、栓塞、坏死及炎细胞浸润，形成以病变小血管为核心的粟粒状肉芽肿（斑疹伤寒结节），为本病特征性病变，可在皮肤及内脏出现。

【诊断及鉴别诊断】

根据流行病学及临床表现作出诊断，确诊有赖于血清免疫学检查。应予鉴别的疾病为：

（一）地方性斑疹伤寒 病人较少发生皮疹，临床症状轻，病人常有焦痂，淋巴结肿大，变形杆菌 OX K 凝集反应阳性。

（二）流行性出血热 主要症状为发热、出血、休克和肾损害。血中白细胞增多，有异型淋巴细胞。血清特异性 IgG 与 IgM 抗体阳性。

（三）伤寒 起病缓慢，发热，腹胀，脉缓，反应迟钝，可出现玫瑰疹，肥达反应阳性。血中能培养出伤寒杆菌。

（四）回归热 起病急，回归性发热，血及骨髓中可检出螺旋体。

【治疗】

（一）一般治疗 卧床休息，补给足够液体量及热量，加强护理，预防并发症的发生。

（二）病原治疗 四环素疗效较好，0.5g/次，4 次/日，小儿每日 50 mg/kg，分 4 次口服。一般用药后 1~2 天高热可退，再用药 3 天。亦可用强力霉素（多西环素），成人 0.2~0.3g 顿服，或 0.1g/次，3 次/日，小儿剂量酌减。并用甲氧苄胺嘧啶（TMP），可提高抗菌活性及疗效，成人0.1~0.2g/次，2次/日。近年报告喹诺酮类药物对本病也有较好疗效，如环丙沙星0.5g/次，2次/日口服或静滴，疗程7~10天。

（三）对症处理 毒血症症状严重者可短期用糖皮质激素治疗。剧烈头痛及谵妄、躁动者可用止痛镇静剂。心功能不全者应用强心剂。

【预后】

本病预后与病情轻重、年龄大小及治疗早晚有关。未经治疗的典型斑疹伤寒患者死亡率10%~60%。60岁以上患者死亡率最高。因此早期诊断、给足量有效抗生素治疗与本病预后有密切关系。

【预防】

灭虱是控制本病流行的关键。

（一）管理传染源 及时发现、早期隔离、正确治疗患者，观察密切接触者21天。管理对象均应剃发、更衣和洗澡，剃下的头发烧掉，衣服消毒灭虱。不能剃发者，可用10%百部煎液灭虱。

（二）切断传播途径 关键是防虱、灭虱。衣物可用热或煮沸等方法灭虱，温度应>85℃ 30分钟。注意个人卫生，常洗澡勤换衣服。

（三）提高人群免疫力 可皮下注射鸡胚灭活疫苗，共2次，2次间隔1周，必要时每年可加强1次。亦可皮下注射减毒E株活疫苗，注射1次免疫效果可维持5年。人工免疫只能减轻病情，不能完全阻止发病，不能代替灭虱。

二、地方性斑疹伤寒（endemic typhus）

又名鼠型斑疹伤寒（murine typhus）。以往世界各地均有散发病例，尤其温带和热带地区多见，近年来发病明显减少。我国也如此，但一些地区仍时有发生，且西安、石家庄地区及洛阳等地均发生过暴发流行。

【病因】

病原为莫氏立克次体（Rickettsia Mooseri），其形态、染色特点、生化反应、培养条件及对热与消毒剂的抵抗力，与普氏立克次体相似，而且两者有部分交叉免疫反应性。但 DNA 同源性比较提示，二者无密切关系。莫氏立克次体接种于雄性豚鼠腹腔，可引起阴囊明显红肿。

【流行病学】

（一）传染源　家鼠（包括黄胸鼠及褐家鼠）是本病的主要传染源，以鼠→鼠蚤→鼠的形式在鼠间传播。鼠感染后不久死亡，鼠死后鼠蚤才转而叮咬人使人受染，故人受染为偶然现象。除鼠类外，病人及其他被感染的动物（如猫、狗、牛、羊、猪、马）也可成为本病的传染源。

（二）传播途径　主要通过鼠蚤为媒介传播，传播方式与流行性斑疹伤寒相似，立克次体寄生在蚤肠壁细胞内大量繁殖，叮咬人时不能将病原体注入人体内，可将含有病原体的蚤粪和呕吐物排出在皮肤上，或蚤被压碎其体内病原体通过抓痕进入人体内。干蚤粪内的病原体偶可通过呼吸道及眼结膜使人受染。

（三）易感人群　人群普遍易感，感染后可获得持久免疫力，与流行性斑疹伤寒有交叉免疫。

【发病机制】

莫氏立克次体经吞噬作用进入内皮细胞，并大量繁殖，使细胞破坏，引起血管炎，但较少引起小血管栓塞和坏疽。严重者可发生间质性肺炎、肝炎、心肌炎和肾炎等。

【临床表现】

（一）潜伏期　1～2 周。全年均可发生，以夏秋多见，多呈散发性，症状较轻，病程较短，患者主要为青少年。

（二）发热　少数病人先有乏力、发冷、头痛及结膜充血等前驱症状，1～2 天后体温渐升至 39℃ 左右，为弛张热或稽留热，持续9～14天后渐降至正常。可伴干咳，胸部 X 线检查可见致密影。

（三）皮肤损害　约50%～80% 病人有皮疹。皮疹出现时间及特点与流行性斑疹伤寒相似，为充血性斑丘疹，出血性皮疹极少见。皮疹数目较少，先见于躯干上部，1~2日内遍及全身，除躯干外，掌跖有时亦有皮疹。

（四）神经系统症状　与流行性斑疹伤寒相似，但较轻。

（五）其他　约1/3~1/2病人有脾肿大，肝肿大少见，心肌很少受累。偶见淋巴结病、腓肠肌触痛和长久坐立所致静脉血栓。严重者可有肺炎、肝炎、肾功能和循环衰竭症状。

【病理变化】

与流行性斑疹伤寒基本相同，但血管病变较轻，毛细血管的血栓形成较少见，内脏也很少受累。

【实验室检查】

（一）常规检查　白细胞总数及分类大多正常，中性粒细胞可稍增高。

（二）血清学检查　外-斐变形杆菌OX19凝集试验阳性，但效价较低于流行性斑疹伤寒。其他血清学检查同流行性斑疹伤寒。

（三）DNA探针杂交与PCR基因扩增技术　检测患者血中立克次体DNA，可用于本病早期诊断。

（四）动物接种　疑为本病可进行豚鼠阴囊反应试验（将病人血注入雄性豚鼠腹腔，5~6天后出现发热及因睾丸鞘膜炎而引起的阴囊肿胀，渗出液中可检出大量立克次体）。

【诊断及鉴别诊断】

呈局部地区性发病，有鼠及蚤叮咬史。临床表现与流行性斑疹伤寒相似，但症状轻，皮疹较少，发热较低且热程短。必要时做外-斐试验以确诊。应同流行性斑疹伤寒鉴别诊断。

【治疗】

同流行性斑疹伤寒。四环素、多西环素、红霉素治疗效果较佳，氟喹诺酮类（如环丙沙星、氧氟沙星、培氟沙星）亦有效。治疗后1~3日体温常可降至正常，但治疗应再持续3~4天。

【预后】

本病病情较轻，并发症少。未经治疗者，病死率＜5％，近年来虽有暴发流行，经治疗后死亡者少见。病后有持久免疫力，极少再次发病。

【预防】

1. 灭鼠灭蚤是控制本病的重要措施。早期发现、隔离患者、早期治疗。

2. 因本病多呈散发，故一般不进行预防接种。对从事动物实验和灭鼠人员，可用普氏立克次体株灭活疫苗进行预防接种。

三、恙虫病（tsutsugamushi disease）

又名丛林斑疹伤寒（scrub typhus）。早在公元313年，我国晋代医学家葛洪曾描述过很可能是恙虫病的病征（沙虱热）。1810年日本发现本病，以后发现病原体，1930年命名为东方立克次体（R. orientalis）。我国1948年首次分离出恙虫病立克次体，并报道13例患者，此后东南沿海陆续有发现本病的报告。解放后，经过我国医学工作者的努力，有的地区已基本控制了本病。

【病因】

恙虫病立克次体（Rickettsia tsutsugamushi）呈圆形、椭圆形或短杆状，大小为（0.3～0.6）μm×（0.5～1.5）μm。革兰染色阴性，姬姆萨染色呈紫红色。为专性细胞内寄生微生物，尤其多见于单核细胞和巨噬细胞的细胞质内，于细胞核的一侧可见呈团状分布的恙虫病立克次体，偶见于细胞外。

根据抗原性的不同，可将恙虫病立克次体分为10个血清型，由于它较易出现遗传基因突变，因此还可能陆续发现新的血清型。不同血清型、不同株间的抗原性与致病力可出现较大的差异，所以病情轻重和病死率也各不相同。我国大陆以Gilliam血清型为主（约占50％），其余为Kato型和未定型，台湾省以Karp型为主，其次为TA716、TA763和未定型。

恙虫病东方立克次体抵抗力弱，有自然失活、裂解倾向，不易保存，即使在液氮中亦仅能存活 1 年左右。对各种消毒方法都很敏感，如在 0.5% 苯酚溶液中或加热至 56℃，10 分钟即死亡。对氯霉素、四环素和红霉素类均极敏感，但能耐受青霉素类、头孢菌素类及氨基糖苷类抗生素。磺胺类对恙虫病立克次体无抑制作用。

【流行病学】

本病是自然疫源性传染病，主要流行于亚洲太平洋地区，尤以东南亚多见，俄罗斯东南部也有本病发生。在我国，本病流行区包括广东、福建、广西、江西、湖南、云南、四川、贵州、西藏、安徽、陕西、江苏、浙江、山东、台湾和海南等省、自治区，以东南沿海地区为多发。

（一）传染源　鼠类是主要传染源，兔、猪、猫和鸡等也能感染本病。恙螨被恙虫病东方立克次体感染后，可经卵传给后代，故亦能起到传染源作用。人患本病后，虽然血液中也有恙虫病东方立克次体，但被恙螨幼虫叮咬的可能性极小，故患者作为传染源的意义不大。

（二）传播途径　恙螨是本病的传播媒介，只有恙螨幼虫为寄生性，需吸吮动物或人体的组织液。当幼虫叮咬带有恙虫病东方立克次体的鼠时，则幼虫受感染，经过蛹、稚虫、成虫、卵，到第二代幼虫，仍带有该病原体，并可再感染鼠，如此反复形成自然疫源性。人患本病是由于在疫区的草地上工作或活动，被带有本病病原体的恙螨幼虫叮咬所致。

（三）易感人群　各年龄组人群普遍易感。从事野外劳动、较多接触丛林杂草的青壮年发病率较高。病后只能获得对同株病原体的较持久的免疫力，对不同血清型、不同株的免疫力较弱，而且仅能维持数月，故可再次感染发病。

（四）流行特征　本病为散发性，亦可发生流行。我国南方多发生于夏秋季（6~8 月份为高峰），北方则多发于秋冬季（10 月份为高峰）。多见于水草茂密地带，平原和沿海多于山区。

【发病机制】

　　病原体从恙螨幼虫叮咬处侵入人体，先在叮咬局部组织细胞内繁殖，引起局部皮肤损害，继而直接或经淋巴系统进入血流，形成东方立克次体血症，血流中的病原体到达身体各器官组织，侵入血管内皮细胞和单核吞噬细胞内生长繁殖。恙虫病东方立克次体死亡后所释放的毒素是引起全身毒血症状和多脏器病变的主要因素。

【临床表现】

　　（一）潜伏期　10~14 天（4~20 天）。

　　（二）发热　一般无前驱期，突然发热 39~41℃，呈持续热、弛张热或不规则热型，热程 1~3 周。

　　（三）焦痂与溃疡　为本病特征性损害，大多数病人有之。人被受染的恙螨幼虫叮咬后，局部出现红色丘疹，无痛痒，继之变为水疱→坏死→出血→焦痂。痂皮色黑，边缘高起，周缘有红晕，圆形或椭圆形，大小不等，直径 4~10 mm。痂皮脱落后形成溃疡，溃疡底部为淡红色肉芽组织，初有血清样渗出液，尔后逐渐减少，形成一光洁的凹陷面。焦痂与溃疡多仅有 1 个，偶见 2~3 个或更多者。损害可位于全身任何部位，因恙螨好侵袭人体潮湿、气味较浓以及被压迫部位，故焦痂好发于腋窝、外生殖器、腹股沟、会阴、肛周及腰围等处。

　　（四）淋巴结肿大　焦痂附近淋巴结常明显肿大，伴疼痛，其他部位淋巴结也可肿大，无化脓倾向，消失较慢，在本病恢复期仍可扪到。

　　（五）皮疹　多在病程第 4~6 天出现。为暗红色充血性斑丘疹，也有呈出血性者，0.2~0.5cm 大小，无痒感。皮疹呈向心性分布，渐向四肢扩散，但颜面及掌跖甚少，多经 3~7 天后消退，无脱屑，有色素沉着。病程第 7~10 天口腔黏膜上可出现黏膜疹或出血点。

　　（六）肝脾肿大　约 1/3 病人有之，质软，表面光滑，无压痛。

　　（七）其他　常见眼结膜充血或出血，眼底可见静脉曲张，视乳头水肿或眼底出血。皮肤充血而致颜面及全身皮肤潮红。心肌炎较常见，重者可发生心力衰竭与循环衰竭。肺部症状因病情轻重而不同，可无明显体征，重者发生间质性肺炎。亦可发生全身性感觉过敏、睾丸肿痛，阴囊肿大压痛等。危重病例呈多器官严重损害，甚至发生 DIC。

【病理变化】

本病的皮肤和内脏组织病理变化，为恙虫病立克次体血症及毒血症，主要表现为局灶性或广泛性血管炎和血管周围炎，血管周围可见单核细胞、淋巴细胞、浆细胞浸润，重者血管内膜上皮细胞水肿及血管壁坏死、破裂。

【实验室检查】

1. 常规检查　周围血白细胞总数常减少，分类可有核左移现象、淋巴细胞数相对增多。

2. 血清学检查

（1）变形杆菌 OX　k 凝集反应（外－斐反应）随病程而阳性率增加，效价在 1：160 或以上有诊断意义。在病程中隔周检查，如效价升高 4 倍以上，则诊断意义更大。病程第 4 周开始下降，至第 8～9 周多转为阴性。本实验的特异性较低，钩端螺旋体病也可为阳性。

（2）其它特异性实验室　检查包括补体结合试验、免疫荧光试验、斑点免疫测定、ELISA、PCR、酶免疫测定（EIA）等均有助于明确诊断。

3. 病原体检查　必要时行小鼠腹腔接种（取发热期病人血液接种于小鼠腹腔，每只 0.5 mL），接种后 7～9 天，解剖频死的小鼠，可见皮下、内脏充血、水肿，取胸、腹水或病变内脏涂片或印片，姬姆萨染色镜检，在单核细胞和巨噬细胞内有紫红色立克次体。

【诊断及鉴别诊断】

根据疫情资料、临床表现、实验室检查及治疗反应诊断。应与以下疾病鉴别：

（一）钩端螺旋体病　本病与恙虫病的流行区、好发季节、某些症状，如发热、眼结膜充血、淋巴结肿大均相同。但钩端螺旋体病常有腓肠肌痛而无皮疹、焦痂或溃疡。必要时行血清学与病原学检查。

（二）流行性斑疹伤寒　多见于冬春季节及寒冷地区，有虱病史或虱叮咬史，无焦痂。必要时行血清学检查（血清外 - 斐凝集反应主要为 OX19 阳性）以资鉴别。

（三）其他　应与流行性感冒、疟疾、伤寒、败血症、登革热及流行性出血热相鉴别。

【治疗】

本病的治疗与流行性斑疹伤寒相同。

氯霉素和四环素对本病有特效。氯霉素 2g/d，儿童每日 25 ~ 40 mg/kg。四环素剂量同上，儿童慎用。每天剂量可行静脉滴注或分 4 次口服，常在用药后 24 ~ 48 小时内退热，热退后剂量减半，连续用 7 ~ 10 天。

多西环素（强力霉素）0.2g/d；诺氟沙星 0.3 ~ 0.4g/次，3 次/日，热退后连续服 7 ~ 10 天；红霉素、甲氧苄啶等治疗本病亦均有良好疗效。青霉素、头孢菌素类和氨基糖苷类抗生素对本病无治疗作用。忌用磺胺药。

少数病人复发后再用上述抗生素治疗仍有效。

【预后】

若能早期诊断，进行有效治疗，绝大多数患者预后良好。老年人、孕妇、有并发症者预后较差。应用抗生素后病死率 <5%。病死率与病原体毒力强弱、病程长短有关，病程第 3 周后，患者常因心、肾、肺功能衰竭、肺或消化道大出血而死亡。

【预防】

（一）控制传染源　应消灭传染源（主要是灭鼠），应采取综合措施。患者不必隔离，接触者无需检疫。

（二）切断传播途径　铲除杂草，消灭恙螨孳生地和加强个人防护，野外工作活动时，必须扎紧衣袖口和裤脚口，并可涂防虫剂（如邻苯二甲酸二苯酯或苯甲酸苄酯制剂等），以预防恙螨幼虫叮咬。

（三）保护易感人群　恙虫病疫苗尚在实验研究阶段。

四、北亚蜱媒立克次体病（tick – borne rickettsiosis in Northern Asia）

又名西伯利亚蜱媒斑疹伤寒（Sibarrian tick typhus）。本病主要发生于亚洲北部，在亚洲中部某些地区也有本病发现。我国西北牧区和东北林区有个别病例报告。

【病因】

是由西伯利亚立克次体（Rickettsia sibirica）所致，为专性细胞内生长，在光学显微镜下呈多形性，杆菌状，直径 $0.3 \sim 0.5$ μm，长 $0.8 \sim 2.0$ μm，有时可为线状或球状。革兰染色阴性，能在琼脂斜面、鸡胚卵黄囊及组织培养中繁殖。接种雄性豚鼠后，可引起发热，阴囊红肿，可在其睾丸鞘膜渗出液涂片中找到大量病原体。

【流行病学】

（一）传染源　田鼠、松鼠、鼬鼠及野兔等野生啮齿动物为自然感染本病的动物贮存宿主。蜱类是本病的传播媒介，病原体还能经卵传递给下一代，故蜱类亦可视为储存宿主。

（二）传播途径　本病为自然疫源性疾病，人进入硬蜱孳生的草地和灌木丛被受感染的蜱叮咬后即可感染。

（三）易感人群　人对本病普遍易感，但多见于青壮年及牧民，无性别差异，呈散发性，发病率约2%。

（四）流行特征　本病主要分布于前苏联的远东地区、西伯利亚的中、西、东部和捷克、蒙古等地。我国见于内蒙古、黑龙江、新疆及云南等省区，近年来我国福建的宁化，广东的大埔、梅县、平远，海南的海口、三亚、兴隆、琼中及西藏的部分人群中存在此抗体。春季及夏初为蜱的活动高峰期，为本病多发期。

【发病机制】

北亚蜱媒立克次体病通过蜱的叮咬或蜱类中的病原体经结膜或黏膜进入人体，在小血管内皮系统及网状细胞系统中增殖，引起血管炎、血管周围炎及器官病变。西伯利亚立克次体的致病因子迄今仍不十分清楚，其外膜 rOmpA 和 rOmpB 在致病和免疫方面可能起重要作用。

【临床表现】

（一）潜伏期 2～7 天。多有 1～2 天前驱症状，如全身不适、头痛、肌肉酸痛、食欲不振等，但也可无前驱症状。我国所见患者多为猎手、牧民和林业工人。

（二）发热 发病急骤，体温很快升至 40℃，热程 8～10 天，多为弛张热，少数为稽留热，2～3 天内逐渐退热。

（三）全身症状 常见头痛、全身不适、腰腿痛、结膜充血和咽充血，偶有脾肿大，相对缓脉。个别病人可出现低血压、谵妄和眼结膜炎。

（四）原发病灶（tache noire） 蜱叮咬处出现疼痛性坚实的小结节（与恙虫病的焦痂不同），随后疼痛渐减，结节周围有红晕，继而中心呈楔状坏死，棕色，直径 1～2cm。结节附近淋巴结肿大。

（五）皮肤损害 一般在病后第 4～5 天出现，为淡红色多形态斑丘疹，压之褪色，间有出血性皮疹。主要分布于躯干和四肢，少数患者皮疹较少，主要分布在胸、背和前臂内侧。皮疹也可见于面部、掌跖。约 3～4 天后开始消退，部分可遗留色素沉着。

【病理变化】

主要为广泛性小血管炎，常有血栓性血管炎，有时可见血管周围有炎性细胞浸润。在皮肤被蜱叮咬处形成一红色小丘疹，不久变成疱疹；破溃后为红色小溃疡；溃疡中心为楔形坏死区，其表面有暗褐色痂皮，称为焦痂；常伴局部淋巴结炎。还可有肺、肝、脾病变。

【实验室检查】

（一）常规检查 血中白细胞总数正常或略增多，血沉增快。

（二）外斐氏试验 于病程第 3 周开始变形杆菌 OX19 凝集反应阳性，但 OXk 则阴性，此与恙虫病不同。

（三）室温微量补体结合试验（m－CFT） 其特异性同热结合

法（37℃30分钟），敏感性与冷结合法（4℃冰箱过夜）相同。可用于临床诊断及流行病学调查，是目前国内唯一能分型的血清学方法。

（四）病原体检查 取急性发热期患者治疗前血液5 mL，注射于雄性豚鼠腹腔或接种于6~8天龄的鸡胚卵黄囊可分离病原体。

【诊断】

主要根据流行病学资料；起病急，全身不适，皮肤原发病灶，皮疹；血清补体结合试验阳性，其效价不高（1∶10~1∶160），病后第11天开始呈阳性，病后持续存在2年。病后第3周开始变形杆菌OX19凝集反应阳性。必要时可行病原体分离。

【治疗】

四环素、氯霉素治疗效果良好，多西环素（强力霉素）、红霉素、氟喹诺酮类也有效，疗程5天。

【预后】

本病有轻、中、重三型，我国仅发现轻及中型，经过呈良性，预后较好，愈后不复发，尚无死亡病例报道。

【预防】

加强个人防护，避免硬蜱叮咬。进入疫区应按规定着防护服，应用驱避剂，亦可服小剂量广谱抗生素以防发病。

五、立克次体痘（rickettsial pox）

本病1946年首先在美国纽约发现。1949~1950年俄罗斯也曾有本病流行，命名为疱疹性立克次体病。此外，在亚洲和非洲都曾有发现本病的报告，1964年在我国内蒙古草原地区作立克次体病血清流行病学调查，26.6%被检者小蛛立克次体抗体阳性，且反应效价较高，说明该地区居民有患本病的可能性。

【病因】

病原为小蛛立克次体（Rickettsia akari），多呈球状或短杆状，两极常浓染，也可见其他多种形态。用姬姆萨染色呈红色。它可在培养的鸡胚、单层细胞中繁殖。小鼠对小蛛立克次体的易感性仅次于恙虫病立克次体，接种后 6～18 天发病，并导致死亡。小蛛立克次体与立氏立克次体、普氏立克次体有部分交叉免疫反应性，但与斑疹伤寒、恙虫病和 Q 热的病原体无交叉免疫反应性。

（一）传染源　小家鼠（Mus musculus）为本病的主要贮存宿主和传染源。血红异刺皮螨（Allodermanyssus saguineus）为传播媒介。和恙螨不同，除幼虫外成虫均需吸血，且成虫可多次吸血，每次吸血后即离开宿主。受感染的鼠螨可将病原体经卵传给下一代，未受感染的鼠螨可通过叮吸病鼠的血而感染小蛛立克次体。

（二）传播途径　血红异刺皮螨的主要宿主是小家鼠，当找不到动物宿主时，也可侵袭人，而引起人发生立克次体痘。

（三）易感人群　人群普遍易感，病后可获得持久免疫力。

（四）流行特征　较多发生于城市，其发病与小家鼠数量有关。可全年发病，以 5～7 月为多，性别和年龄与发病率无明显相关。

【发病机制】

人被鼠螨叮咬时，小蛛立克次体随其唾液进入人体并在该处繁殖，导致局部血管内皮细胞水肿，细胞液外渗及纤维素沉着，同时有淋巴样细胞及组织细胞聚集，鼠螨叮咬部位形成丘疹。随着病原体经淋巴管及血行播散，病后 4～7 天局部淋巴结出现早期炎症，同时全身出现散在性斑丘疹。叮咬部位还可形成焦痂。

【临床表现】

（一）潜伏期　1～2 周。

（二）原发病灶　发病前 1 周，在血红异刺皮螨叮咬处有一原发病灶，初为一红色硬质丘疹，数日后中央形成疱疹，疱液初清后浊，最终干枯结黑痂（black spot）。原发病灶持续 3～4 周，痂脱后遗留一小疤痕。原发病灶多发于衣服遮盖部位，无痛痒感。局部淋巴结常肿大，有触痛。

（三）全身症状　突然发病，发热在 2～3 天达高峰，体温 39.5～40℃，持续 1 周左右，伴寒战、头痛、腰背关节痛、食欲不振和畏光等。

（四）皮肤损害　病程第 3~4 天开始出现皮疹，为散在的斑丘疹，少数至数百个不等，直径 2~8 mm，大者可达 1~1.5cm。皮疹周围有红晕，几天内中间成为水疱，无痛痒。除掌跖外，皮疹可遍及全身。水疱干枯后形成黑痂，脱落后不留疤痕。

【病理变化】

本病原发病灶的临床表现及病理变化与恙虫病的原发病灶相似。皮疹中出现水疱仅见于本病，水疱上皮细胞有空泡形成，少量细胞分解、核破裂。水疱下真皮中有粒细胞迁移与少许单核细胞浸润。

【诊断及鉴别诊断】

诊断有赖于皮疹特点，在上皮层内形成疱疹；有特殊的原发病灶；必要时作病原体分离，患者血液接种豚鼠后变化与地方性斑疹伤寒相似，阴囊水肿伴鞘膜积液，涂片在内皮细胞胞质内可见小蛛立克次体。须鉴别的疾病有：

（一）水痘　水痘多见于小儿，无原发病灶，发热即出疹，丘疹先后全都发展成疱疹；而立克次体痘无年龄限制，有特殊的原发病灶，发热 3~4 天后才出疹，丘疹中央冠以疱疹，血清中小蛛立克次体抗体阳性。

（二）蜱媒斑疹伤寒　本病的皮疹常出现在掌跖，皮疹很少变为疱疹，在病程后期，变形杆菌 OX19 凝集反应阳性；而立克次体痘的皮疹不发生于掌跖，变形杆菌 OX_k、OX19 及 OX2 凝集反应均阴性。

【治疗】

四环素、多西环素或氯霉素治疗有效，疗程 5 天。本病预后良好，未见死亡病例报告。

【预防】

主要为灭鼠及消灭血红异刺皮螨。

六、洛矶山斑点热（Rocky Mountain spotted fever）

本病分布在美国中西部、东部和南部及加拿大西部，尤其是洛矶山最多见，故有此病名。

【病因】

为立氏立克次体（Rickettsia rickettsii），其形状很象肺炎双球菌，两端稍尖，经常成双排列，大小约 $1 \mu m \times (0.2 \sim 0.3) \mu m$。用姬姆萨染色呈紫色，革兰染色为红色，但染色效果不好。立氏立克次体属专性细胞内寄生，可接种于组织细胞或鸡胚卵黄囊内培养，对外界抵抗力较弱，易被热和化学剂灭活，在湿热 50℃ 或常用的消毒剂作用下，只能存活数分钟，于室温干燥条件下，可存活数小时。于感染组织中或在 - 70℃ 中能长时间存活。但立氏立克次体又是立克次体中毒力最强的，能产生很强的毒性物质和溶血素，因而在美国洛矶山斑点热被认为是最严重的立克次体病。

【流行病学】

（一）传染源　传染源主要是犬类及某些啮齿类动物，如松鼠、土拨鼠及其他野鼠。此外，家兔、野兔与鸟类也可能是传染源。传染媒介是硬蜱，由于硬蜱能经卵传递立克次体，所以蜱又是贮存宿主。本病主要是蜱和蜱所寄生的犬、羊、牛、马之间的传染病。

（二）传播途径　人类进入蜱浸染地区后，被蜱叮咬或皮肤破损处接触蜱的血或粪而被感染。人与人之间并不直接接触传染。人感染本病的主要方式为：①被感染蜱叮咬；②碾碎蜱或接触新鲜蜱粪时手被污染，立克次体经破损皮肤或结膜侵入体内；③也可通过输入污染的血感染；④实验室工作人员接触病原体，可能通过气溶胶方式从呼吸道感染。

（三）易感人群和免疫力　人普遍易感。发病年龄和性别差异与接触蜱的机会多少有关。立氏立克次体是严格细胞内寄生的病原体，抗感染免疫是以细胞免疫为主、体液免疫为辅。病后一般能获得持久的免疫力，与斑疹伤寒之间有交叉免疫。

（四）流行特征　由于人类并非硬蜱的主要寄生宿主，且因硬蜱不能很快附着于人体，同时硬蜱一般需经数小时之久才能将病原体传染给人，因此本病很少出现广泛的流行。

【发病机制】

立氏立克次体侵入人体后，首先侵入毛细血管内皮细胞，并在其胞质及胞核中生长繁殖，使毛细血管内皮细胞受损，继之病变由毛细血管内膜向较大的小血管扩散，并累及该处血管的中层平滑肌细胞，从而导致血管栓塞及血液外渗。同时由于立克次体在血管内皮细胞中繁殖及毒性物质的作用，破坏了血管内皮－基底膜屏障，加之某些炎性介质及生物活性物质与免疫复合物的作用，使血管壁的通透性增加，从而使组织器官的血液供应减少。甚至发生灶性出血，重症病例常出现水肿、循环衰竭或休克。

【临床表现】

（一）潜伏期　6～7天（2～14天）。症状与流行性斑疹伤寒很相似。

（二）发热　突然发病，出现寒战高热，伴头痛、剧烈的肌肉与关节疼痛，尤以背部和小腿明显。发病两天后体温可达39～40℃，热程持续2～3周后恢复正常。在病程第2周前后，早晚体温明显变动，此与流行性斑疹伤寒的稽留热型不同。

（三）皮肤损害　一般在病程第2～4天出现玫瑰疹及斑丘疹，迅即变为瘀斑，初在腕踝部，数小时内扩展至四肢与胸部，2～3天内遍及全身（包括掌跖），但腹部皮疹较少，此与流行性斑疹伤寒不同。轻型病人仅有小出血点，重症者皮疹互相融合而成深红色出血性斑块，甚至出现指趾、耳垂等末梢坏死现象。恢复期皮疹渐消退、脱屑，遗留色素沉着。

（四）全身症状　患者常有肝、脾肿大及黄疸，重症患者中枢神经系统、肌肉、肺、肾及肾上腺可有出血甚至坏死，毒血症明显者可有心肌炎，表情淡漠、神志迟钝、烦躁不安、谵妄或昏迷，间有肌肉抽搐、面神经麻痹、视力与听力障碍、偏瘫或截瘫。

【实验室检查】

（一）常规检查　末梢血白细胞总数一般为（12～15）×10⁹/L，偶可达30×10⁹/L。病程早期白细胞数可减少，在（4～6）×10⁹/L左右；分类呈中性粒细胞减少。在病程后期由于继发性贫血，红细胞与血红蛋白降低。

（二）病原体分离　取病人血液 2 ~ 4 mL 注入豚鼠腹腔培养，由于立氏立克次体的毒力较强，可发生实验室感染，故须在有特殊防护设备的实验室内进行。

（三）血清学检测　患者血清可与变形杆菌 OX2 和 OX19 株菌体抗原发生凝集反应。此外，还可用立氏立克次体可溶性抗原或颗粒性抗原进行补体结合试验、间接血凝试验、IIF 抗体试验等。

【诊断及鉴别诊断】

依据流行病学资料、临床表现、病原体分离及血清学检测进行诊断。

本病应与伤寒、虱传回归热、麻疹及猩红热鉴别。

【治疗】

氯霉素及四环素族均有良效，对无并发症的发热者热退 24 小时即可停药。第三代头孢菌素和氨基糖苷类抗生素对本病无效。磺胺类药物可促进立克次体生长而使病情恶化，不可使用。本病病死率高，自应用广谱抗生素治疗后病死率已下降至 6% 左右。

【预后】

病情严重者病死率较高，常在起病后 5 天内死亡，死亡原因多为心功能衰竭、休克或肾功能衰竭。葡萄糖 - 6 - 磷酸脱氢酶（G - 6 - PD）缺陷、糖尿病、慢性心功能不全、老年人、男性和嗜酒的人群较易发生重型洛矶山斑点热。糖皮质激素与抗生素联合应用可降低病死率。

【预防】

（一）注意个人防护　野外工作时可着防护服，皮肤表面涂 25% ~ 40% 二已基甲氯（Diethyltoluamide）或乙酰苯胺丁酯（N - N - buty - lacetanilide），衣服上使用共氯菌酯能有效驱蜱（儿童不宜）。

（二）疫苗预防接种　目前主要使用鸡胚卵黄囊疫苗，虽只能防止发病，但可使感染者潜伏期延长，病情减轻，热程缩短。

（三）加强消灭蜱虫　对牧场、草地和灌木丛以及住宅和其他有蜱隐蔽处可用 1% ~2% 的马拉硫磷喷洒杀蜱。注意灭鼠。

（四）药物预防 在潜伏期口服多西环素，能使潜伏期延长，但不能防止发病。

七、战壕热 （trench fever）

又名五日热（five - day fever）或华伦热（Volhynian fever）。

【病因】

病原体为战壕热立克次体（Rickettsia quintana），其形态似普氏立克次体，呈短杆状，大小约（1.0 ~6）μm×（0.2 ~0.5）μm，能在不含宿主细胞的人工培养基上生长繁殖。与变形杆菌 OXk、OX2 和 OX19 株菌体抗原均无交叉免疫反应性。

【流行病学】

（一）传染源 仅人、虱和几种猴可受感染。患者于临床痊愈后 3 个月，甚至更长时间，血液中仍可存在具感染力的战壕热立克次体。对衣虱无致病性，但其感染后终生携带，且不断排出立克次体，干燥虱粪可在数月内有感染力。但虱卵不传递战壕立克次体。

（二）传播途径 传播媒介为体虱。人主要由于吸入或破损皮肤接触虱粪而受感染。

（三）易感人群 在冬、春季发病较多，地方性流行，尤其是在战争时期的军队里多见。

【临床表现】

（一）潜伏期 12 ~35 天，也可长达 2 个月。

（二）发热 常突然发病，发热、畏寒，少见寒战，体温迅速升至 39 ~40℃。热型复杂，热程长短不一，或 2 ~3 天，或 2 ~3 周，类似伤寒。也可反复发作呈回归热型，表现为反复短程发热，有规律地间歇 4 ~6 天出现，反复多次，常为 3 ~5 次，也可多至 6 ~12 次。也有少数病例仅发热 1 次，只发热数小时或 1 ~2 天。

（三）全身症状 患者可有剧烈头痛，常在眼球后部。食欲不振，间有恶心、呕吐。全身肌肉疼痛，尤以腰和腿部明显。眼球转动也感疼痛，并伴结膜炎与畏光。常有脾肿大。

（四）皮肤损害　皮疹发生率低，常在病程早期出现，存在时间短，主为红斑疹或丘疹，数量少，初期局限于胸、腹部，渐蔓延至整个躯体，偶见于四肢，有时胫骨痛特别剧烈，面部常无皮疹。

【诊断及鉴别诊断】

诊断根据有虱寄生史，地方性流行，回归型发热，肌肉疼痛，胫骨痛等。确诊有赖于分离出战壕热立克次体或血清学检查。

长期发热者须与伤寒、流行性斑疹伤寒和恙虫病鉴别。反复发热者应排除疟疾、回归热和丝虫病等。有时还须与登革热、结核病和布氏杆菌病相鉴别。

【治疗】

四环素开始成人 2g/d，3～4 天后改为 1～1.5g/d，分 3～4 次服，连续用药至少 4 周。有血管炎者须治疗 8～12 周。对 HIV 感染者须延长治疗 2～3 个月。也可用氯霉素或多西环素治疗，并予对症处理。复发者再用上药治疗仍然有效。

用青霉素类、头孢菌素类、TMP – SMZ 治疗本病无效。

【预后】

本病预后良好。患者多于第 5、6 周痊愈，但愈后数周至数月仍有可能复发。持久的无症状立克次体血症可延至数月，甚至十余年。

【预防】

最重要的是及时发现本病，及时隔离治疗和灭虱。

第六章　　细菌性皮肤病

第一节　　葡萄球菌感染

葡萄球菌为革兰阳性球菌，属于微球菌科、葡萄球菌属，繁殖时常排列成葡萄串状，故名葡萄球菌。葡萄球菌属广泛分布于自然界，构成人体皮肤、鼻腔、咽喉部等处的正常菌群，计有 20 多个菌种，其中 10 余种对人有致病性，最主要的是金黄色葡萄球菌（金葡菌）、表皮葡萄球菌（表葡菌）和腐生葡萄球菌（腐葡菌）。三者的区别见表 6 - 1。

表 6 - 1　三种主要葡萄球菌的区别

	金葡菌	表葡菌	腐葡菌
血浆凝固酶	+	-	-
甘露醇发酵：			
有氧	+	不定	不定
无氧	+	-	-
α 溶血素	+	-	-
A 蛋白	+	-	-
壁酸类型	核糖醇	甘油	残基核糖醇
耐热核糖醇内切酶	+	-	-
对新生霉素	敏感	敏感	耐药

葡萄球菌无芽胞，无鞭毛，大多无荚膜。兼性厌氧菌。营养要求不高，耐盐性较强，能利用多种糖类，产酸。金葡菌菌体圆球形，直径 $0.8 \sim 1.0\ \mu m$。在普通琼脂平板上生长迅速，37℃孵育 24 小时

形成直径 1～2 mm 金黄色的光滑型菌落。所产色素属胡萝卜素类，脂溶性，不溶于水，故培养基不被染色。血琼脂平板上有明显的乙型溶血圈。分解葡萄糖、乳糖、麦芽糖、甘露醇、蔗糖，产酸。

表葡菌和腐葡菌基本上不产生对人体有害的毒素和酶。而金葡菌能产生多种毒素和酶，因而致病性最强。

（一）毒素

1. 溶血素　可产生 α、β、γ 和 δ4 种不同抗原性的溶血素，皆可产生完全性溶血。

2. 杀白细胞素　即 PV 物质（panto – valentine substance）能杀死中性粒细胞和巨噬细胞，使之失去活动力，继而肿胀破裂。

3. 肠毒素。

4. 表皮剥脱素（exfoliatin）　系由噬菌体 Ⅱ 组（尤其 71 型）的某些葡菌株所产生的毒素，为有抗原性的简单蛋白质，可使表皮浅层分离脱落。

5. 产生中毒性休克综合征的毒素。

6. 产红疹毒素　为噬菌体 Ⅱ 组 71 型金葡菌所产生，可引起猩红热样皮疹。

（二）酶

1. 血浆凝固酶　可使血浆中的纤维蛋白原变成纤维蛋白，并沉积于菌体表面，阻碍吞噬细胞的吞噬作用，还可促使感染性血栓形成。

2. 透明质酸酶　可水解人体结缔细胞间的基质（透明质酸），使感染扩散。

3. 溶脂酶　作用于血浆及皮肤表面的脂肪和油质，有利于细菌侵入人的皮肤及皮下组织。

4. 其他　尚有葡萄球菌激酶、过氧化氢酶等。

（三）葡萄球菌水解后可得两种抗原

1. 蛋白质抗原　统称为蛋白 A（Protein A）　又名凝集原 A（Agglutinogen A），是金葡菌细胞壁的组成部分，90% 金葡菌有之，可与正常人血清中 IgG 的 Fc 片段结合，故可发生非特异性沉淀反应。

2. **多糖类抗原** 有特异性，分为 A、B、C 三型，致病菌株含有 A 或 C 型。

（四）**被噬菌体裂解情况** 多数金葡菌可被噬菌体裂解，根据被噬菌体裂解情况，金葡菌可分为几组：Ⅰ组 29、52、52A、79、80；Ⅱ组 3A、3B、3C、55、71；Ⅲ组 6、7、42E、47、53、54、75、77；Ⅳ组 42D；其他 81、187。噬菌体分型对追踪传染源、研究型别与感染种类、耐药性等的关系有重要作用。例如Ⅱ组金葡菌易引起皮肤感染（如脓疱疮、新生儿天疱疮）。Ⅰ组金葡菌对青霉素 G 的耐药率最高。Ⅱ组金葡菌对抗生素产生耐药的速度比Ⅰ组慢得多。葡萄球菌还可进行血清学分型及质粒分型，分型稳定，分型率好，但操作较复杂，不宜普遍用于临床。

【流行病学】

近年来由于介入性诊疗器械的应用和耐药菌株的逐渐增加，葡萄球菌感染有增多趋势。

（一）**传染源** 传染源为病人和金葡菌带菌者，金葡菌主要寄殖于鼻前庭黏膜、会阴部、新生儿脐带残端等处，偶也寄居于皮肤、肠道、阴道和口咽部。表葡菌和腐葡菌则主要寄殖于皮肤表面，因此这些带菌者是葡萄球菌的贮存宿主。金葡菌感染多呈散发，也可呈流行甚至暴发。

（二）**传播途径** 主要以手为媒介，也可通过空气或摄食而传播。皮肤金葡菌感染的主要入侵途径为有损伤的皮肤和有裂隙的黏膜，一些介入诊疗操作和手术是造成葡萄球菌院内感染的重要原因。

（三）**易感人群** 易感人群为吞噬和破坏葡萄球菌的能力发育不全或明显受抑制的人，如老人、儿童、受外伤者、危重病人、免疫力低下、粒细胞减少及糖尿病患者等。葡萄球菌引起的感染（包括皮肤化脓性感染），终年均可发生，夏秋季发病较多，病后可有一定的免疫力，但不强。免疫机理尚未完全明了。

【发病机制】

发生葡萄球菌感染的决定条件，是入侵细菌与宿主防御水平的消长，宿主的防御功能明显减退即可引起感染。金葡菌感染可有五种形式：

1. 寄殖　葡萄球菌在寄殖部位营共生生活，若机体防御功能健全不会致病。

2. 局部感染　细菌从寄殖部位接种到受损的皮肤黏膜引起皮肤软组织局部感染形成疖肿、痈、蜂窝织炎、脓疱病或伤口感染。

3. 全身播散和败血症。

4. 迁徙性感染　进入血液的细菌向远端器官播散引起内脏感染病。

5. 中毒　细菌虽未进入血液，但其毒素可引起局部甚致全身疾病，如烫伤样皮肤综合征、中毒性休克综合征等。

皮肤损伤，包括皮肤外伤、手术切口、烧（烫）伤和各种皮肤病，以及清洁卫生差等，是发生皮肤葡萄球菌感染的常见诱因。

葡萄球菌侵入皮肤使局部微环境发生改变，组织对感染的耐受力降低，内皮细胞吞噬的葡萄球菌释放蛋白酶，致使感染向周围扩散，葡萄球菌激发炎症反应，形成脓肿。

一、脓疱病（impetigo）

又名脓疱疮、黄水疮、接触传染性脓疱病、触染性脓疱病。

【病因】

非大疱性脓疱疮可由金葡菌或 β 溶血性链球菌引起；大疱性脓疱疮则由噬菌体 Ⅱ 组 71 型金葡菌引起，后者往往对青霉素耐药。

【流行病学】

（一）传染源　为病人和带菌者，通常约 20% ～40% 成人鼻咽部有金葡菌。医院工作人员的带菌率更高，这些带菌者为葡萄球菌的贮存宿主。

（二）传播途经　主要以手为媒介，以患者、医务人员→患者或患者→患者，也可通过空气或接触传播。侵入途径主要为受损伤的皮肤和有裂隙的黏膜而致病。

（三）易感人群　本病多见于湿热季节或地区。各年龄组均可发病，尤好发于学龄前小儿，主要因小儿皮肤薄嫩，水分多，pH 值多为 6.0～7.0，易于细菌生长繁殖，且小儿免疫功能不全，抵抗力较差，故易患本病。皮肤柔嫩、外伤、机体抵抗力降低、患某种皮肤病、个人卫生差等均可为本病诱因。

【临床表现】

（一）皮肤损害　由金葡菌引起者，初为少数散在红斑点或丘疹，迅即变为黄豆大小的水疱或脓疱，周缘有炎性红晕。脓疱初紧张充盈，数日后松弛，脓液稀而少，以致脓疱如同仅装少量水的热水袋，垂挂在皮肤上，因体位关系疱中脓球呈新月状沉积于疱底。疱易破形成浅糜烂面，表面脓液干燥后结成蜜黄色或污黄色厚痂，邻近损害可互相融合成大小不等、环状或花瓣状痂，自觉瘙痒。

由溶血性链球菌单独或与金葡菌混合感染引起的脓疱病，与金葡菌引起者相似，但有时疱较大，疱壁较厚，周缘皮肤炎症较明显，内容较充盈，脓液较稠。

（二）好发部位　好发于暴露部位，随病程迁延及自身接种，可遍及躯体多处，少数患者鼻腔、唇、口腔及舌部黏膜亦可受侵犯。

（三）病程　单个脓疱经 4～7 天可渐消退，但可不断有新疹出现，病程无定，夏重冬轻，常无自愈倾向，可同时伴发毛囊炎或疖。病情较重者可有畏寒、发热、局部淋巴结炎，甚者诱发肾炎，极少数可引起败血症而导致死亡。

二、葡萄球菌皮肤烫伤样综合征（staphylococcal scalded skin syndrome，SSSS）

又名大疱性脓疱疮。发生于新生儿者又名新生儿剥脱性皮炎（dermatitis exfoliativa neonatorum）、新生儿天疱疮（pemphigus neonatorum）或瑞特病（Ritter's disease）。

【病因】

本病主要为凝固酶阳性噬菌体Ⅱ组金葡菌（3A、3B、3C、55型，尤其是 71 型）所致。此菌能产生可溶性毒素（表皮剥脱素），该毒素是一种耐热蛋白质，不能产生抗体，毒素经由肾脏排出，新生儿可能对该毒素排泄缓慢，致使血清中含量增高，使表皮颗粒层细胞离解，引起新生儿和幼婴儿表皮浅层大片脱落，受累部位炎症反应轻微，仅能找到少量病原菌。经放射免疫法测知，患者由于免疫功能受抑制或新生儿产生抗体的能力不足，在患本病急性期血清中缺乏抗表皮剥脱素抗体，而正常人及恢复期患者血清中存在这种抗体。因此金葡菌感染和机体免疫功能低下是本病发生的基本条件。

【临床表现】

（一）大疱性脓疱疮　为本病的轻型。初发损害为小水疱，迅即变为大疱，直径可达 2～5cm，疱破后遗留鲜红糜烂面，可迅速扩散。有时水疱向周围扩展，损害的中央结痂且略凹陷，Nikolsky 征阳性，由新疱形成的糜烂面围绕在痂皮周缘，呈匐行样外观。多伴局部淋巴结肿大，全身症状少见。

（二）猩红热样皮疹　为噬菌体Ⅱ组 71 型金葡菌产生的红疹毒素所致，而与细菌本身无关。发病后全身皮肤呈猩红热样潮红，但无链球菌引起的猩红热的特殊表现和扁桃体炎。据认为本型是儿童 SSSS 的轻型。

（三）新生儿剥脱性皮炎　为本病发于生后 1～5 周的小儿。可能由于吮奶或摩擦之故，初起为口周和足跟皮肤明显潮红充血，24～48 小时内全身均呈广泛性水肿性红斑，偶有尼氏征阳性的水疱或大疱，同时发生大片表皮剥脱，可见亮红色的裸露面，如Ⅱ度烫伤样，局部有渗出、结痂，压痛明显。有时在暗红色斑疹上出现瘀点、瘀斑。黏膜常受累，表现为结膜炎、鼻炎和口腔炎。并可伴有发热、厌食、呕吐和腹泻等全身症状。可合并败血症、蜂窝织炎、肺炎等。经及时合理治疗，1～2 周可愈，如病情重笃或处理不当，死亡率高。

（四）葡萄球菌性烫伤样皮肤综合征　发病前常先有上呼吸道、

眼或生殖器炎症，1～2周后在腋部和腹股沟等处皮肤发生有明显触痛的红斑，表面色泽灰暗，迅速扩散至全身皮肤。皮肤表层受轻微搓擦即与下层分离，有疱及无疱处均呈尼氏征阳性，伴不同程度发热及全身不适。继之，由于外力作用，皮肤大面积剥离，呈Ⅱ度烫伤样裸露面，可有较多渗出及明显压痛。黏膜（尤其口腔、上消化道、眼、鼻腔及外阴）也可发生类似损害。如不积极抢救，可因并发症或电解质紊乱而死亡。处理得当可望在2周内痊愈，愈后一般不遗留疤痕。

三、下疳样脓皮病（chancriform pyoderma）

为发生于面部或生殖器的硬下疳样损害，故又名面部下疳样脓皮病（chancriform pyoderma faciale），1934年Hoffman首先报道本病。

【病因】

病因未明。一般认为本病系昆虫叮咬或轻微外伤后感染凝固酶阳性金葡菌所致，但其他细菌也可能是本病病原，如不典型抗酸杆菌、大肠杆菌或病毒等。

【临床表现】

损害初起为小丘疹、水疱或脓疱，很快形成纽扣样溃疡，周缘稍高起，有红晕，溃疡基底覆盖有浆液性或脓性分泌物，损害直径1～2cm，与其下组织不粘连，皮损大多单发，偶呈泛发。触痛明显。有时伴局部淋巴结肿大。好发于成人的面部（尤其眼睑）及阴茎冠状沟。皮损可在1～2周内维持不变，以后迅即结疤而愈，未经治疗者也可呈静止、活动、再静止及迅速愈合4个阶段，全病程约4～8周。愈后可遗留浅表疤痕或无痕迹。

【实验室检查】

无梅毒的证据，可以培养出金葡菌、白色葡萄球菌、腐葡菌或副大肠杆菌。

【病理变化】

表皮全层呈炎症反应，表皮坏死，溃疡形成。真皮内有以淋巴细胞、浆细胞、成纤维细胞和肥大细胞、少数嗜酸细胞及中性粒细胞的弥漫性浸润。部分血管壁破坏，管腔闭塞。

【诊断及鉴别诊断】

除金葡菌外，损害中找不到其他病原体。根据找不到梅毒螺旋体，梅毒血清试验阴性及溃疡有触痛，可与梅毒硬下疳区别。

四、新生儿皮下坏疽（neonatal infections gangrene of subcutaneous tissue）

本病为多见于北方寒冷地区的新生儿期、严重的皮下组织急性感染。致病菌大多为金葡菌，少数为表葡菌、产气杆菌、大肠杆菌、绿脓杆菌、草绿色链球菌等。

新生儿皮肤防御力及炎症反应均弱，皮肤柔嫩易受损伤，受大小便浸渍以及湿热和摩擦，易致皮肤损伤而被细菌侵犯。

起病急，发展快，数小时内明显扩展是本病的特征。好发于身体受压部位，如臀部和背部，也见于枕部、肩、腿、骶部、会阴等部位。初有发热、哭闹、拒食，合并败血症者嗜睡、体温不升、唇周青紫、腹胀、黄疸，晚期呈中毒性休克及 DIC，呼吸和肾功能衰竭。皮肤损害呈片状红肿，局部温度升高，触之稍硬，毛细血管反应明显，指压后变白，境界不清。损害迅速扩展，中央变为暗红色至紫褐色，后期触之较软，重者有波动感，局部也可出现水疱，或为出血性。最终出现黑色焦痂，下有深溃疡，多数溃疡可融合成大片坏疽。

五、化脓性甲沟炎（pyogenic paronychia）

又名甲沟炎（paronychia）。

【病因】

通常由金葡菌引起的甲周组织的急性炎症，少数系由链球菌、假单孢菌属、绿脓杆菌、大肠杆菌或普通变形杆菌所致。局部刺伤、修甲过短、逆剥、嵌甲可能是本病的诱因。浸水过久、各种理化性刺激，以及长期应用糖皮质激素或免疫抑制剂等也易诱发本病。

【临床表现】

（一）急性甲沟炎 常在甲局部损伤（分裂、嵌甲或咬甲）后产生，也可作为慢性甲沟炎的并发症而发生。突然发病，少数甲沟轻度红肿伴疼痛，继续发展则变为甲周围炎或甲下脓肿。疼痛更剧，为搏动性。甲下可见黄色脓液积聚，每致甲与甲床分离。

（二）慢性甲沟炎 常见于双手浸水较多者，如家庭妇女、厨师、卖水产者等，也常见于糖尿病或银屑病患者。除细菌性外，也可由真菌（如念珠菌）引起。病程较长，甲沟区轻度红肿、疼痛、甲小皮剥脱，压之有少量脓液由甲沟溢出，甲边缘和甲沟处变黑，并可产生肉芽肿。任何手指均可受累，但以右手示指和双侧中指为多。

（三）全身症状 一般无全身症状。急性期如处理不及时，可伴有恶寒、发热、食欲减退或继发急性淋巴管炎，此时末梢血中白细胞总数及中性粒细胞数增高。

六、毛囊炎（folliculitis）

又名细菌性毛囊炎（bacterial folliculitis）。

【病因】

致病菌主要为凝固酶阳性金葡菌，偶为表葡菌、链球菌、假单孢菌属或类大肠杆菌。免疫功能低下（如应用免疫抑制剂、患糖尿病等）、皮肤卫生差、皮脂溢、接触矿物油、沥青、煤焦油等为本病诱因。

【临床表现】

（一）基本情况 多见于成人，好发于头皮项部，也可发于臀部。

（二）皮肤损害 本病为毛囊浅部的感染。初发为毛囊性炎症性小丘疹，周围有红晕，迅速变为小脓疱，脓疱如粟粒大小，互不融合，脓疱中央有毛发贯穿。疱破后流少量脓液，干燥后结脓性、浆液性或血性痂，痂脱而愈，不留瘢痕，毛发也不受影响。自觉瘙痒或微痛。单个损害病程数日，但常此起彼伏。反复发作者，易发生在瘙痒性皮肤病基础上，迁延数年不愈者有之，称为复发性毛囊炎。

【病理变化】

为毛囊区的急性脓疱性炎症反应，慢性时有局部淋巴细胞、浆细胞和组织细胞浸润。毛囊内的毛发正常。

七、鼻部穿孔性毛囊炎（folliculitis nares perforans）

本病又名鼻孔穿通性毛囊炎（folliculitis narium perforans），系Culver（1927）首先描述，为葡萄球菌感染鼻前庭鼻毛所引起的毛囊炎。两性均可发病，以男性为多。

鼻毛根部受葡萄球菌感染后，引起毛球部化脓，小脓肿向外发展，最终穿破鼻翼而在皮肤表面发生脓疱及干燥性结痂，除去痂皮可见一根鼻毛，将其倒拔出来，局部外搽抗生素软膏，以控制感染，促进伤口愈合。若不拔出受累鼻毛，可持续数月难愈。

八、Bockhart 毛囊炎（Bockhart's folliculitis）

又名 Bockhart 脓疱疮（impetigo Bockhart）、毛囊性脓疱疮（impetigo folliculitis "Bockhart"），也有称之为急性浅毛囊炎者。

【病因】

常见致病菌为金葡菌。搔抓、昆虫叮咬及外伤可能为诱因。本病好发于接触石油及其制品的工人。

【临床表现】

皮疹为毛囊性浅表性脓疱，圆顶、黄白色、粟粒至豆大小，壁薄易破，脓性分泌物多，干后常结厚痂，损害中央多贯穿一根毛发，周围炎症明显，对称性发于四肢伸侧，尤以下肢多见，皮疹大多呈聚集性，少数为散在性，先后成批发生，数日内自愈，伴轻度瘙痒或烧灼感。与季节和年龄无关。

【病理变化】

显示脓疱位于角层下毛囊开口处，毛囊浅部有大量中性粒细胞浸润。

【诊断及鉴别诊断】

本病与普通毛囊炎的区别是：多发于毳毛毛囊，好侵犯四肢伸侧，脓疱较大，分泌物较多，易结厚痂。

九、须疮（sycosis）

须疮是发生在胡须区的毛囊炎和毛囊周围炎，病原菌为金葡菌，偶而为其他细菌所致，从患者鼻腔中常能培养出同型细菌。外伤（如刮须、修面、手拔胡须等）、皮脂溢出、胃肠功能障碍可能是本病诱因。好发于 30～40 岁男性。

初起为小片红肿、毛囊性丘疹或脓疱，中央有毛发贯穿，毛发松动易拔，但无断发。疱破后呈小片糜烂，邻近者可融合成片，表面覆污黄色痂皮。好发于上唇，此外下颏等其他胡须部位也可波及，自觉灼痒或疼痛。病程迁延，经久难愈。病理上受累毛囊充满多形核中性粒细胞，毛囊周围为淋巴细胞、浆细胞、组织细胞和异物巨细胞组成的慢性肉芽肿浸润，皮脂腺部分受侵破坏。

狼疮样须疮（lupoid sycosis）指须疮斑片性损害中央形成萎缩性瘢痕，其间毛囊已遭破坏，毛发不能再生，周缘为正处于活动的须疮损害。因其类似狼疮损害故名。病理上呈炎症性肉芽肿损害。中央处皮脂腺和毛囊均破坏，代之以瘢痕组织。

十、坏死性痤疮（acne necrotica）

又名痘疮样痤疮（acne varioliformis）、粟粒性坏死性痤疮（acne necrotica miliaris）。本病病因未明，可能系凝固酶阳性葡萄球菌所致，但脓液培养并不都是阳性。有人认为系患者对细菌抗原的过敏反应。患者主要为 30～50 岁男性，青春期前从不发病。可伴皮脂溢出。

初发损害为棕红色、无痛性、毛囊性丘疹或脓疱，可渐增大至 2～5 mm，中央常有类似痘疮的脐状小凹陷，很快发生坏死而变为黏着性、出血性痂皮，3～4周后痂皮脱落遗留色素沉着及萎缩性疤痕而愈，但可此起彼伏，反复发作，皮疹数量不定，终在患处形成密集的网状疤痕。发疹前或同时有灼热或瘙痒感。好发于头皮、颞颥部、颊部、鼻部，偶累及躯干。

病理检查见为毛囊内角层下脓疱及急性毛囊周围炎，有时见浅在性毛囊周围脓肿，或小片坏死区，已愈损害则呈纤维化及疤痕形成。

十一、枕骨下硬结性毛囊炎（folliculitis nuchae sclerotisans）

又名头部乳头状皮炎（dermatitis papillaris capilliti）、项部瘢痕疙瘩性毛囊炎（folliculitis keloidalis nuchae），是一种以继发性结缔组织增生为特征的慢性持久性化脓性毛囊炎及毛囊周围炎。

【病因】

本病确切病因未定，大多认为系金葡菌所致，可能同时有组织对致病菌和异物的异常反应，衣领摩擦、固有的瘢痕性素质等都可能与本病的发生有关，有时与聚合性痤疮或头皮分叶性蜂窝织炎有关。

【临床表现】

（一）基本情况　患者以青壮年男性为多。好发于后颈部发缘上下，偶然累及头皮及其他部位。

（二）皮肤损害　初发为毛囊性丘疹，化脓后增大融合，局部结缔组织增生，逐渐扩大为条索状表面光滑的扁平结节，呈淡红色。结节的长轴呈横向排列，损害较多后形成凹凸不平、呈乳头状硬结或硬块瘢痕疙瘩状。患处毛发稀疏或全部脱落，间有少数深陷的毛囊口，可有几根毛发成簇由此毛囊口中穿出。压之毛囊口有少量脓液溢出，也可见散在小脓疱。损害进一步发展可形成脓肿和充满脓液的窦道，犹如头皮的分叶状蜂窝织炎。

（三）病程　慢性经过，可数年甚至十余年不愈，患者也无很大痛苦。

【病理变化】

可见异物小体性肉芽肿改变，有毛囊炎和毛囊周围炎改变。有肥大的结缔组织束和浆细胞浸润代替了被破坏的正常结构。

十二、疖与疖病（furuncle and furunculosis）

葡萄球菌引起的毛囊深部及毛周围的急性化脓性炎症称为疖。疖多发而反复出现，且久治难愈者称为疖病。

【病因】

致病菌主要是金葡菌，少数为表葡菌。机体抵抗力降低及皮肤完整性破坏是发病的重要因素，患某些皮肤病（如湿疹、痱子、皮脂溢、瘙痒症及虱病等）、全身性疾病（营养不良、恶病质、贫血、糖尿病等）及长期使用免疫抑制剂均可能成为本病诱因。易发疖病的原因未明，免疫功能低下的影响未定，可能与有特殊致病性的金葡菌株感染有关。

【临床表现】

初起为鲜红色圆锥状高起的毛囊性丘疹，逐渐增大成鲜红色或暗红色的结节，表面发亮、紧张，触之质硬，有明显压痛，发于外耳道者疼痛尤甚。以后结节顶端化脓，中心有脓栓，脓栓脱出并排出脓液，经 1～2 周后结疤而愈。损害常成批出现，零星散在或数十个聚集在某处皮面。重者可伴发热、全身不适、附近淋巴结肿痛，甚至发生脓毒血症。

发生于鼻及上唇者，局部和全身症状均较重笃，该处静脉与筛窦吻合，感染可上行引起海绵窦血栓性静脉炎、败血症、脑脓肿等，故此处疖严禁挤压。

【病理变化】

为深毛囊炎及毛囊周围炎。毛囊周围有脓肿形成，可见大量中性粒细胞和少数淋巴细胞浸润，稍晚有少量浆细胞及异物巨细胞，毛囊及皮脂腺均被破坏。坏死组织及脓液排出后，真皮缺损逐渐被肉芽组织填充，最终形成瘢痕组织。

十三、痈（carbuncle）

【病因】

由金葡菌引起的多个相邻的深毛囊炎和毛囊周围炎，相互融合并累及皮脂腺、周围结缔组织和脂肪组织的皮肤深层脓皮病。体质衰弱、营养不良、肾炎、心脏病、低丙球蛋白血症、糖尿病、严重的全身性皮肤病（如剥脱性皮炎、天疱疮）和长期大量使用糖皮质激素的病人均易患本病。

【临床表现】

（一）基本情况　中老年男性多见。

（二）皮肤损害　感染先从一个毛囊底部开始，由于皮肤层紧密而厚，感染即向周围结缔组织扩散，并向阻力较弱的脂肪组织蔓延直至皮下深筋膜，再扩散而累及邻近脂肪组织，并通过受染区的多个毛囊向外扩散，故而形成一群蜂窝状脓头。

损害初起皮肤呈急性弥漫性暗红色斑块，表面紧张光滑、发亮，境界不清，迅速向周围及深部扩展，直径可达 10cm 或更大。5～7天后化脓，中央区皮肤出现坏死，毛囊口出脓并形成脓栓，脓栓脱落后留下多个带有脓性基底的深溃疡，多数丛集如蜂窝。附近淋巴结肿大。

（三）好发部位　好发于颈后、背部、肩部、臀及股部等皮肤较厚而皮脂腺较丰富的部位。

（四）全身症状　早期即有较严重的全身症状，寒战、高热、全身不适、食欲不振、恶心，患处疼痛显著，甚至虚脱、意识不清，也有因处理不当发生败血症而死亡者。末梢血中白细胞总数及中性粒细胞数明显增高。

【病理变化】

病损内有中性粒细胞为主的细胞浸润，可见由结缔组织分割成的多房性脓肿，在皮下处互相沟通，皮肤表面有多个排脓孔。

十四、化脓性汗腺炎（suppurative hidradenitis）

为大汗腺的慢性感染疾患，多发生在大汗腺较活跃的青壮年。

【病因】

病原菌主要为金葡菌，发于外阴及肛门者可为大肠杆菌或变形杆菌，但也可无特殊致病菌。患者多汗、卫生情况差、搔抓、摩擦及浸渍使汗管角化异常为本病诱因。本病可与聚合性痤疮、化脓性穿凿性毛囊周围炎同时伴发，称为毛囊阻塞三联症（follicular occlusion triab）。

【临床表现】

（一）基本情况　本病好发于青壮年，女性多见。

（二）皮肤损害　初发为单个或多数皮下炎症性小结节，有一定硬度，化脓后变软，成为有波动感的半球形小脓肿，无中心脓栓。相邻结节可融合成片或成串。有的结节顶端有小脓疱，但也有经数周或数月而不化脓者。自觉疼痛及压痛。深在性损害可形成脓肿、窦道，窦道经久始愈，每遗疤痕。

（三）好发部位　好发部位为大汗腺分布区，以腋下、脐窝为主，亦可发于外阴、肛门周围及乳晕等处。男性主要发于外阴及肛门部，常并发痤疮或聚集性痤疮，损害形成穿凿性脓肿可造成肛瘘、尿道瘘或膀胱瘘；女性主要发于腋窝及乳晕，无论有无痤疮病，在乳房部常可见到黑头粉刺，病程比腋部损害更持久。

（四）全身症状　一般无全身症状，如伴发蜂窝织炎或淋巴结肿大可有发热、全身不适、肢体活动受限等。

（五）病程　病程慢性，可迁延数周或数月，反复发生，多自一侧开始，对侧也可发生。

【病理变化】

早期损害为大汗腺及其周围组织的急性炎症浸润，腺腔扩张，腔内及其皮内可见到大量嗜中性粒细胞及成群的葡萄球菌。慢性期浸润深达皮下组织，有肉芽肿及窦道形成。较晚期损害见有小汗腺受累，血管周围有较多淋巴细胞及浆细胞浸润，最终形成脓肿，腺体被破坏，周围有异物巨细胞浸润。已愈合处则主要为广泛性纤维化。

本病易与淋巴结结核、瘰疬性皮肤结核、皮肤放线菌病、腹股沟肉芽肿等具有硬结、肉芽肿和窦道的疾病混淆。

十五、多发性汗腺脓肿（multiple sweatgland abscesses）

本病又名假性疖肿（pseuodofurunculosis）、痱疖（furunculosis sudoriferous）。为好发于幼儿和产妇的小汗腺急性化脓性感染。

【病因】

为葡萄球菌引起的小汗腺导管及腺体的化脓性炎症。多在痱子的基础上发病，患者多为营养不良或身体虚弱、抵抗力差、多汗及卫生状况不良的婴幼儿及产褥期妇女，系多汗等因素使表皮角质层浸渍膨胀，汗管口堵塞，汗液潴留，细菌得以繁殖所致。

【临床表现】

（一）皮肤损害 损害初起为多数针头大小的丘疱疹，迅速发展成圆顶、坚实的紫红色半球形结节，约 5～15 mm 大小，化脓变软，破溃后排出黄绿色黏稠脓液，但一般无脓栓。不痛或较轻微。往往在湿热天气加重，成批发生，天气凉爽后减轻或消失。

（二）好发部位 为头部、前额、颈部、臀部等大皱褶部位。

（三）全身症状 局部淋巴结肿大、疼痛，并有发热等全身反应。

【病理变化】

见汗管口角层下脓疱形成，真皮深部小汗腺周围有境界清楚的脓肿，中央有大量中性粒细胞，周边绕以上皮样细胞和单核细胞。革兰－瑞氏染色见局部有成团的革兰阳性球菌。

本病主要应与疖肿鉴别，后者损害与毛囊一致，炎症浸润及疼痛较重，中央可形成脓栓，与痱子或季节无明显关系。

【葡萄球菌皮肤感染的治疗原则】

（一）一般治疗 及时、正确诊断，合理、足量应用抗生素以控制和消灭致病性葡萄球菌；另方面应提高健康水平，加强免疫力，使机体自身有抵抗葡萄球菌感染的能力。

（二）化学抗菌药物的选择

1. β-内酰胺类　包括青霉素类、头孢菌素类、亚胺培南（imipenem）应作为首选抗菌药。

2. 糖肽类　如万古霉素、杆菌肽等。万古霉素对金葡菌及凝固酶阳性株均有强大的杀菌活性，临床疗效甚佳，目前尚未发现耐药菌株，当细菌对 β-内酰胺类耐药，或患者对青霉素类过敏时，尤其适宜。

3. 红霉素等大环内酯类。

4. 林可霉素和克林霉素，对金葡菌抗菌活性较强，对表葡菌作用较差。

5. 氨基糖苷类抗生素　如庆大霉素、丁胺卡那霉素，此类药物毒性一般较大，有效量与中毒量比较接近。

6. 利福霉素类　如利福平，对金葡菌具高度杀菌活性，但单独应用时致病菌易产生耐药性，且仅能口服，只作为辅助药。

7. 氟喹诺酮类　如环丙沙星等。

8. 半合成四环素类　如多西环素（强力霉素）、米诺霉素（二甲胺四环素）等。

9. 磺胺类　如复方磺胺甲恶唑（SMZ-TMP）。

10. 其他　如磷霉素。磷霉素毒性小，对各种葡萄球菌均具抗菌活性，但细菌对其易产生耐药性，故用于治疗严重金葡菌感染时宜与庆大霉素或耐酶青霉素（如苯唑西林、氯唑西林等）合用。

处理严重金葡菌感染，一般使用二联抗菌药，如耐酶青霉素或头孢菌素加氨基糖苷类。使用三联、四联并不能提高疗效，且毒副作用增加。

（三）对耐药金葡菌的处理

1. 对产青霉素酶金葡菌感染，可采用耐酶青霉素（苯唑西林、氯唑西林等）、头孢菌素（宜选用第一代头孢菌素）、万古霉素、氟喹诺酮类、利福平、氨基糖苷类、大环内酯类、林可霉素和克林霉素等。

2. 耐甲氧西林金葡菌感染，可选用万古霉素、亚胺培南等。

3. 对青霉素耐药的金葡菌，对万古霉素及其他多数抗菌药也耐受，可选用的药物为利福平、褐霉素、某些氨基糖苷类抗生素、磷霉素等。

（四）凝固酶阴性葡萄球菌感染的药物选择　表葡菌对很多抗菌药物具耐药性，治疗时首选万古霉素或去甲万古霉素，亦可选用耐酶青霉素、第一代头孢菌素、环丙沙星、亚胺培南、氨基糖苷类等。腐葡菌仅引起尿路感染，可选用复方磺胺甲恶唑、氨苄西林、头孢菌素类、环丙沙星等。

（五）局部治疗　治疗原则为杀菌、消炎、收敛、干燥。

抽取疱液，有糜烂和脓痂的损害可先用1%聚维酮碘（povidone iodine，碘伏）溶液，或1:5000~1:10000的高锰酸钾溶液，或0.5%新霉素溶液作湿敷。待创面清理后选择适宜外用药。

常用外用药有：①2%莫匹罗星软膏（mupirocin，商品名"百多邦"）；②2%夫西地酸霜（fusidic acid）；③1%利福平软膏（rifampicin，商品名"疮疖灵"）；④5%聚维酮碘溶液、凝胶或软膏；⑤0.3%盐酸环丙沙星软膏（商品名"瑞康"）或凝胶；⑥1%诺氟沙星软膏；⑦复方多黏菌素B软膏等。外用3次/日，连用7~10天或遵医嘱。

（六）特殊治疗问题

1. 新生儿剥脱性皮炎　病情发展迅速，婴儿抵抗力差，口服药困难，可注射耐青霉素酶药物，如①氟氯马林每日25~50 mg/kg，分4次肌注；②氯唑西林每日50~100 mg/kg，分4次肌注或静滴；③双氯西林每日10~20 mg/kg，分4次肌注。对青霉素过敏者可静滴红霉素乳糖酯盐或红霉素抗坏血酸。

2. 新生儿皮下坏疽　除加强护理、给予支持疗法，必要时输血或IVIg外，应根据病原菌株对药物的敏感性选择适当的抗生素。还应适时进行切开引流及早期植皮以控制病情。

3. 深脓疱疮 应采用耐青霉素酶类或头孢类药物，如氟氯西林（1.0g/d，分4次口服或肌注）、或邻氯西林（0.25～0.5g/次，4次/日口服或肌注），也可用头孢唑啉或头孢噻肟。

4. 伴有秃发的毛囊炎 化脓及炎症控制后，在继续应用抗生素的同时，可皮内注射糖皮质激素制剂（如得宝松、确炎舒松－A混悬液）或口服泼尼松。必要时可试用氨苯砜，或加服甲硝唑或替硝唑。

5. 枕骨下硬结性毛囊炎 应用抗生素控制感染。对瘢痕及硬结性皮损可外用含肝素或其衍生物的制剂（如喜疗妥霜、海普林软膏、康瑞宝软膏）或含积雪苷的制剂（如肤康霜）或含强效糖皮质激素的制剂（如恩肤霜、哈西奈得、尤卓尔）等。有人应用异维A酸胶囊（20～30 mg/d），连服3个月有一定疗效。

6. 头部脓肿性穿凿性毛囊周围炎 应尽早切开窦道，注意引流。有人对一例患者剪去患处头发，用0.5%碘伏溶液消毒整个头皮，结节处用0.5%碘伏溶液行病灶内注射1次，脓肿处先抽出脓液，再用0.5%碘伏溶液冲洗2～3次，并注入0.5%碘伏溶液1次，然后用0.5%碘伏溶液对患处做持续加压湿敷，每日更换1次，并口服复方新诺明、环丙沙星，痊愈8个月后有新发长出。

7. 疖与疖病 ①难治性疖病患者可能有贫血、营养不良、慢性肾炎、糖尿病或为鼻部带菌，应予积极治疗；②反复发作，应用抗生素治疗无效者，可注射自家菌苗或多价葡萄球菌菌苗，1～2次/周，从0.1 mL/次开始，渐增至1.0 mL/次；③有人用己酮可可碱（pentoxifylline）1.2g/d治疗一例病程30年的患者，用药2个月后明显好转，6个月后皮损完全消失，指出本品无直接抑菌作用，但可增强中性粒细胞的变形和移动能力，提高其杀菌活性；④疖病患者血清锌值低时，给补充锌（如甘草锌0.5g/次，3次/日）有效。

8. 痈及蜂窝织炎 当损害中央已有软化及波动时，应及早切开，清理脓腔并引流，同时选用适宜抗生素。

9. 化脓性汗腺炎 局部注射或口服糖皮质激素制剂与抗生素，如确炎舒松－A混悬液5 mL青霉素80万单位U及链霉素1.0g，注射于脓肿内外，脓肿可不必切开引流。或在应用敏感抗生素同时，口服泼尼松 20~30 mg/d，连续 1 周。

10. 下疳样脓皮病　除应用敏感抗生素治疗外，曹元华给 1 例泛发性下疳样脓皮病患者口服诺氟沙星（0.6g/d）、氨苯砜（0.1g/d）及雷公藤片（8 片/日），外用氧氟沙星软膏，1 个月后未破溃的皮损大部分消退，2 个月后痊愈。

【预防】

目前尚无预防葡萄球菌感染的有效方法。应注意：①加强体育锻炼，注意皮肤保护，保持其清洁与完整，避免发生创伤，有创伤时及时进行适当处理；②及早查明可能存在的金葡菌感染灶，给予适当抗菌药物治疗，或行必要手术，如切开引流、排脓等；③合理使用糖皮质激素、免疫抑制剂、广谱抗菌药物等，以免诱发金葡菌二重感染；④积极治疗或控制糖尿病、血液病、肝硬化等疾病，特别是伴有粒细胞减少者，纠正免疫缺陷；⑤积极开发可以提高宿主对抗葡萄球菌防御能力的疫苗、药物或调理方法。

十六、中毒性休克综合征（toxic shock syndrome，TSS）

中毒性休克综合征是一类起病急骤、进展迅速，以发热、皮疹、病后脱发、脱屑、呕吐、低血压及三个以上器官功能受损为特征的、病因未明的严重感染性疾病，病死率较高。

【病因】

本病分为三型，病因各异：

（一）中毒性休克综合征（TSS）　Todd（1978）首先报道。推测是由金葡菌产生的中毒性休克综合征毒素 - I（toxic shock syndrome toxin - I，TSSiT - I）所致。多见于月经期使用卫生棉塞和卫生栓的妇女，但也有发生在非月经期者，因而有月经相关性 TSS 和非月经相关性 TSS 之分，前者与患者经期使用的卫生棉塞的化学成分、大小、吸水性等有关，吸水性越大，发生 TSS 的危险性越高（规定吸水性为 6~15g）；非月经相关性 TSS，包括产后、流产后、手术后或外伤、烧伤、脓肿金葡菌感染引起的 TSS。

（二）链球菌中毒性休克综合征（streptococcal toxic shock syndrome，STSS）　Lone（1987）首先描述，临床特征与 TSS 相似。能引起 TSS 的链球菌绝大多数是侵袭性 A 组链球菌（group A streptococcal，GAS）。据 Steven 等总结，本型的特点是：①患者＜50 岁，病前健康；②有休克、多器官衰竭和严重的软组织感染如坏死性筋膜炎等，病情进展迅速；③甚至在合理的抗菌治疗、支持治疗及必要的清创手术治疗后，病死率仍高达 30% 以上。

（三）类中毒性休克综合征（toxic shock - like syndrome，TSLS）指具有 TSS 临床症状，但未分离出金葡菌和链球菌（或它们产生的毒素），由其他细菌、病毒所致的一类疾病。美国 1986 年报道 1 例 13 岁女孩患 A 型流感（H1N1）后引发的 TSS。

【临床表现】

（一）基本情况　TSS 主要发生在年轻的、有生育能力和病前健康的妇女，尤多见于月经期使用卫生棉塞的女性，有些人随月经而反复出现症状。非月经相关性 TSS 也主要发生于妇女，多见于产后或流产后，以及外科手术后及＜2 岁的儿童。链球菌引起的 TSS 可发生于任何人，但主要见于老人或患恶性肿瘤、糖尿病、肾病、嗜酒或近期使用免疫抑制剂者。

（二）皮肤损害　全身弥漫性的红色皮疹和恢复期脱屑为 TSS 的特征性表现，皮损多见于躯干、四肢末端及面部，除非患者不能渡过急性期，恢复期病例绝大部分有手心、足底的糠状脱屑或全身大片脱皮或手套状脱皮。

（三）全身症状　表现为毒血症，起病急骤，畏寒、发热，伴头晕、头痛、全身肌肉酸痛。部分可嗜睡、昏迷。发生低血压休克或直立性晕厥，重笃者可致急性肝肾功能衰竭、代谢性酸中毒、成人呼吸窘迫综合征及 DIC 等。

（四）多系统脏器损害　由于 TSST - I，M 蛋白或链球菌致热外毒素等直接或间接毒性作用以及长期微循环障碍，可使 TSS 患者各系统脏器出现不同程度的中毒性损害。受损内脏包括肾脏与泌尿系统、肺与呼吸系统、心脏与循环系统、脑功能障碍、肝与消化系统等。

（五）局部症状　疼痛是 STSS 患者最常见早期症状之一，且疼痛非常剧烈。在 STSS 患者中，约 80% 患者有软组织感染的临床征象，其中约 70% 迅速进展为坏死性筋膜炎，需及早进行外科清创切除。除疼痛外，局部尚可有红、肿、热及功能障碍。可有咽炎或扁桃体炎。月经相关性 TSS 可有白带增多及阴道脓性分泌物。

【实验室检查】

常见正细胞正色素性贫血，大多白细胞及中性粒细胞增多，约 40% ~ 50% 为未成熟的中性粒细胞。常见低钾、低钠、低钙血症及代谢性酸中毒。

TSS 可取宫颈、阴道、软组织感染部位分泌物培养分离金葡菌，有条件时可进行 TSST - Ⅰ 检测及抗 TSS - Ⅰ 抗原检测。链球菌 TSS 病原学检查主要取决于血培养、胆汁培养或组织培养，阴性率可 > 50%。此外也可通过检测 SPEA、B、C、F 及 M 蛋白等间接证明 A 组链球菌感染的存在。

【诊断及鉴别诊断】

TSS 的诊断依据病史、临床表现及实验室检查。

（一）不同病原体引起的 TSS　TSS 绝大多数是由金葡菌和 A 组链球菌引起的，虽然两种病原体引起的临床症状基本相同，但有的方面有明显差异，鉴别要点见表 6 - 2。

表 6 - 2　金葡菌 TSS 与 A 组链球菌 TSS 鉴别要点

	发生率	感染部位	皮损形态	血培养阳性	病死率
金葡菌	100.00%	阴道（经期 TSS）、手术后、产后、流产后	猩红热样、脱屑	0%	2% ~ 5%
A 组链球菌	60.0% ~ 80.0%	软组织、咽峡、流产、剖腹产	猩红热样、斑丘疹、瘀点	> 50%	20% ~ 30%

（二）川崎（Kawasaki）病　川崎病多见于儿童，成人极少见。有人从川崎病患者分离出产毒素的金葡菌或链球菌，且与 TSS 在临床及免疫学上有相似性，故川崎病是由金葡菌和（或）链球菌引起的还是仅为合并感染，尚难有定论。TSS 在发热、皮疹及继后的脱屑、心脏受累方面与川崎病相似，其区别在于：①休克是 TSS 的主要特征，川崎病很少见；②皮疹方面，川崎病主要是单个斑丘疹，TSS 无单个丘疹，而是弥漫的猩红热样皮疹；③氮质血症和血小板减少在川崎病时少见，但 TSS 常见；④经典川崎病均发生于 <6 岁儿童，而 TSS 可发于任何年龄，尤以育龄妇女多见。

【治疗】

（一）一般治疗　严密注意患者意识状态及生命体征，按重病护理，必要时进入 ICU 并隔离。如无严重腹泻或意识障碍可进易消化、高热量、高维生素、高蛋白、低脂肪饮食。

（二）病因治疗　对于产后或流产后阴道填塞止血或头颈部手术、五官科手术后用棉塞填塞的 TSS 患者应及早取出异物，并进行清洗及局部处理。对于外伤、脓肿、烧伤、坏死性筋膜炎、肌炎、蜂窝织炎引起的 TSS 应尽早进行清创，切除坏死组织。

（三）稳定生命体征　纠正血流动力学紊乱，补充血容量，维持水、电解质、酸碱及能量平衡；维护衰竭器官的功能，稳定血压；进行血液透析及应用人工呼吸器等以保护重要器官功能。

（四）抗菌治疗　是治疗本病的关键，应尽早使用有效抗生素。TSS 多为革兰阳性细菌感染所致，由于病情危重，获取药敏结果，应按药敏结果用药，无药敏结果可根据临床经验用药。多采取联合用药，首选克林霉素，其次可选用头孢菌素或红霉素。

（五）静脉使用免疫球蛋白（IVIg）　免疫球蛋白能中和细菌产生的外毒素及单核细胞等活化时产生的能加重炎症反应的细胞因子（如 TNF 等），从而可改变 TSS 的病程，降低病死率。缺点是 IVIg 费用昂贵，常见超敏反应和荨麻疹等副作用。

（六）高压氧治疗　Anecdotal 称高压氧治疗对许多 TSS 患者有

益，但缺乏对照研究。

第二节　链球菌感染

链球菌（Streptococcus）是一大群圆形或卵圆形、常成对或呈链状排列的革兰阳性球菌，有的需氧，有的厌氧，亦有兼性厌氧者。广泛分布于自然界，包括链球菌和肺炎链球菌两种。健康人的鼻咽部、皮肤、肠道等处可带菌，为人类主要致病菌之一。可引起多种疾病，皮肤科常见的为猩红热、丹毒及各种化脓感染。部分患者可出现感染后变态反应性疾病。

链球菌的分类，尚无简便统一的方法，常用的是：

（一）绵羊 RBC 溶血能力分类

1. 甲型（α）溶血性链球菌　在血碟培养 24 小时后菌落周围产生 1～2 mm 宽草绿色溶血环，又称之为草绿色溶血性链球菌。

2. 乙型（β）溶血性链球菌　血碟培养 24 小时后菌落周围有 2～4 mm 宽完全溶血的透明环，又称之为溶血性链球菌，致病力强。

3. 丙型（γ）链球菌　不产生溶血现象，故又名非溶血性链球菌，一般无致病性。

（二）血清学分类法　根据细胞壁中多糖类"C"抗原不同，分为 A、B、C、D、E、F、G、H、K、L、M、N、O、P、Q、R、S、T 等 18 个组（group）。致病性者 90% 属于 A 组，该组因表面抗原不同又有 60 多个型。A、E、F、G、H、L、M 组链球菌呈乙型溶血。B、C、D 组菌株的菌落为乙型溶血，或为甲型溶血，或不溶血。

（三）根据对氧需要与否分类　分为需氧性、兼性厌氧性、厌氧性和微需氧性。

人类链球菌病大多由 A 组乙型溶血性链球菌引起，该菌又名化脓性链球菌（Streptococcus pyogenes），菌体直径 0.6～1.0 μm。临床标本直接涂片及液体培养中，菌体排列成长短不等的链状，无鞭毛和芽胞。

链球菌能产生多种与疾病有关的物质，主要为：①M蛋白：在菌细胞壁的最外层，对黏膜上皮细胞有亲和性，有抗吞噬作用，对血小板和WBC有毒性作用。②透明质酸酶：能分解细胞间质的透明质酸，使病菌易在组织中扩散。③溶血素。④红疹毒素：主要由A组菌产生，B、C组也偶可形成，属蛋白质，可引起局部或全身性红疹，此毒素具有免疫原性，能产生抗毒素。⑤链激酶：即溶纤维蛋白酶，能阻止血浆凝固而有利于细菌的扩散。⑥链道酶：即链球菌DNA酶，能分解脓汁中的DNA，使脓汁由稠变稀，促进病菌扩散。⑦其他：尚有蛋白酶、磷酸酶、脂酶、淀粉酶等。

【流行病学】

（一）传染源　传染源为病人和带菌者。正常人皮肤、鼻咽部、肛门、阴道可带菌。人群中带菌率可因地区、季节与流行可能有关。

（二）传播途径　患者和带菌者咽部、鼻腔中的细菌通过咳嗽、打喷嚏以飞沫通过呼吸道传播，皮肤、黏膜在手术损伤或外伤时可感染。也可在人与人之间接触传播。水痘和流感等病毒感染也有利于A组链球菌感染。

（三）易感人群　A组链球菌是一种仅对人体致病的病原体。上世纪80年代以来，该菌在一些国家的发病率有所增加，可能缘于A组链球菌中某些菌株毒力增强，人体对该菌免疫力降低或宿主缺乏特异性M抗体等，人际交往频繁，某些基础病（如糖尿病、肝硬化、恶性肿瘤、妊娠毒血症等）增多。10岁以下儿童感染率最高，90%猩红热发生于2~8岁儿童；而菌血症和链球菌中毒休克综合征则最多见于新生儿和老年人。感染后可获得一定的免疫力。

1. 抗菌免疫力　本菌感染后机体可产生抗菌免疫力，主要为抗M蛋白的抗体，具有型特异性，可消除M蛋白抗吞噬作用，从而能抵抗同型菌的侵犯，但对不同型菌无保护作用。

2. 抗毒免疫力　机体感染产毒株菌后，可产生抗致热性外毒素SPE A（streptococcic pyrogenic exotoxin A）、SPE B、SPE C等相应的

特异性抗体。对具有此同种毒素的细菌感染有保护作用。

【发病机制】

A 组链球菌侵入机体后所致感染有三种：

（一）感染性病变 细菌侵入皮肤，繁殖并产生溶血素，使宿主血细胞分解、死亡。同时伴有机体炎性细胞（主为中性粒细胞）及纤维蛋白等炎性物质渗出，导致局部 pH 值下降，细菌蛋白酶活性增强，加重组织破坏，造成组织的化脓性变化，表现为皮肤的脓肿、蜂窝织炎等。

（二）严重侵袭性疾病 链球菌产生的致热性外毒素（红疹毒素）进入血循环可引起全身毒血症，除可产生皮肤猩红热皮疹外，尚可引起多个内脏的病变。

（三）变态反应性病变 A 组链球菌与心脏有共同抗原，其膜抗原刺激机体产生的抗原与人心肌和小动脉平滑肌等可发生交叉反应，引起心肌炎、急性肾小球肾炎和结节性红斑。

一、猩红热（scarlet fever）

又名第一病（first disease）。

【病因】

本病系由 A 组 β 型溶血性链球菌（Group A β – hemolytic strepto-coccus）所致的急性传染病，此菌亦称酿脓链球菌（Streptococcus pyogenes），有 70 多个血清型。不同型的 A 组链球菌，凡能产生红疹毒素（erythrotoxin）者均可引起猩红热。毒素的产生需有适宜的噬菌体存在，已证明原本不产生红疹毒素的菌株，与能产生红疹毒素的噬菌体作用后可变为产毒株。A 组 β 型溶血性链球菌的致病力来源于细菌本身及其产生的毒素。此菌产生的毒素有：①红疹毒素：目前已知至少有 A、B、C、D4 种不同的红疹毒素（erythrogenic tox-ins），即致热性外毒素（pyrogenic exotoxin）。由于抗原性不同，其特异性抗体无交叉保护免疫力，均能致发热和猩红热皮疹，并能抑制吞噬系统和 T 细胞的功能，触发 Schwartzman 反应。由于机体在以往接触此菌后产生的抗毒素免疫水平各异，人感染此菌后，临床上可表现为猩红热、扁桃体炎、蜂窝织炎或败血症性链球菌病变。因此，有人认为本病的皮疹是机体对链球菌外毒素的一种过敏反应，而不是红疹毒素直接作用于皮肤的结果。②溶血素（streptolysin）：有溶解红细胞、杀伤白细胞、血小板以及损伤心脏的作用，可分为 O 和 S 两种溶血素。

【流行病学】

（一）传染源　本病的传染源主要为猩红热病人和带菌者，猩红热自发病前 24 小时至疾病高峰时期传染性最强。A 组 β 型溶血性链球菌引起的咽峡炎患者，大量排菌也是重要的传染源。

（二）传播途径　传播途径主要经呼吸道飞沫传播，偶亦可经污染的用具、书籍、饮料等间接传播。有时细菌可侵入皮肤创伤处或产妇产道而引起"外科猩红热"及"产科猩红热"。

（三）易感人群　普遍易感。机体免疫力包括两种：①抗菌免疫力：机体感染 A 组链球菌后可产生抗菌免疫力，主要来自 M 蛋白的抗体，故具有型特异性。②抗毒免疫力：机体感染猩红热后，可产生抗红疹毒素抗体，这种抗毒免疫力可长期存在，很少第二次患病。但是红疹毒素非只一种，患过一次猩红热后，若感染另一种红疹毒素的 A 组链球菌仍可再发病。

（四）流行特征　猩红热全年均可发生，以冬春季节为多。任何年龄均可发病，而以儿童为多。本病多流行于温带地区，寒带和热带少见。我国曾有过数次猩红热流行的记载，轻重不同，但近 40 年来有明显缓和、轻型化趋势。本病流行轻重的演变，除与机体免疫力及社会因素有关外，菌种及其毒力变化也有很大关系。

【发病机制】

A 组链球菌感染后，其表面抗原 M、细菌毒素和细胞外酶等对人体产生三种病变：

（一）感染性病变　细菌从呼吸道侵入咽峡部，引起咽部和扁桃体炎症，严重时可致扁桃体周围炎、鼻旁窦炎、中耳炎、乳突炎、颈淋巴炎、蜂窝织炎，甚至败血症和迁徙性化脓性病灶。

（二）中毒性病变　链球菌产生的毒素进入血循环后，引起全身毒血症表现，如发热、头晕、头痛等。红疹毒素使皮肤充血、水肿，上皮细胞增殖，以毛囊周围为中心的 WBC 浸润，形成典型的猩红热样皮疹，最后表皮死亡脱落。黏膜也充血。内脏也有中毒性病变。

（三）变态反应性病变　病程第 2 ~ 3 周时，心、肾及关节滑囊可发生变态反应性变化。

【临床表现】

（一）侵袭期　潜伏期 2 ~ 12 天，多为 2 ~ 5 天。起病多急骤，以发热、咽痛、头痛、呕吐为主要早期症状。发热多为持续性，可高可低，近年发热倾向轻而短，少数可不发热。脉搏增速，常与体温增高不成比例，小儿尤甚。咽部干燥，继而疼痛。扁桃体红肿，表面有发白色或黄白色点片状渗出物，易擦掉。软腭黏膜充血，轻度肿胀，病初可见小米粒大红疹或出血点（即"黏膜内疹"），一般在皮疹前出现。舌有白苔，乳头红肿，以舌尖及边缘显著（即"白色草莓舌"），第 3 天白苔开始脱落，舌面光滑呈肉红色，可有浅表破裂，乳头仍隆起（即"红色草莓舌"）。颈及颌下淋巴结常肿痛，但多为非化脓性。

（二）发疹期　除侵袭期表现外，有特殊体征。

1. 皮疹　大多在发病后第 2 天出现，从耳后、颈根及上胸部开始，数小时内延及胸、背及上肢，约 24 小时可达下肢。典型皮疹为皮肤弥漫性充血发红，其上有大量密集而均匀分布的帽针头大丘疹，呈鸡皮疙瘩样，压之可以褪色，去压后先出现红色小点，随之融合成整片红斑。抵抗力弱者皮疹中可见散在粟粒大脓点。严重者皮疹可为出血性，伴有痒感。

2. 巴氏线（Pastia line）　又名皮折红线或线状疹，在腋窝、肘窝、腹股沟等大皱褶处，由于血管脆性增加，皮疹常呈出血性紫红色线条形。皮疹多发于颈部、躯干、皮肤皱褶处及两股内侧，四肢远端稀少，束臂试验阳性。

3. 口围苍白（circumoral pallor）　面部潮红充血，可有少量丘疹，口鼻周围特征性呈苍白色。皮疹在 48 小时内达高峰，此时皮疹呈弥漫性猩红色，可有出血性皮疹，尚可伴有 BPC 减少。然后依出疹先后顺序消退，重症需 5~7 天或更久，轻症者数小时即消退。

（三）消退期　皮疹消退后 1 周左右开始脱屑，脱屑顺序与发疹顺序一致，脱屑的多少与皮疹轻重呈正比，一般为糠秕状脱屑，掌跖常呈手套、袜底状整片剥脱，2~4 天可退完。

（四）病型　临床病情及预后差异较大，一般分为四型。

1. 轻型　如上所述，病程 1 周左右。但发热不高，皮疹不多，病程较短。可以发生变态反应性并发症。

2. 脓毒型　化脓性咽峡炎症状明显，可有黏膜坏死及溃疡，细菌可侵及附近组织，重者发生败血症。目前已少见。

3. 中毒型　主要表现为毒血症，高热、头痛、剧烈呕吐，甚至发生昏迷、中毒性心肌炎、感染中毒性休克等，死亡率高。目前已少见。

4. 外（产）科型　病原菌从伤口或产道侵入，故无咽峡炎。皮疹在细菌侵入处周围首先出现且较明显，然后扩展至全身。症状较轻，预后较好。

（五）并发症

1. 化脓性并发症　可由本病致病菌或其他细菌引起，常见者为化脓性淋巴结炎、中耳炎、乳突炎、鼻旁窦炎、颈部软组织炎、蜂窝织炎、肺炎等。

2. 中毒性并发症　发病早期细菌毒素引起的非化脓性关节炎、心肌炎、心包炎等，多为一过性，一般预后良好。

3. 变态反应性并发症　常见者为风湿性关节炎，少数可发生风湿性心肌炎，心内膜炎及心包炎。急性肾小球肾炎多在病后 3 周出现，病程 1 个月左右，大多能完全恢复。

【病理变化】

皮肤小血管扩张、充血、水肿及中性 WBC 浸润，黏膜亦充血，有时呈点状出血，形成"内疹"。内脏间质的血管周围有单核细胞浸润，在肝、脾、淋巴结等处有不同程度的充血及脂肪性变。心肌浑浊肿胀及变性，严重者有坏死。肾脏呈间质性炎症。中毒型患者的CNS可见营养不良变化。变态反应性变化主要见于心、肾及关节滑囊的浆液性炎性改变。

【实验室检查】

（一）常规检查　WBC增高可达（10～20）×10⁹/L，中性粒细胞占80%以上，胞质内可见中毒颗粒。出疹后嗜酸性粒细胞增多，可占5%～10%。

（二）血清学检查　可用免疫荧光法检测咽拭子涂片进行快速诊断。

（三）病原学检查　咽拭子、脓液培养可获得A组溶血性链球菌。

【诊断及鉴别诊断】

患者有与猩红热或咽峡炎病人接触史，临床表现为急性发热、咽峡炎、典型皮疹、疹消后1周左右脱屑等为本病特征。须进行鉴别的疾病有：

（一）白喉　白喉的咽峡炎症状比本病咽峡炎轻，假膜不易擦掉。

（二）麻疹　上呼吸道卡他症状明显，皮疹于第4病日出现，大小不等，形状不一，为暗红色斑丘疹，皮疹之间有正常皮肤，面部皮疹特别多。

（三）风疹　皮疹见于第1病日，呈麻疹样，第2病日躯干部皮疹增多且融合而呈猩红热样，但无弥漫性皮肤潮红，且四肢皮疹可为麻疹样。第3病日后消退，无脱屑，咽部无炎症。耳后淋巴结常肿大。

（四）药疹　有用药史。皮疹有时呈多样性，发疹顺序不像猩红热自上而下、自躯干向四肢。无杨梅舌。

（五）金葡菌感染　有些金葡菌也能产生红疹毒素，也可引起猩红热样皮疹。鉴别有赖于致病菌培养，必要时应先（或同时）给予抗金葡菌药物。

【治疗】

（一）青霉素 为治疗本病的首选药物，一般在用药 24 小时即可退热，平均治疗 1.1 天咽拭子培养可阴转，4 天咽炎消失，皮疹消退。普通型病人用药 5 天即可。对脓毒型及中毒型患者，应加大青霉素用量，成人 200 万~400 万 U/d，儿童每日 10 万~20 万 U/kg，静脉滴入，连续用药至热退后 3 天。对带菌者用常规治疗量青霉素，连续 7 天，一般能阴转。

（二）红霉素 用于对青霉素过敏者，每日 20~40 mg/kg，分 3~4 次口服。也可用克林霉素，成人每日 1.2~1.8g/d，小儿每日 8~16 mg/kg，分 3~4 次口服，其疗效和红霉素相似，但彼此有拮抗作用，不可联合应用。

（三）并发化脓症者 对化脓性并发症患者，如发生在青霉素治疗之前，应加大青霉素剂量。如发生在青霉素治疗之后，应考虑致病菌耐青霉素，可改用红霉素、庆大霉素等。

（四）头孢菌素 近年报道本病致病菌大多对头孢菌素敏感，可选用第一代或第二代头孢菌素进行治疗。也可用氨苄西林。

（五）其他 中毒型猩红热患者应给输血并肌注丙种球蛋白（3~6 mL/d）；对中毒性休克者应积极补充血容量、纠正酸中毒、给血管活性药物；并发风湿病者，可给抗风湿治疗，如阿司匹林，成人每日 3~5g/d，小儿每日 0.1g/kg，分 3~4 次口服。

【预防】

（一）隔离患者 住院或家庭隔离至咽拭子培养 3 次阴性，且无化脓性并发症出现，可解除隔离（自治疗日起 >7 天）。收治患者时，应按入院先后进行隔离。咽拭子培养持续阳性者应延长隔离期。

（二）接触者的处理 儿童机构发生猩红热患者时，应严密观察接触者（包括儿童及工作人员）7 天。认真进行晨间检查，有条件时可做咽拭培养。对可疑猩红热、咽峡炎患者及带菌者，都应给予隔离治疗。

（三）避免接触　本病流行时，儿童应避免到公共场所活动。

二、丹毒（erysipelas）

【病因】

致病菌为 A 组 β 型溶血性链球菌（又名丹毒链球菌，Streptococcus erysipelatis），为酿脓链球菌（Streptococcus pyogenes）的一种。细菌直径 0.5～1.0 μm，呈球形或卵圆形，常成对或链状排列，革兰染色阳性，但被吞噬细胞吞噬后，则变为阴性。新培养的菌株有透明质酸荚膜，继续培养则荚膜消失，荚膜无抗原性，不形成芽胞，无鞭毛，不活动。培养时需氧或兼性厌氧。

【流行病学】

（一）传染源　病人和带菌者、正常人的鼻咽部、皮肤均可带菌。医院内某些工作人员若带菌可造成院内医源性感染，甚至小范围流行。

（二）传播途经　该菌经皮肤或黏膜破伤进入皮肤和皮下组织的淋巴管及周围软组织而引起的急性炎症称为丹毒，俗名"流火"。发病处多有细小或不易察觉的外伤，如下肢丹毒多缘于足癣，面部丹毒可能与挖耳、挖鼻孔的外伤或龋齿等有关，虫叮、搔抓、原有皮肤疾病均可成为本病致病菌的侵入门户。

（三）易感人群　营养不良、低 γ 球蛋白血症、某些内脏疾病（糖尿病、慢性肾炎等）、酗酒均可成为本病的诱因。

【临床表现】

（一）基本情况　潜伏期 2～5 天。全年均可发病，以春秋季多见。

（二）前驱症状　发病急骤，病前数小时患者先觉全身不适、畏寒、头痛、口渴、关节酸痛、恶心、呕吐等。继之体温突然升高，可达 39～41℃。严重者，特别是幼儿可发生惊厥和谵妄。

（三）皮肤损害　开始为皮肤局限性红肿发硬、有灼热感的斑片，迅速向周围扩大，变为猩红色的斑片，皮疹边缘略高起，表面紧张有光泽，与正常皮肤的境界清楚，触痛明显，局部皮肤温度增高，严重者可出现小水疱甚至大疱。患处附近淋巴结肿大疼痛。多呈急性经过，全身症状和皮损一般在 4～5 天达高峰，若不积极治疗，尤其婴儿和年老体弱者，常可发生肾炎、皮下脓疡或败血症等并发症。皮疹消退时，局部可遗留轻度色素沉着和脱屑。

（四）淋巴管炎　为毛细淋巴管的 A 组链球菌感染，表现为明亮红线向肢体近端延伸的皮肤感染，必须尽早给予胃肠外抗菌药物治疗，否则一旦链球菌经由胸导管进入血流后很快就出现菌血症和全身中毒症状。

（五）异型丹毒

1. 水疱性丹毒（erysipelas vesiculosum）或大疱性丹毒（erysipelas bullosum）　丹毒损害上发生有浆液或脓液内容的水疱或大疱。

2. 坏疽性丹毒（erysipelas gangrenosum）　为极严重型丹毒，损害上可迅速发生坏疽。多见于新生儿，往往开始发生于脐部或生殖器等部位，迅速蔓延而引起附近组织坏疽，病情较凶险，易发展成败血症和腹膜炎，甚至招致死亡。

3. 游走性丹毒（erysipelas migrans）　丹毒损害一边消退，另一边扩展，或先出现于一处，不久消退，又在另一处出现，连绵不断，病程迁延。

4. 复发性丹毒（erysipelas recidivans）　病程慢性，丹毒损害反复发作，复发时全身及局部症状均较轻，经数日后即使不加治疗，也可自行消退。若干时日后又再复发，久之受累组织肥厚，局部形成象皮肿或慢性淋巴水肿。

【实验室检查】

体温升高时，可有 WBC 总数增高，可达 $20 \times 10^9/L$ 或更高，中性粒细胞可占 80%～95%。偶有蛋白尿及管型尿。

【病理变化】

真皮明显水肿，毛细血管及淋巴管扩张，其间有弥漫性炎性细胞浸润，以中性 WBC 为主，且多见于扩张的淋巴管内。水疱性丹毒时可见真皮水肿剧烈，在表皮下有水疱形成。在组织间隙或淋巴管内能见到链球菌。此外，还可见到结缔组织肿胀，中、小动脉内皮细胞肿胀，管腔内有纤维蛋白栓，血管及皮肤附属器周围有散在的小灶性细胞浸润，浸润细胞主为中性粒细胞、淋巴细胞和嗜酸粒细胞。

【诊断及鉴别诊断】

本病呈急性发病、局部红肿热痛、损害境界清楚，伴高热等。须进行鉴别的疾病有：

（一）接触性皮炎　有接触刺激物史，皮损发生在接触部位，损害境界清楚，外形有时可提示病因，自觉瘙痒而无全身症状。

（二）类丹毒　有接触家畜、鱼类或操作中受外伤的历史，损害多位于手部，为紫红色斑，不化脓，不易发生水疱，多无全身症状，猪丹毒杆菌培养阳性。

（三）蜂窝织炎　系细菌引起的皮下组织急性炎症，局部红肿热痛，但境界不大清楚，浸润较深，中央红肿明显，破溃后排出脓液和坏死组织。

【治疗】

（一）一般治疗　去除病因，积极治疗可能引起本病的病灶，如足癣、龋齿，避免搔挖皮肤、外耳道及鼻孔等。加强锻炼，提高机体对致病菌的抵抗力，防止发展成复发性丹毒。

（二）抗生素治疗　首选青霉素，160 万 ~ 320 万 U/d，肌肉注射，直至皮损和全身症状消退 2 ~ 3 天后停用；也可用氯唑西林 250 ~ 500 mg/次，4 次/日口服，或 2.0 ~ 6.0g/d，分 4 次肌注或静滴；或双氯西林 250 ~ 500 mg/次，4 次/日口服或肌注。如对青霉素过敏，可用罗红霉素 150 mg/次，2 次/日；或阿奇霉素 500 mg/d，口服或静滴；或克拉霉素 0.25 ~ 0.5g/次，2 次/日口服。也可用磺胺类药物如复方磺胺甲恶唑（SMZ – TMP）。

（三）局部处理　卧床休息，抬高患肢。可试用稀铅洗剂（浓碱式醋酸铝溶液 2.0，水与乙醇等量加至 200.0）作湿敷。

三、溶血性链球菌性坏死（hemolytic streptococcal gangrene）

【病因】

本病系溶血性链球菌引起的一种严重化脓性疾病，多先有局部外伤史，但亦有未受过外伤者。在病损处均可分离出溶血性链球菌。有人认为本病属于坏疽性丹毒，但病理改变表明可能是对链球菌毒素的一种类似 Schwartzman 反应性变化。但由于在其表浅筋膜内的支配皮肤的血管中有血栓形成，故此坏死可能是链球菌直接损伤筋膜血管的结果。

【临床表现】

本病好发于四肢。多在局部外伤后不久，突然发生境界清楚的疼痛性红色肿胀，1～3 天内迅速扩大，伴高热及衰竭等严重全身症状。在 2～3 天内，患处渐成暗红色，表面发生多数水疱或大疱，其下有不规则的出血性坏死，水疱破后，显露出境界清楚的皮肤坏疽，损害不断扩大，局部知觉减退，有坏死性黑色焦痂，四周绕以红晕，颇似Ⅲ度烧伤。7～10 天后坏死组织可脱落。由于菌血症，可在身体其他部位发生转移性病损。若救治不及时预后凶险。

【病理变化】

患处表皮和真皮有大片凝固性坏死，密集性中性 WBC 及单核细胞浸润，病区内血管多呈纤维蛋白样坏死或有纤维蛋白栓塞。真皮浅部可见大量革兰阳性球菌。

【治疗】

及早进行广泛彻底的外科切开及清创，全身大量应用敏感抗生素及对症支持疗法。

四、深脓疱疮（ecthyma）

本病又名臁疮。

【病因】

致病菌大多为 β 型溶血性链球菌，少数为金葡萄，后者被认为系继发感染，也可能是两种菌混合感染。偶为绿脓杆菌、大肠杆菌或其他腐生菌所致。卫生条件差、营养不良、体质虚弱常是本病诱因。

本病也可继发于虫叮蚊咬、疥疮、轻微外伤、瘙痒性皮肤病之后，偶尔见于水痘、带状疱疹患者。

【临床表现】

（一）全身症状　一般无全身症状，若皮损较多且身体虚弱时，可伴有发热、毒血症症状。经久不愈者，可并发急性肾炎。附近淋巴结可肿大。

（二）皮肤损害　初发皮疹为高粱米到豌豆大小的水疱或脓疱，基底有炎症浸润，以后炎症不断扩大并向深部发展，中心部坏死，形成黑褐色污秽痂皮。痂皮常愈积愈厚而呈蛎壳状，按压痂皮，其四周可有脓溢出。痂不易剥离，去除后其下为境界清楚、圆形或椭圆形溃疡，周边陡峭，基底较硬，表面有灰绿色脓性分泌物。经 2～4 周后溃疡结疤而愈。皮损数目常数个至数十个不等，有自家接种特性，新疹常陆续出现，故病程迁延。好发于下肢及臀部，其他部位亦偶见。自觉有烧灼、瘙痒或疼痛感。

（三）坏疽性深脓疱疮（ecthyma gangrensum）　又名恶液质性臁疮（ecthyma cachecticum），见于身体特别虚弱、机体免疫功能低下者。本型臁疮发展快，形成深在性坏死性溃疡，多见于乳幼儿，预后常不良，可伴发败血症或肺炎而死亡。营养不良儿可形成深在性穿破性脓疡，称为婴儿穿破性深脓疱疮（ecthyma terebrans infantum）。

【病理变化】

为非特异性溃疡的表现，真皮炎症反应明显，血管扩张，血栓形成，周围结缔组织坏死，形成表浅溃疡，溃疡表面有由干燥纤维蛋白和角质所形成的痂，其下为坏死的上皮细胞和 WBC，溃疡边缘的表皮水肿，棘层肥厚，革兰染色见痂的浅部有多量球菌。

【诊断及鉴别诊断】

本病的皮损特征为水疱、脓疱、坏死及溃疡形成，可资诊断。须鉴别的疾病有：

（一）脓疱疮 损害为浅在性水疱、脓疱及结痂，不形成溃疡。

（二）丘疹坏死性结核疹 为多数散在性的小丘疹、脓疱和结痂，痂下为米粒到黄豆大的小溃疡。不呈深在性穿凿性溃疡。

（三）变应性血管炎 有紫癜、丘疹、结节及溃疡等多种损害。病理上可见血管壁有纤维蛋白样变性及坏死性血管炎变化。

【治疗】

（一）一般治疗 增加营养，增强机体抵抗力，保持皮肤清洁，积极治疗可诱发本病的疾病。内服鱼肝油和维生素 B_1、C 等有益。

（二）抗菌治疗 可应用青霉素、四环素族或红霉素等。

（三）局部处理 保持局部清洁，痂厚者可用 1:5000 高锰酸钾溶液或 0.1% 雷佛奴尔溶液浸洗或湿敷以除去痂皮，再涂复方新霉素软膏或复方硝酸银软膏（硝酸银 1.0，新霉素 1.0，凡士林加至 100.0）。

五、慢性链球菌性溃疡 （chronic streptococcal ulcers）

本病常发生于虫咬或外伤之后，创面局部可培养出 β 型溶血性链球菌。溃疡为圆形或椭圆形，边缘高起有潜行性，溃疡底部可见粗大的肉芽颗粒，表面覆以稀薄的脓性分泌物。病程慢性，可持续数月之久。采用一般局部用药大多无效，宜配合全身性抗生素治疗。

第三节 由多种菌引起的感染

一、坏死性筋膜炎 （necrotizing fascitis）

【病因】

起初曾认为本病就是溶血性链球菌性坏疽，现多认为是一种混合性细菌感染。在病损处可以培养出 β 型溶血性链球菌、葡萄球菌、大肠杆菌、绿脓杆菌和粪杆菌等。多发生于手术或皮肤损伤之后引起急性皮肤及筋膜坏死，如外科切口、褥疮、肛门瘘管或糖尿病性足部溃疡等，且多见于糖尿病、心血管及肾脏疾病、消瘦或肥胖者。

【临床表现】

本病可分为急性型和慢性型两种。

（一）急性坏死性筋膜炎　临床表现与溶血性链球菌性坏疽相似，为皮下深部筋膜及脂肪进行性坏死性感染。感染多起始于创伤（不易觉察的外伤）或手术，局部出现红、肿、热、痛，很快向外扩展，24～48 小时病变处颜色由红变紫，继而变蓝，形成含有黄色液体的水疱和大疱。在第 4～5 日时紫色区开始坏死，7～10 日时病区境界清楚，坏死的皮肤脱落，显露出皮下广泛的坏死组织。患者发高热、衰弱、反应迟钝，常并发肌炎，极易发生菌血症和败血症。

（二）慢性坏死性筋膜炎　主要表现为蜂窝织炎，可有多发性皮肤溃疡，溃疡面有稀薄、红棕色臭脓液，溃疡呈潜行性，邻近溃疡可在皮下沟通，其间皮肤外观正常。软组织中常有捻发音，局部有压痛或知觉减退，甚至麻木感。多数病人有败血症体征，血培养阳性，皮肤组织广泛坏死时，可有血钙增高。

【治疗】

病损处及早进行广泛外科切开及清创。全身应用大量广谱抗生素。如能进行细菌培养及药物敏感试验，根据结果选用有效抗生素疗效较佳。

二、Fourmier 坏疽（Fourmier gangrene）

首先由 Fourmier（1883）描述。可由链球菌、葡萄球菌和变形杆菌属引起。起初阴囊和阴茎急性水肿，继而发生坏疽。常伴畏寒、发热、恶心、呕吐和虚脱。本病多见于中老年男性，但儿童也有发病者。有人认为本病是坏死性筋膜炎的一种。治疗方法同坏死性筋膜炎。

三、细菌性共生性坏疽 （bacterial synergistic gangrene）

本病又名手术后进行性共生性坏疽 （postoperative progressive synergistic gangrene）、Meleney 共生性坏疽 （Meleney synergistic gangrene）和慢性穿凿性窦道性溃疡 （chronic undermining burrowing ulcers）。

【病因】

病原菌主要为细小嗜氧链球菌及金葡菌。此外，病损处尚可培养出变形杆菌、肠道杆菌、假单胞菌及梭状芽胞杆菌属等。

【临床表现】

本病多发生于胸、腹手术或腹腔脓疡、脓胸引流之后，有时亦可发生于结肠或回肠造口术部位四周的皮肤或其他外伤之后。大多在手术或外伤后 2 周，损害处有剧痛及压痛，局部发生一紫红色结节，周围有红晕，继之形成中央呈淡紫红色的坏死区，外周绕以紫红色，最外围为鲜红色。随着损害的扩展，坏死区内缘溶解，呈潜行性，最后损害中心区肉芽形成，表皮再生。损害缓慢进行，常仅侵及局部皮下脂肪的浅部，很少影响肌膜。感染可沿脂肪层扩展而引起卫星损害。患者常有微热、贫血及营养不良。

Meleney 共生性坏疽和慢性穿凿性窦道性溃疡可能是同一疾病，其特点为有卫星损害，且可在远离原发性溃疡处发生多发性溃疡及瘘管，溃疡呈潜行性。

【诊断及鉴别诊断】

患者有外科手术或外伤史，损害的典型表现为分成三区。应与一些皮肤或皮下组织感染性坏疽性疾病相鉴别。

【治疗】

尽早广泛切开，清除坏死组织，全身给予足量抗生素，在抗生素控制感染情况下，局部使用糖皮质激素软膏，可促使溃疡的愈合。

四、芽生菌病样脓皮病（blastomycosis – like pyoderma）

本病系 De Azua 和 Pans 在 1906 年首先报道。

【病因】

致病菌多为金葡菌、溶血性链球菌或绿脓杆菌。患者可伴有营养不良或乙醇中毒，因而对感染发生异常反应。但也有的病人一般情况良好，并无明显免疫功能低下。

【临床表现】

皮损往往发生在外伤部位。初为逐渐扩大的环状斑块，不久周缘呈疣状增生，表面可呈菜花状，并有突出的结痂，痂下有脓肿，以后中心痊愈，形成疤痕，因而酷似芽生菌病，但化脓现象较芽生菌病明显，多为单发性。

【病理变化】

表皮呈假上皮瘤样增生，有淋巴细胞及中性 WBC 移入表皮。真皮呈肉芽肿改变，有较多中性 WBC 及淋巴细胞浸润。

【诊断及鉴别诊断】

Daniel su 提出的诊断条件为：①损害为较大的疣状斑块，表面有脓性分泌物，边缘隆起；②病理改变为假上皮瘤样增生；③培养至少能发现一种致病菌，如金葡菌、溶血性链球菌或绿脓杆菌；④深部真菌、非典型分枝杆菌及结核杆菌培养均阴性；⑤真菌血清试验阴性；⑥无服溴剂史，血清溴水平正常。前 3 条为诊断本病的必备条件。应与本病鉴别的疾病有深部真菌病（特别是着色芽生菌病）、增殖性溴疹及碘疹、坏疽性脓皮病、寻常狼疮、疣状皮肤结核等。

【治疗】

先浸泡损害，除去痂皮及脓性分泌物，内用和局部外用足量适当抗生素，常能迅速治愈。亦可合并局部外用糖皮质激素制剂。如保守疗法无效，可考虑手术刮除，较小损害也可用激光灼除。

五、增殖性脓皮病（pyoderma vegetans）

又名增殖性皮炎（dermatitis vegetans）、Hallopeau 增殖性皮炎、Hallopeau 增殖性天疱疮、Hallopeau 型增殖性天疱疮（pemphigus vegetans Hallopeau variety）、增殖性脓皮病综合征（pyodermite vegetante syndrome）。系 Hallopeau（1898）首先报道，称为 H 型增殖性脓皮病（pemphigus vegetans of the Hallopeau type），是一种有增殖性损害的慢性脓皮病，Lever 将它称为增殖性天疱疮良性型，而将 Neumann 型称为恶性型。

【病因】

病因未明。Brunsting 等（1949）认为本病可伴发溃疡性结肠炎。一般认为是湿疹或皮肤真菌病等受葡萄球菌继发感染后所发生的增殖性变化。也有人指出，在皮损内虽可培养出多种细菌，如金葡菌、链球菌、白色葡萄球菌和细球菌属等，但不是致病菌。现多倾向认为是机体免疫功能受抑制的情况下，对各种感染所发生的异常组织反应。潮湿、摩擦、搔抓以及营养不良等皆可为本病诱因。

【临床表现】

（一）基本情况 男女均可患病。多为中年人，儿童罕见。

（二）皮肤损害 初起为粟粒大的小水疱或脓疱，周围有红晕，密集成堆，破后形成大小不等的糜烂面，其后表面肉芽组织增生而呈乳头状或疣状增殖性斑块，表面湿润，常有脓性分泌物及结痂，有恶臭，中心部位可破溃形成溃疡。皮损发展时，周边正常皮肤上常出现新的水疱或脓疱，偶有痘疮样损害。自觉疼痛。

（三）好发部位 好发于腋窝、腹股沟、指（趾）间，偶见于躯干及头面部。

（四）病程 病程慢性，亦有自行缓解者，愈后留有疤痕。

【病理变化】

脓疱多位于基底层以上的空隙中，可见有许多嗜酸性、中性粒细胞和棘层松解细胞。整个表皮和真皮浅部均可见到以嗜酸性粒细胞为主的炎性浸润。疣状增殖性损害的组织呈假上皮瘤样增生，并有表皮内嗜酸性粒细胞脓肿，而棘层松解及表皮内裂隙则逐渐减少。

【诊断及鉴别诊断】

依据好发于皱褶部位，逐渐发展为疣状增殖性损害及脓疱表现等特点，结合病理变化即可确诊。

本病需与 Neumann 型增殖型天疱疮鉴别，前者经过良性，没有大疱，只有小脓疱。此外，尚应与化脓性皮肤病、慢性皮炎、湿疹等鉴别。生殖器、肛门周围部位的损害应与真菌性肉芽肿、扁平湿疣及尖锐湿疣等鉴别。

【治疗】

如果分泌物培养分离出细菌，抗生素治疗往往有效。有报道内用糖皮质激素制剂、免疫抑制剂、雷公藤制剂、砜类药物、磺胺类以及金制剂等治疗有效者。局部脓性分泌物多时，可用 0.5% 新霉素溶液或适当浓度的高锰酸钾溶液湿敷和洗涤。无分泌物时用含糖皮质激素或硫磺的霜剂外涂。X 线照射也可有一定效果。

石本玉等报道一例 23 岁女性患者，病期十余年，经多种治疗无效，给氨苯砜 50 mg/次，2 次/日，皮损消失后渐减为 25 mg/d，未见复发。

六、McCarthy – Hornstein 综合征（McCarthy – Hornstein syndrome）

又名 M – H 型化脓性增殖性鼻眼睑口腔炎或化脓性增殖性鼻 – 眼睑 – 口腔炎（pyocrhino – blepharo – stomatitis vegetans）。系 McCarthy 和 Shklar（1949）首先报道。本病罕见。

【病因】

病因未明。多考虑为感染、过敏及免疫功能缺陷。有人认为本病就是增殖性皮炎的异型。

【临床表现】

好发于青壮年男性。在口腔黏膜见有小脓疱和乳头瘤样增殖，眼睑、鼻黏膜及皮肤也可有同样损害。在口腔硬颚、扁桃体附近发生红色乳头瘤样增殖性小脓疱。颜面及其他皮肤有脓皮病样皮损。眼球结膜呈卡他症状，眼睑炎、鼻侧球结膜肥厚及翼状胬肉。各处损害多为增殖性肉芽肿样改变。全身状况好，可伴消化道症状。

【实验室检查】

末梢血嗜酸细胞计数升高。Ig 低下，结核菌素试验阴性，病损局部一般培养不出致病菌。

【病理变化】

表现为表皮有假上皮瘤样增宽、肥厚、表皮突呈索状向深部伸长。表皮内有嗜酸细胞浸润。角层下见嗜酸细胞小脓疡，表皮细胞间抗体阴性。

【治疗】

一般用糖皮质激素治疗有效，停药易复发。抗感染治疗无效。

七、沙漠疮（desert sore）

又名草原疮（veld sore）。系发生于中东、非洲及澳洲沙漠地带的一种传染性溃疡性皮肤病。

【病因】

在皮损中常可培养出葡萄球菌及链球菌，以及一些皮肤上的常驻菌和暂驻菌，常伴有深脓疱病。外伤及营养不良可为本病诱因。

【临床表现】

初起为水疱，周围有红晕，以后水疱干涸结痂，痂下为一不规则的浅溃疡，表面有脓性分泌物。单发或多发。好发部位为胫、膝、手及前臂等处，自觉疼痛。急性期可有全身症状及附近淋巴结肿大。经几周或几个月后，溃疡逐渐愈合，遗留疤痕。

【治疗】

增加营养，注意休息，保持局部清洁。全身及局部应用有效抗生素可缩短病程，促进溃疡愈合。

八、葡萄状菌病（botryomycosis）

为一种细菌感染所引起的慢性肉芽肿样反应，其分泌物中含有似放线菌病所特有的硫磺颗粒，故又名 actinophytosis。

【病因】

大多由化脓性葡萄球菌所引起，有的病人可培养出假单胞菌，甚至可同时分离出此两种细菌。儿童患者皆有囊肿性纤维化，其发病可能与机体免疫反应异常有关，但其性质未明。

【临床表现】

本病多见于儿童，很似放线菌病，分原发性皮肤型及肺型两种：

（一）原发性皮肤型　在皮肤或皮下发生单个或多个脓疡，破溃后形成多个瘘道，从瘘道中流出浆液性液体，其中含有硫磺颗粒，经几个月后，逐渐痊愈，留有萎缩性疤痕，全身情况良好。

（二）肺型　可由肺损害波及皮肤而发生不规则肿块及多发性瘘道，也有的患者由严重复发性疖而发展为肝及肺的葡萄状菌病。

【病理变化】

瘘道分泌物中有球菌团块，其周围组织反应不明显，主要为组织细胞、浆细胞、淋巴细胞及异物巨细胞。

【诊断】

临床表现为不典型的放线菌病样损害，通过细菌学检查可证实为细菌感染。

【治疗】

抗生素治疗有效，对慢性难治性病例，必要时进行外科手术切除。

第四节　奈瑟菌感染

奈瑟菌属（Neisseria）为一群革兰阴性双球菌。无鞭毛或芽胞，但有菌毛。专性需氧，具有氧化酶。DNA 的 G + C（鸟嘌呤 + 胞嘧啶）含量为47%～52%。本菌属有脑膜炎球菌、淋球菌（以上对人有致病性）、干燥咽球菌、微黄球菌、浅黄球菌、黏液球菌等。除淋球菌寄生在患者下泌尿生殖道外，其余均存在于人的鼻咽腔中。

一、淋球菌感染

【病因】

淋球菌系奈瑟（Neisser，1879）首先发现，故又名奈瑟淋球菌或淋病奈瑟菌（Neisseria gonorrhoeae，NG），又名淋病双球菌（Diplococcus gonorrhoeae）。属于裂殖菌纲，真细菌目，奈瑟球菌科，奈瑟球菌属，淋病奈瑟菌种，为革兰染色阴性，椭圆形或球形，常排列成双，呈肾形、蚕豆状或象两瓣黄豆，直径0.6～1.6 μm，在急性病变的脓液中位于脓细胞的原浆内，菌体大小较一致，炎症缓解后，淋球菌多在细胞外。淋球菌无芽胞和荚膜，但有菌毛。此菌的细胞壁与致病性有密切关系，主要由黏肽层和外膜组成。黏肽层中的黏肽被人体的酶消化成可溶性片段后，可引起宿主的免疫反应。黏肽可对抗O-乙酰化黏肽的水解酶作用，可能与淋球菌性关节炎有一定的关系。细胞壁中的外膜，由脂多糖、外膜蛋白和菌毛3部分组成。其脂多糖与淋球菌的毒力、致病性和免疫性有关。脂多糖的类脂A部分有高度毒性，可致发热，WBC增多；它的O链部分有免疫原性，可被免疫系统识别，使人产生抗体。外膜蛋白有3种：蛋白Ⅰ、蛋白Ⅱ和蛋白Ⅲ。人体可产生抗蛋白Ⅰ的抗体，保护机体免遭同样菌株所引起的复发。蛋白Ⅱ又称不透明蛋白，能介导吸附过程。而蛋白Ⅲ可对抗IgG的杀菌作用。菌毛是淋球菌外膜上的一种丝状附属物，长1～4 μm，具有使淋球菌黏附到宿主细胞的功能，无菌毛的淋球菌则不易黏附，菌毛尚可抑制WBC的吞噬作用。

淋球菌是嗜二氧化碳的需氧菌，且营养要求颇高，常用培养基为加热血液琼脂平板。初次分离培养时必须供以5%～10% CO_2。37℃孵育48小时，可长成直径0.5～1.0 mm的灰白色光滑型菌落。分解葡萄糖，产酸，不分解其他糖类（脑膜炎球菌则分解葡萄糖和麦芽糖，产酸不产气）。淋球菌对理化因子的抵抗力很弱，对热很敏感，42℃下仅能存活 15 分钟；不耐干燥，完全干燥条件下 1～2 小时死亡，但附着于潮湿的毛巾上可生存 10～24 小时。对消毒剂如可溶性银盐（如 1/4000 硝酸银）很敏感，1% 苯酚溶液可使脓液中淋球菌于 2～3 分钟内死亡。

淋球菌原本对青霉素很敏感，最小抑菌浓度（MIC）＜0.03 mg/L，但由于治疗剂量不足、用药方法不规则、进行所谓预防性服药以及淋球菌本身的某些特点，近一些年来产生了耐药菌株，最常见的是耐青霉素菌株，即能产生 β-内酰胺酶的淋球菌菌株（penicillinase - producing Neisseria gonorrhea，PPNG），PPNG 有亚洲型和非洲型，前者在远东、亚洲、美国传播，后者在非洲和欧洲传播。我国各地 PPNG 的检出率不一，青霉素对淋球菌的 MIC 已上升至 1～4 mg/L，以致不少人认为青霉素已不宜作为治疗淋病的首选药物。

耐大观霉素菌株，世界上早在 1976 年即有报道，我国于 1991 年首先报道，目前耐药率约为 5%，约半数淋球菌已达到耐大观霉素的临界浓度。

1990 年发现淋球菌对喹诺酮类药物的敏感性降低。我国报道目前对环丙沙星、诺氟沙星及氧氟沙星的耐药率均已接近或超过 10%。此外，还有淋球菌耐对头孢曲松、四环素的报道。

【流行病学】

（一）传染源　人是淋球菌的唯一天然宿主，传染源为淋病患者及带菌者（隐性感染者），后者以女性为多，据调查女性淋病患者中近 80% 无任何不适。

（二）传播途径

1. 性接触传播　主要通过性生活传播，包括正常、异常的性交方式；成人泌尿生殖系统淋病几乎全经性交传染，从女性患者传播至男性的机率为 5%～22%，而男患者传播给女性的机率为 50%～90%。异常性交方式（直肠性交及口腔性交）可引起直肠、咽部等处感染。

2. 非性接触传播 可因接触患者的分泌物而受传染，也可通过污染的衣物、床上用品、浴盆、马桶等间接传播。患淋菌性宫颈、阴道炎的孕妇若胎膜破裂而继发羊膜腔内感染，也可感染胎儿。新生儿淋菌性眼炎则是通过感染的产道所致。此外，还可通过医务人员的手或器械引起医源性感染。

（三）易感人群 人群普遍易感，青壮年多见，男性多于女性，但儿童患者以女性为多，尤其与病人的种族、教育程度、性行为方式、感染菌数量与毒力以及免疫力有关。

（四）流行特征 淋病见于世界各地，是性传播疾病中发病率较高的病种。我国解放后经过积极防治，至 20 世纪 60 年代基本消灭，90 年代起又逐渐增多，而且据报道约 1/3 患者合并解脲支原体和（或）沙眼衣原体感染。

【发病机制】

淋球菌的致病机理尚未完全阐明，可能与有毒菌株具有某些表面物质和菌毛有关。内毒素不是关键因素，因有毒菌株和无毒菌株都有内毒素。一般认为，淋球菌进入泌尿生殖道后，借助于菌毛、外膜蛋白 II 和 IgA 分解酶黏附于宿主的黏膜细胞。前尿道、宫颈和幼女的阴道黏膜均为柱状上皮，较易黏附，后尿道及膀胱三角区为移行上皮，不能伸缩也易被累。淋球菌黏附后被柱状上皮细胞吞饮，在细胞内繁殖，细胞破裂，菌体转到黏膜下层，通过内毒素脂多糖与补体、IgM 等的协同作用，引起炎症反应，使黏膜充血红肿、化脓，进一步累及尿道腺体及隐窝。尿道黏膜炎症后的坏死，修复时被鳞状上皮代替，黏膜下层则由结缔组织代替形成瘢痕，是为尿道狭窄、输卵管和输精管闭塞的成因。

【临床表现】

潜伏期一般为 2～5 天（1～10 天）。性生活无度、酗酒、体质虚弱者潜伏期较短，也有个别患者可长达 3 个月。

（一）原发感染 指无并发症的泌尿生殖道淋病。

1. 男性淋病　约 1/4 男性与淋病患者性交后被感染，大多表现为急性尿道炎症状，又分为急性前尿道炎及急性后尿道炎。急性前尿道炎时，初期尿道口舟状窝轻度潮红，伴痒感或灼热感，有少许稀薄黏液流出。尿中能见到丝状物，称为"淋丝"，经 12～24 小时后症状加剧，龟头红肿，尿道口排出较多黏稠的黄白色脓液，排尿时尿道疼痛，排尿不畅或排尿中断，有的尿道口黏膜外翻，由于炎症刺激常发生夜间阴茎痛性勃起。偶见腹股沟淋巴结红肿，甚至化脓。少数病人同时有发热、乏力、头痛等全身症状。包皮过长者包皮可红肿化脓，甚至引起包皮嵌顿。不经治疗，症状可于数日后自行缓解。

若治疗不正规或致病菌耐药，或病人身体衰弱，急性前尿道炎可继续逆行发展为后尿道炎，出现尿频、尿意窘迫、会阴部不适。病程较久未得到彻底治疗者，后段尿中有淋丝或晨起时尿道口有黏液痂封口，排尿不畅，排尿终末时尿痛明显，或排尿后又有残尿流出。有痒感或灼热感。最终可发生尿道狭窄。

2. 女性淋病　约半数女性感染后无任何症状，即使有症状也较轻，多为宫颈炎、轻度尿道炎或前庭大腺炎。

（1）宫颈炎　女性淋菌感染主要部位是宫颈，几乎所有感染者均有宫颈炎，但很少产生症状，带菌的分泌物污染外阴，可引起外阴刺痒、烧灼感、红肿及糜烂，白带较多，呈脓性或无特异性。妇科检查可见宫颈红肿、糜烂，并有黏液脓性分泌物流出，脓性分泌物涂片镜检或培养能查到淋球菌。

（2）尿道炎及尿道旁腺炎　有的女性与患者性交 2～5 天后尿道口红肿，排出脓性分泌物，也可有尿频、尿急、尿痛。因女性尿道较短、较宽且较直，其尿道炎症状比男性为轻，也可无症状。尿道旁腺也易感染发炎，挤压时有脓液。病久而未及时治疗者，症状渐不明显，分泌物少。

（3）前庭大腺炎　前庭大腺开口于阴道两旁，易受淋病性分泌物污染而发炎。急性感染时常为单侧，腺体开口处红肿、剧痛，腺管闭塞可形成脓肿。

（4）幼女感染　幼女外阴黏膜抵抗力及酸度差，受感染后炎症明显，常发生外阴阴道炎，阴道黏膜红肿，有黄色脓性分泌物流出，受脓液刺激可致大小阴唇、腹股沟、肛周等处皮肤红肿，甚至糜烂。

3. 淋球菌性皮炎　大多系淋菌性尿道（阴道）炎的分泌物污染附近皮肤所致。为多发性小片糜烂面，呈淡红色，四周绕以鲜红晕，境界清楚，表面不平。偶为冠状沟处发生散在性小脓疱。少见损害为阴茎上发生淋球菌性溃疡而无尿道炎、切口缝线处淋球菌性皮炎、生殖器外淋球菌性深脓疱病以及医生检查时被感染而发生的小结节等。这些损害中皆可证实有淋球菌。

4. 淋球菌性直肠炎　多见于男同性恋者肛交之后，女性则可因阴道分泌物感染直肠所致。症状轻重不一，重者直肠有烧灼感，里急后重，会阴紧迫感，排脓血便；轻者肛门发痒，粪便中有黏液。绝大多数女性病人可无症状。

5. 淋菌性眼炎　大多见于新生儿，系通过产道时感染淋球菌所致。出生 2~4 天后，出现结膜炎，眼睑红肿，迅即有黏稠的脓性分泌物，故称脓漏眼。若不及时治疗很快能导致角膜溃疡、虹膜睫状体炎，最终可致盲。成人可自身感染发生淋菌性眼炎，但少见。

6. 淋菌性咽炎　可见于女性和同性恋的男性病人。通常无症状，或有轻微的咽痛或咽部充血，扁桃体化脓。

（二）泌尿生殖道淋球菌感染的继发症

1. 前列腺炎　淋球菌侵入前列腺的排泄管及腺体所引起的急性炎症，可有发热、寒战等全身症状及尿频尿痛和排尿困难等尿路刺激症状。急性前列腺炎发病前一天或半天，尿道常突然停止排脓或脓液减少。直肠指诊可发现前列腺肿大、压痛，尿液浑浊。末梢血中 WBC 增多。如不及时治疗，前列腺可形成脓肿。

慢性前列腺炎症状轻微，有会阴部不适、阴茎痛，早晨尿道口有"糊口"现象。前列腺按摩液中有脓细胞，卵磷脂小体减少，涂片或培养能找到淋球菌。直肠指诊可在前列腺上触及小结节，有触痛。

2. 精囊炎　急性时有发热、尿频、尿痛，终末尿浑浊并带血。直肠指诊可发现精囊肿大，有波动及触痛。慢性时无明显症状，直肠指诊可发现精囊发硬。

3. 附睾炎　多为单侧。有发热、附睾肿大，呈樱桃至核桃样均匀肿大，疼痛，同侧腹股沟和下腹部有反射性抽痛。触诊时该处皮肤发热、红肿，有剧烈触痛，尿常浑浊。同时（或在此前）有前列腺炎和精囊炎。

4. 淋菌性输卵管炎　是女性淋病常见的并发症，因能由此累及所有盆腔组织，故而实质为盆腔炎。多在月经周期发作，急性期可有下腹部隐痛、坠胀、附件部位压痛、腰酸背痛、白带多、全身不适等。进行双合诊时，随着宫颈和子宫的移动，有明显的盆腔触痛，或能摸到肿胀的附件或包块。如发生输卵管卵巢脓肿，一旦破裂可致盆腔脓肿和腹膜炎，可有中毒性休克等症状。急性输卵管炎经正规治疗后，可完全恢复正常。若治疗不及时、不彻底，炎症反复发作，可形成复发性或慢性输卵管炎，常有附件增厚或输卵管积水，由于炎症及瘢痕收缩，造成输卵管狭窄或闭塞，可导致宫外孕或不孕症。据报道输卵管炎发作 3 次以上者，不孕率可高达 60%。

5. 围产期子宫内膜炎　可发生胎膜早破、早产及产后子宫内膜炎。

（三）播散性淋球菌感染　淋球菌可由黏膜局部感染进入血液，播散至全身而引起多种组织的感染，最常发生在月经期间有性行为的妇女，潜伏期约 7～30 天，可分为两个阶段，最初为菌血症，病人发热，末梢血中 WBC 增多，四肢出现红斑或脓疱；第二阶段时，四肢多个关节发生脓毒性关节炎和腱鞘炎。个别病人还可发生淋球菌性心内膜炎、脑膜炎、肝炎、肝周炎等。皮疹常在早期成批发生，初为小红斑，以后发展为小疱、脓疱或紫癜。皮疹数目不多，主要分布于四肢。发于掌跖者多为紫癜性。以后皮疹中央渐坏死而呈灰白色，四周绕以出血性边缘或红晕。约 4 天后，皮疹开始消退，愈后遗留棕色色素沉着或表浅性疤痕。在皮损或血液中有可能培养出淋球菌。

【实验室检查】

（一）淋球菌直接检查

1. 取材　疑患淋病的男性病人，可取尿道口脓液涂片直接检查，分泌物过少者用小棉拭子（最好是藻酸钙拭子）插入尿道 2 ~ 3cm 转动或停留几秒钟后，取出立即涂片送检。女性病人因阴道内杂菌较多，为避免误认，可将窥阴器用温水湿润（不用润滑剂），暴露宫颈后擦去表面黏液，再将棉拭子插入宫颈口 1 ~ 2cm，取材涂片送检。对有前列腺炎者，应取前列腺按摩液涂片送检。

2. 镜检　尿道分泌物涂片行革兰染色，高倍和油镜观察，见到有革兰阴性双球菌，位于细胞内，有大量脓球和柱状上皮细胞。可提示为单纯性淋病性前尿道炎，具有初步诊断意义，敏感性和特异性均可达90%以上。但无症状淋病或轻症患者（尤其女性），常不易找到淋球菌，检查结果意义不大，宜进行培养检查。

（二）培养　对有合并症的淋病病人，应进行细菌培养。按直接检查法取材后立即接种，如离实验室较远，可先接种于运送培养基，如 Stuart 或 Amies 培养基。

培养淋球菌常采用血液琼脂或巧克力琼脂培养基，为抑制杂菌可加入多黏菌素（25U/mL）和万古霉素（3.3U/mL），或用 Thayer – Martin（T – M）培养基。培养条件为3% ~ 5%二氧化碳，潮湿环境，36 ~ 37℃，经24 ~ 48 小时后，出现直径0.5 ~ 1 mm圆形凸起湿润光滑半透明或灰白色的菌落，通过观察菌落的形态特点、菌落取材革兰染色，可确定菌株。

（三）生化反应　必要时在培养的基础上再进一步做生化反应，如系淋球菌则氧化酶试验为阳性，仅能发酵葡萄糖，产酸不产气，而且不发酵麦芽糖和乳糖（见表6 – 3），不产生靛基质和硫化氢，以此可与脑膜炎双球菌鉴别。此外，还可作营养需求试验、生长温度试验、荧光抗体检查和药物敏感试验。

表 6 – 3　　几种奈瑟菌的糖发酵特性

	葡萄糖	麦芽糖	乳　糖	果　糖	蔗　糖
淋球菌（N. gonorrhoeae）	+	–	–	–	–
脑膜炎球菌（N. miningitis）	+	+	–	–	–
干燥咽球菌（N. sicca）	+	+	–	+	+
微黄球菌（N. sulflava）	+	+	–	可变化	可变化
浅黄球菌（N. flavencens）	–	–	–	–	–
黏液球菌（N. mucosa）	+	+	–	+	+

（四）DIF 检查　将抗淋球菌抗体用荧光素标记，加到可疑病人的分离菌涂片上，抗体与相应抗原结合，在荧光显微镜下可见到淋球菌发出的特异性苹果绿色荧光。此方法敏感性及特异性均高，但设备及技术要求均较高。

（五）药物敏感试验　在培养阳性后，尽可能做多种常用抗生素药物的敏感试验，以确定治疗药物是否敏感，致病菌有无耐药，是否为 PPNG。常用纸片扩散法或琼脂稀释法，查出每种药物的 MIC，以制订适当的治疗方案。

（六）多聚酶链反应（PCR）　　PCR 是 Millus 和 Faloona（1985）建立的体外大量扩增靶 DNA 的分子生物学方法。从理论上说，PCR 的敏感性和特异性均可达 100%，但因操作中可能发生污染、抑制物的存在、引物不纯或技术不够熟练等原因而出现假阳性或假阴性，治愈后淋球菌虽消失，但菌体溶解后释放的 DNA 尚未完全清除，也可引起假阳性。因此 PCR 不宜作为诊断淋病的常规检查方法，也不能作为评价疗效或判定治愈的绝对指标。

连接酶链反应（LCR）为类似 PCR 的分子生物学检查方法，由于使用两对寡核苷酸探针，故特异性优于 PCR，目前尚多用于实验室研究工作，也不宜作为常规检查方法。

（七）协同凝集试验　金葡菌细胞壁中的蛋白 A（SPA）能与 IgG 抗体的 Fc 段结合，结合后 IgG 仍保持原有的抗体活性，因此被抗淋球菌血清包被后，再遇淋球菌时即可发生凝集反应。我国现已有 SPA 试验盒出售，按说明书操作。

此外，还可采用固相酶免疫试验、核酸杂交技术等方法检查淋球菌。

【诊断及鉴别诊断】

淋病应根据接触史、临床表现、微生物学检查（包括涂片、细胞培养、生化反应、免疫学检查及分子生物学检查）等结果综合作出诊断。不可单纯以某一结果为据，更不允许受经济利益驱使而妄加臆断。应鉴别的疾病包括：

（一）非淋菌性尿道炎 鉴别要点见表 6 - 4。

表 6 - 4 淋菌性尿道炎与非淋菌性尿道炎的鉴别

	淋菌性尿道炎	非淋菌性尿道炎
潜伏期	2 ~ 3 日	7 ~ 20 日或更长
排尿困难	多见	轻度或无
全身症状	偶见	无
尿道分泌物	量多，呈脓性	少或无，常为稀薄黏液状
淋球菌检查（细胞内）	+	-
致病菌培养	淋病双球菌	衣原体或支原体

（二）非特异性尿道炎 常有明显的发病诱因，如导尿管插入、使用尿道探子、泌尿生殖道或邻近器官的炎症，而无淋病接触史。分泌物镜检或培养找不到淋球菌，可能检出革兰阳性球菌或"杂菌"。

（三）包皮龟头炎 患者多有包皮过长或包茎，常在未及时清洁局部后，由于包皮垢刺激及继发性细菌或念珠菌等感染而引起化脓性炎症，未必有淋病接触史。包皮内叶、龟头及冠状沟红肿，脓性分泌物较多，但无尿道刺激症状，尿道中不溢脓，尿道口大多无红肿。分泌物中找不到淋球菌。

（四）金葡菌性外阴炎 多见于学龄前或学龄期幼女。好发于夏季。外阴、肛周等间擦部位红肿，有脓疱或脓性分泌物，自觉疼痛或瘙痒，分泌物中可检出革兰阳性球菌。

（五）固定型药疹　发疹前有用药史，在同一部位可有反复发作史，常见致病药物为止痛退热剂、磺胺类、四环素类及安眠药等。皮疹常发于外阴、腔口等皮肤黏膜交界处，为非对称性限局性水肿性红斑，可伴发水疱、大疱、糜烂及渗出等，可有疼痛或瘙痒。尿道口无红肿，尿道中无溢脓，淋球菌检查阴性。

（六）女性非特异性生殖道感染　性伴有非淋菌性尿道炎，白带多，尿痛，下腹痛，宫颈水肿并有黏液脓性分泌物。病原体常为沙眼衣原体。

（七）念珠菌性阴道炎　有女阴、阴道瘙痒和白带增多，白带呈白色水样或凝乳状。小阴唇肿胀，阴道黏膜充血、水肿，有白膜黏附，膜脱落可见浅糜烂面。白膜镜检可查到菌丝和孢子。

（八）滴虫性阴道炎　阴道有瘙痒感，分泌物增多呈泡沫状，阴道黏膜及宫颈明显充血并有出血点，呈特征性草莓状外观。阴道黏膜常出血，分泌物呈血性。分泌物中可查出滴虫。

（九）细菌性阴道病　白带增多，呈灰色，均匀一致，pH 值增高，有鱼腥味。涂片可见乳酸杆菌减少，革兰阴性菌增多，氯化钠湿片中可见线索细胞。

本病还应与一些外阴皮肤病、性传播疾病相鉴别，如生殖器疱疹、外阴湿疹等相鉴别。

【治疗】

（一）治疗原则

1. 急性期禁止性交，避免过劳和饮酒，注意个人卫生，防止传染他人。

2. 淋病患者常并发其他性传播疾病，尤其是非淋菌性尿道炎，在首诊时就须考虑混合感染的可能，进行可能并发感染的检查，并相应调整和选择用药。

3. 患者的性伴应同时进行检查和必要的治疗，防止相互传染。

4. 由于淋球菌的耐药菌株日益增多，今后仍可出现新的耐药株，故治疗前最好做药物敏感试验，明智的办法是取材检查→初步治疗→根据药敏试验结果调整治疗方案。

5. 鉴于淋球菌的生物学特性，任何一种新药或特效药，长期单一应用都有诱发耐药的可能，故以尽可能采用联合化疗为好。

（二）无合并症淋病的治疗 由于我国大多数地区 PPNG 感染已超过 5%，不宜再把青霉素作为治疗淋病的首选药。现可选用大观霉素（spectinomycin）2g 肌注或头孢曲松钠（ceftrixone，rocephin）0. 25g 肌注 1 次，治愈率 >95%。还可用喹诺酮类药物单次剂量治疗，如诺氟沙星（氟哌酸）800 mg 或氧氟沙星（氟嗪酸）600 mg 口服一次，孕妇、肝肾功能不佳者及 <18 岁的青少年禁用。此外，还可选用下列药物：甲砜霉素（一次口服 0. 25g）；西梭霉素（即紫苏霉素，0. 1g/次，2 次/日，肌注，连用 5 ~ 7 日）；利福平（0. 6g，早饭前 0. 5 小时顿服，并肌注卡那霉素 0. 5g/次，2 次/日，连用 7 日）；阿齐霉素（1g 顿服，对淋球菌、衣原体和支原体均有效，活性比红霉素强）。

若患者为 PPNG 感染，且对青霉素不过敏，可用优力新（内含青霉烷砜和氨苄青霉素），6 ~ 8 片顿服或 1 次注射 1.5g，均同时口服丙磺舒 1g。

如果患者感染的淋球菌对青霉素敏感，可用普鲁卡因青霉素 480 万 U，1 次分两侧臀部肌注，或阿莫西林 3g，1 次口服；两者均应同时加服丙磺舒 1g。

王宝章等报道用青霉素 G80 万单位 U/次，2 次/日，肌注，并内服中药清淋汤（生地、板蓝根各 25g，双花、滑石各 30g，黄芩、黄柏、茯苓、车前草、白头翁各 15g，柴胡、牛膝、栀子、甘草各 10g）每日 1 剂，水煎服，连续 6 天，共治 30 例，90% 治愈，明显优于单纯注射青霉素的对照组。

（三）男性淋病合并症 包括淋球菌性前列腺炎、精囊炎及附睾炎，因淋球菌感染在较深部组织内，应进行较长时间治疗，如大观霉素 2g 或头孢曲松钠 0.25g，1 次/日，肌注，共 10 天。优力新 6 ~ 8 片/日，顿服，共 3 天，必要时连用 5 ~ 7 天；或氧氟沙星 0.2g/次，3 次/日，共 10 天。以上均加服多西环素（强力霉素）0.1g/次，2 次/日，共 15 ~ 21 天；或加服美满霉素，首日 0.2g/次，2 次/日，其后 0.1g/次，2 次/日，共服 15 ~ 21 天。

（四）女性淋病合并症　包括淋球菌性输卵管炎或盆腔炎，应除去宫内避孕器，改用其他方法避孕；因常有支原体、衣原体或厌氧菌的混合感染，故宜进行联合治疗，例如水剂青霉素 480 万 U 或头孢曲松钠 2g，静滴，1 次/日，加服丙磺舒 1g/次，2 次/日，共 7 天。再服多西环素 0.2g/d 及甲硝唑 0.2g/次，3 次/日，共 10 天。

国外有人推荐盆腔炎用头孢西丁 2g，静注，1 次/6h；或头孢替坦 2.0g/12h，静注。同时用强力霉素 0.1g/12h，口服。病人症状改善后至少再用 48 小时，然后继续服强力霉素 0.1g/次，2 次/日，共 10 ~ 14 天。另一方案为氯洁霉素 0.9g/8h，静注，加庆大霉素（初次按 2 mg/kg，其后按 1.5 mg/kg），1 次/8h。病人症状改善后至少再用 48 小时，然后服强力霉素 0.1g/次，2 次/日，连续 10 ~ 14 天。

淋球菌性前庭大腺炎，向脓肿中注射高效抗生素或行造口引流手术治疗效果均不理想。秦庆亮等用 19 号针穿刺脓肿，抽出黏稠脓液，用 0.9% 氯化钠溶液反复冲洗后，注入 2% 碘酊 2 ~ 2.5mL，治疗 3 例，均 1 次治愈，无后遗症。

（五）儿童淋病　包括新生儿淋球菌性眼炎及幼女阴道炎，可用头孢曲松钠每日 25 ~ 50 mg/kg（单次量 < 125 mg），或大观霉素每日 40 ~ 60 mg/kg，肌注；共 7 天，未成熟儿慎用。眼炎外用 0.9% 氯化钠溶液清洗后涂 0.5% 红霉素或 1% 四环素眼膏。幼女阴道炎外用 1/4000 呋喃西林溶液清洗，再涂莫匹罗星软膏（百多邦）。

（六）淋球菌性直肠炎及咽炎　首选头孢曲松钠，0.25g/d，肌注；或口服诺氟沙星，0.8g/d。阿莫西林、羟氨苄青霉素及大观霉素对此无效。

（七）播散性淋球菌感染　水剂青霉素 G 1000 万 U 或头孢曲松

钠2g，静滴，1次/日，7~15天后改为250 mg，肌注，1次/日，7天或直至病情好转；或头孢噻肟钠1.0g，静注，1次/8小时，5~7天后改为250~500 mg/次，肌注，1次/日，共7天或直至病情好转。也可用大观霉素2.0g/次，肌注，2次/日，连续3天同时口服氟哌酸0.2g/次，2次/日，共5~7天。

（八）淋球菌性心内膜炎　头孢曲松钠2g/次，静滴，1次/12小时；或头孢噻肟钠2.0g/次，静滴，1次/8小时，均需连用20~30天。

（九）淋球菌性脑膜炎　喹诺酮类易通过血脑屏障，故可用氧氟沙星，初次600~800 mg/d，以后200 mg/次，2次/日。或用环丙氟哌酸1.0g/次，以后250 mg/次，2次/日，均需连用15~20d。舒美林（拉他莫克）是第3代头孢菌素中能高浓度进入脑脊液的新药1.0~2.0g/d，肌注、静注或静滴，连用15~20天。

【治愈指标】

正规治疗2周后：①症状及体征全部消失；②尿液澄清透明；③治疗后第7和14天，男性取前列腺按摩液，女性从子宫颈口取材，作涂片直接镜检和培养，两次均未检出淋球菌。

【预后】

由于有大量有效药物可供选择，如能及时、正规治疗，本病无合并症者可以治愈。如因误诊、误治而延误治疗时机，发生各种并发症，则往往须加大用药剂量，延长疗程，甚至需外科处理。淋球菌性女性盆腔炎、心内膜炎及脑膜炎如不及时正规治疗，可致严重后遗症，甚至危及生命。

【预防】

洁身自爱，远离不洁非婚性行为是预防本病的主要措施。尽早正确治愈患者及其性伴，以消灭传染源。注意个人卫生，不相互乱用衣物，由于毛巾、脸盆、浴盆、床单等可以是传染的媒介，受污染者应煮沸消毒。提倡使用安全套。

为预防新生儿淋菌性眼炎，应在出生后1小时内应用1%硝酸银眼药水，或 1% 四环素眼药膏，或 0.5% 红霉素眼药膏点眼 1 次。

二、奈瑟脑膜炎球菌感染

【病因】

奈瑟脑膜炎球菌（Neisseria meningitidis）为奈瑟菌属常见致病菌之一，为革兰阴性菌，菌体呈肾形，直径约 $0.6 \sim 0.8 \mu m$，多成对排列，其相邻近面扁平，有时四个相联。该菌仅存在于人体，可从带菌者鼻咽部及病人血液、脑脊液或皮肤瘀点中检出。在脑脊液涂片上病菌在中性粒细胞内外均可见到。该菌专性需氧，对培养基要求较高，通常用血琼脂或巧克力琼脂作分离，在含 $5\% \sim 10\%$ CO_2 及 pH7.4 ~ 7.6 环境中生长较好。最适宜生长的温度为 35 ~ 37℃，超过 41℃ 或低于 30℃ 均不能生长。18 ~ 24 小时后菌落呈无色半透明、光滑湿润、有光泽的露滴状圆形隆起。病菌能形成自溶酶，如不及时转种，可于数日内死亡。对寒冷、干燥及一般消毒剂均极敏感。脑膜炎球菌能发酵葡萄糖、麦芽糖，但不发酵乳糖、果糖和蔗糖，此与淋球菌不同。

脑膜炎球菌可引起脑膜炎球菌脑膜炎（meninggonococcal meningitis），又名流行性脑脊髓膜炎，简称"流脑"。带菌者和患者是唯一传染源，病原菌借咳嗽、喷嚏、说话等由飞沫直接从空气中传播，好发于 6 个月至 2 岁的婴幼儿，在此期间源自母体的杀菌抗体降至最低点，自身的免疫力尚未达到理想水平，故而对脑膜炎球菌易感。成人因已在多次流行过程中经隐性感染获得免疫而很少发病。人感染后可对本菌群产生持久免疫力，各菌群间有交叉免疫，但不持久。

【临床表现】

潜伏期 1 ~ 7 天，一般为 2 ~ 3 天。

脑膜炎球菌感染一般分为普通型、暴发型和慢性脑膜炎球菌败血症。除脑膜炎症状外，均可有典型的皮肤损害，本节主要介绍皮肤及泌尿生殖道损害。

（一）普通型　约占全部脑膜炎球菌感染后发病的 90%，病程分为上呼吸道感染期、败血症期和脑膜炎期 3 个阶段。败血症期主要而显著的体征是皮疹，约 70% 患者有之。皮疹在病后不久出现，主要为瘀点和瘀斑，见于全身皮肤及黏膜，直径约 1～2 mm，大的可达 1cm。在瘀点、瘀斑出现前偶可先有全身性玫瑰色斑丘疹。病情重者瘀点、瘀斑可迅速扩大，且因局部血栓形成而发生皮肤大片坏死。此外，疱疹、脓疱疹等亦偶可见到。约 10% 患者可出现唇周及其他部位单纯疱疹，后者常于发病后两天左右才出现，而在早期少见。到脑膜炎期仍可见到上述瘀点和瘀斑，但 CNS 症状加重，总体体征以后者为主。

（二）暴发型　病势凶险，如不及时抢救，常于 24 小时内甚至在 6 小时内即可危及生命。发病后常在 12 小时内出现遍及全身的广泛瘀点和瘀斑，且迅速扩大，融合成大片皮下出血，或继以坏死，症状很快以休克及脑膜脑炎为主。

（三）慢性脑膜炎球菌败血症　此型罕见，较多见于成人。病程常迁延数月之久。在发热后常成批出现皮疹，以红色斑丘疹最为常见，瘀点、皮下出血、脓疱疹亦可见到，偶见结节性红斑样皮疹，中心可有出血，好发部位为四肢，体温下降后皮疹亦消退。

（四）泌尿生殖道感染　脑膜炎球菌可以引起尿道炎、附睾炎、睾丸炎、阴道炎、宫颈炎及直肠炎。主要发生于男性同性恋者，其传播方式可能为口－生殖器、生殖器－肛门的接触。

【实验室检查】

（一）常规检查　末梢血中 WBC 总数明显升高，一般在 20 × 10^9/L 或更多。中性粒细胞占 80%～90% 或更多。

（二）脑脊液检查　是诊断本病的重要依据。在脑膜炎期脑脊液压力常明显增高，其中含大量 WBC，主要为中性粒细胞。蛋白质显著增高，而糖含量常 <400 mg/L。

（三）细菌学检查　用针尖刺破瘀点上皮肤，尽可能勿使出血，挤出少量组织液，涂于载玻片上，染色镜检，约 70% 可找到脑膜炎球菌。血培养、脑脊液涂片和培养阳性有相当诊断价值。

（四）血清免疫学检测　用于已用抗菌药物治疗、细菌学检查阴性者的确诊。

1. 特异性抗原　可用对流免疫电泳法、乳胶凝集试验、葡萄球菌 A 蛋白协同凝集试验、ELISA 或免疫荧光法检测患者早期血及脑脊液中的细菌抗原。本法是灵敏、特异而快速的早期诊断方法。

2. 特异性抗体　固相放射免疫分析法（SPRIA）可定量检测 A 群脑膜炎球菌特异性抗体，阳性率＞90%；间接血凝法、杀菌抗体试验、ELISA 及 RIA 法的阳性率约 70%。因抗体多在发病 1 周后开始升高，故不能作为早期诊断指标。

【病理变化】

（一）败血症期　主要病变为血管内皮损害，血管壁有炎症、坏死和血栓形成，同时有血管周围出血，出现皮肤、皮下组织、黏膜和浆膜等局灶性出血。

（二）暴发型　主要为皮肤血管内皮细胞内及血管腔内均可见大量革兰阴性双球菌。皮肤及内脏血管损害更为严重和广泛，有内皮细胞坏死和脱落，血管腔内有纤维蛋白—WBC—血小板血栓。皮肤及内脏均有广泛出血。

（三）慢性期　在血管周围可见较多淋巴细胞浸润。在瘀点区除出血外，可见较多中性粒细胞。

【诊断及鉴别诊断】

诊断主要根据流行病学资料（冬春季流行、患者主要为儿童）、临床资料（脑膜炎症状及皮肤黏膜瘀点瘀斑，尤其迅速扩大者）及实验室检查资料（WBC 总数明显升高、脑脊液呈化脓性改变、皮肤瘀点和脑脊液沉渣发现革兰阴性双球菌及血液和脑脊液细菌培养阳性）。

应与常见的脑膜炎、中毒型细菌性痢疾及流行性出血热等鉴别。皮疹还应与斑疹伤寒、恙虫病、过敏性紫癜、血管炎等鉴别。

【治疗】

按不同病型，对症处理。对脑膜炎球菌感染，应以青霉素 G 为首选药，也可应用氯霉素。由于耐磺胺菌日渐增多，磺胺药仅在耐磺胺菌率 <10% 的地区仍可应用。皮肤损害一般无需特殊处理。

第五节　多形性模仿菌和阴道海雷氏菌感染
(Mima - Herellea infection)

【病因】

多形性模仿菌（Mima polymorpha）和阴道海雷氏菌（Herellea vaginicola）均为革兰阴性菌，在形态学上和奈瑟菌属相似，可根据生化反应加以鉴别，这些菌可从多种临床损害中培养出来，也可从外观正常的组织中培养出来，常见于结膜、泌尿道及皮肤上。约25% 正常男性皮肤上有阴道海雷氏菌，10% 带有多形性模仿菌。

【临床表现】

这两种菌可以引起伴有紫癜的败血症、脑膜炎、骨髓炎、滑膜炎、烧伤后败血症、外伤感染和外耳炎。皮肤损害主要为成群的脓疱或蜂窝织炎。多形性模仿菌也是一种尿道炎的可疑病因，其临床表现与抗青霉素淋菌性尿道炎相似。

【治疗】

由于这两种菌几乎无处不在，所以分离出细菌也常被认为是"杂菌"，很难确定其致病性，因此多形性模仿菌和阴道海雷氏菌感染常被忽略。应用广谱抗生素治疗有效。

第六节　分枝杆菌感染性皮肤病

分枝杆菌（Mycobacterium）是一类细长的革兰阳性杆菌，抗酸染色阳性，长 1~10 μm，宽 0.2~0.6 μm，无鞭毛、芽胞和荚膜。细胞壁有大量脂质。专性需氧。有分枝生长的趋势，故名。DNA 的鸟嘌呤 + 胞嘧啶含量为 62%~70%。本属细菌细胞壁中含大量类脂质主要是磷脂、脂肪酸和蜡质，此与其染色性、抵抗力、致病性等有密切关系。对苯胺染料一般不易着色，但增加染液浓度并加温和延长染色时间使其着色后，再用3%盐酸乙醇处理也不易脱色，故又称抗酸性杆菌（acid‐fast bacterium）。齐‐尼（Ziehl‐Neelson）染色法是最常用的一种抗酸性染色法，抗酸菌呈红色，而非抗酸菌呈蓝色。致病性分枝杆菌营养要求较高，大多生长缓慢。

分枝杆菌种类多，分类较复杂（见表6‐5）。

表6‐5　分枝杆菌的分类

	Runyon 分类	对人致病的分枝杆菌
生长缓慢类	结核杆菌	人型结核杆菌、牛型结核杆菌、非洲分枝杆菌
	非结核分枝杆菌 I 群	堪萨斯分枝杆菌、海分枝杆菌、猿分枝杆菌
	非结核分枝杆菌 II 群	瘰疬分枝杆菌
生长快速类	非结核分枝杆菌 III 群	鸟‐胞内分枝杆菌、蟾分枝杆菌
	非结核分枝杆菌 IV 群	偶发分枝杆菌、龟分枝杆菌
人工培养不生长类	麻风杆菌	麻风杆菌

临床上本菌属主要为4组：麻风杆菌、结核杆菌、非典型分枝杆菌及腐物寄生型分枝杆菌。

一、麻风（leprosy）

麻风是由麻风杆菌引起的一种慢性、低传染性的全身性疾病，主要累及皮肤及外周神经，严重者可有内脏损害，并可致容貌毁损和肢体畸残。

麻风在世界上流行已近3000年，印度、埃及和中国被认为是世界麻风3大疫源地。其中，印度又为最早的疫源地，由此逐渐传播到世界各地。我国麻风流行已2000多年，始于春秋战国时代，古称疠风、大风、恶疾等。麻风一词来自《圣经》中希伯来文zarrath，意谓不可接触，后译为希腊文lepra，再译为英文leprosy（麻风）。麻风杆菌由挪威学者Hansen发现，故国外仍有称麻风为Hansen病者。

【病因】

麻风杆菌（Mycobacterium leprae）属分枝杆菌属，形态细长略弯曲的杆菌，长 1.0 ~ 8.0 μm，宽 0.2 ~ 0.5 μm，因具有分枝生长的趋势而得名。常成堆聚集存在于组织细胞中，分人型和鼠型。人型麻风杆菌为一种尚不能在细胞外培养的细胞内寄生菌。菌体细长呈杆状，在未治疗患者的病变组织中大多位于细胞内，呈着色均一的完整菌体，常聚集成簇，或呈圆形或卵圆形菌球，也有呈束状排列的。在治疗后的检材中，菌体着色不均匀，呈短杆、哑铃、念珠状等不完整菌。菌体细胞壁中同时存在甘氨酸和二氨基庚二酸，是目前已知麻风杆菌与其他分枝杆菌不同的特征。麻风杆菌除含有低水平的超氧歧化酶和过氧化物酶外，没有其他细胞内寄生菌特有的触酶。此种触酶能抵抗氧化和防止被宿主清除，因而在组织中死麻风杆菌比例高，并呈多形性表现。

麻风杆菌含较多脂质，染色时不易着色，着色后能抵抗酸乙醇的脱色，故亦称为抗酸杆菌（acid fast bacilli），抗酸染色及革兰染色均呈阳性。

根据小鼠足垫感染模型中的细菌繁殖动态判断，麻风杆菌离体后，对外界环境有一定的耐受力，在体外干的鼻分泌物中，可存活 9 天。在干燥环境中 2 ~ 7 天仍有繁殖能力，在 0℃ 能存活 2 ~ 3 周。夏日光照 1 ~ 2 小时活力下降，光照 3 小时或 60℃ 加热 1 小时，即失去繁殖能力。本菌适宜的生长繁殖温度为 27 ~ 30℃，故主要在人体体温较低的体表皮肤、黏膜和浅表的外周神经中生长。在小鼠足垫处接种麻风杆菌仅能获得有限繁殖，犰狳对麻风杆菌高度敏感，经皮内、皮下或静脉接种麻风杆菌 14 个月后，约 60% 以上犰狳呈现播散性瘤型麻风变，甚至死亡。其病变组织内含有大量细菌。这些动物模型虽然与人类麻风感染尚有相当差别，但为研究麻风杆菌的微生物学、免疫学及生化特性，建立了良好的基础。

【流行病学】

（一）传染源　麻风患者是麻风杆菌的唯一宿主和传染源，尚未能确定有麻风杆菌的健康带菌者。近年发现蚊和臭虫等节肢动物在吸患者血后能暂时带有麻风杆菌。此外，野生犰狳和黑长尾猴等动物可能是麻风杆菌的自然宿主，它们可有类似人类瘤型麻风样的感染，但流行病学调查尚不能肯定这些动物感染是人类感染的传染源。

（二）传播途径　一直认为麻风主要是通过与麻风患者长期密切直接接触而受传染，并以此解释家庭中有麻风人时的发病率高过一般人群 4～8 倍的现象。接触传染常在暴露接触若干年后才发病，因而不大可能在病房或医院短时与病人接触而发病。虽然瘤型麻风患者皮损组织中含有大量麻风杆菌，但在皮损表面查菌阳性率并不高，细菌计数亦很低。而在患者鼻腔分泌物中，含菌数可达 2000 万条/mL 之多，并能在外界存活 7～10 日，在潮湿环境中存活时间更长。因此，长期密切直接接触皮肤并不是麻风传播的唯一方式；现在更加重视的是经呼吸道和消化道的传染。

（三）易感人群　麻风杆菌感染在世界范围出现，可发生于任何年龄和任何种族。一般更多见于年轻人，男性较女性更易感染。但 95% 的接触麻风杆菌的人，并不出现麻风杆菌感染，提示麻风杆菌的侵袭力及毒力均较弱，且感染需有长期接触才会发生。但免疫缺陷或不全者，如艾滋病人及新生儿，细菌可出现早期定植，较易感染其他分枝杆菌，可能亦会对麻风杆菌增加易感性。

（四）流行特征　全世界均有发病报道，据 20 年前不完全估计，全球尚有一千多万患者。发病率较高的是热带和亚热带，但也见于西伯利亚、西藏、朝鲜等地。麻风的病型可有一定的地区性，亚非地区主要为结核样型麻风，而南美洲一些地区多见瘤型麻风。经联合化疗的有效治疗后，世界范围内麻风的患病率正缓慢地有所下降。

【发病机制】

麻风杆菌传入人体后首先被巨噬细胞吞入，经处理后部分抗原成分表达于巨噬细胞膜表面，与巨噬细胞膜上的 HLAII 类抗原 DR、DP、DQ 等协同，被 T 细胞识别后引起免疫反应。如免疫反应正常，T 淋巴细胞被激活后产生淋巴因子，促进巨噬细胞清除麻风杆菌，形成上皮样细胞和郎格汉斯细胞（Langhans cell）。如免疫功能有缺陷，或 HLA - DR 抗原的表达位点受麻风杆菌感染后改变，甚至出现表达障碍，导致 T 细胞不能识别，则免疫反应弱，无法清除麻风杆菌，病变弥漫广泛。病变处形成含大量麻风杆菌的麻风细胞，或称泡沫细胞，系由巨噬细胞感染大量含脂质的麻风杆菌而成。由上可见，机体的免疫状态和组织相容性抗原特点，直接与受麻风杆菌感染后是否发病和发病的类型相关。Kaplan 等将麻风杆菌感染的临床类型和病人的免疫特点进行比较，见表 6 - 6。

表 6 - 6　麻风分枝杆菌感染的临床类型和免疫特点

临床类型	结核样型	界线偏结核样型	中间界线型	界线偏瘤型	瘤型
皮肤中抗酸菌数量	（ - ）	+	+	+ + +	+ + +
麻风菌素反应	+ + +	+ +	（ - ）	（ - ）	（ - ）
淋巴细胞纯化试验（%）	95	40	10	1 ~ 2	1 ~ 2
抗麻风菌抗体	- / +	- / +	+ +	+ + +	+ + +
CD4/CD8	1.35	1.11	（ - ）	0.48	0.2

【临床表现】

（一）潜伏期　由于麻风起病极为缓慢，早期症状不明显，又不易查清其确切接触史，故仅能由流行病学史结合临床推断，平均为 3 ~ 5 年（数十天至十年以上）。

（二）症状　麻风的早期症状为非特异低热、全身不适、肌肉酸痛、皮肤有异常感觉等。典型的麻风症状因机体的免疫状态不同，表现为有明显差异的临床各型麻风，如两极类型的结核样型和瘤型麻风，以及其间的几种连续变化类型。麻风的基本临床表现为各种皮肤损害和周围神经受累症状，以此作为诊断、鉴别诊断、分型的依据。皮损具有不同形态和数量，包括原发性斑疹、丘疹、结节、疱疹和继发性的皮肤萎缩、疤痕、鳞屑和溃疡。红斑为各型麻风所共有，为病情活动的标志之一。周围神经炎为麻风的另一个主要临床表现，常为麻风的初发症状。少数病人可仅有周围神经炎损害而无皮肤损害，称为单纯神经炎麻风，但罕有仅有皮损而无周围神经炎者。外周神经损害的特点和程度，亦因机体的免疫状态而异，麻风一般不累及中枢神经系统。

1. 结核样型麻风　皮肤红斑数量较少但较大，境界清楚，呈淡红色，反映患者免疫力相对较强，能使感染局限化。累及外周神经亦较少但反应强，造成较明显的浸润破坏和功能障碍，神经肿胀而硬，疼痛明显，伴有明显局部感觉障碍和闭汗。常见受累神经为尺神经、腓总神经、耳大神经等。神经功能障碍可进一步引起肌肉萎缩、运动障碍和畸形。本型患者抵抗力强，有较强的自愈倾向，唯累及周围神经干而组织反应剧烈时，可导致不可逆的严重畸残。

2. 界线类偏结核样型麻风　皮肤红斑数量增多，颜色变淡，大的红斑周围可出现卫星状小斑块，皮损境界清楚，分布较广，好发于面部、躯干和四肢。神经损害和结核样型麻风一样，粗大而硬。受累神经较前者多发，感觉障碍和闭汗出现较晚，且程度较轻。神经鞘内炎性浸润和结缔组织增生使神经肿胀增粗数倍至十余倍。受累的周围神经多为混合神经，故常伴感觉障碍和营养障碍，通常温度觉最早受累，痛觉次之，触觉受累最迟。如神经干受累则以触觉障碍最先出现，再依次为痛觉和温度觉受累。此型麻风患者常因免疫力恢复和增强后出现Ⅰ型麻风反应，表现为严重的受累神经痛，多在夜间发作，患者常难以忍受，并可进一步使原有神经营养障碍加剧，出现局部肌肉萎缩而致畸残，如面瘫、手足功能障碍形成"爪手"、"猿手"、"垂腕"等。

3. 中间界线类麻风　皮肤损害多而形态复杂，呈现多形性及多色性，形状不规则，境界部分清楚部分不清楚。皮损大小不一，分布广泛，多不对称。神经损害呈多发性，但仅为中度肿大，质地较软。本型可伴有黏膜、淋巴结、睾丸和内脏病变。免疫反应显示不稳定，易于发生麻风反应和型别演变。在抗麻风药物治疗下，可发生"升级反应"，向结核样型麻风端演变。有的病人在某些因素影响下，又未用抗麻风药物治疗，则可发生"降级反应"，向瘤型麻风端发展。

4. 界线类偏瘤型麻风 此型临床表现近似瘤型麻风，惟程度较轻。皮肤损害已具有瘤型麻风的斑疹、斑块、浸润、结节等，分布广泛，常呈弥漫性浸润损害。晚期病人因面部的弥漫性浸润，可形成特殊的"狮面"。神经损害广泛，但肿大较轻，质软。感觉障碍及肢体畸残亦出现较晚，且程度较轻。本型麻风人具有瘤型麻风患者特有的眉毛及头发脱落，亦常出现鼻黏膜病变、淋巴结肿大、睾丸及内脏麻风损害。本型免疫稳定性亦差，常在抗麻风药物治疗下发生"升级反应"，向结核样型麻风端演变，而未经抗麻风药物治疗者，受某些因素影响，降级向瘤型麻风发展。

5. 瘤型麻风 为麻风患者免疫力低下的另一端。表现为病变广泛而弥漫，但组织反应损害相对较轻。损害小而多，分布广泛对称，颜色浅淡。神经受累粗大，在中、晚期病人，因广泛对称的神经干受累，可发展为严重的肌肉萎缩和畸残。皮肤浸润损害的加深，常形成较大的结节和斑块。发生于面部时表现口唇肥厚、耳垂肿大、整个面部呈大小不等的结节状斑块突起，形成令人望而生畏的"狮面"。四肢因皮损和血循障碍，肢端常有水肿，皮肤萎缩，感觉障碍，常见有难于愈合的溃疡。眉毛对称性脱落，继之明显脱发。眉毛脱落为瘤型麻风的重要临床特征。鼻黏膜早期即受侵犯，因浸润肥厚而进一步糜烂溃疡，产生严重的鼻中隔穿孔塌陷，最终形成"鞍鼻"。眼部受累以角膜及虹膜受损最常见，可致永久性视力减退或失明，主要由麻风杆菌直接侵犯或由 II 型麻风反应引起。肝脾可因麻风肉芽肿形成而肿大，但常无临床症状，肝功能一般正常。睾丸受累萎缩常致不育、阳痿和乳房肿大。骨质损害主要见于手足的短骨，因血循受累和营养障碍而发生骨质破坏和吸收。上述内脏器官损害多在晚期瘤型麻风患者发生，特别是未经治疗的患者，一般很少直接造成死亡。

6. 未定类麻风 为各型麻风的共同早期临床表现。根据机体免疫状态的变化，疾病可自愈或分别向其他各临床类型发展。其临床症状轻微，皮疹少，呈淡红色，受累浅神经呈轻度肿大，但无感觉障碍或仅有轻度异常，无畸残及内脏器官损害。

（三）麻风反应　已知麻风杆菌侵袭力较低，但能较快改变受累组织对麻风杆菌的免疫反应状态，导致临床症状的加剧和恶化，特称为"麻风反应"。多菌类麻风患者（瘤型及界线类偏瘤型），组织中含有大量麻风杆菌，因体液免疫相对正常，循环中含有较高水平的麻风抗体，当进行有效化疗时，大量可溶性抗原被释放到细胞外，与血中抗体发生反应，约半数病人可因此发生急性麻风性结节性红斑反应（erythema nodosum leprosy，ENL），亦称为Ⅱ型麻风反应。ENL 主要是大量免疫复合物形成的Ⅲ型免疫反应。如抗体过多则出现组织阿瑟反应（Arthus reaction），而抗原过多时则出现血清病样反应。ENL 时除皮肤疼痛性结节性红斑外，尚可出现虹膜睫状体炎、神经炎、肾小球肾炎及全身性脉管炎等。另一种类型的麻风反应，见于结核样型和界线类麻风，当各种外界或内部因素发生变化时，影响其免疫反应的增强或减弱，可出现再次由细胞免疫反应引起的迟发性超敏反应，称为Ⅰ型麻风反应。当细胞免疫增强或进行有效化疗时，病情常向结核样型极端转化，称为升级或逆向反应。此种情况虽然增强的免疫反应可进一步清除和减少组织中的麻风菌数，但免疫损伤可致原有皮损和神经损害的进一步加重，甚至可造成永久性畸残。而当细胞免疫反应进一步下降或未进行有效化疗时，病情又可向瘤型麻风极端演变，称为降级反应。因而，无论何种麻风反应，均可增加病人的病理损害，甚至造成严重后果，应加强和重视麻风反应的预防和处理。

【病理变化】

麻风分枝杆菌感染引起的组织病理改变是临床诊断和分型的基础。未定类麻风的病理特点为皮损呈非特异性炎性浸润，尚无特殊肉芽肿形成，组织中菌数很少或无菌，但如查到抗酸杆菌有重要诊断价值。结核样型麻风的病理改变为大量淋巴细胞浸润，有明显肉芽肿形成，可见多量上皮样细胞和郎格汉斯细胞，表皮因明显细胞浸润而增厚，但破坏较轻。外周神经受累处有淋巴细胞浸润和神经膜细胞（雪旺细胞）浸润，神经束和神经板有破坏。组织中很少能查到麻风菌，麻风菌素皮肤试验呈阳性。界线类偏结核样型麻风的病理损害特点基本与结核样型麻风相似，仅皮肤损害的范围增多增重，而淋巴细胞浸润及肉芽肿反应减轻，细菌数量增加，而麻风菌素皮试呈弱阳性。界线类麻风病理学特点为皮肤表皮下可见明显的"无浸润带"，系因此型淋巴细胞浸润减少，仅有一层胶原形成。另可见不典型的泡沫状麻风细胞，组织中菌量明显增多，麻风菌素反应呈阴性。瘤型麻风病理检查皮损处亦很少淋巴细胞浸润，但有较多典型的麻风泡沫细胞，内含大量麻风杆菌。病变小而弥漫，神经损害广泛，通常有内脏器官病理损害，如眼、骨、睾丸等的麻风性炎性细胞浸润或肉芽肿形成，麻风菌素皮试阴性。界线类偏瘤型麻风的病理变化与瘤型相似，但程度较轻，尤其是神经损伤较轻，出现也较晚。

【实验室检查】

（一）麻风杆菌检查　从皮肤病变中检查麻风杆菌对诊断虽很重要，但查菌阴性不能排除麻风（尤其结核样型麻风多为阴性）。查菌阳性时，还应注意与其他抗酸杆菌鉴别。临床上常用细菌指数（BI）和形态指数（MI）来表示麻风杆菌在组织中的存在状态。BI 或称细菌密度指数，一般按 Ridely 对数分级法表示，见表 6 – 7。

表 6 – 7　皮肤切刮涂膜查菌 Ridely 对数分级法

（ – ）	200 个油镜视野未检出麻风杆菌
（1 + ）	平均 100 个油镜视野查出 1 ~ 10 条麻风菌
（2 + ）	平均 10 个油镜视野查出 1 ~ 10 条麻风菌
（3 + ）	平均每个油镜视野查出 1 ~ 10 条麻风菌
（4 + ）	平均每个油镜视野查出 11 ~ 100 条麻风菌
（5 + ）	平均每个油镜视野查出 101 ~ 1000 条麻风菌
（6 + ）	平均每个油镜视野查出 1000 条以上麻风菌

$$BI = \frac{各部位涂膜细菌密度 " + " 总和}{查菌涂膜部位数}$$

（二）麻风菌素皮肤试验　将取自瘤型麻风患者的麻风杆菌加热处死后制成粗提抗原，行皮内注射后观察反应程度以区分临床麻风类型。

（三）血清学试验　主要用于测定瘤型麻风患者的抗体水平，但应注意常与其他分枝杆菌存在交叉反应。针对麻风杆菌的酚糖酸的碳水化合物部分的抗体具有一定特异性，可作为瘤型麻风患者化疗效果的间接考核指标。

【诊断及鉴别诊断】

麻风的主要诊断依据为：①特殊的皮疹、周围神经肿大及感觉障碍；②皮肤刮片查找抗酸杆菌；③组织病理学改变；④确切的接触麻风人史等。应综合分析作出判断，上述 4 项中具备 2 项才能确诊。

（一）与某些皮肤病的鉴别　应与麻风进行鉴别的皮肤病甚多，但均有 3 点与麻风截然不同：①多数皮肤病有瘙痒感，而无麻木和闭汗；②一般不引起浅神经粗大；③麻风杆菌检查阴性。主要应鉴别的皮肤病为：

1. 结节病　容易与麻风混淆。本病无感觉障碍、浅神经不粗大、皮损查麻风杆菌阴性、组织病理检查在神经小分支内无浸润，立毛肌也少有浸润，可伴有淋巴结、眼、肺、骨等组织器官的损害。

2. 环状肉芽肿　多见于儿童，好发于手、腕伸侧或足背，病程慢，有可能自愈，局部感觉正常。组织病理检查，见真皮内有结节，中央有结缔组织坏死，周围绕以淋巴细胞、上皮样细胞及成纤维细胞浸润，呈放射状之木栅栏状排列为本病特点。

3. 寻常狼疮　本病破坏性较强，易破溃形成溃疡和疤痕，在疤痕上陆续有新的结节发生，压之可见苹果酱色小点。组织病理变化为结核性肉芽肿，中央有干酪样变，神经不受累。

4. 结节性红斑　应与麻风反应的结节性红斑鉴别。本病多见于女青年，春秋多发，主要见于下肢，上肢及面部少见。麻风杆菌检查阴性。

（二）与神经系统疾病鉴别　　麻风神经损害与一般神经系统疾病主要的不同是：麻风常有皮损合并存在，常有浅神经肿大。易与麻风混淆的神经系统疾病主要为：

1. 股外侧皮神经炎　　本病特发于大腿外侧，感觉异常的轻重消长常不稳定，无麻风皮损，无肌萎缩及运动障碍，浅神经不粗大。

2. 非麻风性周围神经炎　　常系病毒、细菌毒素、营养缺乏、代谢障碍、化学药物中毒等所致。例如糖尿病、维生素 B_1 缺乏、金属（铅、汞、砷等）中毒症。可同时伴有感觉、运动、营养等障碍，但无浅神经粗大。而麻风则感觉神经障碍在先，运动、营养障碍出现在后，有浅神经粗大。

3. 进行性增殖性间质性神经炎　　本病患者有家族性病史，有时伴有脊柱侧凸，脑脊液中蛋白含量增高，无麻风的皮损及其他症状。

其他需要鉴别的疾病有类风湿性关节炎、脊髓空洞症、进行性肌营养不良症、周围神经外伤、面神经麻痹等。结合病史、体检（有无浅神经粗大及皮疹）、细菌和组织病理学检查不难鉴别。

【治疗】

20 世纪 80 年代以来，WHO 推荐采用家庭联合化疗为主的防治方案，不再强制隔离麻风人。

（一）联合化疗（multi – drug therapy，MDT）　　麻风杆菌主要寄生在皮肤巨噬细胞和外周神经雪旺细胞中，单一药物化疗常不易将其清除，反而使耐药菌不断增加。同时潜藏于深部组织细胞中药物很难达到处的少数麻风杆菌（称为持久菌或休眠菌）虽对抗麻风药仍然敏感，因有的药物不能对其发挥治疗作用而常引起停药后复发。采用联合化疗则可克服麻风菌耐药和休眠菌的问题。联合化疗的常用药包括：

1. 氨苯砜（dapsone）　　化学名为二氨基二苯砜（diaminodiphe-nylsulfone，DDS），结构与磺胺药近似，推测其作用机制亦为阻断细菌的叶酸合成，从而影响菌体核蛋白合成而无法繁殖。亦有研究报道砜类药物可刺激网状内皮系统，增加巨噬细胞活性，促进其对吞噬细菌的消化。50～100 mg/d，连服3～4个月后即可杀死瘤型麻风患者体内的几乎全部活菌。本品价格低廉，耐受性好，服用方便。缺点是需要长期持续服药，无法消除休眠菌，且原发和继发耐药菌不断增加。毒副作用小，可致贫血、药疹、肝炎等。

2. 利福平（rifampicin，RFP）　利福平为利福霉素 SV 的衍生物，本品能选择性抑制细菌的 DNA 的 RNA 聚合酶，阻止 RNA 合成，从而阻断细菌的菌体蛋白合成，对麻风杆菌有极强的杀菌作用，一次口服 600 mg 后，4 天内能杀死体内绝大多数活菌，在组织细胞内浓度特高，能杀死长期生存在细胞内的细菌，故为联合化疗中首要的必选药物。主要毒副作用为皮疹和肝损害，发生时可暂停用药，待皮疹消退和肝功能恢复后，再恢复治疗。利福平口服后在血中维持药效时间较长，加之麻风杆菌传代周期长达 13～15 天，故多主张600 mg/次，2 次/月。

3. 氯法齐明（氯苯吩嗪，clofazimine，B663）　本品作用机制尚不清楚，可能为抑制麻风杆菌 DNA 依赖的 RNA 聚合酶，从而阻抑菌体蛋白合成。本品还有抗炎作用，能稳定溶酶体，故亦用于治疗 Ⅱ 型麻风反应。常用量 50～100 mg/d，因杀菌作用较弱，一般服3 个月左右显示明显效果。对深部组织中的休眠菌无作用。治疗 Ⅱ 型麻风反应的剂量为 100～200 mg/d，疗效在 2～4 周后开始缓慢显示。本品主要副作用为皮肤着色和消化道反应，已有明显消化道或肝肾损害者禁用。

4. 丙硫异烟胺（prophyl thiosonicotinamide prothionamide，PTH）为乙硫异烟胺的同类药物，现已基本代替乙硫异烟胺。其抗麻风杆菌作用较 DDS 快，但较 RFP 慢。因在体内排泄较快，故一般 200～500 mg/d，口服。主要副作用为胃肠功能紊乱和肝损害，本品一般不作为常规化疗药物，常用作 B663 的替代药物。

5. 其他　据报道培氟沙星（pefloxacin）400 mg/次，2 次/月，疗程 24 周，病人耐受性良好，BI 下降及症状好转均明显。米诺环素（minocycline）有良好的脂溶性，能穿透细菌的脂质外膜，是治疗麻风很有希望的药物。

沈建平等用甲氟哌酸治疗 12 例新发未治多菌型麻风患者，800 mg/d，口服，治疗 3 个月时 MI 降至 0%，6 个月时 BI 较治疗前下降了 0.54。患者全部耐受良好。

WHO 建议联合化疗方案

1. 多菌型麻风（皮肤查菌阳性，无论临床类型）治疗方案 利福平 600 mg/次，1 次/月，氯法齐明 300 mg/次，1 次/月，两药同时监服；氨苯砜 100 mg/次，1 次/日，氯法齐明 50 mg/次，1 次/日，两药同时自服。疗程至少 24 个月，或服至皮肤涂片查菌阴性为止。

2. 少菌型麻风（皮肤查菌阴性，无论临床类型）治疗方案 利福平 600 mg/次，1 次/月，监服；氨苯砜 100 mg/次，1 次/日，自服。疗程 6 个月。

以上方案儿童用量酌减。病人自服药物不得 <20d/月。多菌型方案 1 年中服药不得 <8 个月，如中断服药 >4 个月者，应重新开始计算疗程。

（二）麻风反应的治疗 麻风反应为发作性症状加重的免疫炎性反应，无论是Ⅰ型或Ⅱ型麻风反应，均可能导致病变的明显加重，甚至招致畸残，应予及时处理。治疗麻风反应时，一般不须停止抗麻风治疗。麻风反应轻微者，可选用以下药物治疗。

1. 沙利度胺（thalidomide，反应停） 又名酞咪哌啶酮、酞谷酰亚胺，为免疫抑制剂。本品通过对 CD4（辅助性 T 细胞，TH）的抑制作用，使 TH/TS 比值下降，进而抑制免疫反应。主要用于急性麻风结节红斑反应（Ⅱ型麻风反应），对迟发超敏反应（Ⅰ型麻风反应）效果差。口服 200 mg/次，3 次/日。症状控制后，逐渐减为 50～100 mg/d。本品可致畸胎，孕妇禁用。

2. 糖皮质激素 具有较强的抗炎、抗过敏及免疫抑制作用。主要用于Ⅰ型麻风反应引起的明显神经损害和较严重的Ⅱ型麻风反应。尤其对后者引起的神经炎、眼炎、睾丸炎和发热等，有迅速疗效。口服泼尼松 40～60 mg/d。病情严重者可用氢化可的松 100～200 mg

或地塞米松 5 ~ 10 mg 静脉滴注。临床症状缓解后应逐渐减少用量直至停药。总疗程不宜超过半年，或用其他抗炎药物替代，以免除长期用药可能发生的副作用。

3. 氯法齐明　也有抗炎作用，故可用于治疗麻风反应。主要用于对糖皮质激素和沙利度胺有禁忌证，或有明显药物反应而无法坚持用其他药物治疗的麻风反应患者。口服 300 mg/d，3 个月后减为 50 mg/d。亦可与沙利度胺等药物合用以增强疗效。

4. 雷公藤及昆明山海棠　为具有免疫抑制作用的中草药，对细胞免疫及体液免疫均有明显抑制作用，并能抑制炎性血管通透性增加和肉芽肿增殖。临床上对 I 型和 II 型麻风反应均有一定疗效。用去皮的雷公藤根 20 ~ 30g/d，煎服。也可用雷公藤总苷片、昆明山海棠片、火把花根片等内服。主要副作用为胃肠道刺激及 WBC 减少。（雷公藤皮及叶均有剧毒，切忌误用！）

个别反应严重者，可考虑行神经外膜松解术以减轻疼痛并预防其他并发症。

（三）麻风性器官损伤及畸残的治疗　早期诊断和早期治疗麻风及麻风反应是防止器官损伤和畸残的关键。麻风性虹膜睫状体炎是眼部损害最常见和导致失明的重要原因，应及时散瞳，应用可的松滴眼液和防止继发感染。对外耳、鼻部皮肤黏膜损害，应加强局部保护性处理和防止感染。有局部感觉障碍者要注意避免外伤和烧、烫、冻伤。已有肢体畸残者，可酌情采用体疗、理疗或外科整形手术治疗。

（四）麻风复发的治疗　已达到治愈标准，再次出现新皮损或麻风杆菌检查转阴后查菌再次阳性称为麻风复发。如在治疗中复发，多为耐药菌产生。如在疗程结束后查菌转阳性，则多为休眠菌再次活跃，亦可能为耐药菌引起。在治疗中患者服药依从性较差时，特别易于复发。复发的诱因常为劳累、营养不良、妊娠、精神创伤等。复发常导致原有损害的加重，甚至发生畸残。如为耐药菌复发，应入院接受 DDS、RFP、B663、PTH 四联化疗药物监服，至少 6 个月。

如为非耐药菌复发，仍可用 MDT 方案继续治疗。麻风复发应与 I 型麻风反应相鉴别，后者实际亦是由迟发超敏反应引起的麻风症状加重，但不伴有细菌的复发和增殖。

【预后】

麻风杆菌感染是一种极为缓慢发展的疾病过程，一般不直接引起患者死亡，尤其结核样型麻风，预后良好。但长期存在的症状及晚期残废，加之人们对本病的畏惧，给患者带来极大的心理压力。有效的联合化疗不仅可以明显减少瘤型麻风的传染性，也极大地改善患者的病情，大多可达到临床治愈目的。因此可望在本世纪内在世界范围内消灭麻风。

【预防】

（一）积极治疗传染源　早期和彻底治疗病人，特别是多菌型具有传染性的病人。对麻风人的亲属及密切接触者进行定期体检，以早期发现新病人。这不仅有利于病人本身，而且是非常重要的预防措施。

（二）切断传播途径　对新发现的、有传染性的病人进行必要的隔离治疗，仍是切断传播途径的重要环节。但不必像以往那样强调人身隔离。目前世界各地多实行"化学隔离"以取代人身隔离，因为实践证明，病人在门诊或家庭内接受联合化疗，可使病人在很短时间内失去传染性。

（三）保护易感者　可采用化学预防和接种卡介苗。

1. 化学预防　又称预防性治疗，一般可口服氨苯砜，按常规治疗量的半量，即成人 50 mg/d，或按每日 1 mg/kg，预防性服药期限为 2~3 年；或用二乙酰氨苯砜肌内注射，6 个月~5 年者 150 mg/次，>6 年者 225 mg/次，每 75 天注射 1 次，共 15 次。

2. 接种卡介菌　在麻风流行地区有条件时可以对麻风菌素及结核菌素试验均为阴性反应的密切接触者，特别是儿童与青年应接种卡介菌，有报告称能预防麻风，但还须进一步总结经验。接种麻风菌苗也是有希望的预防方法。

迄今尚无有效的可供应用的麻风菌苗。麻风杆菌感染过程漫长，考核菌苗的效果极为困难，有待进一步研究。

二、皮肤结核（tuberculosis cutis）

【病因】

结核杆菌（Mycobacterium tuberculosis）属分枝杆菌属，是引起结核病（包括皮肤结核）的病原菌。此菌需氧、无鞭毛、无芽孢、无运动力，菌体细长，长 $2.5 \sim 4 \mu m$，宽 $0.3 \sim 0.6 \mu m$，略带弯曲。不易着色，着色后可抵抗乙酸脱色，故称抗酸杆菌（acid – fast bacillus）。分人型、牛型、鸟型、鼠型、冷血动物型以及非洲型结核杆菌，对人有致病性的主要是人型、牛型和非洲型结核杆菌。牛型比人型粗短，常聚集成团。陈旧培养物中或受抗结核药物作用后，可出现多形性，呈球形、串球状或丝状，偶见分支状。齐 – 尼（Ziehl – Neelsen）染色，菌体呈红色，一般菌及细胞、渗出物等呈蓝色。用荧光染料 0.1% 金胺石炭酸染色，在荧光显微镜下观察菌体呈橙黄色荧光。

结核杆菌专性需氧。营养要求较特殊，生长缓慢。从病人或感染动物体内分离培养结核杆菌时，需用含血清、卵黄、马铃薯、甘油及某些无机盐的培养基才能生长。最适温度为 37℃。在常用的 Lowenstein – Jensen 培养基上孵育 10 ~ 30 天，形成花菜状粗糙型菌落。有毒的结核杆菌呈中性红试验阳性，耐热触酶试验阴性。对外界抵抗力强，能在潮湿处生存 20 周以上；烈日曝晒 2 小时、5% ~ 12% 来苏接触 2 ~ 12 小时、70% 乙醇接触 2 分钟、煮沸 1 分钟能被灭活。但耐酸及耐碱。

结核杆菌不产生内、外毒素，也无荚膜或侵袭性酶；其致病性可能与细菌在体内大量繁殖引起的炎症、菌体成分（如脂质、蛋白质、聚糖、分枝杆菌生长素等），及其代谢产物的毒性，以及菌体成分对机体产生的免疫损伤有关。

结核杆菌能刺激机体产生抗体，但无保护作用。其抗感染免疫主要是细胞免疫。对结核杆菌激发机体产生的免疫和变态反应间的关系，看法尚未取得一致。可能系不同抗原组分激活不同 T 淋巴细胞亚群，产生两种不同免疫分子所致。一为巨噬细胞移动抑制因子，对 OT 可产生变态反应性炎症；另方面为结核杆菌生长抑制因子，通过巨噬细胞特异地抑制细胞内结核杆菌的繁殖而获得免疫。在自然感染过程中，完整的结核杆菌可刺激并同时产生上述两种免疫因子。

【流行病学】

（一）传染源　长期大量排菌的结核病人（特别是肺结核患者）及其污染物是主要传染源，正规化疗 2～4 周后，随着排菌量的减少而传染性降低。我国少数民族地区牛型结核分枝杆菌分离率较高，这可能与牛奶消毒不严有关。

（二）传播途径　可以是患者飞沫、接触污染物中的结核杆菌经伤口感染。皮肤在正常情况下能抵抗外来细菌的侵入，但外伤情况下可侵入，尤其是结核菌素阴性者的皮肤若受外伤，从事结核菌培养和病理解剖者皮肤的外伤处结核菌均有可能侵入。

（三）易感人群　普遍易感，婴幼儿、青春后期及老年人发病率较高。免疫力低下、过度劳累、妊娠、艾滋病、糖尿病、器官移植后及恶性肿瘤患者易发皮肤结核。

（四）流行特征　20 世纪 60 年代曾预测结核病将于 2000 年消灭，但由于对结核病忽视控制、人口流动增加、耐药结核增多及结核杆菌与艾滋病合并感染等原因，近 10 年来结核病又复增多，呈高感染率、高患病率、高病死率及高耐药率等特点。皮肤结核病的消长，与内脏结核病几乎是同步的，值得重新高度关注。

【临床表现】

（一）原发性皮肤结核（primary tuberculosis of the skin）　指结核杆菌直接接种于未感染过结核杆菌的患者所发生的皮肤损害，或为内脏结核病患者在全身抵抗力降低的情况下，结核杆菌经血行播散全身而引起的皮肤结核。

1. 原发性综合性皮肤结核（primary complex of cutaneous tubercu-

losis) 又称结核性下疳（tuberculous chancre）。结核杆菌首次侵入无特异性免疫力的机体，巨噬细胞不能抑制或杀死结核杆菌，致病菌被携带至局部淋巴结，形成原发综合征。1～2周后，机体产生以细胞免疫为主的特异性免疫。原发灶内病菌停止繁殖，肿大淋巴结逐渐缩小钙化。同时出现变态反应，引起干酪样坏死、结核结节等病变。原发感染绝大多数经纤维化、钙化而可不治自愈。

原发性综合性皮肤结核很少见。好发于颜面及四肢，约有 1/3 患者发生于黏膜。感染部位起初为一红褐色丘疹，以后发展成结节或斑块。继而破溃形成表浅溃疡，基底呈颗粒状，暗红色，易出血，边缘呈潜行性，表面覆有痂皮，无自觉症状，此时结核菌素试验阴性。经 3～6 周或数月，附近淋巴结肿大，发生干酪样坏死和脓疡，破溃形成瘘管，结核菌素试验呈阳性。原发部位溃疡渐愈，遗留暗红色疤痕，但其四周可出现寻常狼疮或疣状皮肤结核样损害。在皮肤损害及淋巴结溃疡处可以找到结核杆菌。

2. 全身性粟粒性皮肤结核（generalized military tuberculosis of the skin） 又名播散性粟粒性皮肤结核（tuberculosis cutis miliaris disseminata）。为少见而严重的结核杆菌感染，患者抵抗力低下，结核杆菌随血行播散全身而引起的皮肤病变。患者常伴有肺、淋巴结或脑膜等处的体内粟粒性结核。本病主要见于儿童，常在患麻疹或猩红热等急性传染病后发生。

皮肤损害为淡红色至暗红色的斑疹、丘疹、紫癜、水疱或脓疱，针头大至米粒大，全身散在性广泛分布。以后有的可以消退，有的则发展成狼疮结节或不整形溃疡，表面覆以痂皮，分泌物中可查到结核杆菌。结核菌素试验早期为阴性，晚期可呈阳性。患者可有发热等全身症状，预后不良，常因粟粒性肺结核或结核性脑膜炎而死亡。病理上早期为非特异性炎症。真皮内有中性粒细胞浸润，小血管发炎、栓塞及坏死，有大量结核杆菌；晚期呈结核性浸润。

（二）再感染性皮肤结核（reinfection tuberculosis of the skin）曾经感染过结核杆菌，由于原发性感染获得的免疫力，可维持几年，在此之后可能发生结核菌的再感染，称为再感染性结核。再感染性结核常限发于一个器官。寻常狼疮患者中只有 10%～20% 伴有其他器官的结核，特别是肺结核、淋巴结核及骨结核等。在再感染性皮肤结核中，由于病人抵抗力的不同，而发生不同类型的皮肤结核：寻常狼疮出现轻度坏死；疣状皮肤结核为中度坏死；瘰疬性皮肤结核和溃疡性皮肤结核则出现重度坏死。

1. 寻常狼疮（lupus vulgaris；tuberculosis cutis luposa）　　本病为发生于已感染过结核，且已致敏者的一种继发性皮肤结核，患者对结核菌素纯蛋白衍化物的敏感性很高。结核杆菌可经皮肤损伤处侵入皮肤，也可由破溃的淋巴结结核、骨关节结核病灶直接或经淋巴管蔓延至皮肤，也可由内脏结核病灶经血流播散至皮肤。极少数为接种卡介苗后在接种处发病。

（1）皮肤损害　　基本损害为粟粒至豌豆大的狼疮结节，呈红褐至棕褐色，呈半透明状，触之质软，微隆起于皮面，结节表面薄嫩，用探针探查时，稍用力即可刺入（探针贯通现象）。如用玻片压诊，使局部充血减少后，结节更明显，呈淡黄色或黄褐色，如苹果酱颜色（苹果酱结节），有时多数结节融合成大片红褐色浸润性斑片，直径可达 10～20cm，表面高低不平，触之柔软，覆有大片叶状鳞屑。

狼疮结节可以自行结疤而愈，也可破溃形成溃疡，溃疡多浅表，表面为红褐色肉芽组织，有少量稀薄脓液和污褐色厚痂，溃疡大小不一，形状和边缘不整，质柔软，色暗红，边缘呈潜行性。在漫长病程中溃疡的中央或一侧结疤治愈，而周边或另一侧不断向外扩展，形成环状、弧形或蛇行性外观，在已愈的疤痕上又可出现新结节，是本病的特征。

损害在病理上可见典型的结核结节，伴有少许干酪样坏死。浸润中可见淋巴细胞、上皮样细胞和郎罕巨细胞或多核巨细胞。浸润灶内无血管，有胶原纤维变性，陈旧损害中弹力纤维也变性破坏，难于找到结核杆菌。

（2）特殊型狼疮　　由于机体反应性不同，寻常狼疮还可有特殊临床类型：①扁平寻常狼疮（lupus planus）：损害表面扁平，有少许鳞屑，为一片状的浸润斑片，其上有多数狼疮结节，愈后呈较扁平的萎缩性疤痕。②增殖性寻常狼疮（lupus vegetans）：包括结节性狼疮（lupus tuberosus）、瘤样狼疮（lupus tumidus）、疣状狼疮（lupus verrucosus）、乳头状狼疮（lupus papillaris）等。狼疮结节常密集而互相融合，损害明显高出正常皮面，呈浸润性斑块状或大小不等的乳头状增殖。③溃疡性狼疮（lupus exulcerans）：由于狼疮结节破溃而形成较大范围的溃疡，也可继发于皮下淋巴结、骨骼或其他部位的结核性病灶。④播散性狼疮（lupus disseminatus）：多系结核菌经血行播散至皮肤所致。皮肤上突然出现大量、散在性由狼疮结节构成的小斑片，互不融合。

（3）好发部位　主为面部，其次为四肢、臀部及颈部等处。面部寻常狼疮常致组织破坏而毁容，如鼻软骨及鼻翼破坏，鼻孔显露呈鸟状鼻；若整个鼻部毁坏，可使鼻中隔后部及鼻甲部暴露；耳壳破坏可只留耳孔；颊部及眼睑皮肤毁坏再加疤痕收缩可出现眼睑外翻、兔眼等，由此导致结膜炎、角膜溃疡甚至失明；四肢及颈部损害可因疤痕收缩而挛缩畸形；肌肉、肌腱或骨骼可毁坏，重者指趾脱落。

寻常狼疮也常侵犯黏膜，黏膜损害可为原发性，或由皮肤狼疮扩展而来。鼻黏膜及口唇部较为多见，鼻黏膜损害可沿鼻泪管侵及泪囊甚至眼结膜，亦可向后伸延至鼻咽部，并可经腭前孔而至硬腭前端。咽部损害可经耳咽管蔓延至中耳。整个口腔黏膜及口唇均可发生黏膜狼疮，由于黏膜潮湿及其他细菌的污染，黏膜狼疮可呈一片微高起的肉芽状斑片，灰白色，表面不平而呈颗粒状，有时伴有微小溃疡，表面结痂。齿龈可出现肿胀及溃疡，牙齿也可脱落。偶侵犯舌部发生舌乳头肥大或疼痛的裂纹。口腔黏膜损害可致饮食障碍，使患者营养不良。

（4）自觉症状　无明显自觉症状，寻常狼疮在有继发感染时可有疼痛，如不伴发其他部位结核病，全身症状轻微。此类再感染性结核病，一般不累及局部淋巴结。

（5）病程 寻常狼疮往往由儿童或少年时期开始发病，半数以上患者在 10 岁以前发病，20 岁以前发病者约占 80%。

（6）寻常狼疮的并发症 ①继发性感染：寻常狼疮患者常并发化脓性感染，如脓疱疮、疖及丹毒。②象皮病：肢体寻常狼疮可并发淋巴管炎或淋巴结炎，反复发作后可使其破坏，淋巴液回流障碍，肢体可发生象皮肿。③其他结核病：寻常狼疮患者据统计约 1/4 并发活动性肺结核，约 1/3 合并骨结核等。④癌：寻常狼疮损害长期不愈者，可并发鳞状细胞癌。

2. 疣状皮肤结核（tuberculosis cutis verrucosa） 本病属于接种性皮肤结核，系结核菌感染了有较高免疫力病人的皮肤而发生。结核杆菌侵入已感染过结核菌患者的破伤皮肤后，经 1 周左右即可发病，好发部位以手指、手背等外露部位为主，均因这些部位易受结核杆菌污染所致。

（1）皮肤损害 损害初发为数个皮下结节，黄豆至蚕豆大小，质硬而无痛，游动于皮下，结节表面皮肤无颜色改变。数月后，皮下结节增多变大，可互相融合成块，高出皮面。此时结节可与附近皮肤粘连，皮肤表面变为青红色，有少许鳞屑。以后结节发生干酪样坏死，中心软化，表面皮肤呈深红色，变薄、破溃、形成瘘管，从中不断排出稀薄脓液及干酪样物质。附近淋巴结先后不断受累，并形成弯的瘘管。瘘管开口往往不大，可在皮下互相沟通，进而形成皮下溃疡，若表面皮肤坏死则形成较大的开放性溃疡，溃疡边缘呈紫红色，形态不规则，具有潜行性，质软，触痛明显。溃疡基底为淡红色肉芽组织，高低不平，有稀薄脓液渗出，有时混有少许血液。溃疡愈合后留有条索状凹凸不平的疤痕，由于疤痕挛缩，可使局部活动受限。

（2）病理变化 真皮中部可见结核浸润灶，由上皮样细胞、淋巴细胞、巨细胞及干酪样坏死所组成。表皮可见疣状增生或假上皮瘤样增生。在真皮浅部或假上皮瘤性表皮突内可有小脓疡形成。

（3）病程 慢性，往往多年不愈，患者一般健康情况欠佳，但无全身症状。结核菌素试验常为阳性。

（4）异型 ①瘰疬性树胶肿（scrofulous gumma）：为散在性的皮下结核性硬结，其似瘰疬性皮肤结核，但不一定能证实患者有淋巴结核、骨或关节结核等病灶。有人认为系结核杆菌直接接种所致。本病好发于机体抵抗力低的人，特别是儿童。结节常发生于四肢，可破溃成难治的溃疡，溃疡呈紫红色，边缘柔软，呈潜行性，表面有脓性分泌物及坏死组织，从中可查到结核杆菌。病程慢性。②结核性淋巴结炎（tuberculous lymphangitis）：多发于成人。发病前常先有手足部结核杆菌感染史，随后在前臂或下腿发生结核性淋巴结炎，淋巴管粗硬，并沿受累淋巴管发生成串结节，可达蚕豆至鸽蛋大，结节表面皮肤呈紫红色。以后结节软化、破溃形成溃疡，从中排出含干酪样物质的脓液，脓中可查到结核杆菌。愈后遗留色素沉着和疤痕。亦有因淋巴管被破坏而发生象皮肿者。③瘘管性皮下结核（tuberculosis subcutanea fistulosa）：为发生于 30～50 岁成年人肛门周围的慢性瘘管。多数病人可累及直肠或阴囊，后期可致肛门狭窄。据认为本病与瘰疬性皮肤结核有关，且用异烟肼治疗有效。

3. 溃疡性皮肤结核（tuberculosis cutis ulcerosa） 又名腔口部皮肤结核（tuberculosis cutis orificialis）、溃疡性粟粒结核病（tuberculosis miliaris ulcerosa）。

内脏有活动性结核病，同时患者对结核菌抵抗力弱，结核杆菌随机体排泄物排出，接种于腔口部位所致。活动性肺或喉结核病人可发生口腔黏膜溃疡性结核，吞咽含菌的痰或肠结核病可引起肛门周围结核性溃疡，肾或膀胱结核病可引起尿道口或外阴部溃疡性结核病。

初起时为红色丘疹，以后发展为一群小溃疡，短期内融合成黄豆至蚕豆大的溃疡，卵圆形或不整形，边缘呈潜行性，基底为苍白色肉芽组织，并可见黄色小颗粒（结核结节），表面有脓性分泌物或脓苔，可查到结核杆菌。有时溃疡附近的黏膜上可有新发丘疹。上腭部损害有时呈半透明的、红黄色肿胀斑块，质软易破，可伴有下颌淋巴结肿大。舌部损害可呈丘疹、疣状斑块或浅溃疡状。病程慢性，有自发痛及触痛。偶伴发热等全身症状。结核菌素试验常为弱阳性或阴性。

（三）血行性皮肤结核或结核疹　结核疹一词系 Darier（1896）首先提出。Lever 认为结核疹应该具备：①结核菌素试验阳性；②同时有结核病存在；③抗结核治疗效果佳。目前一般认为此类皮肤结核是结核杆菌从病灶经血行播散至皮肤且在皮肤迅速被消灭所致。事实上多数病例不能发现活动性结核病灶，而且对抗结核治疗无明显效果，有自然消退的倾向，因此对某些结核疹是否属于结核病尚有异议。较为公认的结核疹有：

1. 瘰疬性苔藓（lichen scrofulosorum）　好发于儿童或青年，病人常有淋巴结、骨、关节或其他皮肤结核病史，且有的发生于患麻疹或其他传染病后，在皮疹中找不到结核杆菌，结核菌素试验阳性，故认为是一种结核疹。

损害初为针头至粟粒大小的毛囊性小丘疹，呈正常皮肤色或略带淡红色，亦可呈红褐色，圆形，表面略尖或扁平，有时有角质小棘，常有少许糠状鳞屑。丘疹开始时稀疏，以后逐步密集成片状苔藓样损害。

损害往往对称性的分布于躯干或四肢伸侧，尤似肩部、腰部、臀部较为多见。无任何自觉症状，偶有轻微瘙痒。本病经过慢性，可达数月或数年之久，丘疹可自然消退，消退后不留痕迹，或有暂时性色素沉着。本病可以再发。少数患者可伴有疱疹性结膜炎。

2. 丘疹坏死性结核疹（papulonecrotic tuberculide）　又名丘疹坏死性结核（papulonecrotic tuberculosi）。本病以青年人多见，春秋季节开始发病，患者常伴有肺结核或其他内脏结核病灶，或并发其他皮肤结核病。结核菌素试验强阳性。但在皮肤损害中找不到结核杆菌。一般认为本病系体内结核杆菌经血行播散至皮肤，并在皮肤迅速被消灭所致，故认为本病系结核疹之一。

初发损害为散在性丘疹，粟粒大至绿豆大，质硬，常发生在毛囊处，红褐色或紫红色，周围绕以狭窄的红晕，境界清楚，数个或数十个不等。经数周后丘疹可逐渐消退，遗留暂时性色素沉着而愈。但大多数丘疹在 1~2 周后，顶端发生针头大小的脓疱，并逐渐增大，组织坏死而形成小脓疡，干涸后表面覆有黏着性的褐色厚痂。除去痂后，出现一中心凹陷的小溃疡，如火山口状。圆形或椭圆形，米粒大至黄豆大，不痛不痒，经过慢性。有时附近几个坏死性丘疹合并成一个较大的不整形溃疡。经过数周或数月后，坏死性丘疹或溃疡可逐渐自愈，遗留凹陷性萎缩性疤痕及色素沉着。但原有损害消退后，新的损害又继之而起，皮疹分批出现，以致丘疹、结痂、溃疡、疤痕同时并存，故病程迁延，经久不愈。

本病好发于四肢伸侧，特别在肘、膝关节附近为多，可延及手背、足背，也可见于面部及躯干。损害对称分布，散在或群集。

丘疹坏死性结核疹的异型：

（1）痤疮炎（acnitis）　为发生于面部的异型结核疹。损害为暗红色顶端有脓疱和坏死的丘疹，散发于颧部、鼻唇沟、前额及耳轮等处，常被误诊为痤疮。损害较难治，长期不愈，愈后留有凹陷性疤痕，伴有色素沉着。

（2）毛囊疹（folliclis）　是一种浅表型的结核疹，在手背、足背、前臂及踝部发生丘疱疹，以后可变为脓疱或结节，质硬无自觉症状。

（3）阴茎结核疹（penis tuberculide）　为发生于龟头或包皮的坏死性丘疹，轻度浸润，溃破后形成浅溃疡，表面结痂，慢性经过，约经数月至数年留萎缩性疤痕而治愈。好发于青年，无自觉症状，常伴发其他结核病。

（4）腺病性痤疮（acne scrofulosorum）　为发生于小腿及臀部的痤疮样损害，可发生丘疹、坏死、结痂、疤痕等损害，慢性经过。

3. 硬红斑（erythema induratum）　硬红斑可分为 Bazin 硬红斑和 Whitfield 硬红斑，前者为结核疹，后者是一种血管炎。

（1）Bazin 硬红斑　又名 Bazin 病（Bazin，s disease）、硬结性皮肤结核（tuberculosis cutis indurativa）。本病与患者的年龄、性别、寒冷及血液循环状态有关，患者常为女性青年，好发于冬季，可伴有手足发绀。每伴有肺、淋巴结或其他部位的结核病灶，但局部找不到结核杆菌，结核菌素试验强阳性，故被认为属于结核疹。

损害开始时常在小腿屈侧皮肤深部发生豌豆大到指头大的硬结，数个至数十个不等。因深藏皮下，只能触知，损害表面皮肤可正常。数周后结节增大与皮肤粘连，炎症波及皮肤，结节上皮肤略微高起，呈暗红色至紫蓝色的斑块，境界不清，固定而硬。患者一般无全身症状，局部可有轻重不等的触痛、胀痛及烧灼感，尤其走路时更觉两小腿胀痛。结节可自行消退，并遗留红褐色色素沉着。有时结节互相融合而形成较大的斑块。有些结节可软化破溃，而成边缘不整齐的深溃疡，溃疡边缘呈峭壁状或潜行性，质软，周围有炎症性浸润，溃疡基底为柔软的暗红色肉芽组织，有稀薄脓性分泌物，溃疡持久难愈，愈后遗留萎缩性疤痕。

病程慢性，皮疹往往此起彼伏，常有硬结、溃疡、疤痕同时并存。即使治愈，仍常复发，尤其寒冷季节更易复发。好发部位主要为小腿屈侧、足背及踝关节附近，可致足踝肿胀。对称分布。偶有发于上肢或其他部位者。

（2）Whitfield 硬红斑　一般认为本病属于结节性血管炎，系Whitfield（1901）提出。他认为本病不同于 Bazin 硬红斑之处在于，好发于中年妇女的下腿，多有循环不良，且有疼痛，卧床休息后好转。因此认为静脉淤滞对本病的发生可能有重要作用，其他如感染、外伤及过敏等也可能有一定的作用。

本病并不少见，虽好发于妇女，亦偶见于患有深静脉栓塞的男性。在夜晚时下腿疼痛及踝部水肿，两下肢成批出现痛性结节，且不破溃，有时因寒冷或全身感染而诱发。部分病人可有倦怠、全身不适、忧郁等症状。

4. 结节性结核性静脉炎（phlebitis tuberculosa nodosa）　本病首

由日本土肥和桥本提出，认为是结核性血管炎，欧美则归之于 Bazin 硬红斑。

发疹前可先有发热、倦怠、不适等全身症状。皮疹初为黄豆至豌豆大的结节，稍高出于皮面，表面皮肤颜色正常或轻度潮红，沿浅静脉走向排列，可自行吸收，慢性经过。好发于下腿、足缘、足底、足背及腕部等处，轻度压痛。结核菌素试验阳性。常与其他型皮肤结核并发。

（四）结核样疾病　某些疾病仅有结核样的皮肤损害，而无结核病的特征性改变，故不归入结核病，而称之为结核样病。

1. 颜面粟粒性狼疮（lupus miliaris faciei）　又名颜面播散性粟粒性狼疮（lupus miliaris disseminatus feciei）、毛囊性粟粒性狼疮（lupus miliaris follicularis）、粟粒狼疮样结核病（tuberculosis luposa miliaris）或颜面播散性粟粒性结核病（tuberculosis miliaris disseminatus feciei）。

过去认为本病系血行播散性皮肤结核的一种，或为寻常狼疮的一种变型，或为结核疹，虽然病理上有结核样改变，但无确切的结核证据，结核菌素试验为阴性。病程有自限性，有自然痊愈倾向，常不伴有其他结核病。病理上见真皮中下部有境界清楚的结核性团块，中心为干酪样坏死。浸润灶内有胶原纤维和弹力纤维变性或消失，血管内可有血栓形成和阻塞现象，病损中找不到结核杆菌。抗结核治疗无效，故近来认为本病与结核无关。有人认为系毛囊虫感染所致，应用甲硝唑治疗有效，真正病因尚未确定，某些细胞免疫指标有异常。

损害为粟粒至绿豆大小的结节，对称性分布于颜面，特别是眼睑、颊部及鼻两侧等处，少数病例偶可发生于颈、肩及四肢。结节略高出于皮面而形成半球形或略带扁平，质柔软，淡红色至淡褐色，时久呈红褐色或略带紫红色。结节表面光滑呈半透明状，用玻片压诊可呈苹果酱色。结节分批出现，孤立散在，有的集簇发生，数目不定，可达数十个之多。有的两三个互相融合，无任何自觉症状。

少数结节可以破溃而覆以痂皮。病程慢性，结节经数月或数年才渐渐消失，遗留萎缩性疤痕。

发生于颈部的结节，可发展到黄豆至樱桃大，表面呈正常皮色或淡黄色，类似多发性脂囊瘤。

2. 酒渣鼻样结核疹（rosacea – like tuberculide） 又名狼疮样酒渣鼻（lupoid rosacea）、肉芽肿性酒渣鼻（granulomatous rosacea）。Lewandowsky（1917）根据本病病理上有结核样浸润、结核菌素试验阳性等特点而认为属结核病，将之与酒渣鼻分开。近来发现酒渣鼻损害亦可有结核样结构，且本病患者结核菌素试验结果不定，病损中也找不到结核杆菌，故认为本病是一种结核疹样细小丘疹型酒渣鼻。

损害为淡红色或黄褐色丘疹，对称性分布于面部，尤以颊部、颧部、前额及下颌为著，有的发生于毛囊口处。为针头至米粒大的丘疹，用玻片压诊，丘疹呈苹果酱色。丘疹密集或散在分布，伴有不同程度的红斑、脓疱、鳞屑及毛细血管扩张，一般无自觉症状。

3. 苔藓样结核疹（lichenoid tuberculide） 本病系 Ockuly 和 Montgomery（1950）首先描述，比较少见。Ockuly 等根据本病急剧发疹，对称分布，病理上有结核样结构，且曾发现有抗酸杆菌而认为是一种血行播散性结核。但本病结核杆菌接种阴性，结核菌素试验阴性，多数病人不伴有其他部位的结核病，因而又有人认为是一种结核病样反应。

发病突然，皮损为豌豆大小的棕紫色扁平丘疹，主要发生于四肢，呈对称性，有时皮疹顶端有细小的脱屑，有时排列成环状或集簇状。皮疹消退后留有棕色色素沉着，不形成疤痕。

【病理变化】

皮肤结核的病理变化随侵入细菌的数量、毒力强弱及感染者机体抵抗力的高低而异。可分为变态反应性和免疫反应性两种。当变态反应性占优势时病变的组织形态以渗出性为主，当免疫反应占优势时以增生性病变为主。还可见变质性病变。

（一）渗出性病变　当机体免疫力减低或反应性增强，入侵细菌数量多、毒力强时，以渗出性病变为主，表现为充血、水肿，病灶中先有中性粒细胞及淋巴细胞，继而有大量吞噬细胞浸润。吞噬细胞内可有吞入的结核杆菌。渗出性病变往往见于结核性炎症的早期或病灶恶化时。主要见于原发性皮肤结核。

（二）增生性病变　在结核杆菌数量少，人体细胞免疫功能占优势的情况下，巨噬细胞吞噬并消化结核杆菌后，细菌的磷脂成分使巨噬细胞形态发生变化而类似上皮细胞，即上皮样细胞。这些细胞聚集成团，中央可有郎罕细胞，它们将结核杆菌抗原信息传递给淋巴细胞，在上皮样细胞团外周聚集较多的淋巴细胞，形成典型的结核结节，此为结核病特征性病变。主要见于再感染性皮肤结核（包括瘰疬性皮肤结核、寻常狼疮、溃疡性皮肤结核及疣状皮肤结核）。

（三）变质性病变　在渗出性或增生性病变的基础上，当人体抵抗力降低，或细菌数量多，变态反应过于剧烈，上述渗出性病变、结核结节连同原有组织结构均发生坏死。由于坏死区外观呈灰白色略带黄色，质地松脆，很像干酪，故称干酪样坏死。镜下见为大片伊红色无结构的、密度均匀的坏死组织。

（四）结核疹类　常以部分结核病的病理变化为主。瘰疬性苔藓为毛囊或汗管周围的上皮样细胞为主的结核样浸润，无干酪样坏死。丘疹坏死性结核疹以血管炎及其周围的上皮细胞和巨细胞围管性浸润为主。硬红斑为大静脉的闭塞性肉芽肿性静脉炎，肉芽肿由淋巴细胞和上皮样细胞构成。颜面粟粒性狼疮在真皮中、深层常见结核性浸润及干酪样坏死。酒渣鼻样结核疹及苔藓样结核疹均在真皮浅层出现结核样浸润，无或偶见干酪样坏死。

【实验室检查】

（一）血液检查　患者 ESR 可增快，但无特异性。ESR 正常不能除外活动性皮肤结核。急性粟粒性皮肤结核患者可出现末梢血 WBC 减少或类白血病反应。

（二）细菌学检查　局部取材行涂片抗酸染色或培养以检查结核

杆菌，如为阳性是确诊的重要依据，但检查皮肤标本的可靠性不如内脏结核病的痰液、胸腹水等标本。厚涂片可提高检测阳性率。荧光染色检查不需油镜，视野范围广，敏感性高于抗酸染色，但易有假阳性。

（三）分子生物学检测　聚合酶链反应（PCR）技术用于结核杆菌 DNA 检测具有灵敏、特异和快速等优点，然而目前方法尚不够成熟，假阳（阴）性问题有待克服，而且无法区别活菌和死菌，故不能用于治疗效果评估。

（四）结核菌抗原和抗体检测　利用 ELISA 法测定患者血清中抗结核杆菌抗体，其敏感性和特异性尚待进一步提高。采用 PPD 作为抗原检测结核菌 IgG，敏感性和特异性分别为 60% ~ 80% 和 90%。

（五）结核菌素（简称结素）试验　结素是结核菌的代谢产物，从长出结核菌的液体培养基提炼而成，主要成分为结核蛋白，目前国内均采用国产结素纯蛋白衍生物（purified protein derivative，PPD）。将 PPD 5U（0.1 mL）注入左前臂内侧上中三分之一交界处皮内，使局部形成皮丘。48 ~ 96 小时（一般为 72 小时）观察局部硬结大小，硬结直径 < 5 mm 为阴性反应，5 ~ 9 mm 一般阳性反应，10 ~ 19 mm 中度阳性反应，≥ 20 mm 或不足 20 mm 但有水疱或坏死为强阳性反应。

目前所用结素（抗原）并非高度特异，与其他分枝杆菌、诺卡菌和棒状杆菌等有共同的细胞壁抗原。许多因素可以影响反应结果，如急性病毒感染或疫苗注射、免疫抑制性疾病或药物、营养不良、结节病、肿瘤、其他难治性感染、老年人迟发过敏反应衰退者可呈假阴性。少数已证明活动性皮肤结核者，并无前述因素影响，但结素反应阴性，即为"无反应性"（anergy）。尽管如此，通常出现阳性反应表示感染，强阳性反应提示活动性结核可能；阴性反应特别是较高浓度试验仍阴性则可排除结核病。

【治疗】

根据世界卫生组织（WHO）1991 的意见，治疗结核病的一线药物为异烟肼、利福平、吡嗪酰胺、乙胺丁醇、链霉素，除乙胺丁醇外均为杀菌药物。二线抗结核药物为环丝氨酸、乙硫异烟肼、卡那霉素、卷曲霉素、对氨水杨酸、氨硫脲等，二线药物均为抑菌药，主要用于防止结核菌耐药性的产生。

（一）异烟肼（isoniazid，INH）　　抑制结核杆菌 DNA 合成，破坏菌体内酶活性，干扰分支菌酸合成，对细胞内外结核杆菌均有杀菌作用。成人剂量 0.3 ~ 0.4g/d，顿服。口服经胃肠道迅速吸收，1 ~ 2 小时达血清高峰浓度。广泛分布于组织和体液，易透过血脑屏障。INH 杀菌力与细菌活力成正比，对生长繁殖状态的细菌作用最强。半减期为 0.5 ~ 1.0 小时。单独应用易产生耐药性。在常用剂量下，偶有周围神经炎、药物中毒性肝炎、精神症状、诱发癫痫等毒副作用。对易发生周围神经炎的患者，如糖尿病、尿毒症、慢性乙醇中毒、营养不良以及妊娠癫痫等结核病患者应用本品时可并用维生素 B_6 10 mg/d。

（二）利福平（rifampin，RMP）　　本品可与菌体 DNA 聚合酶结合，干扰 DNA 和蛋白质的合成而灭菌。对细胞内外结核杆菌有同样的杀菌作用，特别对半休眠状态，偶有突发生长的细菌最为有效。成人剂量 0.45 ~ 0.6g/d，晨起饭前 1 小时空腹顿服。有效浓度维持 8 ~ 12 小时，半减期为 2.5 ~ 3.0 小时。广泛分布于组织和体液，绝大多数经粪便和尿排出，也可在泪液、汗液及其他体液中排出，呈桔红色。单独使用可在短期内产生耐药性。主要毒副作用为对肝有毒性损害，可产生轻度黄疸、肝肿大等。消化道反应也较常见，但不影响继续用药。过敏反应较少见。

（三）吡嗪酰胺（pyrazinamide，PZA）　　破坏菌体内酶活性，干扰菌体需氧电子运输系统，在酸性环境中对细胞内结核杆菌具有杀灭作用，特别对半眠状态的菌群更有效。成人剂量 1.5g/d，分 3 次口服。服后 2 小时达高峰浓度迅速分布到组织和体液，半减期 9 小时，主要自尿液排出。单独使用极易产生耐药性。肝脏毒性损害较多见，偶尔引起高尿酸血症和关节疼痛，过敏反应较少见。

（四）链霉素（streptomycin，SM）　　干扰菌体蛋白质合成和需氧电子运输系统而杀灭和（或）抑制结核杆菌生长。在碱性条件下为细胞外杀菌药。成人剂量 0.75~1.0g/d，肌注，1.5 小时达高峰浓度，有效浓度维持 12 小时。主要分布在细胞外液，不易渗入干酪病灶，半减期为 5 小时，大部分以原药形式经肾小球滤过排出。结核杆菌对本品易产生耐药性。主要毒性反应为第Ⅷ对脑神经损害，以前庭功能损害较多见，听力丧失是不可逆的。肾脏毒性作用在肾功能不全时尤易发生。过敏反应为发生皮疹、发热、嗜酸细胞增多和关节痛等。

（五）乙胺丁醇（ethambutal，EMB）　　抑制细菌 RNA 合成，阻抑核酸合成，干扰脂类代谢，与其他抗结核药物合用能防止耐药菌产生。成人剂量 0.75~1.0g/d，顿服或分次服用。经胃肠道吸收良好，4 小时达高峰浓度，半减期 4 小时，24 小时内大部分以原形由肾排出。忌与利尿剂配伍，碱性药物能降低药效。主要副作用为球后视神经炎，常用剂量下发生率 <1%，肾功能不全者发生率增高。视神经中央纤维受损表现为视力障碍、中心暗点、辨色力差。周围神经纤维受损表现为视野狭窄。停药后视神经损害能恢复。过敏反应极少见。

（六）环丝氨酸（cycloserine，CS）　　破坏菌体细胞壁，对各种主要抗结核药物的耐药菌敏感。成人剂量 0.6~0.75g/d，分 2 次口服。吸收良好，4 小时达高峰浓度，分布广泛，大部分以原药由尿排出。副作用为与剂量相关的精神症状和癫痫、头晕等。偶有过敏反应。

（七）乙硫异烟胺（ethionamide，ETH）及丙硫异烟胺（PTH）结构类似 INH，破坏菌体内酶活性，干扰细胞壁分支菌酸的合成，用以治疗耐药菌。成人剂量 0.75~1.0g/d，分 3 次口服，<12 岁儿童禁用。口服 3 小时达高峰浓度，分布广泛，1% 经肾排出，其余在肝脏灭活。单独应用易产生耐药性。多因胃肠道反应而停药，毒性反应为周围神经炎、精神症状、低血糖、男性乳房增大等。

（八）卷曲霉素（capreomycin，CPM）　作用机制与 SM 相似，抑菌作用弱，常用于 SM 耐药菌。成人剂量 0.75～1.0g/d，肌肉注射。毒性反应较 SM 为重。

（九）卡那霉素（kanamycin，KM）　抑菌机制与 SM 相似，作用弱于 SM。成人剂量 1g/d，肌注或静滴。肌注 1～2 小时达高峰浓度，静注能增加高峰浓度。体内分布与 SM 相似，半减期 3～4 小时，24 小时内以原药由尿排出。单独应用能迅速产生耐药性，本品对 SM 耐药菌株仍敏感，对 KM 耐药菌株对 SM 也耐药。主要毒副作用为听神经损害，其肾毒性作用稍强于 SM。

（十）对氨水杨酸（para‐aminosalicylic acid，PAS）　阻碍叶酸合成，干扰分枝杆菌生长素的形成。主要作用于细胞外的结核杆菌。PAS 的吸收与排泄受多种药物影响，与 RMP 并用使后一种药物吸收减少，并能干扰甲状腺吸碘功能，现已被 EMB 所取代。

（十一）氨硫脲（thiacetazone，TB1）　干扰菌体需氧电子运输系统，与铜形成活性金属复合物而起抑菌作用，与 SM 有协同作用，与 INH 并用防止耐药菌株产生。成人剂量 75～100 mg/d，分 3 次口服。吸收良好，4 小时达高峰浓度，由肾脏排出。胃肠道刺激反应和造血系统受抑制，肝毒性反应和皮肤过敏反应较多见。HIV 感染者禁用。

（十二）利福喷丁（rifapentine，RFT）　为新研制的抗结核药物。系长效杀菌药物，1 次/周与 RMP1 次/日方案具有同样近远期疗效。利福布丁（rifabutine）对约 1/3 耐 RMP 菌株是敏感的。对细胞内分枝杆菌 MIC 显著低于 RMP 及 RFT。成人剂量 0.3～0.45g/d，顿服。毒副作用与 RMP 相似，WBC 减少较常见。

（十三）喹诺酮类药物（如氧氟沙星和环丙沙星）　杀菌机制为干扰细菌 DNA 螺旋酶的活性。与其他抗结核药物无交叉耐药性。成人剂量 0.2～0.4g/次，2 次/日，空腹服用。吸收迅速，口服 1～2 小时达高峰浓度，分布广泛。氧氟沙星的药代动力学与抗菌活性优于环丙沙星，可选用于多种抗结核药物耐药者。胃肠道反应多见，偶有过敏反应与轻度中枢神经症状。

WHO 和国际防痨肺病联盟（IUATLD）选定 INH、RMP、PZA、SM、EMB、TB1 为 6 个基本抗结核药物。根据结核杆菌的生物特性、代谢状况、抗结核药物的药理作用和结核病灶的病理特点，决定化疗方案。现代化疗的目的是早期杀菌、预防耐药性产生和最终达到灭菌。化疗过程中必须掌握早期、联合、规则、足量、合理用药的原则才能达到治愈目的。

1. 全身性粟粒性皮肤结核的治疗　本病患者可应用下列标准化疗方案（1～2 年）或短程化疗方案（6～9 个月）。要求在皮疹消退后至少再治疗 2 个月。

（1）标准化疗方案　①前 2 个月链霉素 1.0g/d、异烟肼 300 mg/d、对氨基水杨酸 8～12g/d，此后异烟肼，对氨基水杨酸，连续 16～22 个月；②前 2 个月链霉素 1.0g/d、异烟肼 300 mg/d、乙胺丁醇 0.75～1.5g/d，此后用异烟肼、乙胺丁醇 10～22 个月。

（2）短程化疗方案　①前 2 个月链霉素 1.0g/d、异烟肼 300 mg/d、利福平 600 mg/d、吡嗪酰胺 1.0～1.5g/d，此后异烟肼、利福平连续 4 个月；②前 2 个月乙胺丁醇 0.75～1.5g/d、异烟肼 300 mg、利福平 600 mg/d、吡嗪酰胺 1.0～1.5g/d，此后乙胺丁醇、异烟肼、利福平连续 4 个月；③前 3 个月链霉素 1.0g/d 或乙胺丁醇 0.75～1.5g/d、异烟肼 300 mg/d、利福平 600 mg/d，此后异烟肼、利福平连续 6 个月。

2. 瘰疬性皮肤结核治疗　以系统治疗为主，治疗方案见全身性粟粒性皮肤结核的治疗。

早期可用链霉素 0.4～1.0g、异烟肼 100 mg 加 1% 普鲁卡因或 2% 利多卡因 10mL 在皮损周围局部注射，1 次/2 日。

对已形成溃疡或窦道者，局部用 1% 聚维酮碘溶液或 1:5000 高锰酸钾溶液清洗和湿敷，然后外用 1% 利福平软膏或 1% 异烟肼软膏。

3. 寻常狼疮及疣状皮肤结核治疗　系统治疗方案，见全身性粟粒性皮肤结核的方案。有人用卡介菌多糖核酸肌肉注射治疗本病 2

例取得较好疗效，疗程 3 ~ 4 个月。局部治疗方法同瘰疬性皮肤结核。

4. 颜面粟粒性狼疮的治疗　长期来应用抗结核治疗，如口服异烟肼、利福平，仅部分患者有效。目前推荐：

（1）马百芳应用雷公藤多苷片，1 mg/kg，分 3 次口服，治疗 25 例，3 个月后显效率 88%。

（2）三联疗法　泼尼松 15 ~ 20 mg/d，上午 8 时顿服，氨苯砜 75 ~ 100 mg/d，分 2 ~ 3 次口服，雷公藤多苷片 40 ~ 60 mg/d，分 3 次口服。

（3）口服维 A 酸　国内外均有口服维 A 酸（如异维 A 酸、芳香维甲酸乙酯）治愈本病的报道。虞瑞尧用维胺酯治疗本病 21 例，25 mg/次，3 次/日，疗程 3 ~ 7 个月（平均 4.1 个月）而愈，半数愈后随访 1 ~ 2 年未见复发。作者认为维胺酯对本病有效，可能与本品具有抑制皮脂分泌、抗角化和抗炎症等作用有关。

5. 酒渣鼻样结核疹　伍继军等用利福定胶囊治疗 7 例，150 ~ 300 mg/次，1 次/日，早晨空腹口服，疗程 1 个月。7 例全部有效，6 例治愈，另 1 例服药 1.5 个月。

外用药主为维 A 酸类制剂（如 0.25% ~ 0.5% 维胺酯霜或软膏、0.025% ~ 1% 维 A 酸霜或软膏、0.1% 阿达帕林凝胶等），与糖皮质液素制剂混合外用，能提高疗效、缩短疗程、减少副作用。也可用 1% 利福平软膏。瘢痕及硬结明显者可试用喜疗妥霜或海普林软膏。

【预防】

（一）控制传染源　为了控制结核病的流行，应控制传染源，加强本病防治知识宣传，直接督导下的短程化疗是控制本病的关键。早期查出并有效治疗患者，特别是原发性综合性皮肤结核、再感染性皮肤结核及血行性皮肤结核患者，对已确诊的病人要早期彻底治疗。

（二）切断传播途径　患者痰用 2% 煤酚皂或 1% 甲醛溶核消毒，污染物阳光曝晒。

（三）增强人群免疫力　接种卡介苗（BCG）后可获免疫力，但不提倡复种。接种 BCG 虽然不能预防感染，但能减轻感染后发病和病情。接种对象为未受感染的人，如新生儿、儿童、青年。已患结核病、急性传染病愈后不满 1 个月或患有慢性疾病患儿禁止接种。免疫力比 BCG 更强的疫苗，如重组牛结核杆菌疫苗、DNA 疫苗、减毒分枝杆菌疫苗等在研究中。

（四）化学药物预防　对儿童、青少年或 HIV 感染者等有感染结核杆菌好发因素而 BCG 试验阳性者，酌情预防用药。如 INH300 mg/d，儿童每日 5～10 mg/kg，均 1 次顿服，疗程 6～12 个月。疑耐 INH 结核杆菌感染可用氧氟沙星和乙胺丁醇（或吡嗪酰胺）预防。

三、非典型分枝杆菌性皮肤病　（dermatoses caused by atypical mycobacteria）

非典型分枝杆菌（Atypical mycobacteria）是一类具有独特的生物学特性、既非结核杆菌又不能归属于腐物寄生型分枝杆菌的细菌，过去曾称为非结核分枝杆菌（nontuberculous mycobacteria）、副（假）结核杆菌、野种分枝杆菌、机会性分枝杆菌、非典型抗酸杆菌、未分类或未命名分枝杆菌等。广泛存在于正常人口腔、痰液、生牛奶、土壤和下水道中。其中大多数为腐物寄生菌，毒力低，属于条件致病菌。分为四群，其特性见表 6-8。近年来，发现一些抗结核治疗效果不佳的"结核病"，并非由结核杆菌感染引起，而是非典型分枝杆菌引起的。由于非典型分枝杆菌检出率逐渐增多，对其引起的各种疾病的认识也较前深刻。非典型分枝杆菌可侵犯全身许多脏器和组织，其中以肺最为常见。以下仅介绍某些致病性非典型分枝杆菌所引起的皮肤损害。

表 6 - 8　非典型分枝杆菌的分群及特性

	Ⅰ群 （光产色群）	Ⅱ群 （暗产色群）	Ⅲ群 （不产色群）	Ⅳ群 （快生长群）
所需培养基	复杂培养基	复杂培养基	复杂培养基	普通培养基
最适生长温度	37℃	37℃	40～42℃	25～45℃
生长速度	慢	慢	慢	快速
菌落特点	光滑型	光滑型	光滑型	粗糙型
色素	遇光产生橙黄色素	不见光有橙黄色素	不产生色素	无色素
引起皮肤病的主要菌种	堪萨斯分枝杆菌 海鱼（水）分枝杆菌	瘰疬分枝杆菌	细胞内分枝杆菌 溃疡分枝杆菌	偶发分枝杆菌 龟型分枝杆菌亚型 鸟分枝杆菌

（一）堪萨斯分枝杆菌皮肤感染（skin infections due to mycobacteria Kansasii）

【病因】

堪萨斯分枝杆菌（Mycobacteria Kansasii）属光产色群分枝杆菌，遇光产生色素，长时间大曝光，菌落橙黄色，在细胞外沉积可溶性 β 胡萝卜素。硝酸盐还原试验阳性，硫酸芳香酯酶试验阴性。该菌自然宿主尚不明，在土壤与灰尘中未发现，但曾从水、牛、猪中分离出该菌。对豚鼠有致病性。

【临床表现】

此菌较多引起肺部感染，症状类似肺结核，但病情较轻。偶可侵入破损的皮肤而发生皮疹。皮损好发于易受外伤的四肢、面部等处。为疣状隆起的不规则结节，有的可像孢子丝菌病，先从手背发疹，然后扩展到前臂伸侧。面部皮损可为色素性结痂的损害，痂下为浅溃疡。下肢皮损可在几年内逐渐扩大成大面积的疣状肉芽性斑块，伴下肢轻度水肿。局部淋巴结不肿大，无全身症状。

堪萨斯分枝杆菌还可引起泌尿生殖系统感染。

【病理变化】

皮肤损害的表皮角质层及棘层肥厚，伴角化不全。真皮内为慢性肉芽肿性炎症，间有单核或多核巨细胞，有时伴有小脓疡及坏死。

【诊断及鉴别诊断】

根据外伤史、局部为疣状肉芽肿性皮损及细菌培养结果可以确诊。须与疣状皮肤结核、着色真菌病、游泳池肉芽肿、梅毒树胶样肿相鉴别。

【治疗】

1. 由于绝大多数非典型分枝杆菌对常用抗结核药物（INH、SM、PAS）耐药，所以需要根据特异性菌种鉴定制订治疗方案。治疗原则为：几种抗结核药物联用、足量足疗程、尽可能选用 RMF。以下治疗内脏非典型分枝杆菌病的方案，可供治疗皮肤损害时参考。

（1）Wolinsky 推荐的治疗方案　初治用 RMF + INH + EMB。以后用 2 或 3 种有效药物（包括 RMP）治疗 2 年，或证明无活动后 6 个月。

（2）我国拟定的方案　依对致病菌敏感性高低依次选用 RMP、ETH、INH、SM、EMB。具体方案为：①RMP + EMB + INH；②RMP + ETH + EMB + INH；③INH + SM + EMB。疗程为 12 个月。

2. 近年来发现喹诺酮类药物对非典型分枝杆菌病有较好疗效，例如氧氟沙星、环丙沙星、培氟沙星等。此外新型大环内酯类药物（如阿齐霉素、克拉霉素）等亦有较好抑菌作用。

3. 也可试用结核菌素或自家菌苗。对初发的少数较小损害可行手术切除或用激光去除。

与其他非典型分枝杆菌相比，堪萨斯分枝杆菌的皮肤感染预后较好。

（二）海分枝杆菌皮肤感染（mycobacterium marinum infection skin）又名游泳池肉芽肿（swimming pool granuloma）

【病因】

病原菌为海分枝杆菌，又名游泳池分枝杆菌（Mycobcteria balnei），属光产色群分枝杆菌。最初是从海鱼中分离出来的，以后发现淡水鱼亦有。当人在游泳池或海水中游泳，或清洁养鱼缸时，本菌可进入皮肤损伤处而致病。此菌硝酸盐还原试验阴性，硫酸芳香酯酶试验阳性，此结果与堪萨斯分枝杆菌相反，可供作两菌的鉴别。

【临床表现】

1. 基本情况　本病多见于儿童和青年，常为在游泳池、海水或养鱼池中皮肤受外伤处被本菌感染而发病。

2. 皮肤损害　初发为红褐色小丘疹、小结节或小斑块，随后偶尔软化、破溃形成浅表小溃疡，但无明显瘘管、深溃疡或坏死形成。大多为单发性，偶有沿淋巴管呈向心性扩展而象淋巴管型孢子丝菌病者，但一般不侵犯附近淋巴结。皮损发生于四肢时外观可类似疣状皮肤结核；发生于面部可像寻常狼疮。

3. 好发部位　主要为肘、膝、下肢、踝、指（趾）及手足等处。

4. 病程　病损常迁延几个月甚至几年，病变多呈自限性，可以自愈。

【病理变化】

呈结核性肉芽肿改变，可有角化过度和乳头瘤样增生。早期真皮为非特异性炎症反应，可见淋巴细胞、中性粒细胞及组织细胞浸润。陈旧皮损为真皮肉芽肿反应，有时可深达皮下组织，为典型的结核结节结构，有上皮样细胞及郎罕巨细胞，但无干酪样坏死。组织切片行抗酸染色，有时能见到比结核杆菌长而粗的抗酸杆菌，多在组织细胞内，但数量很少。

【诊断及鉴别诊断】

根据在水中受外伤后局部发生慢性肉芽肿、结核菌素试验阳性、组织涂片或切片抗酸染色查菌阳性、细菌培养阳性等可以确诊。须鉴别的疾病有疣状皮肤结核、寻常狼疮、孢子丝菌病、结核初疮、慢性疣状皮炎、慢性脓皮病等。

【治疗】

1. 利福平和磺胺甲氧嘧啶均有效，以前者为佳，有人用利福平

450 mg/d，连用 3 个月而愈。

2. 因海鱼分枝杆菌的生长温度范围狭窄而且偏低，局部加用透热疗法、红外线照射或温湿敷等可以提高疗效。此外，手术切除、菌苗疗法、激光疗法均可试用（参见堪萨斯分枝杆菌皮肤感染的治疗）。

（三）瘰疬分枝杆菌皮肤感染（skin infection due to mycobacteria scrofulaceum）

【病因】

瘰疬分枝杆菌（Mycobacteria scrofulaceum）属于暗产色群，因首先从儿童淋巴结炎中发现而命名。其特点是在暗处培养能产生淡黄至深橙色色素。菌落光滑，球状，硬度如黄油。此菌存在于生物、池内养殖的牡蛎、土壤与水中。此菌所致疾病流行于美国、加拿大、欧洲和澳洲，但 1982 年我国的一项痰培养调查在 2537 份阳性标本中发现致病性非典型分枝杆菌占 2.3%，其中以瘰疬分枝杆菌为多。

【临床表现】

病原菌侵入皮肤伤口后，经 10 天至几个月的潜伏期，在局部发生肉芽肿性结节，可以破溃形成瘘管而排脓，也可呈类丹毒样外观，或表面呈疣状增生。局部淋巴结可以肿大。皮损数量与伤口数量及所在位置一致，常为单发性。一般无明显局部及全身症状。数月后形成疤痕而愈。

瘰疬分枝杆菌可引起血源性播散性分枝杆菌病，全身淋巴结均可肿大，其组织学变化酷似结节病。还可引起泌尿生殖系统感染。

【病理变化】

患处真皮全层及部分皮下组织呈非特异性、慢性炎症反应的肉芽肿性浸润，浸润细胞主为组织细胞、成纤维细胞、浆细胞、中性粒细胞。浸润弥漫于真皮浅部，中部及深部则在附件周围，偶见巨细胞及上皮样细胞，但无明显结核结构及干酪样坏死。切片抗酸染色可找到抗酸杆菌。

【诊断及鉴别诊断】

外伤后发生的慢性肉芽肿、有时形成瘘管、有时表面呈疣状增生、局部淋巴结肿大应考虑本病，应进一步培养和鉴定菌种以确诊。须加鉴别的皮肤病为孢子丝菌病、疣状皮肤结核、类丹毒、游泳池肉芽肿、异物肉芽肿、肉样瘤及其他慢性感染性肉芽肿等。

【治疗】

本病可以自愈。磺胺甲氧嘧啶、新生霉素、SM、卡那霉素、红霉素均有效。

（四）分枝杆菌性溃疡（mycobacterial ulceration）

【病因】

致病菌为溃疡分枝杆菌（Mycobacteria ulcerans），属不产色群，在罗氏培养基上30℃孵育3～5周可形成与结核杆菌相似的菌落。此菌的生态学尚不清楚，可能是热带土壤的腐生菌，感染与环境有密切关系，病人往往先有外伤史。

【临床表现】

初发为孤立的、无痛性、坚实的皮下结节，缓慢增大。几个月后结节表面有痒感，出现水疱。疱破形成坏死性溃疡，并迅速向周围扩展。溃疡边缘不整齐且有潜行性。周围皮肤稍高起伴色素沉着。溃疡表面覆盖灰黄色松软的坏死组织。溃疡可为单个，但周围可出现卫星状小溃疡。溃疡直径从2 mm至占据整个肢体。皮损好发于小腿和前臂。局部淋巴结不肿大，无全身症状。皮损有自愈倾向，如不治疗，病程可长达几个月至几年。愈后往往由于疤痕挛缩而致畸。

【病理变化】

1. 溃疡前期　可见皮下脂肪组织坏死，细胞核消失，纤维蛋白沉着，在坏死部位有细小钙沉着，网状纤维增加。抗酸染色在坏死区内可见大量抗酸杆菌，但无明显炎症反应，提示可能为该菌产生强力的组织破坏毒素所致。

2. 溃疡期　坏死扩展至表皮，表皮变性而形成溃疡。真皮胶原纤维变性，小血管周围炎症细胞浸润，细菌随着坏死向表面扩延，在真皮内亦能见到细菌。溃疡表面常有继发感染，可见到革兰阳性球菌或杆菌，因而有纤维蛋白及多形核白细胞渗出性反应。

3. 机化期　约在溃疡形成 3 周后，发生明显的炎症反应，部分病灶内可见到巨细胞和泡沫细胞，此期可见表皮下有呈带状分布的淋巴细胞浸润，或在坏死组织的浅部出现散在结核结节样肉芽组织形成，最终坏死组织溶解或被吞噬排出，而代之以肉芽组织。

【诊断及鉴别诊断】

本病的特点为单发的结节或溃疡，局部淋巴结不肿大，无全身症状，溃疡底面松软。从溃疡底面涂片及组织切片均可查到大量抗酸杆菌，细菌培养及动物接种试验有助于确诊。本病须与麻风、雅司、淋巴结核、坏疽性脓皮病、深脓疱疮、梅毒树胶肿、硬红斑、肉瘤、鳞癌等病鉴别。

【治疗】

对结节可行切除术，较大的结节与溃疡切除后应植皮。可试用抗结核及抗麻风药物氯苯吩嗪，可望促进愈合。

（五）分枝杆菌性脓疡（mycobacterial abscesses）

【病因】

本病病原菌为偶发分枝杆菌（Mycobacteria fortuitum）。此菌属非典型分枝杆菌的快速生长群，抗酸染色阳性，革兰染色和 PAS 染色均为阴性，小鼠足垫接种为阳性或阴性。

【临床表现】

在皮肤外伤处，发生真皮深部及皮下组织寒性脓疡。与结核性寒性脓疡不同，本病无骨的结核性病灶，无全身症状。可伴有淋巴结肿大及结节性淋巴管炎，后者可类似孢子丝菌病。

【诊断及鉴别诊断】

外伤或注射药物、疫苗之后发生寒性脓疡，局部淋巴结肿大，从组织或脓液中能查到抗酸杆菌，但数量较少，细菌培养阳性。须加鉴别的疾病有：结核性寒性脓疡、淋巴结核、深部真菌病、慢性脓皮病、异物肉芽肿、皮下肉样瘤等。

【治疗】

可以自愈，但常需几年。抗结核药物治疗的疗效不肯定，Wolinsky 推荐对偶发分枝杆菌和龟型分枝杆菌亚群复合感染者，给阿米卡星十丙硫异烟肼十红霉素治疗，至病情无活动后，继续治疗 6 个月。还可试用结核菌苗或自身菌苗。也可行外科切除或引流。

（六）龟分枝杆菌皮肤感染（skin infection due to Mycobacteria chelonei）

【病因】

龟分枝杆菌（Mycobacterium chelonae）属非典型分枝杆菌的快速生长群，其生物学特性与偶发分枝杆菌类似，为自然界腐物寄生菌。

【临床表现】

1. 全身性感染　可引起肺部感染、甲状腺炎、心内膜炎、纵隔炎及骨髓炎等。有免疫缺陷者或发生在某些外科手术（如瓣膜置换、冠状动脉分流术、肾移植等）后的患者，可引起播散性感染，死亡率甚高。

2. 皮肤感染　常发生于皮肤外伤或污染的注射后，病菌入侵部位发生慢性无痛性皮下脓肿，临床上颇似脂膜炎。多数不累及附近淋巴结。一般经 9 ~ 18 个月可望自愈。

【治疗】

本病病原菌对大多数抗生素耐药，可参考偶发分枝杆菌病的治疗方法。全身性感染者主要依靠支持疗法。皮肤感染可有自限性。脓肿切开引流。小损害彻底切除可缩短愈合过程。

第七节　假单胞菌属感染性皮肤病

假单胞菌属（Pseudomonas）是一属无芽胞、无荚膜、革兰阴性、需氧杆菌，有单鞭毛或丛鞭毛，运动活泼。菌体一般为 3 μm × 0.5 μm，菌体笔直或弯曲。喜潮湿环境，在普通培养基上即生长，是相对的非侵袭性细菌，在自然界中分布极广，土壤、淡水、海水、污水、动植物体表、人体皮肤黏膜，各种含蛋白质的食品等处都有存在。对人与动物有致病性的假单胞菌有 10 余种（见表 6 - 9）。严重的假单胞菌属感染常见于局部组织损伤或机体免疫功能受损或有缺损时，如烧伤病人、各种癌肿患者以及应用广谱抗生素、糖皮质激素、抗肿瘤化疗药物等的患者。早产儿、先天性畸形儿童、老年人等也极易获得严重的感染，甚至是致死性感染。

表 6 - 9　常见致病性假单胞菌属的分类

群	亚群	属和种
核糖核酸	I 群	
荧光群		铜绿假单胞菌（Ps. aeruginosa）
		荧光假单胞菌（Ps. fluorescens）
		恶臭假单胞菌（Ps. Putida）
非荧光群		斯氏假单胞菌（Ps. Stutzeri）
		产碱假单胞菌（Ps. Alcaligenes）
		鼻疽假单胞菌（Ps. Mallei）
核糖核酸	II 群	假鼻疽假单胞菌（Ps. psedomallei）
		洋葱假单胞菌（Ps. cepacia）
		皮氏假单胞菌（Ps. pickettii）
核糖核酸	III 群	食酸假单胞菌（Ps. acidovorans）
		睾酸假单胞菌（Ps. testosteroni）
核糖核酸	IV 群	微小假单胞菌（Ps. diminuta）
		泡囊假单胞菌（Ps. vesicularis）
核糖核酸	V 群	嗜麦芽黄单胞菌（Xanthomonas maltophilia）

一、绿脓杆菌感染（pseudomonas aeruginosa infections）

【病因】

绿脓杆菌（Pseudomonas aeruginosa），又名铜绿假单胞菌。在琼脂平板上能产生蓝绿色绿脓素，感染伤口时形成绿色脓液。本菌为无芽胞的革兰阴性菌，形态不一，成对排列或排成短链状，为专性需氧菌，部分菌株兼性厌氧。最适宜生长温度为 37℃，致病性绿脓杆菌在 41℃ 仍能生长，湿热 55℃ 1 小时才能被杀灭，此点可与其他假单胞菌鉴别。本菌生长对营养要求不高。绿脓杆菌对外界环境抵抗力较强，在潮湿处能长期生存，对紫外线不敏感，但对酸、银盐较敏感。双胍类化合物如氯己定（洗必泰）能有效杀死绿脓杆菌，而季胺类如苯扎溴铵（新洁尔灭）、消毒净则不易杀死该菌。

【流行病学】

（一）传染源 假单胞菌属在自然界分布广泛，存在于一些正常人的皮肤上，尤其是腋部和会阴部。绿脓杆菌存在的重要条件是潮湿环境。儿童和使用抗生素或免疫抑制剂者带菌率较高。是目前医院内感染的主要致病菌之一。

（二）传播途径 可通过污染的水、潮湿土壤或污染的医疗器械、输液、工作人员的手等传播到组织或伤口定植，条件适宜时繁殖而发病，也可由带菌者和病人与病人之间传播。

（三）易感人群 感染常发生在局部组织损伤或抵抗力降低的患者，如烧伤病人、各种癌肿患者和应用广谱抗生素、糖皮质激素、抗肿瘤药及免疫抑制剂等患者。早产儿、先天畸形儿童及老年患者也易被感染。

【发病机制】

假单胞菌中尤以绿脓杆菌的致病作用与多种物质有关，但完整的皮肤是天然屏障，很少成为健康人的原发病病因。正常人机体的免疫功能如吞噬细胞可吞噬及杀灭绿脓杆菌。但当宿主的正常防御机制发生改变或受损伤，如皮肤黏膜破损、粒细胞缺乏、低蛋白血症、各种肿瘤患者、应用糖皮质激素和广谱抗生素的患者，常可导致感染。绿脓杆菌的毒素和酶还可激活补体、激肽、凝血与纤溶系引起全身性病变。

【临床表现】

常见的皮肤黏膜绿脓杆菌感染如下：

（一）坏疽性深脓疱疮（ecthyma gangrenosum） 本病见于绿脓杆菌败血症的病人。皮损多发生于四肢及臀部，常为孤立散在，也可为单发性。开始患处呈红色或紫红色斑疹，逐渐扩大，红斑上迅速发生乳白色疱膜紧张的簇集性水疱，进而变为出血性大疱，破溃后形成圆形溃疡，中心坏死发黑。有时还可在躯干等处有境界清楚的蜂窝织炎、斑丘疹、斑块及结节等皮损。病人一般情况极差，可有体温过低、口渴、腹胀、幻觉，终至昏迷。

绿脓杆菌败血症患者可继发红斑坏疽性皮疹、皮下结节、深部脓肿、蜂窝织炎等皮损。烧伤创面、褥疮、外伤创口及静脉曲张溃疡面上常可培养出绿脓杆菌、葱头假单胞菌、斯氏假单胞菌、嗜麦芽黄单胞菌，特别是在抗生素治疗后更是如此。

疱液涂片可找到革兰阴性杆菌。血培养有绿脓杆菌生长。

（二）绿脓杆菌毛囊炎（pseudomonas aeruginosa folliculitis）　又名浴池毛囊炎（hot tub folliculitis）。在绿脓杆菌污染的温水浴池沐浴后两天左右（1~5天），开始发病。颈部以下出现小红斑，继之以毛囊性丘疹或水疱，迅速变为脓疱，0.3~2cm大小不等，数目可有数十至百余个。自觉瘙痒。约半数病人有低热、畏寒、疲乏、上呼吸道炎症、腋下淋巴结肿痛、头痛、腹痛、肌肉痛、乳房肿痛、恶心、呕吐和嗜睡等全身症状。一般可于2~10天内自愈。

患者有热水浴史，发生不易解释的全身性脓疱，即应疑及本病。取新鲜脓疱的脓液和池水做细菌培养，若培养出绿脓杆菌即可确诊。

应加强池水的消毒，定期使用氯制剂，残余游离氯不低于1ppm。本病能自愈，不需局部或全身应用抗生素治疗。

（三）绿甲综合征（green nail syndrome）　本病大多系绿脓杆菌感染所致。好发于手足经常接触水、肥皂液和洗涤剂以及患有甲霉菌病者。起初为指（趾）甲的末端部分发生甲剥离，在剥离处逐渐出现明显的绿色，常伴甲沟炎，后者呈浸渍、红肿，有少许绿色分泌物，可从甲板里培养出绿脓杆菌。

用0.1%多黏菌素B或1%醋酸溶液浸泡指趾，2次/日，1小时/次；或用5%~10%甲磺灭脓0.9%氯化钠溶液局部湿敷，1~2次/日。

（四）绿脓杆菌趾蹼感染（pseudonas toeweb infection）　趾蹼发

生浸渍、脱屑、肥厚、潮湿，表面呈绿色，严重者发生局部表皮剥蚀而疼痛。应保持局部皮肤干燥，用醋酸铅溶液浸泡或撒布含 0.1% 多黏菌素 B 的粉剂。

（五）绿脓杆菌性外耳道炎（pseudomonas external otitis）　外耳道为绿脓杆菌寄生部位之一，故外耳道炎患者有 >70% 系由绿脓杆菌引起。游泳后外耳道的 pH 因水进入而偏碱性，有利于绿脓杆菌生长，也可引起外耳道炎。糖尿病伴血管病变者，偶可发生绿脓杆菌所致慢性无痛性外耳道炎，如不及时治疗，后果较差。

治疗时可用硫酸多黏菌素 B 及硫酸新霉素混合液滴耳，3 滴/次，3 次/日，疗程 10 天。

（六）绿脓杆菌龟头炎（pseudomonas aeruginosa balanitis）　本病少见。常由于局部用糖皮质激素、抗生素和抗真菌制剂而促使寄生的绿脓杆菌繁殖。龟头发生深在糜烂，自觉疼痛。一般无全身症状。渗出多时用冷氯化钠溶液湿敷，待渗液减少，局部可涂用庆大霉素霜或 10% 甲磺灭脓霜，1~2 次/日。

（七）尿路感染　假单胞菌属是医院内泌尿道交叉感染的常见菌，占医院内感染泌尿病分离菌的第二位。常见诱因为留置导尿、反复尿道检查、尿道手术，以及阻塞性尿道病变的病人，绿脓杆菌尿路感染约半数可引起败血症。

【治疗】

假单胞菌属的治疗至今仍是一个难题，对青霉素等多种抗生素不敏感，对多黏菌素 B 和羧苄西林等敏感，但容易产生耐药性。随着第三代头孢菌素与第三代喹诺酮类药物的不断出现，使治疗的效果有所改观。采用高效绿脓杆菌抗血清或高效多价丙种球蛋白进行免疫治疗，一般认为有明显效果，但也有人认为尚需进一步观察。

【预后】

绿脓杆菌引起的皮肤黏膜损害预后尚可，但此菌引起的败血症、休克、大面积三度烧伤感染，以及白血病、早产儿或有严重免疫缺陷者受感染后，病死率可达 50% 或更高。

【预防】

加强防止绿脓杆菌在医院内的交叉感染。应用主动免疫措施，包括多价疫苗（菌苗、多价外膜、外毒素 A 等类毒素制品）有较好的预防及治疗作用。高效价免疫球蛋白在预防和治疗严重绿脓杆菌感染的作用有待进一步临床验证。

二、鼻疽（glanders）

又名马鼻疽（malleus，equinia）、马皮疽（farcy），是由鼻疽杆菌（malleomyces mallei），亦称鼻疽假单胞菌（pseudomonas mallei）引起的传染病。早在公元前 330 年即有关于本病的记载，并用拉丁语 "malleus"（恶性之意）命名本病。原为多发于马、骡及驴等单蹄兽类动物的传染病，Royer（1837）首先描述了人类鼻疽。

【病因】

鼻疽杆菌属于假单胞菌属，系微弯曲棒状杆菌，大小不一，（2 ~ 5）μm ×（0.5 ~ 1.0）μm，多孤立，有时成对排列，无活动，无荚膜，不产生芽胞，革兰染色阴性需氧菌。在脓汁中大部分游离于细胞外，有时见于细胞内。此菌抵抗力较强，最适生长温度为 37 ~ 38℃，pH 为 6.8 ~ 7.0，在普通培养基上不易生长，但在 1% ~ 5% 的甘油肉汤中发育良好，在马铃薯培养基上能形成棕色蜂蜜样菌苔。在粪、尿中可生存 4 小时，水中生存 70 天，灭菌的自来水中生存 6 个月。但在干燥环境中仅能生存 10 ~ 15 天，加热 56℃ 15 分钟可死亡，煮沸立即死亡。在 10% 石灰乳或 2% 甲醛溶液中 1 小时即可杀死。

【流行病学】

（一）传染源 本病的传染源为患病的马、骡和驴。但羊、猫、犬、骆驼、家兔、雪貂等也能被感染。可在人与人间传播。

（二）传播途径 病马的鼻液及溃疡分泌物中含大量病菌，可污染各种饲养管理用具、草料、饮水、厩舍等，马匹的密集饲养，或使用公共饲槽和水桶等都可引发本病传播。主要传播途径为接触传染、呼吸道传播和消化道传播。

（三）易感人群　马、骡、驴对本病易感，而牛、猪和家禽对本病有抵抗力，无自然感染。人鼻疽常为散发，往往与职业有明显关系，多发于兽医、饲养员、骑兵、屠宰工人和农民，多数为男性，年龄多在 20~40 岁。

【临床表现】

人鼻疽潜伏期一般为数小时至 3 周，甚至延迟至 10 年之久，平均为 4 天。临床症状可有急性和慢性两型。

（一）急性鼻疽　起病急骤，潜伏期数小时至 3 个月（平均约 4 天）。皮肤感染部位出现急性蜂窝织炎，局部肿胀，继则坏死及溃破，形成边缘不整、创底灰白的溃疡，并覆有灰黄色的渗出物。附近淋巴结肿大，沿淋巴管出现多处肌肉及皮下结节性脓肿，脓肿破溃后排出红色或灰白色脓液，创口甚难愈合，可形成瘘管。如致病菌由上呼吸道侵入，可使鼻部出现蜂窝织炎，鼻腔、口腔黏膜有溃疡及坏死，鼻中隔穿孔，腭和咽部亦有溃疡形成，常先排出血性分泌物，继而流出脓性分泌物。致病菌亦可侵犯下呼吸道，造成肺炎、肺脓肿、渗出性胸膜炎和脓胸。通常伴有全身不适、头痛、发冷及不规则发热、周身酸痛、食欲不振、呕吐、腹泻及脾肿大等。患者极度衰竭，临床上酷似伤寒或播散性结核。最终常因脓毒血症引发循环衰竭而死亡。

（二）慢性鼻疽　开始全身症状不明显，仅有低热或长期不规则发热、出汗及四肢、关节酸痛。以后，间有败血症或脓毒血症发作，皮肤或软组织出现脓肿，附近淋巴结肿大，有时脓肿溃破流出多量脓液，亦可形成长期不愈的瘘管。关节、骨髓、肝、脾、肺、眼和中枢神经系统均可累及，病情发展缓慢，时好时发，病程持续数月至数年或更久。患者渐呈恶液质状态，常因逐渐衰竭或突然恶化而死亡，亦有自愈的病例。

【病理变化】

急性鼻疽或慢性鼻疽的恶化过程中主要为渗出性变化，慢性鼻疽主要为增生性病变。皮肤损害中可见沿皮肤淋巴管形成的硬性念珠状结节，多见于躯干前侧及四肢，结节软化破溃后流出脓液，形成溃疡，溃疡有堤状边缘和油脂样底面，底面覆有坏死性物质，或呈颗粒状肉芽组织。

【实验室检查】

（一）常规检查　白细胞总数轻度增多或减少，淋巴细胞相对增多。白细胞总数和分类也可正常。

（二）细菌检查　脓液或分泌物涂片，用亚甲蓝（美蓝）、姬姆萨、瑞特等染色，可见两极浓染的杆菌，在脓汁中菌体大部分游离于细胞外，不易与类鼻疽杆菌相鉴别。近来使用抗鼻疽伯克菌荧光抗体染色法，其特异性高。脓液、分泌物或穿刺液培养可获阳性。伴有败血症者血培养可为阳性，一般患者阳性率不高。

（三）血清学检查　可行血凝和补体结合试验。在感染第 2 周，血清凝集效价可明显升高，达 1:640；灵敏度高，但特异性较差。补体结合试验则灵敏度不高，但特异性强，第 3 周可呈阳性反应，效价≥1:20 为阳性。

（四）免疫学检查　应用鼻疽菌素（mallein）作 1:1000 稀释，皮内注射 0.1 mL 作皮内试验，病程 >4 周者呈阳性反应，能持续数年。

【诊断及鉴别诊断】

有与患病的马类接触或实验室中曾处理过致病菌等史，分泌物、穿刺液及血液培养，血清学检查，鼻疽菌素皮内试验等，有助于本病的诊断。

应予鉴别的疾病有类鼻疽、孢子丝菌病、链球菌蜂窝织炎、葡萄球菌感染及播散性结核病等。

【治疗】

（一）一般治疗　病人须隔离，其分泌物、排泄物及换药的敷料等均应彻底消毒或销毁。

（二）抗菌药治疗　磺胺药、四环素、氯霉素和氨基糖苷类抗生素（包括链霉素、庆大霉素及阿米卡星等）均有一定疗效，一般应用链霉素（1~1.5g/d）或庆大霉素（16~24万U/d）与磺胺嘧啶（4~6g/d）或四环素（2g/d）联合应用，直至症状消失。新抗菌药物如第二代、第三代头孢菌素可能有效，疗程3周以上。一般使用两种以上药物联合治疗，直至症状消失。

（三）对症治疗　脓肿应切开引流，但应慎防因此引起感染扩散。并应加强对症及支持疗法。

【预后】

本病急性型预后极差，若不能正确治疗病死率在 >90%。慢性型及亚临床型的治愈率可达 30%~50%。早期应用抗生素治疗病死率明显下降。

【预防】

消灭传染源（病马不论症状轻重均应立即处死、深埋，接触病畜的马类隔离观察3周）；进行污染厩舍、用具消毒（用10%~20%石灰乳喷洒或擦洗）；注意个人防护，接触病畜及其污染物时严格按规定操作；病人应隔离，其分泌物、排泄物、敷料等进行彻底消毒。

三、类鼻疽（melioidosis）

是由类鼻疽假单胞杆菌（Pseudomonas pseudomallei）所致的地方性传染病，流行于东南亚和澳大利亚北部等热带地区。我国类鼻疽疫源地主要分布于海南、广东、广西南部的边缘热带和南亚热带地区。本病多呈散发性，无明显季节差别。

【病因】

类鼻疽假单胞杆菌系 Whitmori 和 Krishnaswami（1912）首先在仰光确定，故又称惠特莫尔杆菌。菌体（1~2）μm×0.5 μm，革兰染色阴性，矩卵圆形或细长多形态的杆菌，呈单个、或双、短链或栅状排列。常两极浓染，无芽胞，无荚胞，单端3~8根鞭毛，有动力。本菌为需氧菌，能在普通培养基上良好生长。培养48小时后，菌落呈棕黄色，表面有蜂窝状皱褶并呈同心圆状，培养物有强烈的霉臭味。本菌培养物的滤液含有：①坏死性毒素（煮沸 4 分钟灭活）；②致死性毒素（煮沸 15 分钟灭活）。本菌在外界环境中的抵抗力较强，在水和土壤中可存活 1 年以上，在自来水中也可存活 28 ~ 44 天。加热 56℃，10 分钟可将其杀死，各种消毒剂（如 5% 氢胺 - T）能迅速杀灭本菌，但苯酚和甲酚皂溶液的杀灭效果不理想。本菌与鼻疽杆菌同属单孢菌的 RNA Ⅱ 群，两者的致病性、抗原性和噬菌体敏感性均类似，可通过动力或明胶液化等试验与鼻疽杆菌相鉴别。

【流行病学】

（一）传染源　流行区的土壤和水常染有该菌，细菌可在外界环境中自然生长，因此不需要任何动物作为贮存宿主。羊、马、猪、猴和啮齿类动物都可感染本病作为偶然宿主而成为传染源，均能排菌引起地方性流行，但流行的连续性作用不大。病人虽也排菌但作为本病的传染源意义较小。

（二）传播途径　主要是直接接触含有致病菌的水或土壤、吸入含有致病菌的尘土或气溶胶、食用被污染的食物、被带菌的吸血昆虫（蚤、蚊）叮咬而造成感染、人与人间可以传播（通过家庭内密切接触或性接触），但病人和病畜之间并不直接传播。

（三）易感人群　人群和多种哺乳动物对类鼻疽杆菌普遍易感，流行地区人群隐性感染率约 7% ~ 10%，但发病率不高。新近进入疫区的人以及糖尿病、乙醇中毒、脾切除、艾滋病病毒感染患者等为易感因素。

【发病机制】

类鼻疽杆菌常寄生于人体细胞内，细胞免疫功能在病菌的清除过程中起重要作用。病原菌从皮肤破损处进入人体后，迅速在局部形成结节，伴引流区淋巴结肿大和淋巴管炎。细菌常侵入血循环而发展成败血症，累及全身组织和器官（包括皮肤）。约 70% 发展为败血型者，病前多为糖尿病、肾病、结核病、吸毒或酗酒者。有人设想免疫缺陷（包括艾滋病）是败血型类鼻疽发生的基础。

【临床表现】

（一）潜伏期　3~5 天，但也有感染后数月、数年，甚至 20 年后始发病者，称为潜伏型类鼻疽。

（二）临床分型

1. 急性败血型类鼻疽　起病较急，寒战高热，并有气急、肌痛，同时出现肺、肝、脾及淋巴结脓肿形成的症状和体征。特别是肺脓肿最为多见，好发于肺上叶并可累及胸膜，患者常有咳嗽、胸痛、咯出的痰呈血性或脓性，胸部可闻及干、湿性罗音及胸膜摩擦音，并有肺实变及胸膜积液（脓胸）的体征。肺部病灶可融合成空洞。尚可有腹痛、腹泻、黄疸、肝脾肿大及皮肤脓疱等。

并非每个受染者均会发展为败血型类鼻疽，据调查约 70% 发展为败血型者，病前有糖尿病、肾病、结核病、吸毒或酗酒。因而有人认为免疫缺陷（包括艾滋病）是败血型类鼻疽发生的基础。

2. 亚急性或慢性类鼻疽　多在急性感染消退后形成多处化脓性病灶，也可无明显急性症状，从亚急性过程逐渐发展而成。肺、肝、皮肤、骨或软组织可有脓肿，溃破后形成长期不愈的瘘管。病程漫长，常伴间歇性发热，逐渐消瘦及衰弱。

3. 亚临床型类鼻疽杆菌感染　流行区有的人群，受类鼻疽杆菌感染后，临床症状不明显，血清中可测出特异性抗体。在泰国、越南、马来西亚等东南亚国家人群中约占 6% ~8%。

【病理变化】

急性败血型类鼻疽病的致病菌可扩散至全身器官，病变主要为多发性小脓肿形成，脓肿内有坏死组织、中性粒细胞和大量致病菌，有时小脓肿融合成空洞。慢性类鼻疽以肺部及淋巴结病变为主，病变由中性粒细胞组成的中心坏死及周围肉芽肿混合而成，并可见巨细胞，病灶内致病菌稀少。

【实验室检查】

（一）常规检查　大多有贫血。急性期白细胞总数增加，以中性粒细胞为主。

（二）病原学检查　取病人血液、痰、脑脊液、尿、粪便、局部病灶分泌物及脓性渗出物作细菌培养或动物接种，以分离类鼻疽杆菌。对疑似菌苔用 0.9% 氯化钠溶液稀释成约 5000 细菌/ mL，取 0.5 mL 菌液注入幼龄雄性地鼠（或体重 200～250g 豚鼠）腹腔中，动物死亡后剖视，如有睾丸红肿、化脓、溃烂，阴囊穿刺有白色干酪样渗出物，即为施特劳斯（Straus）反应阳性。也可用渗出物、脓液等涂片，美蓝染色，可发现一种染色不均匀、双极浓染的革兰阴性杆菌。

（三）血清学检查　间接血凝试验效价 >1：40，补体结合试验效价 >1：8 有诊断意义。类鼻疽血凝抗体在发病后 1 周即可出现，4～5 周阳性率可达 90% 以上，抗体效价可保持 1 年左右。补体结合抗体出现较早，效价上升也快，并能保持 2 年以上，比血凝试验敏感，但对同属的绿脓杆菌感染有交叉反应，特异性有待提高。

【诊断及鉴别诊断】

本病呈地区性散发，病人大多有接触受染史，对任何不能解释的化脓性疾病（特别是肺部空洞性疾病）或发热性疾病，都应考虑本病的可能。病原学检查及血清学反应对本病有确诊价值。

本病急性期应与伤寒、疟疾、葡萄球菌败血症和葡萄球菌肺炎相鉴别。在亚急性期或慢性期应与结核病鉴别。

【治疗】

近来发现常用抗菌药（如青霉素、链霉素、庆大霉素、氯霉素、四环素等）对类鼻疽杆菌感染疗效不理想，不宜作为首选药物。对急性败血型必须采取有效药物，推荐第三代头孢菌素与其他有效抗菌药物联用。可选用头孢他啶（2～4g/d）加复方磺胺甲恶唑（4～6 片/日）；头孢曲松（2～4g/d）或头孢噻肟（3～4g/d）加阿米卡里（0.4～0.8g/d）。此外如哌拉西林（piperacillin）、奥格门汀（augmentin）等均有效，可酌情选用。疗程一般需 30～90 天。亚急性或慢性患者可按上述剂量减半，但给药时间应更长些。

有脓肿者宜予外科切开引流，保守治疗无效的慢性病例，可采用手术切除病变组织。

【预后】

急性败血型类鼻疽患者若不治疗，病死率 > 90% ，积极治疗可降到 30% 。亚急性或慢性者，经治疗后病死率已下降至 10% 或更低。

【预防】

1. 查清疫源地，特别是亚热带地区新经济开发区及有军事行动的地区。

2. 普及本病知识，对有疫区生活史的感染者或不明发热者应严密观察。

3. 预防带菌动物和肉类扩散病菌，加强动物检疫和乳品卫生检验；感染猪、羊的产品应高温处理深埋。

4. 病人应隔离，病人、病畜的排泄物和脓性渗出物应以漂白粉消毒。

5. 迄今尚无预防本病的有效疫苗。

第八节　常见人畜共患病

人畜共患病，又名动物源性病，是指人类和脊椎动物之间自然传播的细菌性疾病。人畜共患病中，绝大部分系动物作为传染源，这种传染源的细菌在自然界中是以动物→动物→动物或动物→昆虫→动物的形式自然传播，只有少部分以动物→人→动物或动物→人→人的形式传播。人畜共患病的发生，往往是由于人与病畜或带菌动物接触，或者是因为食用病畜肉制品或其乳制品而受感染，这类细菌的感染宿主一般很广，许多是职业病，既危害牲畜又引起人类的急性或慢性感染。可以引起人畜共患病的细菌，除包括上节所述鼻疽杆菌和类鼻疽杆菌外，还有一些见表 6 - 10 。

表 6 - 10　引起人畜共患病的细菌

病菌	病名	传染源	传播方式
布鲁菌属	布鲁菌病	羊、牛、猪、马、犬等	接触、食入
鼠疫杆菌	鼠疫	野鼠、家鼠、旱獭等	鼠蚤叮咬、空气
炭疽杆菌	炭疽	牛、羊、马、骆驼等	接触、食入、空气
鼻疽及类鼻疽杆菌	鼻疽及类鼻疽	马、骡、驴、猪、猫等	接触
土拉弗朗西斯菌	兔热病	啮齿类动物	接触、食入、昆虫叮咬
沙门菌	沙门菌病	猪、牛、羊、马、犬、鸡、鸭等	食入、昆虫叮咬
小肠结肠炎耶氏菌	耶尔森菌病	猪、犬、猫、牛、马、羊、兔、鼠等	接触、食入、昆虫叮咬
弯曲菌	弯曲菌病	牛、羊、犬、猫、兔、鸡等	接触、食入
军团菌	军团菌病	牛、羊、猪	空气
李斯特菌	李斯特菌病	家畜、鱼、甲壳类、啮齿动物	接触、食入

一、鼠疫（plague）

鼠疫是由鼠疫耶尔森菌（Yersinia pestis）引起的传染病。世界历史上曾有过 3 次大流行，死亡人数上亿。1978 年以后虽未发生大流行，但仍有 32 个国家存在鼠疫疫源地，我国的 17 个省（区）、216 个县（市、旗）属于鼠疫疫源地，有些地区动物鼠疫仍不断发生，对本病的防治不容忽视。

【病因】

鼠疫耶尔森菌，亦称鼠疫杆菌，由日本学者北里和法国耶尔森（1894）在香港流行鼠疫时同时发现。以往归于巴斯德菌属，1970

年国际微生物命名委员会将其划入肠杆菌科耶尔森菌属。本菌为形状短粗约（1～1.5）μm×（0.5～0.7）μm、两端钝圆、两极浓染的椭圆形小杆菌，呈散在、小堆或偶呈链状排列，有荚膜无鞭毛无芽胞，革兰染色阴性。此种典型形态仅见于病人、尸体或制备的动物新鲜标本；在陈旧病灶及腐败材料中，菌体可呈膨大和着色不良的球形或其他变形。在脏器压印标本中，本菌可存在于吞噬细胞内外，但污染菌不被吞噬细胞吞噬，借此可资鉴别。

本菌为兼性需氧菌，最适生长温度为28～30℃，在普通培养基上生长缓慢，培养基中加入亚硫酸钠或新鲜血液对其生长有刺激作用。

本菌对外界抵抗力弱，紫外线和常用消毒剂如苯酚、乙醇、新洁尔灭、甲醛和环氧乙烷等均能将其灭活。对高温敏感，70～80℃10分钟或100℃1分钟或日晒即可杀死。但耐低温，在冰冻组织或尸体内可存活数月至数年。在脓液、痰、蚤粪和土壤中可存活1年以上。

【流行病学】

（一）传染源　本病传染源为啮齿动物，可被鼠疫杆菌感染的动物约有200多种，人间鼠疫的传染源一般认为以家鼠为主，其中以黄胸鼠及褐家鼠最重要，但1979～1988年间我国人间鼠疫病例，绝大部分发生在我国西部，旱獭是主要传染源，其次是长爪沙鼠及黄胸鼠。各型鼠疫病人均可作为人间鼠疫的传染源，如肺鼠疫病人的痰、腺鼠疫病人脓肿破溃流出的脓及败血症鼠疫病人早期的血液等。

（二）传播途径　鼠蚤为传播媒介，一般情况下形成鼠→蚤→人或病人→人的传播方式。鼠蚤叮咬是主要的传播途径，也可因剥食染菌啮齿动物的皮、肉或直接接触病人的脓痰、飞沫等而传播。

（三）易感人群　人群普遍对本病易感，且易感性较强。预防接种可提高免疫力，降低易感性，但不能保护完全不发病。

（四）流行特征　近几十年人间鼠疫未发生大流行，但有局部爆发流行。非洲和亚洲发病数约占全世界发病数的80%。我国主要发生于西北牧区和青藏高原地区。人间鼠疫多发生于夏秋季，与鼠类活动、繁殖有关。

【发病机制】

鼠疫耶尔森菌经皮肤侵入人体后，局部无明显炎症表现。细菌经淋巴管至局部淋巴结引起剧烈的出血性、坏死性炎症反应，形成腺鼠疫。鼠疫耶尔森菌的组织破坏性和抗吞噬作用使其易进入血循环，形成败血症。大量代谢产物和内毒素导致严重的败血症症状。鼠疫耶尔森菌也可自血循环进入肺组织引起继发性肺鼠疫。自呼吸道进入易感者体内，引起原发性肺鼠疫。各型鼠疫均可发生败血症。

【临床表现】

（一）潜伏期　约3～5天，腺鼠疫2～8天，原发性肺鼠疫及败血症鼠疫为数小时至3天。接受过菌苗预防接种者的为7～12天。

（二）全身症状　起病急骤，高热伴畏寒和寒战，全身毒血症症状有乏力、头痛、头晕及全身疼痛，可有呕吐、腹泻及肝脾肿大；皮肤黏膜瘀点瘀斑、鼻衄、呕血、咯血、血便或血尿；还可有呼吸急促、发绀、脉搏细速、血压下降及全身极度衰竭。

（三）常见病型

1. 腺鼠疫　最多见。多见于流行初期。除发热及程度不同的全身毒血症症状外，主要为受染1～2天后在蚤叮咬处引流区淋巴结迅速肿大，淋巴结及其周围组织充血、水肿及疼痛。第2～4天病变最重。好发于腹股沟及腋窝部，多为单侧。若不治疗则肿大淋巴结可迅速化脓及破溃，严重者可于第3～5天死于严重毒血症、休克、继发败血症或肺炎。如及时治疗，病程度过1周可恢复。

2. 肺鼠疫　在我国主要见于旱獭疫区。起病急，有高热及全身毒血症症状，数小时后出现剧烈咳嗽、胸痛及呼吸困难，有少量黏液痰，继之以泡沫状或鲜红色血痰，但肺部体征，仅有少量散在湿性罗音及胸膜摩擦音。如抢救不及时，可出现意识障碍，最终死于休克及呼吸衰竭，因死后全身皮肤呈黑紫色，故有"黑死病"之称。

3. 败血症鼠疫　原发性败血症鼠疫很少见，但病情最凶险。多继发于肺鼠疫或腺鼠疫。起病急骤，高热寒战或体温不升，伴全身严重毒血症症状，如不及时治疗可于数小时至 2～3 天内发生感染性休克、出血及 DIC 而死亡。

4. 皮肤鼠疫　蚤叮咬处皮肤出现红斑点，数小时后形成水疱，有时可化脓成为疖肿或融合成痈，可破溃成溃疡，底部坚硬，表面有黄色渗出物及一层黑痂皮，周围有暗红色浸润。其附近淋巴结炎症反应不重，亦无明显全身毒血症症状。

此外，尚可有脑膜鼠疫、肠鼠疫、眼鼠疫及扁桃体鼠疫等。

【实验室检查】

（一）常规检查　末梢血白细胞多明显升高，可达（20～30）× 10^9/L 或更高，中性粒细胞亦显著升高，伴轻至中度贫血及血小板计数减低。

（二）细菌学检查　可根据病型采取淋巴结穿刺液、脓、痰、血或脑脊液等标本。涂片常用革兰染色，阳性率 50%～70%，亦可用吕氏亚甲蓝或荧光抗体染色镜检；培养宜选择敏感培养基，如甲紫亚硫酸钠琼脂培养基、甲紫溶血琼脂培养基或甲紫胆碲铜琼脂培养基，置 28～30℃中，观察 4～5 天，如有细菌生长再作进一步鉴定；噬菌体裂解试验，系将鼠疫噬菌体加在可疑的鼠疫杆菌菌落上，可观察到菌落溶解现象；还可将病人血、脓、痰等标本，制成 0.9% 氯化钠混合注射液，注入豚鼠或小白鼠皮下或腹腔，动物多在 24～72 小时内死亡，取内脏作细菌学检查。

（三）血清学检查　用特异性免疫血清，采用 ELISA 法检测特异性抗原，可快速诊断本病。

【诊断及鉴别诊断】

诊断主要依据流行病学资料、临床表现及致病菌的分离。皮肤鼠疫须与皮肤炭疽鉴别。

【治疗】

本病传染性强、传播迅速、病情严重、病死率高。必须早发现、早诊断、早隔离、早治疗、及早处理疫区。

（一）一般治疗　　急性期绝对卧床休息。补充足量液体以排出毒素。中毒症状严重者可给予糖皮质激素制剂，出现休克时应按感染性休克治疗。严格隔离病人，作好更衣、灭蚤和病人分泌物、排泄物及用具的消毒工作。皮肤鼠疫或肿大淋巴结破溃者，须创面基本愈合，局部病原菌检查3次阴性始可解除隔离。

（二）病原治疗　　早期足量应用有效抗菌药物是治疗本病的关键。常用药物为链霉素、四环素、庆大霉素、氯霉素、氨苄西林及磺胺类。严重病例可联合用药，疗程一般7～10天。

青霉素和第一代头孢菌素的应用与高病死率有关，不可使用。

（三）局部处理　　腺鼠疫的肿大淋巴结可涂5%～10%鱼石脂乙醇或0.1%依沙吖啶（雷佛奴尔）溶液，避免挤压以免引起感染扩散及形成败血症。一旦脓肿形成亦可切开排脓，但须注意严格消毒，并注意预防继发感染。皮肤鼠疫可用磺胺或抗生素软膏（溶液）局部涂擦，必要时可局部注射链霉素。

【预后】

未经正确治疗的鼠疫病人死亡率＞50%，应用抗生素后败血症型和肺型鼠疫死亡率降至5%～22%。

【预防】

（一）管理传染源　　应灭鼠、灭蚤和控制鼠间鼠疫，及时监测啮齿动物鼠疫耶尔森菌感染的密度、范围，加强疫情报告、严格隔离病人，对疑似病例与确诊病例应分别隔离。接触者医学观察9天，曾接受预防接种者应检疫12天，病人的分泌物与排泄物应彻底消毒或焚烧；死于鼠疫的尸体应用尸体袋严密封包后焚烧。

（二）切断传播途径　　加强边境检疫，并加强从流行区到非流行病区的检疫工作，对来自疫区的运输工具和货物进行检疫和灭鼠、灭蚤。对疑似旅客应按规定检疫隔离。

（三）保护易感人群

1. 加强参与鼠疫防治工作人员的个人防护，与患者接触者可预防性口服磺胺嘧啶（1g/次，2次/日）或四环素（0.5g/次，4次/

日），连续 6 天。

2. 预防接种　按规定接种鼠疫疫苗，主要对象是疫区及其周围有可能潜在感染的人群、进入疫区的防疫人员和医务人员。非流行区人员应在疫苗接种 10 天后方可进入疫区。

二、炭疽（anthrax）

公元前 300 年，Hippocrates 即已描述本病，原系食草动物（牛、羊、马等）的传染病。Eilert（1836）用炭疽病畜的血液作人工感染获得成功，证实了本病的传染性。

【病因】

炭疽杆菌（Bacillus anthracis）为致病菌中最大者，长 4～8 μm，宽 1～1.5 μm，菌体两端平削呈竹节状成链排列，无鞭毛，不能运动，革兰染色阳性。炭疽杆菌是一种土壤病原菌，在人及动物体内有荚膜形成，有荚膜的炭疽杆菌具有较强的致病性，无毒菌株不产生荚膜。在人工培养基或外界环境中，易形成芽胞，芽胞呈卵圆形，位于菌体中央，其抵抗力相当强，是本菌在自然条件下存在的主要形式，在土壤中可生存数十年，有报道在干保土壤中经 60 年后炭疽杆菌仍能发芽和致死动物。炭疽杆菌在适宜的土壤中能维持繁殖体→芽胞→繁殖体循环多年，在有利的环境中以繁殖体形式存在。直接日光曝晒 100 小时、煮沸 10～15 分钟、110℃高压蒸气下 5～10 分钟、干热 120～140℃ 3 小时、100℃流动蒸气 30～60 分钟才能将芽胞杀死。10% 甲醛溶液 15 分钟、5% 苯酚溶液 24 小时、2%～5% 高锰酸钾溶液 24 小时、1:2500 碘液 10 分钟可杀灭芽胞。在腌肉中，繁殖体可存活 >1 个月。

本菌荚膜及其毒素是致病的主要因素，食草动物最为敏感，感染后常患急性败血症而猝死；食肉动物受染后常呈隐性过程或仅在局部形成病灶；人类的易感程度介于两者之间。

【流行病学】

目前北美、西欧和大洋洲兽类及人类炭疽病几乎消失。在发展中国家，本病仍在流行。每年发病数估计为 1 万 ~ 20 万例。我国近年发病人数约为 600 人次。

（一）传染源　患病的牛、马、羊、骆驼等食草动物是人类炭疽的主要传染源，其次是猪和狗，它们的皮、毛、肉、骨粉均可带病原菌。炭疽病人的痰、粪便及病灶分泌物均具有传染性。

（二）传播途径　传播途径可为直接或间接接触病畜和染菌的附属品或半成品、呼吸道感染、消化道感染及吸血昆虫刺咬感染，后者较少见，牛虻、寄生于皮毛上的硬壳虫等叮咬病畜吸血后，再叮咬人群，亦可引起人群炭疽的发生。

（三）易感人群　人群对本病普遍易感，发病与否与接触病原体的程度、频率及个体抵抗力有关，有些人感染后不出现临床症状，表现为隐性感染及鼻咽部带菌者。易感人群为参与动物屠宰、制品加工、直接接触污染的原料者、动物饲养、管理、运输以及兽医及实验室人员等。病后可获免疫力。

【发病机制】

炭疽杆菌通过皮肤而侵入的机制不明。一旦进入皮下组织，炭疽芽孢迅速繁殖，产生外毒素和抗吞噬作用的荚膜物质。毒素引起明显的水肿和组织坏死。局部吞噬细胞吞噬细菌，使之播散至局部淋巴结，毒素引起出血、坏死、水肿性淋巴结炎和毒血症，进入血液循环引起败血症。

【临床表现】

潜伏期　1 ~ 5 天（12 小时 ~ 12 天）。

（一）皮肤炭疽　此型最多见，约占 98%。病变多见于面、颈、肩、手和足等裸露部位皮肤。初为斑疹或丘疹，次日出现水疱，内含淡黄色液体，周围组织硬而肿胀。第 3 ~ 4 天中心呈现出血性坏死并稍下陷，四周有成群小水疱，水肿区继续扩大。第 5 ~ 7 天坏死区破溃成浅表溃疡，血性分泌物结成黑色炭块样干痂，痂下有肉芽组织生成（即炭疽痈）。黑痂坏死区的直径大小不等，自 1 ~ 2cm 至 5 ~ 6cm，水肿区的直径可达 5 ~ 20cm。局部疼痛不著，不化脓，稍有痒感，此为炭疽痈与其他痈的区别。以后随水肿消退，黑痂在 12 周内脱落，留下肉芽组织创面，再过 1~2 周即愈合成疤。发病 1~2 天后即出现全身反应，如发热（38~39℃）、头痛、全身不适、局部淋巴结肿大及脾肿大等。

少数病例局部无黑痂形成而呈现大块状水肿（即恶性水肿），水肿处呈透明、柔软、微红色或苍白，扩展迅速，可致大片坏死。这种恶性水肿多见于眼睑、颈、大腿及手等组织疏松处。全身毒血症症状甚为明显，病情危重，若贻误治疗，可因循环衰竭而死亡。

（二）肠炭疽　可表现为急性胃肠炎型或急腹症型。前者潜伏期 12~18 小时，发病时为突然恶心、呕吐、腹痛、腹泻，大便一般无血液，大部分患者于数日内恢复。急腹症型患者，全身中毒症状严重，持续性呕吐及腹泻，排血水样便，腹胀、腹痛，有压痛或呈腹膜炎征象，常并发败血症或感染性休克而于起病后 3~4 天内死亡。

（三）肺炭疽　多为原发性，由吸入炭疽杆菌芽胞所致，故又称为"吸入性炭疽"（inhalation anthrax），也可继发于皮肤炭疽。起病急骤，可先有 2~4 天的低热、倦怠、肌痛、干咳、心前区压迫感等症状，且可在缓解后再突然起病，呈双相型。临床表现主要为寒颤、高热、呼吸急迫、喘鸣、发绀、咳嗽、咳血样痰、胸痛、大汗、心率增速等，有时在颈、胸部出现皮下水肿。胸部体征常以纵隔炎开始，肺部仅可闻及散在的细小湿罗音，或有胸腔积液。体征与病情严重程度常不成正比。X 线检查可见纵隔增宽、胸水或肺部炎症。

肺炭疽患者病情大多危重，常并发败血症或感染性休克，偶也可并发脑膜炎。若不及时诊断和抢救，则常在急性症状出现后 24~48 小时因呼吸、循环衰竭而死亡。

（四）中枢神经系统炭疽　即炭疽杆菌脑膜炎，多继发于伴有败血症的各型炭疽，偶有原发性患者。临床表现有剧烈头痛、呕吐、抽搐，呈明显脑膜刺激症状。脑脊液大多呈血性，压力增高，细胞数增多（$>0.1 \times 10^9$/L）。本型炭疽的病情十分凶险，发展极为迅速，常因未及时治疗而死亡。

（五）败血症型炭疽 大多继发于肺炭疽或肠炭疽，少数由皮肤炭疽引起。可表现为全身毒血症症状，如高热、头痛、呕吐、感染性休克、出血及 DIC 等。

（六）口咽部炭疽 表现为严重的咽痛、颈部肿胀、吞咽困难，同时有气管压迫和呼吸困难。颈部和颌下淋巴结肿大。

【实验室检查】

（一）常规检查 白细胞大多增高，一般在（$10 \sim 20$）×10^9/L，少数可高达（$60 \sim 80$）×10^9/L，分类以中性粒细胞为高。

（二）细菌学检查 取患者的病灶渗出物、分泌物、痰液、呕吐物、粪便、血液及脑脊液等作涂片或培养，可发现病原菌。涂片中发现病原菌时，可作革兰或荚膜染色，亦可用各种特异性荧光抗体（抗菌体、抗荚膜、抗芽胞、抗噬菌体等）染色检查，以作进一步鉴定。检材接种于血液琼脂平板、碳酸盐平板或普通琼脂平板培养后，如有可疑菌落，可进行动物接种及鉴定试验。

（三）血清学检查 琼脂扩散试验、间接血凝或微量血凝试验等均有助于诊断。近来采用的荧光抗体检测，特异性及敏感性均较高，常作为快速诊断的方法之一。

（四）阿斯可里（Ascoli）沉淀试验 对已腐败或干涸的检本，作细菌培养有困难时，可采用本试验。将病人、病畜的病灶痂皮、尸体组织及血液、染菌的皮毛及其制品等标本加水经煮沸或高压，提出抗原成分与炭疽沉淀素血清作环状沉淀试验，以间接证明有无炭疽杆菌感染。但本法常出现一些假阳性，判定结果时应慎重。

（五）动物接种 上述标本接种于豚鼠或小白鼠皮下，出现局部肿胀、出血等阳性反应。接种动物多于 48 小时内死亡。

【病理变化】

皮肤炭疽的病理变化，局部呈痈样病灶，肉眼观察可见皮肤出现境界十分明显的红色浸润，中央隆起，有炭块样黑色痂皮，四周为凝固性坏死区。镜检可见皮下组织呈急性浆液性出血性炎症，间质水肿显著，组织结构成分离解，坏死区及病灶深处均可找到炭疽杆菌。炭疽杆菌败血症患者，全身各组织及脏器均表现广泛性的出血性浸润、水肿及坏死，并有肝、肾肿大。炭疽患者的尸体血液一般呈液体状，失去凝固能力，尸体腐败极速。据报道死于炭疽的妊娠妇女，由于毒素通过母体进入胎儿体内，胎儿的心、肺、脾、肝等组织均有病变。

【诊断及鉴别诊断】

患者的职业、工作和生活情况，如与牛、马、羊等有频繁接触的农、牧民，工作于尘埃中有芽胞的皮毛、皮革加工厂的工人等，对本病诊断有重要参考价值。

皮肤炭疽具有炭块样的黑痂和浅溃疡，周围有小水疱，附近组织广泛水肿，疼痛不著，不化脓，局部淋巴结肿大等特点，诊断一般不难，细菌学检查为确立诊断的主要依据，但须与痈、蜂窝织炎、恙虫病的焦痂、兔热病的溃疡等相鉴别。

【治疗】

（一）一般治疗　本病患者应严格隔离，对其分泌物和排泄物按芽胞的消毒方法进行处理。对呕吐、腹泻或进食不多的患者应适量补液。出血严重者适当输血。皮肤恶性水肿患者可应用糖皮质激素，以控制局部水肿并减轻毒血症，一般可用氢化可的松（100～200 mg/d）或地塞米松（10～20 mg/d）静滴。有 DIC 者，应及时应用肝素及双嘧达莫（潘生丁）。

（二）病原菌治疗　青霉素 G 为治疗本病的首选抗生素，迄今尚未发现炭疽杆菌对青霉素有抗药。皮肤炭疽时成人给青霉素 400万～800万 U/d，分次肌注或静脉滴注，同时给予苄星青霉素 120万单位 U 肌内注射，疗程 7～14 天，直至水肿完全消退、皮损干燥。对肺炭疽、肠炭疽及炭疽杆菌脑膜炎或并发败血症者，青霉素 G 剂量应增至 1200万～2400万 U/d，行静滴，并同时合用庆大霉素（16万～24万 U/d）或阿米卡星（0.4～0.8g/d），疗程须 2 周以上。对青霉素过敏者可用四环素（1.5～2g/d）或多西环素（200～400 mg/d）或红霉素（1.5～2g/d）口服或静滴，同时服用甲氧苄啶

（TMP）200 mg/d，对单纯性皮肤炭疽亦有效。

（三）严重者治疗　全身症状严重者，可在足量应用青霉素的同时，短期给予中等剂量糖皮质激素（如泼尼松 60~80 mg/d），中毒症状缓解后减量、停药。

（四）局部病灶处理　对皮肤局部病灶除取标本作诊断外，切忌挤摸，也不宜手术切开，以防感染扩散而发生败血症。局部可用 2.5%~5%甲醛溶液或1%聚维酮碘（碘伏）溶液或1:2000高锰酸钾溶液洗涤或湿敷，并敷以无刺激性的抗生素软膏，如2%莫匹罗星软膏、2%夫西地酸霜、1%利福平软膏、5%碘伏溶液（凝胶或软膏）、0.3%环丙沙星软膏（凝胶）或1%诺氟沙星软膏等。

【预后】

本病的预后与临床类型、诊断和治疗是否及时有关。皮肤炭疽在应用青霉素等抗生素治疗后，病死率已从原来的20%降至1%左右。但位于颈部、面部，并发败血症或属于恶性水肿型的皮肤炭疽患者，其预后仍较差。肠炭疽的急腹症型、肺炭疽及炭疽杆菌脑膜炎，由于病情发展极速而又较难及早确诊，故病死率常高达90%以上。

【预防】

最有效的预防途径是对动物炭疽采取综合防治措施。

（一）严格管理传染源　对疫区草食动物进行动物减毒疫苗接种、动物检疫、病畜治疗和焚烧深埋病畜及污染物等综合措施。对易感人群接触的污染物行甲醛消毒处理。

（二）切断传播途径　对接触可疑污染物的人群加强劳动保护。可疑污染的皮毛原料应消毒后再加工。牧畜的收购、调运、屠宰加工应有兽医检疫。防止水源污染，加强饮食、饮水卫生监督。

（三）保护易感人群　从事畜牧业、畜产品收购、加工、屠宰、兽医等工作人员及疫区的人群可用炭疽杆菌活疫苗 0.1 mL皮肤划痕法接种，每年1次。

三、兔热病 （rabbit fever）

又名土拉菌病（Tularemia）。1912 年首先在美国加州 Tulare 城发现此病，故名。流行区隐性感染者较多，感染率平均为 10%。我国西藏、青海、内蒙古、黑龙江、山东等地有本病存在。

【病因】

土拉弗朗西斯杆菌（Francisella tularensis）属弗朗西斯菌属，亦称野兔热杆菌，可引起人畜共患的自然疫源性疾病。菌体（0.4 ~ 0.7）μm×（0.2 ~ 0.3）μm，为革兰阴性杆菌，无芽胞。人工培养后呈现显著多形态的小球状、哑铃形、蚕豆形等。此菌为专性需氧菌，营养要求较高，在普通培养基上不易生长，需含有兔血、胱氨酸、葡萄糖等。菌落细小，光滑，略带黏性如奶油状。在自然界生存力较强，但对理化因素的抵抗力不强，加热 56℃ 10 分钟或用普通消毒剂能很快杀灭该菌，在 4℃ 水和潮湿土壤中可保存活力和毒力 4 个月以上。根据细菌培养特性、流行病特征及毒力可将土拉杆菌分为 A、B 两型，我国分离出的均为 B 型。

【流行病学】

（一）传染源　此菌传染力强，能穿透没有损伤的黏膜及皮肤侵入机体。传染源为啮齿动物如野兔、田鼠、姬鼠、黄鼠、小家鼠等，尤以野兔最常见。此外，家禽（如牛、羊、猫等）、鸟、鱼、某些两栖动物均常带有本菌。节肢动物如蜱、虻、蚊等作为传染源亦有一定意义。

（二）传播途径　人的感染均来自动物，人与人间的直接传染很少见。传染途径可通过直接接触、吸血昆虫叮咬、消化道摄入以及带菌的气溶胶吸入等而感染。其中皮肤黏膜直接接触是最主要的传播途径。直接接触病畜的皮毛、肉类、脏器、尸体、排泄物和污染物。病菌可通过皮肤、黏膜和眼结膜而侵入人体。

（三）易感人群　不同年龄、性别和职业的人群均易感，从事屠宰、动物皮毛加工、麋鹿饲养及牧民、相关实验室工作人员更易感染本病。一次得病后可有持久免疫力，再感染偶见。

【发病机制】

病原菌经不同途径侵入人体后即沿淋巴管进入附近淋巴结，引起淋巴结炎症和淋巴结肿大，在局部繁殖的部分细菌被吞噬细胞吞噬，部分细菌从淋巴结进入血循环，侵入全身各组织，其中肝、脾、淋巴结、骨髓等网状内皮系统摄菌尤多，细菌在组织中大量生长繁殖，释放内毒素导致临床症状。部分患者淋巴结或骨髓中长期带菌。

【临床表现】

潜伏期 1～10 天，一般为 3～4 天。起病大多急骤，高热可达 39～40℃，伴寒战及毒血症状。热程 1～3 周，也可迁延数月。

（一）皮肤型　较多见。病原菌因节肢动物叮咬或处理染菌动物皮毛而入侵，约 1～2 天后局部皮肤出现丘疹，继而化脓、坏死、中心脱落而形成溃疡，边缘隆起有硬结感；周围红肿不著，伴疼痛，可覆以黑痂。附近淋巴结在溃疡形成前已肿大，疼痛，以腹股沟及腋下多见，约半数患者肿大的淋巴结于 1～2 个月内逐渐消退，部分可因化脓而溃破，排出乳白色无臭脓液。

（二）淋巴结型　本型患者仅出现上述淋巴结病变，而无皮肤损害。

（三）肠伤寒型　系大量毒力较强的致病菌入侵所致，一般无局部病灶。起病急，体温迅速升达 40℃ 以上，伴寒战、剧烈头痛、肌肉及关节疼痛，以及大汗、呕吐等。热型呈鞍型，热程 10～15 天。肝脾多肿大，偶有皮疹。可伴发肺炎。偶可并发脑膜炎、骨髓炎、心包炎、心内膜炎、腹膜炎等。如病菌由小肠进入体内，临床表现为腹部阵发性钝痛，伴呕吐和腹泻，偶可引起腹膜炎，肠系膜淋巴结可肿大伴压痛，则称为"胃肠型"。

（四）肺型　表现为上呼吸道卡他症状，咳嗽少痰，胸骨后感钝痛，咯血少见，肺部仅有少许干罗音。X 线示支气管炎，偶见肺脓肿、肺坏疽或空洞形成，肺门淋巴结每见肿大。胸膜受累，渗出液中以单核细胞为主，轻症患者的病程可 >10 个月。重症患者可伴严重毒血症、感染性休克及呼吸困难。

此外，尚可有眼腺型和咽腺型等。

【病理变化】

可导致化脓性和肉芽肿性皮炎，继发性表皮改变可为海绵形成及银屑病样增生，利用特异性抗血清免疫荧光染色可在病变组织中找到土拉杆菌。

【实验室检查】

（一）病原学检查　一般以痰、脓液、血、气管洗出液、胃洗出液等标本接种于含有半胱氨酸、卵黄等的特殊培养基上，可以分离出致病菌，血培养阳性率较低。或可将上述标本接种于豚鼠、小白鼠腹腔内或皮下，动物于接种后 5 ~ 10 天内死亡，从死亡动物的血或脾脏中可分离出土拉杆菌。动物接种宜谨慎进行，以防本病在动物和实验室工作人员中播散。

（二）血清免疫学试验　以凝集试验应用最为普遍，凝集抗体滴定效价 >1:160 提示近期感染。效价高峰在受染后 2 ~ 3 个月。接种菌苗后凝集效价也可升高，应注意鉴别。此外，尚有玻片凝集法、间接血凝试验。免疫荧光试验特异性和灵敏性高，可用于早期快速诊断。

（三）皮内试验　原理与结核菌素等皮内试验相同，均为迟发型变态反应。用稀释的死菌悬液或经提纯抗原制备的土拉杆菌 0.1 mL 接种于前臂内，12 ~ 24 小时观察，呈现红肿即为阳性反应。该法灵敏性和特异性都很高，操作简便，特别是阳性结果出现早，病程第 1 ~ 2 周阳性率可达 30% ~ 95%，可用于流行病学调查或临床诊断，但不能排除既往感染的可能。

（四）分子生物学法　采用检测土拉杆菌 17 - kD 脂蛋白基因片段的方法，敏感性较高。

【诊断及鉴别诊断】

流行病学资料，特别是与野兔接触史以及有关职业和昆虫叮咬史均有重要参考意义。皮肤溃疡、单侧淋巴结肿大具有诊断价值。

确诊有赖于细菌分离和阳性免疫反应。

皮内试验的原理与结核菌素皮内试验相同，灵敏性和特异性都很高，操作简便，判断结果容易（48 小时内可读结果）。可用于临床诊断和流行病学调查，但都不能除外以往有过感染。皮内试验阳性出现比凝集试验为早，可将两者结果参照判断。应鉴别的疾病为：

（一）炭疽　皮肤溃疡有黑色焦痂，不痛，周围组织明显水肿，而腺肿较轻，不痛。

（二）鼠咬热　由小螺菌引起，皮肤溃疡呈硬结性下疳样，常有淋巴结炎，皮肤表面出现红线，淋巴结炎疼痛较重。

【治疗】

（一）一般治疗　高热量高蛋白饮食。局部溃疡无需特殊处理。肿大的淋巴结不可任意挤捏，脓肿形成前不可切开引流，宜用饱和硫酸镁溶液局部湿敷。

（二）抗菌治疗　本菌对常用抗生素均很敏感，其中以链霉素疗效最好，成人剂量为 0.5g/次，2 次/日，肌注，疗程 7 ~ 10 天，给药后患者病情于 24 小时内显著好转，愈后很少复发，复发后再治疗仍有效。对链霉素过敏者可给四环素，成人剂量 0.5g/次，4 次/日，口服 10 ~ 14 天，发热和中毒症状一般于 48 ~ 72 小时内消退。链霉素对并发脑膜炎者疗效更佳。喹诺酮类及妥布霉素必要时可以采用。目前尚未发现耐药菌株，不必联合用药。现已知临床常用的 β - 内酰类抗生素对本病无效。

（三）个人防护　进行预防接种（可用减毒活菌苗皮肤划痕，也可口服或气溶吸入减毒活疫苗）。对病人进行隔离，其排泄物、脓液等进行常规消毒。

【预后】

感染 B 型土拉弗朗西斯杆菌患者，疾病大多为自限性，使用抗生素 1 周左右可恢复，如不治疗，病死率约 1%。

【预防】

1. 高危人群应加强预防接种，可采用减毒活菌苗皮肤划痕法，每 5 年 1 次，每次 0.1 mL，也可使用口服减毒活疫苗及气溶胶吸入法，均有较好预防效果。

2. 疫区应采取措施避免被蜱、蚊叮咬，剥制野兔应戴手套，兔肉煮熟后吃。实验室工作人员应在防护条件下进行相关操作。

3. 病人一般应隔离，患者的排泄物、脓液等必须进行常规消毒。

四、沙门菌病

沙门菌属（Salmonella）是一群对人类和动物均可致病的革兰阴性杆菌，迄今已发现近 2000 个菌种。其中大多数为动物的致病菌，只有少数对人致病。沙门菌属除引起肠道疾患外，还能引起其他脏器或全身感染。由沙门菌引起的疾病包括伤寒、副伤寒、胃肠炎和败血症等，统称沙门菌病。

在沙门菌中，与人类和动物均有关的沙门菌主要隶属于 AF 群的几十个血清型。有些只对人类有致病性，如伤寒沙门菌、副伤寒甲和丙沙门菌等；有些是对动物和人类均有致病性，如副伤寒乙沙门菌、鼠伤寒沙门菌、肠炎沙门菌和霍乱沙门菌等；其他仅对动物有致病性。

（一）伤寒（typhoid fever）　又名肠伤寒，但本病是一种全身性急性传染病，并不仅限于肠道受损。世界各地均有本病发生，尤以热带及亚热带地区、发展中国家较为多见。

【病因】

伤寒沙门菌（简称伤寒杆菌）属于沙门菌属（Salmonella）中的 D 群，是本病的病原体。呈短杆状，兼性厌氧的革兰染色阴性杆菌，周身有菌毛，有动力，无荚膜，不形成芽胞，（1~3.5）μm ×（0.5~0.8）μm 大小。伤寒杆菌能在普通培养基上生长，形成中等大小、无色半透明、表面光滑的菌落，边缘整齐。能分解葡萄糖，不分解乳糖、蔗糖及鼠李糖，产酸不产气。在含有胆汁的培养基中，因富含类脂与色氨酸等成分，伤寒杆菌更易生长。

伤寒杆菌在自然环境中生活力较强，水中可存活 2~3 周，粪便中为 1 ~ 2 个月；耐低温；日光直射数小时即被杀灭，60℃经 30 分钟或煮沸立即死亡；3% 苯酚溶液中 5 分钟亦可杀死，但在食物如牛奶中可以生存，甚至继续繁殖。伤寒杆菌不产生外毒素，菌体裂解时，释放内毒素，对本病的发病有重要作用。

【流行病学】

1. 传染源 伤寒杆菌只感染人类，患者或带菌者是唯一传染源，不存在人类以外的传染源。典型伤寒病人在病程 2 ~ 4 周排菌量最大，每克粪便含菌可达数十亿个，传染性强。带菌者包括：①伤寒患者从潜伏期开始粪便排菌（称为潜伏期带菌者）；②恢复期仍排菌，但 3 个月内停止（称为暂时带菌者）；③恢复期排菌超过 3 个月者（称为慢性带菌者）。少数患者可终身排菌。

2. 传播途径 伤寒杆菌通过粪→口途径传播。可通过被污染的水源、食物、日常生活接触传染，也可通过苍蝇或蟑螂等媒介。

3. 易感人群 人对伤寒普遍易感。未患过伤寒和未接种过伤寒菌苗的个体，不分性别和年龄均对伤寒易感。伤寒发病后可获得较稳固的免疫力，极少再次发病。伤寒与副伤寒无交叉免疫。

4. 流行特征 本病可发于任何季节，但以夏秋季多见。多发于学龄期儿童和青年。伤寒杆菌没有动物储存宿主，随着生活条件的改善，本病的发病率维持在低水平，但在发展中国家仍是一种常见传染病。

【临床表现】

1. 潜伏期 多为 8 ~ 14 天（7 ~ 60 天），潜伏期长短与感染菌量有关。

2. 病程自然病程约 4 周左右，可分为 4 期（初期、极期、缓解期和恢复期），极期可有高热、消化道症状、神经精神系统症状、循环系统症状、肝脾肿大等。（详见传染病学）

3. 皮疹 大约半数以上患者在病程第 7 ~ 12 天出现，为淡红色的小斑疹（玫瑰疹），略高出皮面，直径约 2 ~ 4 mm，压之退色。为数不多，一般在 10 个左右，分批出现，分布以胸腹部为多，亦可见于背部与四肢。大多存在 2 ~ 4 天后消退。有时可变成压之不褪色的小出血点，认为是伤寒杆菌栓塞毛细血管所致，有重要诊断意义。此外，多汗的病人可发生结晶汗疹（白痱）。婴幼儿伤寒时玫瑰疹较少见。

【实验室检查】

1. 常规及细菌学检查　除常规进行血象、尿、粪检查外，细菌培养证实致病菌是确诊本病的重要依据。检材可取自血液、骨髓、粪、尿及玫瑰疹刮出液等。后者因培养阳性率不高，通常不列为常规。

2. 血清学检查

（1）肥达反应（Widal test）　对伤寒有辅助诊断意义。患者多在病程第 2 周起出现阳性，第 3 周阳性率约为 50%，第 4 ~ 5 周可达80%，愈后阳性可持续几个月。

（2）伤寒杆菌 IgM、IgG 抗体检测　可采用酶联免疫吸附试验或放射免疫测定法，但其特异性、敏感性和重复性有待进一步评价。

（3）伤寒杆菌核酸的检查　使用 DNA 探针和 PCR 法，实用性有待进一步评价。

【病理变化】

玫瑰疹为皮肤表浅毛细血管充血、扩张、单核细胞浸润，从中可发现伤寒杆菌。

【诊断及鉴别诊断】

玫瑰疹对本病的临床诊断有重要价值，但近年来一些报告指出，玫瑰疹的检出率有下降趋势，可能由于皮疹存在时间短、数量不多，或因检查时光线不足、有的病人肤色较深易被忽略之故。

本病玫瑰疹应与病毒感染的玫瑰疹、钩端螺旋体病及败血症的出血性皮疹，以及地方性斑疹伤寒的皮疹相鉴别。

【治疗】

首选药物为氯霉素，用药后数小时菌血症即可被控制，2 ~ 3 天内自觉症状改善，5 天左右体温可恢复正常，经正规治疗并发症及病死率下降，但复发率仍较高。成人口服剂量 0.5g/次，3~4 次/日，热退后减半，总疗程为 2~3 周。

对多重耐药伤寒菌株引起者，推荐应用喹诺酮类或头孢菌素类。疗程均需 2 周以上。

【预后】

使用氯霉素治疗前，本病病死率约 10%，现在已降至 <1%，但发展中国家的病死率仍超过 10%。

【预防】

1. 控制传染源　患者应按肠道传染病隔离至体温正常两周后，症状消失后 5 及 10 天各做尿、粪培养，两次均阴性后解除隔离。慢性带菌者应调离饮食业，并给予治疗。接触者医学观察 15 天。

2. 切断传播途径　是预防和控制伤寒的主要措施。应做好水源管理、饮食管理、粪便管理和消灭苍蝇等卫生工作。勿饮生水，避免进食未煮熟的肉类食品，进食水果前应洗净或削皮。

3. 保护易感人群　易感人群应接种伤寒、副伤寒甲、乙三联菌苗或口服伤寒 Ty21a 活疫苗。但疫苗仅有部分免疫保护作用，因此免疫预防后仍需注意饮食卫生。

（二）副伤寒（paratyphoid fever）　副伤寒乙见于世界各地；副伤寒甲分布较为局限；副伤寒丙少见。我国副伤寒的发病率较伤寒为低。成年人中的副伤寒以副伤寒甲较多；儿童副伤寒的发病率相对较高，且以副伤寒乙居多。但此种情况可因地区、年代等而不同。

【病因】

副伤寒的病原体有 3 种：①副伤寒甲的病原体为副伤寒甲杆菌，或称副伤寒甲沙门菌；②副伤寒乙的病原体为副伤寒乙杆菌，或称副伤寒乙沙门菌；③副伤寒丙的病原体为副伤寒丙杆菌，或称副伤寒丙沙门菌。以上 3 种杆菌分别属于沙门菌属中 A、B、C 三群，均可用噬菌体分型方法进行分型。在自然条件下，副伤寒杆菌一般只能感染人。传染源为病人和带菌者。传播方式与伤寒大致相同，但以食物传播较为常见，因副伤寒杆菌可在食物中较长时间存在。

【临床表现】

副伤寒甲、乙的症状与伤寒极相似，但副伤寒丙的症状颇不一致。潜伏期较伤寒短，一般为 8～10 天，有时可短至 3～6 天。

副伤寒甲、乙发病徐缓，但骤起者也不少见。开始时常先有急性胃肠炎症状，如腹痛、呕吐、腹泻等，约 2～3 天后症状减轻，继而体温升高，伤寒样症状出现。皮疹常较早出现，有时可遍布全身，躯干、面部、四肢都可发生，且较伤寒皮疹稍大而且较深（副伤寒甲），但有时却呈丘疹状（副伤寒乙）。

副伤寒丙的病人，可表现为伤寒型或急性胃肠炎型。在抵抗力低下时，则表现为脓毒血症型，除脓毒血症症状外，可发生转移性多发性皮肤或皮下组织的脓肿，从病灶中可以查到病原菌。

【诊断及鉴别诊断】

根据临床特点，有时不易与伤寒鉴别，须依靠细菌培养及肥达反应才能确诊。副伤寒甲、乙的肥达反应凝集效价较高，副伤寒丙的效价较低。少数病人在病程中肥达反应始终阴性。

【治疗】

与伤寒相同。对并发化脓病灶者，如脓肿已经形成，可行外科手术排脓并加强抗菌治疗。

（三）其他沙门菌感染　本病是指由非伤寒沙门菌引起的沙门菌病（nontyphoidal salmonellosis）。

【病因】

鸭型沙门菌通常引起隐性感染或胃肠炎，仅偶致菌血症；猪霍乱沙门菌通常引起菌血症或局部化脓性感染，仅有时导致胃肠炎或隐性感染；鼠伤寒沙门菌通常导致胃肠炎，有时引起菌血症或隐性感染。

【流行病学】

1. 传染源　主要为患病的家禽、家畜，如鸡、火鸡、鸭、猪、牛和羊等，其次是感染的鼠类及其他野生动物以及病人。

2. 传播途径　包括食物（被污染的肉类、蛋品、乳品等）、来源于患病动物的药物（如胆盐、明胶、胃蛋白酶、胰蛋白酶）、水源传播、直接接触病人或其污染用品所致，也可通过苍蝇和蟑螂而传播。

3. 易感人群　婴幼儿、严重慢性病患者对沙门菌特别易感，后者如恶性组织细胞病、淋巴瘤、皮肌炎、SLE 等。应用糖皮质激素后可降低机体对各种感染的抵抗力，也易发生沙门菌感染。

【临床表现】

潜伏期长短与感染的沙门菌数量、菌株致病力强弱及临床类型有关，一般胃肠型约为 8～48 小时，败血症与伤寒型的潜伏期约为 1～2 周。

胃肠炎型、伤寒型及败血症型的临床表现参见内科学或传染病学有关章节。

局部化脓感染型的病人可先有菌血症阶段，在发热期或热退后，出现一个或数个局部化脓性病灶。化脓性病灶可在身体任何部位发生。较多见的为支气管肺炎、肺脓肿、胸膜炎、脓胸、心内膜炎、心包炎、肾盂炎、关节炎、肋软骨脓肿、肋骨骨髓炎和脑膜炎等。也可有其他脏器和皮下脓肿。据报道被罗斯托克杆菌（S. rostoct）感染后，若患者抵抗力低，可发生转移性多发性皮肤或皮下组织的脓肿，从病灶中可找到病原菌。被都柏林杆菌（S. dublin）或鼠伤寒杆菌（S. typhimurium）感染者皮肤可发生炎症性结节，中央有脓疱形成。

沙门菌感染还可表现为急性尿道感染，Allerberger 等曾报告 30 例急性尿道炎症患者，从其尿中均培养分离出沙门菌，其中仅有一例同时发生胃肠炎，2 例在发生尿道炎前数周曾有过腹泻。在无胃肠炎表现的 27 例患者中，15 例大便培养都有沙门菌生长。这提示以尿道炎为主要临床表现的沙门菌病患者中，半数以上患者同时有沙门菌肠道感染。

【诊断及鉴别诊断】

沙门菌引起的局部化脓感染与其他细菌引起的局部化脓感染在

临床上很难分辨，须通过做局部病灶的脓液培养，分离出致病菌才能作出鉴别。

【治疗】

1. 一般治疗 病人应卧床休息，多饮水，饮食以流质为主，恶心、呕吐明显者亦可短期禁食，恢复后逐渐改为普通饮食。

2. 病原菌治疗 常用喹诺酮类（如诺氟沙星 0.4/次，3 次/日；或氧氟沙星 0.3/次，2 次/日；或培氟沙星、环丙沙星等）、磺胺类（如复方磺胺甲恶唑，2 片/次，2 次/日）、氨苄西林（4 ~ 6g/d，静注或静滴，亦可口服阿莫西林）、氨基糖苷类（如庆大霉素 16 ~ 24 万 U/d，静滴或肌注，也可用阿米卡星）、第三代头孢菌素（如头孢哌酮 2 ~ 4g/d，肌注、静注或静滴，亦可用头孢曲松，用量用法同上）或氯霉素 1 ~ 2g/d，分 4 次口服或分 1 ~ 2 次静滴。以上均系成人用量，可酌情选用一种或二种并用，疗程 2 周，病情严重者延长至 4 ~ 6 周。

五、耶尔森菌病（Yersiniosis）

【病因】

本病致病菌为耶尔森菌属（Yersinia）的小肠结肠炎耶氏菌，系革兰阴性短杆菌，有多形性倾向，在血琼脂平板上 37℃培养，为凸起的圆形的光滑菌落，直径约 1 ~ 2.5 mm。亦可在 SS 培养基、MacConkey 琼脂及脑心液琼脂上生长。在 37℃培养无动力，22℃培养有动力。不分解乳糖、鼠李糖、水杨酸，能分解葡萄糖和蔗糖，在 22 ~ 30℃均可生存。煮沸、干燥及各种消毒剂可将其消灭。此菌的细胞质含有脂多糖内毒素，和病人发热及炎症有一定关系。本病近年在欧、美、亚、非诸洲均有报告，我国福建及河北有少数病例发现。

【流行病学】

（一）传染源 病人可为传染源，猪、鼠、犬、牛、马、家兔、鸽、鹅、鱼及鼠蚤体内可长期带菌，作为传染源的可能性大。我国福建有由狗作为传染源的报道。

（二）传播途径　传染途径主要为消化道传播（通过污染水、食物等）和虫媒传播。

（三）易感人群　人群对本病普遍易感，无年龄、性别差异。

【临床表现】

（一）潜伏期　10 天左右。

（二）急性胃肠炎　为本病主要临床表现。可有发热、腹痛及腹泻。发热可达 38～40℃，持续 1～2 周渐退。腹痛以脐部及下腹部为明显，偶呈绞痛，有的病人大便带血。大多持续 1～2 周，少数病人可以转为慢性结肠炎。

（三）皮肤损害　在肠道症状后可出现皮疹，包括结节性红斑、多形性红斑、图状红斑，好发于四肢皮肤。病情好转后自然消退。

（四）其他　如非化脓性关节炎、虹膜炎及肌痛等，可能系 Arthus 反应的表现。免疫缺陷患者可以发生耶氏菌性败血症，出现寒战、高热等严重毒血症，有大量皮疹及多系统损害，病死率可高达 50% 左右。

【实验室检查】

WBC 及中性粒细胞轻度增高。ESR 轻度增快。偶见轻度蛋白尿及血尿。大便为稀黏液状，可以查见少数 WBC。大便培养：可用肛拭采取粪便，置于运送培养基中，48 小时内转种于改良磷酸盐缓冲氯化钠溶液中，4℃增菌 3～4 周，再划线种于 SS 琼脂平板上，28℃培养 48 小时，挑出可疑菌落，进行生化及血清学检定。

【诊断及鉴别诊断】

本病临床诊断较为困难，如在冬春节出现发热、腹痛、腹泻病例，尤其伴有结节性红斑或关节炎等损害的病人，应想到本病可能，应及时留取粪便送检。须注意和非典型菌痢、致病性大肠杆菌感染、小儿病毒性腹泻及风湿性关节炎等病相鉴别。

【治疗】

（一）一般治疗　有胃肠炎症状的患者应予隔离。粪便及排泄物进行消毒。患者应进流质饮食，有失水者适当补液。

（二）病原菌治疗　轻型者有自限性，不一定需要抗生素治疗。重症者根据药物敏感试验，选择适当抗生素。本菌对链霉素、卡那霉素、新霉素、妥布霉素、阿米卡星（丁胺卡那霉素）、庆大霉素、多粘菌素 B、复方磺胺甲恶唑（SMZco）、氯霉素、四环素、多黏菌素 E 及呋喃妥因等均极敏感。对青霉素 G、头孢菌素及林可霉素大多耐药。国内病例经用四环素、甲氧苄啶（TMP）或庆大霉素治疗 2～3 天后均痊愈。

六、李斯特菌病（Listeriosis）

李斯特菌属（Listeria）中包括产单核细胞李斯特菌（L. monocytogenes）、格氏李斯特菌（L. grayi）和墨氏李斯特菌（L. murrayi）三种，其中仅产单核细胞李斯特菌是人和动物的主要致病菌。

【病因】

李斯特菌（Listeria）是一类较小的呈短链的革兰阳性杆菌，直径（0.5～2.0）μm×（0.4～0.6）μm，成对或长丝状，但从感染病灶处采取标本直接涂片，则见到者为球菌或球杆样。可呈栅栏状或 V 或 γ 字排列，有鞭毛 1～4 根，有特征性翻滚样动力，但运动缓慢。本菌为需氧或兼性厌氧的胞内寄生菌，无芽胞或荚膜。对温度的适应性强，在 1～45℃ 均可生长繁殖，在较低温度（1～4℃）时比其他细菌生长好，最适生长温度为 30～37℃。在血培养基上菌落周围有 β 溶血现象。对葡萄糖、大叶苷等多种糖发酵，产酸不产气。过氧化氢酶阳性，以上特点可与类白喉杆菌、链球菌和猪红斑丹毒丝菌等相区别。此菌在自然界广泛存在，活水、泥土和水源内均有，许多家养或野生动物和人类体内亦有其存在。除反刍动物外，将此菌注入动物体内，多能产生单核细胞增多现象。本菌的抵抗力强，在土壤、粪便、青贮饲料和干草内能长期存活，60～70℃ 经 5～20 分钟可杀死，25g/L 的苯酚和 70% 乙醇 5 分钟可杀死。此菌耐酸耐碱，在 200g/L NaCl 溶液内经久不死，25g/L NaOH 中须 20 分钟才能杀死。

【流行病学】

（一）传染源　本病的传染源是患病动物和带菌动物，动物可通过粪、尿、乳汁、流产胎儿、子宫分泌物等排菌，可引起牛和羊的兽疫流行。本菌可从多种家畜和野生动物、禽鸟、甲壳动物、鱼类、蜱、蝇等分离出，病猫作为传染源意义较大。据报道健康人带菌率为1%～5%，而密切接触者的带菌率可高达20%～25%；4%～8%的水产品，5%～10%的奶及其制品，30%以上肉制品及15%以上家禽均被该菌污染而成为人的传染源。1%～5%的健康成人和10%～20%与李斯特菌有接触的人为无症状肠道带菌者。该菌在女性阴道和男性尿道中可长期存在，不产生症状，因此健康带菌者也可能是本病的重要传染源。

（二）传播途径　本病主要通过粪→口途径传播。85%以上病例由被污染的食品感染。少数系接触传染。孕妇感染后可传播给胎儿或新生儿。医院内医疗器械的污染或消毒隔离不严可引起院内交叉感染。兽医和其他人群与感染动物直接接触也可发生感染。

（三）易感人群　正常人对产单核细胞增多性李斯特菌感染有一定的自然免疫力。易感者主要是孕妇及其胎儿或新生儿、饮酒过度、滥用药物、糖尿病患者、老年人，以及有免疫缺陷的成人。70%见于血液系统恶性肿瘤、SLE、艾滋病、器官移植、应用糖皮质激素的患者。

（四）流行特征　本病发病有季节性，家养动物多在冬末至春初，人类发病多在夏末至秋初。发病动物数和病人例数及发病地点之间无明显关系。

【发病机制】

肠上皮细胞为重要入侵门户。李斯特菌进入宿主单核-吞噬细胞内的吞噬泡后，产生李斯特菌溶血素（LLO）可裂解吞噬泡膜逸入细胞质，在其中进行生长、增殖。清除本菌主要依靠机体的细胞免疫功能，包括 T 淋巴细胞激活的巨噬细胞和 NK 细胞等。

【临床表现】

潜伏期数日至数周不等。感染后大多为暂时带菌，仅少数发病。儿童显性感染主要表现为脑炎、脑膜炎及败血症。成人患者表现为各种脏器的实质性病变。

（一）神经系统损害　主要表现为脑膜炎（约1/3无基础病变）、中枢神经系统实质性损害（可为弥漫性或局灶性脑炎、脑干脑炎、脑或脊髓脓肿等），患者先有3~10天的发热、头痛和呕吐，继而突然发生第Ⅴ、Ⅵ、Ⅶ、Ⅸ和（或）Ⅹ脑神经的麻痹。

（二）败血症　部分患者可仅表现为败血症，其临床表现和其他细菌引起者无特殊之处。

（三）皮肤损害　局灶性及皮肤李斯特菌感染较为少见，多由本菌败血症播散所致，包括眼内炎、化脓性关节炎、肝脓肿、骨髓炎、胆囊炎、腹膜炎及胸膜、肺部感染。因接触病畜或实验室感染可发生化脓性皮肤感染或化脓性结膜炎。

（四）孕妇感染　由于孕妇的细胞免疫功能下降，故易感染本菌，若发生在孕初3个月，孕妇可出现畏寒、发热、头痛、肌痛、关节痛、背痛等类似上呼吸道感染症状。3~7天后可引致早产或流产；若发生在孕期的最后3个月，可导致早产或死产；如伴有羊膜炎症，孕妇可持续发热，但感染后不会出现习惯性流产。

（五）婴儿败血症性肉芽肿病综合征　病儿一般为早产儿，可在产后数小时内发病，或可长至产后2~5天，平均为1.5天。主要临床表现为呼吸道和中枢神经系统症状，有呼吸窘迫、气急、紫绀、甚至呼吸不齐或暂停，呕吐、尖叫、抽搐等亦较常见。体温常低于正常。可有肝脾肿大、出血性皮疹和化脓性结膜炎。本征和其他新生儿败血症难于区别，仅胎盘、后咽部及皮肤的多发性肉芽肿可提示败血症由李斯特菌引起。

【实验室检查】

（一）常规检查　病人血白细胞总数常增高，中性粒细胞比例增多。致病菌虽命名为单核细胞增多性李斯特菌，但患者罕有单核细胞增多。脑膜炎患者脑脊液外观多混浊，蛋白质和中性粒细胞增多，白细胞（100～10000）×10^6/L，而糖量降低者仅40%。少数病人脑脊液澄清，细胞分类以单核细胞为主。脑脊液涂片仅25%可发现革兰阳性杆菌，培养多为阴性。

（二）病原学检查 可用脓性分泌物、穿刺液、脑脊液等涂片做革兰染色。也可用含萘啶酸和醋酸铊的培养基培养。

（三）血清学检测 双份血清抗体呈4倍递升有助诊断。因该菌抗原与葡萄球菌、链球菌及肺炎链球菌抗原可发生交叉反应，故诊断价值受限。

（四）分子生物学检查 PCR法从病人全血250μm中可测到1×10^4cfu（集落形成单位）的该菌。灵敏度高、方法快速、简便易行。

【诊断及鉴别诊断】

新生儿感染以及老年人、有免疫功能减退而发热或有脑膜炎者，均应考虑本病的可能。

细菌学检查是诊断本病的关键。在疾病早期取血、骨髓、脑脊液、受损皮肤或黏膜以及新生儿脐带残端、羊水、喉和外耳道分泌物、粪、尿作细菌培养，均可分离出致病菌。我国目前报道李斯特菌病者甚少，可能与细菌分离阳性过少有关。当从上述标本中分离出类白喉杆菌或其他未能鉴定的革兰阳性杆菌时，不应以污染菌对待，而应进一步鉴定。

【治疗】

体外敏感试验证明李斯特菌对青霉素G、氨苄西林、红霉素、复方磺胺甲恶唑、氯霉素、利福平、四环素及氨基糖苷类抗生素敏感。庆大霉素和妥布霉素比链霉素、卡那霉素和阿米卡星抗菌活力更强。青霉素G或氨苄西林和庆大霉素有协同作用。

首选治疗药物为氨苄西林，对孕妇及婴儿亦可用。成人剂量为每日200 mg/kg，分6次静脉注射，疗程3周。有心内膜炎或免疫缺陷者疗程可延长至6周。病情严重或免疫缺陷者应加用庆大霉素，后者剂量为每日5～6 mg/kg，分次肌注或静滴。亦可改用大剂量青霉素 G 治疗。

复方磺胺甲噁唑对李司特菌为杀菌剂，且易于透过血脑屏障。对青霉素过敏而肾功能正常者可采 TMP 160 mg 和 SMZ 800 mg 静脉注射，1 次/12 小时，疗效亦良好。必要时可采用四环素或红霉素治疗。头孢菌素，包括第三代头孢菌素，对李斯特菌有抑菌作用，但不少菌株耐药，常有疗效不佳的报道，故不宜用。

【预后】

如不治疗，李斯特菌脑膜炎病死率约 30%，肿瘤化疗者、器官移植及艾滋病人或健康状况不良者，病死率更高。经胎盘感染的胎儿病死率近 100%。

【预防】

预防的关键是控制李斯特菌的繁殖，切断传播途径，加强食品卫生管理。易感性高的个体避免生吃牛奶，蔬菜和肉食应煮熟后食用。注意隔离病人。

七、类丹毒（erysipeloid）

【病因】

本病的致病菌为红斑丹毒丝菌（Erysipelothrix rhusiopathiae），原系猪丹毒的病原菌，故亦称猪丹毒杆菌。此菌在血琼脂平板上有两种菌落：一为细小的光滑型菌落，细菌细小，直或略弯，（0.5 ~ 2.5）μm ×（0.2 ~ 0.4）μm，毒力较强；另一型为较大的粗糙型，呈颗粒状，似炭疽杆菌菌落，也有不整齐的卷发状边缘，菌体常呈长丝状，且有分支，呈链状排列。本菌的适宜生长温度为 30 ~ 35℃。糖发酵不规则，通常分解葡萄糖、乳糖，产酸不产气。氧化酶试验、触酶试验、甲基红试验均为阴性，产生 H_2S，不形成吲哚，不液化明胶，不还原硝酸盐。本菌广泛分布于自然界，土壤及鱼类、鸟类、猪等动物的体表及肠腔都可有本菌存在。在腐败的尸体中可存活数月，水中存活 4 ~ 5 天，对湿热的抵抗力弱，加热 55℃，15 分钟死亡。本菌虽为猪丹毒的病原菌，但在自然条件下，马、山羊、绵羊等动物也可感染，导致多发性关节炎，人类可因接触上述患病动物及其产品而被感染。

【临床表现】

（一）潜伏期 2天左右。多见于经营家畜、水产、屠宰业、制革业等人群。好发于手部，发病前局部常先有外伤史。

（二）皮肤损害 类似于丹毒，临床上可分为三型。

1. 局限型 在病菌侵入部位发生疼痛，继之局部红肿，出现界限清楚的紫红色斑，红斑边缘微隆起并向周围扩展，中央消退而呈环状。有时可形成水疱。皮损不化脓，通常经2~4周能自愈，愈后遗留色素沉着。

2. 弥漫型 较少见。皮损形态同局限型，但可多处弥漫分布甚至遍及全身。常伴有发热及关节症状。血培养阴性。

3. 败血症型 相对罕见。患者无典型皮疹，但可发生广泛性红斑和紫癜，全身症状重笃，往往伴有关节痛及心、肾等多脏器受累。血培养可阳性。死亡率高。

【治疗】

首选青霉素，轻型者可用青霉素80万~160万U/d，肌注。较重者可增量至200万~400万U/d静滴。通常需连续治疗1周。如无法进行细菌培养及药物敏感试验，或疑有耐药，亦可选用耐青霉素酶类，如氟氯西林（flucloxacillin）1.0g/d，分4次口服或肌注；或氯唑西林（cloxacilin）250~500 mg/次，4次/日，口服；或2.0~6.0g/d，分4次肌注或静滴；或双氯西林（dicloxacillin）250~500mg/次，4次/日，口服或肌注。

对青霉素过敏者，可任选下列一种药物：①米诺环素200 mg/d；②罗红霉素300 mg/d；③阿奇霉素500 mg/d；④克拉霉素500~1000 mg/d；⑤氧氟沙星200~300 mg/次，2次/日；⑥环丙沙星500~1500 mg/d，分2次空腹口服；⑦妥苏沙星150 mg/次，2次/日，口服。

八、多杀巴斯德杆菌病（pasteurella multocida）

【病因】

本病病原菌为多杀巴斯德杆菌，又名出血败血性巴斯德菌（p. septica），属于巴斯德菌属（Pasteuria）。它是一种革兰阴性小杆菌，卵圆形，两端浓染，有荚膜，常用含血或正铁血红素的培养基培养。本菌为常见于多种家畜上呼吸道的正常菌群，当宿主抵抗力下降时，则可引起出血性败血症，偶可使人致病。感染途径通过接触病菌或带菌动物，多在被猫、狗或其他动物咬伤后发病。

【临床表现】

本病有不同病型，表现为皮肤脓疡、慢性呼吸道感染、败血症。皮肤损害的轻重与被咬伤的范围及深度有关。损害多发生于手、臂或小腿。初起在伤口周围出现局限性蜂窝织炎，并迅速扩展，可以破溃而形成瘘管，排出灰黄色含血的脓液。有的病人炎症始终局限于伤口的边缘，常伴剧烈疼痛。若咬伤很深，可引起骨髓炎和滑膜炎。

【治疗】

用青霉素或四环素治疗有效。

第九节　嗜血杆菌感染

嗜血杆菌属（Haemorphilus）所致的疾病（包括皮肤病）近年来有增加的趋势，因而已引起人们的广泛重视。

嗜血杆菌均为革兰阴性短杆菌，约（1～1.5）μm×（0.3～0.6）μm 左右。人工培养时需有 X 和 V 因子，可由新鲜血液提供，故有嗜血之称。本菌多呈球杆菌，亦可呈双球菌、链球菌样排列，有时可呈丝状等多种态。无鞭毛或芽胞。需氧或兼性厌氧。本菌属有十余种，与人类疾病有关的有：①流感嗜血杆菌（Haemophilus influenzae）；②副流感嗜血杆菌（H. parainfluenzae）；③嗜泡沫嗜血杆菌（H. aphrophilus）；④埃及嗜血杆菌（H. aegyptius）；⑤杜克嗜血杆菌（H. ducreyi）。

一、流感嗜血杆菌感染

【病因】

根据生化反应，流感嗜血杆菌可分为 6 个生物型：Ⅰ、Ⅱ、Ⅲ、Ⅳ、Ⅴ和Ⅵ。致病者多为Ⅰ、Ⅱ、Ⅲ和Ⅳ型。根据荚膜多糖抗原性不同，可将有荚膜菌分为 a、b、c、d、e 和 f 六个血清型。b 型致病力最强，其次为 e 和 f。根据细菌外膜蛋白（OMP）又可分为不同的亚型，有荚膜者致病力大于无荚膜者。

【流行病学】

（一）传染源　本菌除常寄生于正常人鼻咽部引起流感外，泌尿生殖道带菌率也有增高的报道，并常见引起相应部位感染。

（二）传播途径　可经过直接接触而引起皮肤软组织及泌尿生殖道的化脓性感染。

（三）易感人群　成年人已具有一定免疫力，因而发病者比小儿少。近年来由于放射及化学药物的治疗、介入性诊断及治疗措施的应用，增加了本菌机会性感染及侵袭性感染的可能，特别是糖尿病、肝硬化、慢性阻塞性肺疾病、恶性肿瘤、HIV 感染者发病率较高。

（四）流行特征　现已认为本菌为免疫力低下的成年人重要致病菌之一，多次有在老年公寓及托老所发生流行的报告。

【临床表现】

（一）全身感染　本菌可寄居于正常人鼻咽部，引起急性化脓性炎症、菌血症或败血症。临床上表现为肺炎（支气管肺炎、节段性肺炎或大叶性肺炎）、脑膜炎、会厌炎等。

（二）泌尿生殖道感染　本菌可寄生于泌尿生殖道而引起男性前列腺炎和尿道炎；女性感染表现为前庭大腺炎及脓肿、子宫颈炎、子宫内膜炎、输卵管炎及脓肿、宫颈炎、阴道炎等，易与性传播疾病的泌尿生殖道炎症混淆。致病菌多分不出血清型，生物型有Ⅰ、

Ⅱ、Ⅲ、Ⅳ。其中Ⅰ、Ⅱ、Ⅲ多见于呼吸道感染，Ⅳ型则较独特地见于泌尿生殖道感染，故有人将分不出血清型的Ⅳ型菌称为泌尿生殖道型。

（三）其他　流感嗜血杆菌还可引起阑尾炎、胆道感染、蜂窝织炎（多见于小儿）、化脓性关节炎、鼻旁窦炎、骨髓炎、乳突炎等。

【实验室检查】

获取病原菌是确诊本病的可靠依据。

（一）培养　血、尿、脓、痰、脑脊液等标本，接种于含血培养基或巧克力培养基可培养出本菌。

（二）涂片查菌　可用适当标本制片，行革兰染色直接镜检，应同时用复红或亚甲蓝（美蓝）染色，以便与脑膜炎双球菌及肺炎双球菌鉴别。

（三）生化试验　对所分离的细菌作玻片凝集试验和荚膜膨胀试验，能协助确定菌型。

【治疗】

既往多用氨苄青霉素，因耐药菌株逐年增多，有人建议用第二代或第三代头孢菌素；或氨苄西林与β-内酰胺酶抑制剂合用；或米诺环素与甲氧苄啶（TMP）合用。脑膜炎患者选用氯霉素、头孢噻肟和头孢曲松等能透过血脑屏障的药物。

二、软下疳（chancroid；ulcus molle）

法国医师 Brasseau（1852）将本病与一期梅毒硬下疳明确区分开来。本病主要流行于热带及亚热带地区，目前非洲发病率仍高，1984 年后，美国的发病数明显增多，1991 年比 1980 年上升了 4 倍。我国较少见到。

【病因】

软下疳的致病菌为杜克嗜血杆菌（Haemophilus ducreyi），系意大利皮肤病学家 Ducrey（1890）首先发现，故名。为人类软下疳的病原菌，故又名软下疳杆菌。本菌为革兰阴性杆菌，两端着色深，中央浅，菌体（1.5~2.0）μm×0.5μm，为短棒状，两端圆，无运动力，无芽胞，无荚膜，故无不同的血清型。本菌多在细胞外，有时也可见于巨噬细胞和中性粒细胞内，在细胞外常成对或链状排列或呈鱼贯状。是严格寄生菌，难于人工培养，仅在含有 X 因子（但可无 V 因子）的新鲜血液琼脂平板及巧克力平板上生长，在 33~35℃，48 小时即可生长出灰白色平滑而隆起的菌落。该菌对热的耐受力很弱，65℃时很快死亡。但耐寒力强，在低温下可长期生存。将纯培养物注入家兔皮下可引起局部溃疡性病灶，用此法可保存其毒力菌株。本菌侵袭力不强，仅在皮肤、黏膜引起局部损害而不引起菌血症及其他严重感染。用本菌悬液可作为诊断软下疳的皮肤试验抗原，患者在感染 1~2 周后，皮试可转为阳性，且能持续数年。

【流行病学】

（一）传染源　为软下疳患者，人工实验证明受染部位，从第一天即可从其表面培养出细菌，即在溃疡形成之前就有传染性，直到使用抗生素治疗后。

（二）传播途径　本病主要通过性交或其他直接接触传染他人。

（三）易感人群　生殖泌尿道有破损者及有各种损伤免疫功能疾病（嫖娼、卖淫、吸毒、HIV 感染等）者为受本病传染的危险人群。受软下疳杆菌感染后无持久免疫力。

【临床表现】

（一）典型软下疳

1. 潜伏期　多为 2~5 天（2~10 天，也可长达 30 天），无明显前驱症状。

2. 皮肤损害　被感染并经过潜伏期后，在受累部位发生炎症性红斑或丘疹，迅速变为脓疱，破溃后形成或深或浅的溃疡，呈圆形或卵圆形，外缘境界清楚，形状不整齐，可为锯齿状、潜行性，周围皮肤轻度充血，溃疡表面覆盖污秽的淡黄色猪油样脓性渗出物，有恶臭。除去表面覆盖物，其基底为肉芽组织，触之软，易出血。溃疡逐渐扩大，由于自身接种，在原发损害周围可出现数个成簇的卫星小溃疡。损害处有触痛及自觉疼痛。

3. 好发部位 男性为冠状沟、龟头、包皮、包皮系带及肛门。女性好发于阴唇、阴蒂、阴唇系带、尿道及肛门等处，若发生于宫颈或阴道，则症状可以不明显，发生在阴唇者可因尿液冲刷而引起疼痛。此外，溃疡也可见于会阴、耻骨联合或大腿内侧、手指、口唇、舌等部位。

4. 腹股沟淋巴结肿大 约半数病人出现腹股沟淋巴结肿大，即软下疳横痃，多为单侧，常发生于软下疳出现后 3 ~ 4 周，肿胀的淋巴结可以互相融合，质地柔软但疼痛明显，可化脓而破溃，形成窦道，淋巴结破口处皮肤外翻如鱼口状，故称"鱼口"，从中排出奶油样脓液，能污染周围皮肤而发生继发性卫星状皮肤溃疡。溃疡愈后形成大块状瘢痕。

（二）不典型软下疳

1. 一过性软下疳（transient chancroid） 为一种小型软下疳，病程短，仅 4 ~ 6 天即可消失。可伴有淋巴结病变。

2. 毛囊性软下疳（follicular chancroid） 见于阴毛分布区，损害为毛囊性小丘疹或小溃疡，病程短，可在 1 ~ 2 周内自愈。

3. 隆起性软下疳（elevated chancroid） 病变早期形成结节或斑块状隆起，在隆起上发生溃疡，病程较长。

4. 巨大型软下疳（giant chancroid） 初发病变较大，形成较大的溃疡，病变可向周围不规则扩展。

5. 崩蚀性软下疳（phagedenic chancroid） 本病患者若抵抗力较低，可并发梭形螺旋体或其他细菌感染而形成崩蚀性溃疡。发病后溃疡迅速扩大，常并发其他病原体感染而引起广泛性的蜂窝织炎和组织坏死，可导致外生殖器大面积破坏，有剧痛。

6. 匐行性软下疳（serpiginous chancroid） 愈后形成不规则瘢痕。

7. 混合性软下疳 若同时感染梅毒，可先出现软下疳，经过 2 ~ 3 周后出现硬下疳，称为混合性软下疳。软下疳与梅毒硬下疳，各有不同特征。

（三）合并症 软下疳病程不定，若不治疗，往往持续数周且可发生多种并发症。由于阴茎包皮反复发炎水肿可形成包茎或龟头嵌顿；软下疳溃疡向深部发展，与尿道相通，可形成尿道瘘；由于淋巴长期回流受阻，可形成阴囊、阴唇象皮肿。

【实验室检查】

（一）病原体检查 取脓性分泌物，或肿大的腹股沟淋巴结穿刺，抽取脓液涂片，革兰染色可查到革兰阴性短小杆菌，也可用瑞氏染色或巴氏（Pappenheim – Saathot）染色，但阳性率均不高。本菌培养较困难，可用血琼脂培养基或新鲜血块，接种后置于 33 ~ 35℃，24 ~ 48 小时后可见灰白色直径 1 ~ 2 mm，平滑而隆起的菌落，周围有溶血环。

（二）生化试验 氧化酶试验弱阳性，过氧化酶试验阴性，碱性磷酸酶试验阳性，硝酸盐还原试验阳性，卟啉试验阴性，硝酸盐还原试验阴性。

（三）PCR、LCR 试验 敏感性和特异性均较高，尤其适用于无症状带菌者的检测，因可出现假阳性，故不宜作为常规检查法。单克隆或多克隆免疫荧光抗体检测，或 DNA 探针检测均可采用。

【病理变化】

肉芽肿样改变，可分为三层：溃疡基底可见多形核 WBC、纤维蛋白、RBC 和坏死细胞。革兰或姬姆萨染色不易查到软下疳杆菌，中间层高度水肿，可见各阶段的新生血管，其内皮细胞明显增生，有时见血管壁变性，血栓形成，血管腔闭塞，最底层为浆细胞和淋巴细胞浸润。

【诊断及鉴别诊断】

患者有不洁性交史，吸毒者为高危人群。结合临床表现、实验室检查及病理变化不难诊断。需与下列疾病鉴别：

（一）梅毒硬下疳 潜伏期 2 ~ 3 周。为软骨样硬度的无痛性损害，通常单发。潜伏期比本病长。因软下疳可与梅毒混合感染，仅根据临床表现往往不易区别，应反复检查螺旋体及梅毒血清试验。

（二）性病性淋巴肉芽肿　有一过性初疮，初发为糜烂、水疱、脓疱或丘疹。其横痃较硬，触痛较轻，所含脓液也较少。弗里试验阳性。

（三）腹股沟肉芽肿　为无痛的进行性匐行性溃疡和增殖性损害。腹股沟淋巴结多无肿痛。病变组织涂片可找到多诺万小体。

（四）外生殖器疱疹　在同一部位反复发作，为成群小水疱，可暂时自行消退。

【治疗】

（一）全身治疗　磺胺类药物有良好疗效，口服磺胺异恶唑 4g/d，连服 10～15 天；或复方新诺明（SMZco）2 片/次，2 次/日，共 7 天；也可用红霉素 0.5g/次，4 次/日，连服 7～14 天；或头孢三嗪 0.25g/d，肌注，共 5 天；或环丙氟哌酸 0.5g/d，口服，共 7 天；或阿齐霉素 1g/d，口服，共 3 天。以上均有效。早期应用磺胺药或抗生素能预防横痃形成。

（二）局部处理　溃疡可用 1:5000 高锰酸钾溶液清洗后，外涂红霉素软膏；横痃忌行切开排脓，可反复从远位正常皮肤穿刺抽取脓液，有人用环丙氟哌酸溶液冲洗并保留灌注；包茎及嵌顿包茎对症处理。

【预防】

尚无特殊预防措施。早期发现并彻底治愈病人可减少传染源。加强教育提高人们的道德观，正确对待性关系，切实禁止嫖娼卖淫活动可切断传染源，有利于本病的控制。

三、巴西紫癜热（Brazilian purpuric fever，BPF）

1984 年巴西圣保罗州有 10 例 ＜10 岁的小儿发生暴发性疾病，表现为高热、腹痛、呕吐、紫癜、休克，全部死亡，被称为巴西紫癜热。两年后证实其病原为埃及嗜血杆菌。其后几年向周围各州扩散，至少已有 4 个州流行过，1986 年澳大利亚亦出现 BPF 流行，而且出现在中部和西部不同地区。

【病因】

本菌原称 Koch – Weeks 杆菌，Pittman 等（1950）命名为埃及嗜血杆菌。1976 年发现本菌的表型与流感嗜血杆菌生物Ⅳ型极相似，即命名为流感嗜血杆菌埃及生物型菌（Haemophilus influenzae biogroup aegyptius，HIBA）。从经典巴西紫癜热患者血或脑脊液中获得的 HIBA（称为 BPF 株）与仅引起结膜炎的 HIBA（对照株）在质粒分子量、全菌成分电泳分型等方面有明显不同，致病力和临床表现也各异。

【流行病学】

传染源为病人（包括本菌引起的结膜炎患者）和带菌者。经直接接触和呼吸道传播。患者多为 <10 岁的小儿，30~36 个月龄婴幼儿为最易感者。温暖季节多发。在巴西多发生于农业小镇，可能与经济条件和卫生水平有关。

【发病机制】

侵袭力不强的 HIBA 可引起结膜炎，使结膜充血、水肿，并有脓性分泌物。侵袭力强的 BPF 株菌可进入血液引起菌血症。这种具有细胞毒能力的 HIBA，在 BPF 发病中可能有重要作用，但详细机制尚不清楚。

【临床表现】

患儿多先患化脓性结膜炎，结膜炎消退数日后，患儿突然高热、呕吐、腹痛，可有腹泻。发热 12~24 小时后皮肤和黏膜出现紫癜，迅速扩散到躯干、四肢及面部，伴有血压下降、胃肠道出血、少尿等，手、足、耳、鼻可出现坏疽，还可有 DIC、酸中毒。患儿神志不清，多在 1~2 天内死亡，病死率约为 70%。有些患者血培养 BPF 株阳性，但未出现紫癜和休克，预后较好，可能与细菌毒力不强或早期抗菌治疗有关。

化脓性结膜炎可由毒力强的 BPF 株引起，也可由非 BPF 的 HIBA 引起，临床表现与其他细菌引起的化脓性结膜炎相似。

【病理变化】

尸解发现皮肤、黏膜有广泛的瘀斑和紫癜，各组织小血管中有微血栓形成，有出血和坏死灶；脑、肺和肾上腺充血、出血或水肿；有些肢体远端及耳、鼻尖等处有缺血性坏死，未见明显的血管炎。

【实验室检查】

（一）常规检查　外周血 WBC 多增高，可 $> 15 \times 10^9/L$，杆状及分叶细胞增多，血红蛋白及血小板可减少。

（二）病原学检查　如能从血、脑脊液中培养出 HIBA 即可确诊为 BPF。如仅从眼、鼻、咽培养出 HIBA，则需进一步分析是否为 BPF 株。

（三）免疫学试验

1. 酶免疫试验（EIA）　用 BPF 株制备的单克隆抗体 IgM 和 IgG2b 检测 HIBA，可区别是否为 BPF 株（这种单抗只识别 BPF 株特有的分子量为 25000 的抗原）。

2. 玻片凝集试验　用 BPF 株免疫家兔得到的多克隆抗体，能识别 BPF 株细菌表面的菌毛抗原决定簇，不与非 BPF 的 HIBA 起反应。巴西已用此法检查从化脓性结膜炎患者分离到的 HIBA，以预测该地是否有流行 BPF 的可能。

3. 乳胶免疫凝集试验　用 BPF 株的多克隆抗体或单抗 IgG1 致敏乳胶珠后，可直接测知结膜拭子标本中的 HIBA 是否为 BPF 株。

【治疗】

目前 BPF 株 HIBA 菌对氨苄西林、氯霉素、庆大霉素、利福平、头孢菌素类抗生素均敏感。对 BPF 患者应尽早尽快由静脉输入足量的有效抗生素，如能在紫癜出现之前治疗则可明显控制病情发展。已有大量紫癜出现，伴有休克者则应尽量补充血容量，纠正酸中毒及电解质紊乱，输注新鲜血，在大量有效抗生素应用的基础上可采用糖皮质激素治疗，以对抗内毒素的致病作用。

【预防】

尚无主动免疫措施。应彻底治愈结膜炎患者，包括全身用药治疗，以清除体内的 HIBA。流行地区应争取隔离结膜炎及 BPF 患者，以减少传播他人的机会。

四、细菌性阴道病（bacterial vaginalis，BV）

细菌性阴道病的重要病原菌之一为阴道加德纳菌（Gardnerella vaginalis，GV），系 Gardner（1953）从一女性阴道中首次分离成功。1955 年证明该菌与女性阴道炎有关。20 世纪 80 年代以前该菌的分类地位尚未确定，由于该菌为革兰阴性小杆菌和嗜血的生活特性，曾将其归属为嗜血杆菌属。但 1984 年伯杰氏细菌学鉴定手册将阴道加德纳菌列为一种新的菌种。

【病因】

阴道加德纳菌（GV）为革兰阴性小棒状，（0.3～0.5）μm ×（0.1～0.2）μm 大小，无芽胞和荚膜。在电镜下可见细胞壁有一加特的薄片迭成的结构，细胞壁有脂多糖成分。

在细菌性阴道病患者的阴道分泌物中，以及病人配偶的尿中，绝大多数可查到 GV。但是据研究，即使在志愿者阴道中接种培养的 GV，也大多可查到菌而不发病，或接种后既无症状也查不到菌。事实上，在非特异性阴道炎的阴道分泌物中，除 GV 外还有其他厌氧菌，表明 BV 为一种混合性细菌感染，故过去所谓的加德纳菌阴道炎（Gardnerella vaginitis）已改称为 BV。

【临床表现】

本病多发生在育龄期妇女，易发于有多个性伴者，更年期及绝经后者少见。起病常呈隐袭性。

急性期白带增多，阴道分泌物呈均质性，较稀薄，为灰白色或奶油色，非化脓性，个别病人白带可呈灰黄色或绿色泡沫状。可能由于阴道中厌氧菌产生的脱羧酸作用于加德纳菌，产生某种氨基酸及挥发性胺类，故白带有特殊气味。胺类可使阴道 pH 值 > 4.5，抑制阴道中乳酸杆菌使之减少。因精液 pH 为 7.2～7.8，故性交后也可改变阴道内的 pH 值，使尸胺和腐胺挥发，鱼腥味加重。自觉外阴和阴道有不同程度的瘙痒及灼热感。

【实验室检查】

（一）测定阴道分泌物 pH　阴道分泌物 pH 值一般可在 5～5.5 之间。

（二）杆菌检查　患者阴道分泌物涂片革兰染色，可见有大量革兰阴性球菌样小杆菌，革兰阳性大杆菌（阴道乳酸杆菌）缺乏或每个视野 <5 个。

（三）线索细胞　分泌物涂片经革兰染色后置油镜下观察，线索细胞表现为阴道上皮细胞外密布革兰阴性小杆菌，呈点状或颗粒状，细胞表面如撒上一层面粉，致使细胞边缘不整，有人称之为包涵细胞，线索细胞通常几个，几十个或成堆聚集，呈黄沙色，镜下多形核 WBC 较少。分泌物涂片直接加数滴 0.9% 氯化钠溶液混合，置 400X 高倍镜下也可找到线索细胞。

（四）胺试验　在分泌物涂片上加少许 10% 氢氧化钾液，如能闻到鱼腥味为阳性。

（五）培养检查

1. 培养基制备

（1）基础培养基　多价胨、胰胰、牛肉膏、氢化钠各 5g，酵母膏 3g，L - 半胱氨酸 0.5g，葡萄糖 0.2g，琼脂 20g，蒸馏水 1000 mL。将上述成分混匀溶解，调整 pH 至 6.5～6.6。

（2）分离培养基　将上述基础培养基于 121℃ 高压灭菌 20 分钟，冷至 50℃ 时加多黏菌素 B（750 mg/L），无菌吐温 80（7.5 mg/L），无菌胸水或腹水 20% 及库存人血 5%，倾成平板。

（3）鉴定培养基　取基础培养基加入相应糖及其他成分，另加适量胸、腹水。

2. 培养方法

（1）用无菌棉签取女性白带或男性尿道分泌物或前列腺液，置无菌试管立即送检。

（2）分泌物接种于分离用培养基，置 5%～10% CO_2 烛缸中，

37℃培养48小时，见菌落为0.1~0.2 mm，灰白色凸起、半透明、光滑、露滴状，周围见弥漫性溶环。但在未加血或胸、腹水的培养基上不生长。

3. 鉴定

（1）菌落涂片可见革兰阳性或阴性小杆菌，无芽胞和荚膜。

（2）氧化酶及过氧化酶试验阴性。

（六）免疫与基因检查　包括免疫荧光检查法、酶标葡萄球菌 A 蛋白法、酶测定法及基因探针检查等，一般不作为临床常规检查。

【治疗】

（一）甲硝唑　0.2g/次，3 次/日，或 0.4g/次，2 次/日，连服 7 天（本品有致畸作用，妊娠头三个月的妇女忌服），也可同时用甲硝唑栓剂阴道放置，每晚 1 次，疗程 7~10 天。还可使用替硝唑。

（二）氨苄青霉素（或四环素）　500 mg/次，4 次/日，也可用克林霉素 300 mg/次，2 次/日，均连服 7 天。

（三）局部治疗　局部可用0.5%~1%乳酸溶液行阴道灌洗或雌激素置入。

（四）注意事宜　治疗期间禁止性生活，同时检查和治疗配偶。

第十节　克雷白菌属感染

克雷白菌属（Klebsilla）为条件致病菌，系德国细菌学家 Klebs 发现，故名。存在于正常人的肠道和呼吸道，亦存在于水和谷物中，一般不致病。长期应用糖皮质激素、免疫抑制剂、肿瘤化疗、放射治疗等导致患者免疫功能低下以及手术或某种治疗操作后的患者易发生本菌属的感染，故为医院内感染的重要致病菌之一。

克雷白菌属有 7 个种，其中肺炎克雷白杆菌（K. pneumoniae）、催产克雷白杆菌（K. oxytoca）、鼻硬结克雷白杆菌（K. rhinoscleromatis）及臭鼻克雷白杆菌（K. ozaenae）临床意义较大。克雷白杆菌为较短粗的杆菌，约（1~2）μm×（0.5~0.8） μm 大小，无动力，无芽胞，多半具有较厚的荚膜，甚至革兰染色亦可观察到，但以印度墨汁染色较易观察。革兰染色阴性，常见端对端地成对发育，形态似肺炎球菌。营养要求不高，在鉴别培养基上因发酵乳糖而出现有色的菌落，普通琼脂平板上菌落呈灰白色，黏液状，菌落互相融合，以接种环挑之成黏丝样，在肉汤中发育数日后液体明显黏稠。最适生长温度为 37℃（12～43℃），水浴中 55℃ 30 分钟可杀死克雷白杆菌，但在培养基上保存可活数周乃至数月。

克雷白杆菌可以引起呼吸道感染、败血症及化脓性脑膜炎等症，与皮肤科有关的是鼻硬结病、臭鼻症。克雷白杆菌还可引起尿路感染，易与淋菌性或非淋菌性尿道炎混淆。

一、鼻硬结病（rhinoscleroma）

本病主要见于欧洲中部及东南部、印度和中美洲。

【病因】

鼻硬结克雷白杆菌的致病性尚未完全确定。Frisch 首先提出该菌是鼻硬结病的致病菌，在患者的喉部可以检出此菌，但本病在实验动物或人体未能复制。

【临床表现】

本病进展缓慢，隐性发病，一般健康不受影响，也无全身症状，故而潜伏期难定。根据疾病发展过程可分为三期：

（一）鼻炎期　初为普通感冒症状，如头痛、呼吸不畅、鼻分泌物增加及结痂、喉头干燥，偶有鼻衄。鼻黏膜肥厚，尤以鼻中隔明显，类似萎缩性鼻炎。

（二）浸润期　鼻炎症状消退后，鼻孔的下部发生浸润和阻塞，逐渐扩展至咽喉部，此时病人音调变成舌音。往往伴发软腭麻痹。

（三）结节期　病损进一步加重，浸润从中隔蔓延到鼻翼、上唇或附近组织。陆续出现小的硬性结节，结节可在皮下推动，继而逐渐融合扩大成坚硬的斑块，并与其下组织粘连，表面皮肤呈暗紫色或象牙色，患部知觉减退或消失。随着病情发展，坚硬的结节性损害可堵塞鼻孔，呈犀牛或河马状面容，称之为"Hebra"鼻。由于损害向咽后及支气管扩展，可阻塞呼吸道，发生呼吸困难，甚至窒息致死。后期病人嗅觉及味觉丧失。有的病人在损害周围可发生骨溶解症（osteolysis）。

【病理变化】

鼻炎期的组织象为轻度非特异性炎症。浸润期以后，为特殊的肉芽肿性浸润，有大量浆细胞、Mikulicz 细胞和 Russell 小体，借此可与其他肉芽肿相区别，故此病理组织象有诊断价值。Mikulicz 细胞是一个大的含有空泡的组织细胞，呈圆形，直径 100 ~ 200 μm，胞浆淡染，呈网状，界限模糊，胞核偏于一侧，它有吞噬功能，用姬姆萨染色或革兰染色，在胞浆内可见大量鼻硬结杆菌，此菌也存在于淋巴间隙内。Russell 小体推测是由浆细胞透明变性所形成的，为正常浆细胞的两倍大小，椭圆形，胞浆染色均匀，呈鲜红色，具有折光性，它可出现于任何含有大量浆细胞的浸润中。此外，还有少数梭形细胞，胶原组织增生，增生的胶原组织是病变发硬的原因。

【诊断及鉴别诊断】

主要根据临床表现、病理变化及查到鼻硬结克雷白杆菌诊断。需与梅毒性肉芽肿、结节病、巨细胞肉瘤、雅司、皮肤黏膜利什曼病、疤痕疙瘩、麻风、肥厚型寻常狼疮、臭鼻症、鼻孢子菌病等相鉴别。

【治疗】

克雷白杆菌感染宜结合抗菌药物敏感试验的结果有计划地用药。常用药物为哌拉西林、头孢菌素类、喹诺酮类联合氨基糖苷类抗生素。哌拉西林剂量宜大，8 ~ 16g/d，静滴。头孢菌素类可选用头孢唑啉、头孢呋辛或第三代头孢菌素。喹诺酮类有依诺沙星（氟啶酸）、氧氟沙星（氟嗪酸）、培氟沙星（甲氟哌酸）、环丙沙星（环丙氟哌酸）等，除小儿与孕妇外，均可酌情选用。氨基糖苷类中的庆大霉素、妥布霉素与阿米卡星等可任选一种。据国外报道，鼻硬结克雷白杆菌对氨基糖苷类抗生素、复方磺胺甲恶唑、广谱青霉素类、头孢菌素类均敏感，可视病情选用，唯疗程宜长，通常应约 6 ~ 8 周。

二、臭鼻症（ozena）

本病的致病菌为臭鼻克雷白杆菌。但一般认为本病是在鼻黏膜和鼻甲萎缩的背景下伴有臭鼻克雷白杆菌感染。

本病与鼻硬结病不同之处是，臭鼻症并非单发的细菌感染，还可能有其他多种病因，臭鼻克雷白杆菌可能是一种机会性感染，在这种病人中还可分离出其他细菌。

治疗方法及药物选择同鼻硬结病。

三、克雷白杆菌尿路感染

一般认为由克雷白杆菌所致的尿路感染颇为常见，在临床上可能仅次于大肠杆菌与绿脓杆菌所致者。其临床表现与其他病原所致的尿路感染相同，甚至疑似非淋菌性尿道炎，但绝大多数患者有原发疾病，如膀胱癌、前列腺肥大等，也可发生在恶性肿瘤或其他严重全身疾病的患者，导尿、留置导尿管或尿路器械检查等是常见的诱因。

尿液呈一般化脓性病变的改变，细菌培养结果是本病确诊的可靠依据。

治疗方法及药物选择同鼻硬结病。

第十一节　棒状杆菌性皮肤病

棒状杆菌属（Corynebacterium）是一群革兰阳性杆菌。菌体长短大小不一，常一端或两端膨大呈棒状，故名。菌体着色不均匀或有异染颗粒。常呈歪斜的栅栏状排列。大多数菌株无鞭毛，无芽胞。需氧、微需氧或厌氧。能分解一些糖类，产酸不产气。DNA 的鸟嘌呤 + 胞嘧啶（G + C）含量为 57% ~ 60%。本菌属包括白喉杆菌、溃疡棒状杆菌、假白喉杆菌、结膜干燥杆菌、微细棒状杆菌、纤细棒状杆菌、蕈样棒状杆菌等。除白喉杆菌外，其他通称为类白喉杆菌（C. diphtheroid）。

一、皮肤白喉（cutaneous diphtheria）

白喉杆菌除可引起咽白喉、喉白喉、眼结合膜及耳白喉外，还可引起皮肤白喉。皮肤白喉发病率不高，但世界上某些热带地区皮肤白喉发病率明显较高。我国尚少见到，山东德州有过1例报告。

【病因】

白喉棒状杆菌（Corynebacterium diphtheriae）又称为 Klebs - Loffler 杆菌（Klebs - Loffler's bacillus），为细长稍弯曲的革兰阳性菌，（2～3）μm×（0.5～1）μm。菌体一端或两端膨大，内有浓染颗粒（异染颗粒）称为极体。菌体排列不规则，常呈Y、L、V型或栅栏样。不运动，无芽孢。用奈瑟（Neisser）染色时，菌体呈黄褐色，异染颗粒为蓝黑色；用 Albert 染色时，菌体呈绿色，异染颗粒为深蓝黑色；用 Ponder 染色时，菌体呈淡蓝色，异染颗粒为深蓝色。

白喉杆菌侵袭力弱，仅局限在黏膜或皮肤有损伤处生长繁殖。白喉杆菌能产生毒性非常强烈的外毒素，人的致死量为130ng/kg，主要侵犯神经、心肌和肾上腺。这种外毒素有两个特点：①具有高度的抗原性，可刺激人体产生高效价的抗毒素；②很不稳定，经贮存、日光照射、化学药品处理或加热到75℃，均可减少或完全丧失其毒性。但对冷冻、干燥抵抗力强。在干燥假膜中可生存12周。在玩具、衣物上可存活数日。

【流行病学】

（一）传染源　白喉棒状杆菌是只寄生于人的细菌，只侵袭人类，故本病的唯一传染源为病人和带菌者，近年来国外对皮肤白喉在导致白喉流行中的作用很重视，特别在热带和亚热带地区。

（二）传播途径　白喉主要通过呼吸道飞沫传播，皮肤白喉可通过接触侵入破损皮肤及黏膜而感染，其次也可通过被污染的手、玩具、文具、食具、污染的食物及手帕等而间接传播。

（三）易感人群　人群对本病普遍易感，儿童的易感性最高。新生儿约85%有来自母体的获得性免疫保护，但生后3个月明显下降，到1岁时几乎完全消失，故本病多发生于儿童。

（四）流行特征　白喉病见于世界各地。实施计划免疫后儿童发病数明显下降，发病年龄推迟，皮肤白喉也相应少见。一年四季均可发病，以冬春季多发。居住拥挤，卫生条件差容易发生流行。

【临床表现】

（一）皮肤损害　常发生于皮肤创伤后，早期呈圆形或不规则性表浅性溃疡，边缘潜行，表面黏附着坚韧不易剥去的假膜，为灰白色或棕灰色，有混合感染时可呈黄色或污秽色，伴有出血时可呈黑色，开始较薄，慢慢变厚，用力除去假膜可引起表面出血。晚期溃疡逐渐变深，其边缘缺血且隆起。

此外，皮损在早期尚可表现为湿疹样、水痘样、脓疱疮样、臁疮样损害。但最终发生坏死和溃疡而表现为有假膜的溃疡。

（二）好发部位　皮肤白喉好发于唇部、新生儿脐部、女孩外阴部、会阴部、耳后、指（趾）及趾间等处。伴附近淋巴结肿大。

（三）全身症状　皮肤白喉患者很少有全身中毒症状，但可发生末梢神经麻痹。婴儿患者偶尔合并严重的全身症状。

（四）病程　一般经过6~12周溃疡可逐渐愈合。愈后遗留色素沉着。

【实验室检查】

（一）常规检查　末梢血白细胞增多，可达（10~20）×10^9/L，中性粒细胞比例也增高，重者可有中毒颗粒。

（二）细菌学检查　取假膜外缘标本涂片和培养（用Loffler血培养基），常可找到白喉杆菌，革兰染色为阳性；奈瑟染色可染出蓝黑色的异染颗粒；Loffler亚甲蓝染色则异染颗粒着色较深。必要时可作白喉杆菌毒力试验，常用豚鼠皮内注射法：取豚鼠2只，其一于试验前注射250U白喉抗毒素作为对照，然后2只豚鼠均皮内注射0.1 mL白喉杆菌液（培养于Loffler培养基18~24小时后用5 mL肉汤洗下来的菌液），经 24~48 小时，如未注射抗毒素者注射部位发生红肿与坏死，而对照者无变化，表明试验菌株有毒力。

（三）白喉杆菌毒素试验　过去采用锡克试验，近年来不少人采用间接凝血试验及 ELISA 法检测病人血清中抗毒素水平，由于方法简便、灵敏、可定量等优点，有取代锡克试验的趋势。

（四）亚碲酸钾快速诊断法　用 2% 亚碲酸钾溶液涂抹于患处假膜上，20 分钟后若假膜变为黑色或深灰色则为阳性，提示有棒状杆菌感染，若不变色则为阴性。由于棒状杆菌都有此反应，故此试验结果应结合其他资料始有诊断价值。

【病理变化】

溃疡边缘表皮棘层增厚，溃疡区真皮内有急性炎症浸润，血管扩张，溃疡表面有一层由坏死细胞、纤维蛋白和中性粒细胞组成的假膜。有时坏死层内见有大量白喉杆菌。

【诊断及鉴别诊断】

诊断有赖于当地流行病学资料、临床特点及细菌学检查。流行地区或与白喉患者接触者有经久不愈的溃疡，即应考虑皮肤白喉的可能。凡临床表现典型，同时白喉杆菌检查阳性者可确诊。临床表现典型但未找到细菌也可基本确诊。如临床表现很不典型，但找到了细菌，应视为可疑病例，可进行白喉杆菌毒素试验及细菌毒力试验。如毒素试验和毒力试验均阳性，则视为皮肤白喉病人。如毒素试验阴性而毒力试验阳性，则可能为带菌者，其局部病变可能由其他原因引起。如两者均为阴性，则不是白喉病。

【治疗】

（一）抗毒素治疗　抗毒素为治疗本病的特效药，可以中和局部和血液循环中的游离毒素，但不能中和已进入细胞的毒素，因此必须尽早给予足量。对于皮肤白喉，无论年龄、体重均一次给予白喉抗毒素 2 万 U~3 万 U。注射前先作皮肤试验。目前国内外皆认为静脉注射效果优于肌肉注射。可将 1 万 U 抗毒素溶于 5% 葡萄糖注射液 100 mL 中静滴，15 滴/分钟，无异常反应可加到 2~4 mL/分钟。白喉抗毒血清的用法按卫生部生物制品研究所的白喉抗毒血清使用说明书规定执行。

（二）抗生素　青霉素为首选杀菌药，与抗毒素合用，可提高疗效，缩短病程，减少带菌率。常用剂量40万~80万 U/次，肌注，2次/日，连用10天。红霉素也有效。应用抗生素不能代替抗毒素治疗。

（三）中药治疗　以养阴清肺汤（生地、玄参、麦冬、白芍、丹皮、川贝母、甘草等）为主方，进行辨证施治。还有一些治疗白喉的单方、验方，对皮肤白喉的疗效未见报道。

【预后】

同时患咽喉白喉者预后与年龄、治疗早晚、有无心肌炎合并症及是否接受预防接种等有关。用抗毒素和抗生素治疗后，病死率已<5%。

【预防】

（一）管理传染源　有咽喉白喉者进行呼吸道隔离，皮肤白喉的隔离要求相同。治愈后患处拭子培养2次（隔日1次）均为阴性者可解除隔离。接触者检疫7天。带菌者隔离7天，并用青霉素或红霉素治疗。

（二）切断传播途径　患者的分泌物及所用物品应严格消毒。可煮沸15分钟，或用5%煤酚皂或石炭酸浸泡1小时。

（三）保护易感者　为防止本病的发生，对易感者应：

1. 自动免疫　可用白、百、破混合菌苗或吸附精制白喉类毒素注射，适用于6个月~6岁的儿童，全程免疫分2年皮下注射4次，第一年3次，0.25、0.5、0.5 mL/次，相隔4~6周，第二年1次0.5 mL。对于>45岁的老年人应予以加强注射。

2. 被动免疫　白喉易感者因体弱或患病不能接受白喉类毒素注射而又接触过白喉患者，可给予抗毒素，成人1000U~20000U肌注，小儿1000U，有效期仅2~3周。

二、红癣（erythrasma）

过去将本病归入真菌感染，现已根据对病原体的认识及抗细菌药物治疗有效，已确认为细菌性疾病，故病名红"癣"也欠妥。

本病见于世界各地，热带及欧洲较常见。可发于任何年龄，以男性青、中年多见。

【病因】

过去认为本病系一种放线菌所致，现已证实致病菌为棒状杆菌属的微细棒状杆菌（Corynebacterium minutissimum），此菌属类白喉杆菌，革兰染色阳性，可寄生于正常人的鼻、咽、眼结膜、外耳道及皮肤表面等处，一旦条件适合即侵入皮肤角质层，并在角质细胞内及细胞间繁殖。温暖和潮湿是发病的重要条件。

【临床表现】

损害为境界清楚、边缘不整齐的斑片。初为红色，以后变成褐色。新损害表面光滑，陈旧损害表面有细皱纹或大量糠状鳞屑。好发于皮肤间擦部位，如阴股部、腋窝、臀间沟、耳后、外耳道、包皮内叶、乳房下及第四、五趾间等处。皮损大小不定，不高出正常皮肤，也无水疱形成，发展缓慢。一般无明显自觉症状，腹股沟部或肛门周围易受摩擦刺激处，可引起瘙痒及苔藓样变。

泛发性红癣多见于糖尿病及其他消耗性疾病患者，以及热带黑人中年妇女。皮肤损害为境界清楚的红褐色斑片，广泛分布于躯干和四肢。

【实验室检查】

（一）滤过紫外线检查　在暗室中用 Wood 光照射皮损，可见橘红色或红珊瑚色荧光，为细菌在角质层产生的卟啉所致，洗涤和使用剥脱药物可使荧光减弱或消失。

（二）直接检查　刮取皮疹上鳞屑置载玻片，加一滴乙醚以去脂，待乙醚挥发后，再用亚甲蓝、乳酸酚棉液或革兰染液染色。在油镜下观察，可见分支的细菌丝，易断裂成细小的杆菌样体或球菌样体。

（三）培养检查　在多种细菌培养基上均能生长。在羊 RBC 培养基上，37℃ 48 小时后，长出圆形光滑、奶油样黏稠的灰白色菌落，略隆起，直径 2～3 mm。在不加抗生素的含 20% 胎牛血清或鸡蛋白的培养基上，培养 1～4 天后所产生的菌落在 Wood 光下有红珊瑚色荧光。

【诊断及鉴别诊断】

根据皮损特点、Wood 光检查、直接检查和培养结果可以确诊。须要鉴别的疾病有：

（一）花斑癣　好发于躯干上部的平滑皮肤上，为正常皮肤色或淡灰褐色小斑片，不出现红斑片，直接检查可见到大量真菌孢子和短菌丝。

（二）股癣　炎症反应明显，尤以边缘为著，可有丘疹、丘疱疹或小水疱，境界清楚，常有瘙痒，鳞屑真菌检查阳性。

此外还应与擦烂红斑、脂溢性皮炎、神经性皮炎等相鉴别。以上诸病在 Wood 光下均不显荧光。

【治疗】

首选红霉素口服，0.25g/次，4 次/日，连服 2 周可获治愈。或用克拉霉素 1.0g 单次口服。氯霉素和四环素族也有效。但青霉素对本病无效。

外用药可选用 2% 红霉素软膏、复方雷琐辛搽剂、3%～5% 水杨酸乙醇、2% 克林霉素溶液、2% 夫西地酸软膏、复方苯甲酸软膏或硫磺水杨酸软膏，2 次/日，连续 2～3 周均有较好疗效。为预防复发，洗浴时可用含抗生素或硫磺的肥皂，有一定作用。

三、腋毛癣（trichomycosis axillaris）

又名结节性毛霉菌病（trichomycosis nodosa）、着色毛霉菌病（trichomycosis chromatica）、腋窝奴卡氏菌病（trichonocardiasis axillaris）。与红癣一样，属细菌性疾病，而非真菌引起的癣病。本病致病菌的生长需要一定温度和湿度，故流行于热带，温带亦有散发。

【病因】

本病的病原菌为棒状杆菌属的纤细棒状杆菌（Corynebacterium tenuis），为类白喉杆菌的一种。如为单纯本菌感染，则其所形成的结节呈黄色。如同时有暗黑微球菌（Micrococcus nigrescens）存在，集结物呈黑色。若同时有品红微球菌（Micrococcus castellani）感染，结节呈红色。这些菌均适宜在温暖潮湿环境中生长繁殖，并侵入毛表皮而使毛干受损，它们生长在毛小皮的细胞内和细胞间，很少侵及毛皮质。由于从本病结节内曾培养出 3 种不同的类白喉杆菌，因此本病的致病菌可能不止一种。

【临床表现】

本病发生于温热季节。损害限发于腋部和阴部毛干，而不侵犯其他部位的毛发，也不损伤毛根和皮肤。主要表现为在受侵的腋毛或阴毛毛干上有黄色、黑色或红色的结节，一般黄色结节最常见，红色次之，黑色较少见。结节坚硬或柔软，黏附较紧，成鞘状包绕着毛干，或少数稀疏存在，或连续成串。毛干受结节影响而失去光泽，变脆而易折断。结节的颜色使汗液着色，并可使腋下等处的衣服被染色。患者无自觉症状。

【实验室检查】

（一）直接检查　10%氢氧化钾液涂片检查，显示在结节内有纤细、短小的杆菌，直径 $1\mu m$ 或更小，革兰染色阳性。将结节压碎，可见短杆菌样体被包埋在黏液样物质中。如为红色或黑色结节，则可见棒状杆菌中混有成群的球菌。

（二）培养检查　将有结节的毛发剪下，置 70%乙醇液中消毒，接种在血琼脂培养基上，37℃可生长。接种在脑浸液琼脂上，能产生粗糙、黏性、淡白色、不透明的菌落。

【诊断及鉴别诊断】

腋毛或阴毛毛干上有黄色、黑色或红色结节，常提示为本病。

黄色结节或黑色结节应与毛结节癣（piedra）鉴别，后者显微镜下可见棕色分隔菌丝和子囊（黑毛结节癣）及芽胞和关节菌丝（白毛结节癣）。还应与虱卵、念珠状毛发、脆发病和毛孢子菌病相鉴别。

【治疗】

将病发剪去或剃去，并外用5%硫磺霜、复方雷琐辛搽剂、2%甲醛溶液及含抗菌素的粉剂等。

四、类热带溃疡 （tropicaloid ulcer）

为流行于利比亚沙漠的一种接触传染性溃疡，系蕈状棒状杆菌所致。其临床表现与沙漠疮相似，多发生于四肢，溃疡直径最大可达2cm左右，溃疡底部覆盖物常类似白喉假膜。无明显自觉症状。可自然愈合，愈后遗留色素沉着和疤痕。青霉素治疗有效，局部可外敷抗生素软膏。

五、沟状跖部角质松解症（keratolysis plantare sulcatum）

又名窝状角质松解症（pitted keratolysis），多见于热带和亚热带，特别是长期密切接触泥土和水的人群易发病，过去在南方放木排的工人中较多见。

【病因】

本病的致病菌目前尚未完全确定，曾有报告为放线菌属、奴卡氏菌属、石膏样癣菌、链丝菌属、分枝杆菌属等。1967年有人取病损标本接种在脑心浸液琼脂培养基上，3~5天后长出微小不规则无色菌落，经鉴定为棒状杆菌，以此菌接种于人体皮肤可产生类似本病的损害。但患部温暖潮湿是发病的必要条件。

【临床表现】

跖部及趾腹，尤其跖前部及跟部发生多数散在性环状及点状，表皮角质剥蚀，直径约2~4 mm，剥蚀面周缘绕以深的黑沟，呈火山口状。皮肤呈肤色、褐色或黑色，偶呈绿色。在发展过程中可互相融合成不规则状，常伴多汗，有时有浸渍现象及恶臭味。患处一般无炎症及自觉症状。重症病人或长途步行后，可有发红及肿痛。病程慢性，多持续数年。病情在湿热季节加重，干燥季节减轻或消失。

【病理变化】

角质层浅部局限性缺损，缺损一般不超过角质层厚度的2/3。缺损周围的角质呈均质化。缺损的基底和壁部可见革兰阳性球形或丝状细菌。真皮可有轻度炎症反应。

【治疗】

内服红霉素，0.25g/次，4次/日，连服1周。外用四环素软膏有明显效果。保持局部干燥，对多汗者可外用20%～40%甲醛溶液。

第十二节　厌氧菌性皮肤病

厌氧性细菌（anaerobic bacteria，简称厌氧菌）是地球上最早的生命体，为正常菌群的主要组成部分，生态失调时可引起人体多个组织和器官的感染性疾病。厌氧菌是一大群必须在无氧环境才能生长的细菌。厌氧菌现有35属，262个种和亚种，可为革兰阳性或革兰阴性、球菌或杆菌、有芽胞或无芽胞。广泛分布于自然界和人体体表以及与外界相通的腔道。

【流行病学】

厌氧菌感染主要是内源性感染，细菌来源于体内贮菌库（皮肤、口腔、肠道、阴道、呼吸道和尿道），可由于药物或其他因素引起菌群失调，导致细菌易位而引起感染。

少数情况下，厌氧菌感染也可从体外获得，尤其是毒力强的多重耐药菌，如产气荚膜杆菌可包埋在分泌物和排泄物中，并可污染周围环境，通过直接或间接接触或污染的介入性器材而导致感染，厌氧菌也可在医院内发生感染暴发。

厌氧菌引起的常见皮肤疾病如下。

一、气性坏疽 （gas gangrene）

【病因】

引起气性坏疽的病原菌有 20 多种，按其生化分解能力可分为：①以分解糖为主的，如产气荚膜杆菌、水肿杆菌及败血杆菌；②以分解蛋白质为主的，如溶组织杆菌及产芽胞杆菌等。本病常为几种菌的混合感染，但最常见的是产气荚膜杆菌（Clostridium perfringens），此菌属于梭状芽胞杆菌属（Clostridium），为有芽胞的革兰阳性杆菌，芽胞呈椭圆形，次极端，小于菌体，培养时芽胞少见。在血琼脂平板上，常有双层溶血环。在牛乳培养基中能分解乳糖产酸，使酪蛋白凝固，同时生成大量气体，将凝固的酪蛋白冲成蜂窝状，并将液面上的凡士林冲向管口，形成所谓"汹涌发酵"。

本病在战争期间可有较高的发病率，发病与大面积创伤、局部供血不足、组织缺氧坏死、芽胞发芽繁殖、产生毒素和侵袭性酶有关。产气荚膜杆菌所产生的 α 毒素为卵磷脂酶以及透明质酸酶对组织有分解破坏作用，有利于细菌穿过组织间隙，侵入周围组织，发酵组织糖类，产生大量气体，造成气肿，挤压血管，影响血液供应，加之细菌分泌坏死毒素，造成组织坏死。细菌毒素和组织坏死的毒性产物吸收入血，遂引起严重的全身中毒症状。

【临床表现】

（一）潜伏期　12 小时~5 天。

（二）全身症状　常突发高热，呼吸和脉搏加快，全身虚弱，贫血，烦躁不安。

（三）皮肤损害　多发于深而污秽的伤口。局部明显肿胀，有胀裂痛，按压时创口有血性混浊液体流出，伴有气泡。创口内的肌肉坏死呈紫红色或污灰色，失去弹性。创口周围的皮肤呈灰白色、棕黄色或紫铜色，并可形成大疱。由于气体的存在，患处触压有捻发样感。气体中含有硫化氢，故创口部有特殊臭味。

【实验室检查】

（一）直接检查 伤口深部取材直接涂片，革兰染色镜检，如见到革兰阳性大杆菌，有荚膜，伴有其他杂菌，白细胞少，形态不规则，为气性坏疽的特点，有早期诊断价值。

（二）培养检查 取坏死组织制成悬液，接种于血琼脂平板，厌氧培养，并进一步作生化反应及动物实验。常规细菌培养中，出现以下现象提示为厌氧菌感染可能：①脓性标本培养无细菌生长，但革兰染色见有大量细菌，且形态较一致；②在硫乙醇酸钠液体或琼脂深处的厌氧带有菌生长；③培养物产气并有腐败性恶臭；④在含有100μg/mL卡那霉素和新霉素培养基中有革兰阴性杆菌生长。

【治疗】

1. 气性坏疽病原菌种类多，毒素型别也多，目前缺乏有效的预防制剂。预防措施主要是及时清创，清除异物及血块，切除坏死组织，必要时可考虑截肢术。局部用过氧化氢液冲洗湿敷，以纠正厌氧微环境，并用抗生素抑制细菌繁殖。

2. 注射多价气性坏疽抗毒素，对减轻全身中毒症状有一定好处。

3. 应给予足量抗生素，如甲硝唑（或替硝唑）、林可霉素和克林霉素、青霉素或氯霉素等。如有条件，可行高压氧疗法，病人在高压氧舱中吸入高压纯氧，能提高血液及组织内的氧分压，有增强治疗效果的作用。

二、坏死杆菌病（necrobacillosis）

【病因】

本病病原菌为坏死梭杆菌（Sphaerophorus necrophorus），为厌氧的革兰阴性多形性杆菌，它可引起某些家畜发生坏死性损害，如绵羊的足腐烂症，马的坏疽性皮炎。

【临床表现】

人可在病菌侵入部位发生局限性坏死及脓肿形成，或为许多小脓肿，或是单一的大脓肿和大疱。还可发生紫癜或红斑等非特异性皮损。当病菌经血流播散，则可引起败血症、脓毒血症和转移性脓肿，此种全身性感染如不及时治疗，病死率 >60%。

本病多见于与病畜接触的兽医、实验室工作人员、屠宰工人。但也有散发病例，多见于创伤或手术（如腹部手术、扁桃体手术、拔牙等）之后。

【治疗】

可用青霉素治疗，或用其他新型有效抗菌药物。

三、热带溃疡（tropical ulcer）

又名热带崩蚀性溃疡（tropical phagedenic ulcer）。本病主要见于热带和亚热带地区，由于各地区的致病因子有差异，其临床表现与经过亦稍有不同，因而在不同地区有不同病名。

【病因】

从溃疡中可分离到梭形杆菌及奋森氏螺旋体，也可有其他细菌，但有很多作者认为它是由一种特殊的分枝杆菌感染所致。

外伤、营养不良（如蛋白质不足、维生素 A 缺乏）、贫血、某些慢性疾病及卫生条件不良等都是本病的促发因素。本病在热带丛林作战的士兵中发生率很高。

【临床表现】

大部分溃疡发生在易受外伤、搔抓、刀割或昆虫叮咬的部位，因此多见于小腿、足部、前臂等处，特别多见于小腿下 1/3。起初在外观正常的皮肤上发生一个小丘疹或血性大疱，迅速破溃而形成边缘锐利的溃疡，且扩大较快。充分发展的溃疡有疼痛，圆形或卵圆形，直径 2~6cm 或更大，边缘为蓝红色，并有轻度浸润，基底呈杯状并被一绿灰色膜覆盖，膜坚固，其下有恶臭的渗出物。晚期可破坏其下的肌肉、肌腱及骨骼。病程历时数周或数月后，转为慢性，溃疡面变苍白、纤维化并不再感疼痛。如此部分愈合及复发可缠绵多年，最后常结疤而愈，并伴发畸形。常见的并发症为继发性细菌感染、丹毒、淋巴管炎、淋巴结炎及坏疽。有些病例的溃疡成年累月不愈，边缘增生，终于发生鳞状细胞癌。

重症病例，病情不断进展，可导致死亡。

【诊断及鉴别诊断】

应除外梅毒、雅司、分枝杆菌感染及其他原因所致的溃疡。

【治疗】

1. 应注意休息，补充营养，积极治疗可能存在的慢性疾病。

2. 链霉素 1g/d，共 10 天。或红霉素 0.25g/次，4 次/日。均能迅速治愈，且少复发。

近年报告用甲硝唑 0.2g/次，2～4 次/日，可使急性溃疡在 24 小时内解除疼痛并消除恶臭的分泌物，2 周内病变即可望痊愈。

3. 急性溃疡应清洁溃疡面，除去坏死膜，日间用 1:10000 高锰酸钾溶液湿敷，夜间涂杆菌肽油膏。并用普鲁卡因青霉素肌肉注射，100 万 U/d，共 7～10 天。

4. 慢性溃疡时，全身应用抗生素疗效差，可用胶布或轻质石膏封包性敷料作封包。对经久不愈的溃疡可行植皮术。当局部组织及骨骼受侵时，应行外科切除术。

第十三节　其他杆菌性皮肤病

一、着色杆菌病（chromobacteria）

【病因】

着色杆菌是一类不产芽胞的革兰阴性小杆菌，在明胶肉汤培养基上能产生各种色素，其中以产生黑素的产黑素杆菌和产生紫色色素的紫色着色杆菌最为常见。一般情况下，此菌存在于热带地区的水及泥土中，偶见于受污染血库的血中。本菌能引起数种皮肤损害。

【临床表现】

着色杆菌的感染多发生于炎热季节或热带地区，引起的皮肤损害可以是有波动感的脓肿、局限性蜂窝织炎，伴有淋巴管炎和淋巴结炎的炭疽样损害，严重者可引起致死性败血症。

症状轻微者为皮肤上出现针头大到绿豆大的浅表溃疡，其上附有黑色痂皮，中央有大量紫黑色粉末状的物质附着，周围常有狭窄的红晕。皮损为多发性，好发于躯干。一般无自觉症状，往往有接触传染史，一家中可有数人发病。

【诊断及鉴别诊断】

主要依靠细菌学检查，可取皮损处脓液，接种于明胶肉汤培养基，置 35～37℃温箱中，观察细菌生长及产色情况。

【治疗】

症状严重者给予抗生素治疗，四环素、氯霉素、链霉素等均有效。已形成脓肿者应予切开排脓。症状轻微者可以自愈。

二、急性女阴溃疡（ulcus vulvae acutum）

【病因】

由革兰阳性粗大杆菌引起，但也有人认为是白塞（Behcet）综合征、结节性红斑或生殖器疱疹的一种临床表现。目前在不少著作中仍认为是独立疾病。

【临床表现】

（一）好发部位　本病常发生于年轻妇女的外阴部位，尤其是大、小阴唇的内侧面和前庭黏膜，有的口腔也可以同时发生滤泡性口炎。

（二）损害特征　起病突然，开始为数目及大小不定的溃疡，从米粒到直径 1～2cm，有时相邻损害互相融合而成为一个较大的溃疡。治愈后遗留萎缩性疤痕，易复发。本病可分为三型。

1. 坏疽型　多见于青年女性，病人先有发热及其他全身症状。溃疡的数量较少，但是较大较深，四周组织明显水肿，溃疡中心坏死显著，表面常有浆液性化脓性渗出液，溃疡的边缘柔软，且有红晕及触痛，溃疡呈圆形或卵圆形。半数发生在小阴唇的内侧面，多为对称性，常迅速引起组织坏死，可致小阴唇穿孔。同时外生殖器有灼热感、疼痛和红肿，经 20 天左右，溃疡开始愈合，遗留萎缩性瘢痕。

2. 亚急性或慢性萎缩性溃疡型 最常见，溃疡发生在大阴唇和阴道入口处，无全身症状，有压痛。溃疡呈圆形或不定形，大小及数目不定。边缘锐利不整齐，其下有穿凿现象。此型可能为白塞综合征的一种表现。

3. 粟粒型 为多数米粒大溃疡，中央稍凹陷，边缘隆起，有炎性红晕，罕有扩大或融合现象。自觉症状轻微或无。可与第二型合并出现，此型发病迅速，痊愈亦较快。以小阴唇内面多见，亦可见于大阴唇内缘及会阴部。

（三）全身症状 常有疲劳、乏力、发热、食欲减退等，附近淋巴结肿大。坏疽型常呈全身营养情况差，或合并有糖尿病、免疫功能低下。

【诊断及鉴别诊断】

根据临床表现进行诊断，局部若找到粗大杆菌有助于诊断。应鉴别的疾病为白塞综合征、生殖器疱疹、软下疳、女阴炎，以及梅毒、结核、真菌感染等引起的溃疡。

【治疗】

本病有自限性。注意休息，加强营养，补充大量维生素 B、C，解除精神负担。坏疽型者酌情全身使用糖皮质激素和抗生素（一般首选青霉素），必要时给予 γ 球蛋白肌肉注射，并加强全身支持疗法。局部可用 1∶5000 高锰酸钾溶液冲洗或坐浴，然后再敷糖皮质激素或抗生素软膏（或霜剂）。也可用黏膜溃疡膏（0.025% 地塞米松，0.5% 新霉素，1% 丁卡因霜），有较好的消炎、止痛、促进溃疡愈合作用。

第十四节　巴尔通体病（bartonellosis）

一、卡里翁病（Carrion disease）

系杆状巴尔通体（Bartonella bacilliformis）感染所致的疾病。本病有两个明显不同的阶段，即以急性发热与溶血性贫血为主征的奥罗亚热及以皮肤病变为主征的秘鲁疣。

【病因】

杆状巴尔通体为一种细小的革兰阴性球杆菌，（0.2～0.5）μm×（1～2）μm 大小，能运动，多形态，有多个单端鞭包。在急性早期病人体内的细菌，形态更趋球形，常在 RBC 及内皮细胞的胞质内，吉姆萨染色呈紫红色。本菌可在高营养的培养基中生长，不产生溶血素，对多种抗生素敏感。

在泰国、苏丹、尼日尔、巴基斯坦及美国等地一些发热性贫血或皮肤结节病人体内，曾发现亲 RBC 巴尔通体样细菌，其与杆状巴尔通体的关系尚不清楚。

本病流行于南美洲安第斯山脉的一些乡村，包括秘鲁、厄瓜多尔和哥伦比亚海拔 800～2500m 地区。本病的传染源主要为病人及无症状病菌携带者。传播途径主要为白蛉叮咬，疣肿白蛉（Lutzomyia verrucarum）为主要传播媒介。

【临床表现】

潜伏期约 3 周或更长。起病前可有低热、骨关节及肌肉酸痛等前驱症状。此后患者可出现本病两种类型中的一种病变。临床表现与宿主的免疫状态密切相关，无免疫力者多表现为奥罗亚热。

（一）奥罗亚热（Oroya fever）　为急性血液疾病阶段。患者突然出现寒战、高热、大汗、极度乏力及脸色苍白，并有严重肌肉、关节疼痛和头痛。出现谵妄、昏迷及周围循环衰竭是本病的严重表现。血液化验可见 RBC 急剧下降，常在 4～5 天内由正常值降至 1.0

×10^{12}/L，为正常色素巨细胞型贫血，可见有核 RBC、Howell–Jolly 小体，Cabot 环和嗜碱性点彩，WBC 可有轻度增加并伴核左移。血液中含有大量致病菌，涂片染色可显示 90% RBC 被侵犯。在此期极易发生并发症，以沙门菌感染最为常见，其他如疟疾、布氏杆菌病、细菌性肺炎和阿米巴病等，并发症可成为该病死亡的主要原因。此期死亡多发生于起病后 10 天～4 周，未经治疗病死率常超过 50%。经过抗菌药物治疗后，发热渐退，细菌减少至消灭，体力逐渐恢复。有些病人可自行恢复，但比较缓慢，约需 6 个月左右。

（二）秘鲁疣（verruga peruana）　本型为皮肤损害期。其特点是贫血后或无前驱症状，皮肤出现许多疣状皮疹，可呈粟粒状、结节状或大块腐肉状，直径从 2～10 mm 至 3～4cm 不等。上述 3 种疣状皮损可在同一病人身上见到，以四肢伸侧及颜面部较多，其次为生殖器、头皮和口、咽部黏膜。疣状皮损色泽各异，由红色至紫色，可持续存在 1 个月至 2 年。病灶中可检出病原菌。

【诊断及鉴别诊断】

流行区病人有蛉蜱叮咬史，出现典型临床表现，如发热、进行性溶血性贫血、淋巴结肿大、疣状皮疹等应疑及本病，血液涂片找到病原体或培养阳性即可确诊。

无症状带菌者应作血液培养检出致病菌才能明确诊断。培养基应加 5% 脱纤维蛋白人血或 10% 新鲜兔血清和 0.5% 兔血红蛋白，最适宜培养温度为 28℃，培养 7～10 天后见小菌落即可加以鉴定。对秘鲁疣可取组织标本作吉姆萨染色，如发现病原菌即可诊断。

【治疗】

多种抗生素如青霉素、四环素、链霉素及氯霉素等对杆状巴尔通体均有抗菌作用。对急性巴尔通体病，氯霉素为首选药物，因其对常见并发症（沙门菌感染）也有效。氯霉素剂量为 0.5g/次，4 次/日，共 7 天。2 天内发热即可消退，病情也能迅速好转。严重贫血者输血是必要的。秘鲁疣期使用利福平，600 mg/d，顿服，共 6 天，可使病变消退。

二、猫抓病（cat scratch disease）

又名猫抓热（cat scratch fever）、良性淋巴网状细胞增多症（benign lympho – reticulosis）、无菌性局限淋巴结炎（sterile regional lymphadenitis）。世界各地均有本病报道，患者大多有接触猫、被猫抓或咬的病史，但也有无动物接触史者。

【病因】

病原体系巴尔通体（Bartonella）。但有人认为，可能与性病性淋巴肉芽肿和鹦鹉热的病原体有关。病原体呈革兰染色弱阴性，形态为纤细多形的小棒状杆菌，聚集成团，有动力，约 $0.5~\mu m \times (1 \sim 2)~\mu m$ 大小，强嗜银性。已知引起猫抓病的病原体有三种：汉塞氏巴尔通体（B. henselae）、五日热巴尔通体（B. quintana）及杆状巴尔通体（B. bacilliformis）。巴尔通体在一般培养基中生长缓慢，在绵羊或兔血清培养基中，$5\% \sim 10\% CO_2$ 和 35℃ 条件下生长良好。

【流行病学】

（一）传染源　猫及其他猫科动物是汉塞氏巴尔通体的主要贮存宿主。猫感染后菌血症期可持续数月，但不发病，成为主要传染源。病原体存在于猫的口咽部，可通过跳蚤在猫群中传播，但是否传染给人尚不明确。健康猫的带菌率约为 40%，带菌期可达 1 年甚至终生。1 岁以内的幼猫及流浪猫带菌率可能更高。犬作为传染源意义尚不确定。尚无人传人的报道。

（二）传播途径　尚不十分清楚，>90% 患者有接触猫的历史，75% 曾被猫咬伤、抓伤或猫舔了患者的开放性伤口，推测病原体系通过人体破损的皮肤或黏膜感染。

（三）易感人群与免疫力　任何年龄均可发病，但多见于 5 ~ 14 岁人群，无性别差异，多在夏秋季节发病。感染后可获得终身免疫，未见过二次感染者。

（四）流行特征　本病呈世界性散发性流行，全球每年发病人数超过 4 万例。我国大部分省市都有病例报道，半数以上是儿童和青少年。

【发病机制】

病原体通过破损皮肤或黏膜进入体内，沿淋巴管到淋巴结，并在其中繁殖，引起淋巴结炎；再进入血液循环引起菌血症，播散至其他组织器官，导致多发性淋巴结炎或淋巴结肿大，以及内脏和皮肤损害。

【临床表现】

（一）潜伏期　约10天（3~30天）。

（二）皮肤损害　初在感染局部发生红褐色丘疹或结节，可以破溃形成溃疡。好发于手和前臂部，也可发于面、颈及小腿。初发损害可以不显著，几周后痊愈，不留疤痕。1~3个月后损害可复发。少见损害有斑丘疹、多形红斑、血小板减少性紫癜和结节性红斑。

（三）淋巴结肿大　在复发性皮肤损害出现时，可伴有局部淋巴结肿大，多见于患侧腋下、滑车、腹股沟或两侧颈部，有触痛，可化脓，经2~6周脓液排出而愈。少数病人淋巴结肿大可持续数月之久。有时全身淋巴结肿大，伴脾肿大，肠系膜淋巴结肿大时可伴腹痛，耳前淋巴结肿大伴同侧结膜炎时称为Parinaud眼腺综合征。

（四）全身症状　较轻微，3/4患者有发热，持续几天至2周。偶见并发良性脑病或肺炎。艾滋病患者也可合并猫抓病，因免疫缺陷而致全身多脏器损伤。

【病理变化】

淋巴管切片，初为网状内皮系统增生，以后出现局灶性肉芽肿形成，继之以微脓疡形成，周围有上皮样细胞呈栅状排列，并可见郎罕氏巨细胞，小脓疡可融合。晚期已愈合处有纤维化形成。

【实验室检查】

（一）常规检查　血白细胞总数升高，病初数周血沉可加快。

（二）血清学检查　免疫荧光抗体测定可检测患者IgG、IgM，敏感性95%，患者在患病的前2个月血清抗体IgG升高，以后逐渐下降。

（三）分子生物学检测　PCR 检测 DNA，将组织学检查与之结合，可将 PCR 的灵敏度提高至 80% 以上。

（四）细菌学检查　淋巴结穿刺液用 Warthin - Starry 银染色，可见纤细多形的小棒状杆菌，呈 L 型成堆排列或排成链状。用 Brown - Hopps 改良法检查，可见浅粉色革兰染色阴性杆菌。

（五）特异性皮肤抗原试验　猫抓病抗原皮试（Foshay 或 Hanger - Rose 试验）在病初 3 ~ 4 周几乎 100% 阳性，反应灵敏而特异。两次阴性可排除本病，感染后阳性可达 10 年。

Foshay 皮试抗原制法：从已知患者的淋巴结中抽取脓液，用 5 倍量 0.9% 氯化钠溶液稀释，在 60℃ 水浴中无菌保持 1 小时，1 次/日，连续 2 次。用此抗原进行皮试，48 小时后观察，有直径 0.5 ~ 1cm 丘疹或直径 1 ~ 6cm 红斑，或两者均有者为阳性，有确诊价值。

【诊断及鉴别诊断】

根据猫抓史、临床表现及病理检查诊断，必要时行 Foshay 试验。应鉴别和排除的疾病包括初期皮肤结核、性病性淋巴肉芽肿、化脓性淋巴结炎、孢子丝菌病、何杰金病、淋巴肉瘤、肉样瘤等。这些病没有猫接触史或被猫抓、咬的病史，病理改变也不相同。

【治疗】

（一）一般治疗　可进行必要的对症治疗，如发病时降温，止痛及肿大淋巴结热敷。

（二）抗生素　全身用药同性病性淋巴肉芽肿。免疫正常的淋巴结炎患者不须抗生素治疗，且临床使用疗效不肯定，常失败或复发。对重症者早期应用抗生素和糖皮质激素可以减轻炎症反应、缩短病程。常用的有多西环素、利福平及氟喹诺酮类药物。

有人用喹诺酮类药物环丙沙星 1g/d，分 2 次空腹口服治疗本病 5 例，疗程 10 ~ 16 天，结果全部治愈，且无复发。但不宜用于 < 12 岁的儿童。

（三）外科处理　局部淋巴结有波动者可抽吸脓液，淋巴结若长期不愈，必要时可行手术切除。

【预后】

本病为自限性疾病，一般2~4个月内可自愈，免疫功能正常者没有死亡报告，免疫功能低下者有因本病死亡的报道。

【预防】

避免被猫、犬抓伤，抓伤后立即用碘酊涂伤口。严密观察抓伤处附近淋巴结。尚无有关本病疫苗的资料。

第七章　螺旋体性皮肤病

螺旋体（Spirochaeta）是一类细长、柔软、弯曲呈螺旋状、运动活泼的微生物，多数比细菌大，具有细菌的基本结构，如有细胞壁，内有壁酸和脂多糖；含有 RNA 和 DNA 两种核酸（比例为 2:1）；以二分裂方式繁殖；对抗生素敏感。根据这些性质应将其置于细菌范畴为宜。螺旋体没有鞭毛，其体态柔软，由于菌体胞浆膜外绕以轴丝，轴丝的伸缩而使其作弯曲波动、旋转和前后位移等运动。

根据螺旋体螺旋的数目、大小和规则程度以及两螺旋间的距离可将螺旋体分为 5 个属，即大螺旋体属（Spirochaeta）、冠状螺旋体属（Cristispira）、疏螺旋体属（Borrelia）、密螺旋体属（Treponema）和钩端螺旋体属（Leptospira）。可引起皮肤疾病的为密螺旋体属和疏螺旋体属。

可引起皮肤病的密螺旋体有 3 种：①苍白密螺旋体（Treponema pallidum）引起人类的梅毒病；②细弱密螺旋体（Treponema pertenue）引起雅司病；③平他密螺旋体（Treponema carateum）为平他热的病原体。

可引起皮肤病的疏螺旋体主要引起莱姆病。

第一节　梅毒（syphilis，lues）

梅毒为一种慢性性传播疾病，大约在 16 世纪初经南方沿海城市传入我国，一度广泛流行，对人体健康危害极大。中华人民共和国成立后，人民政府采取有力措施，使疫情得以基本控制。20 世纪 80 年代后我国各地又陆续出现新病例，虽然与其他性传播疾病相比数量较少，较易治愈，但鉴于本病可胎传感染而贻害后代，病期长且能潜伏多年，晚期侵犯重要内脏危及生命，因此应重视本病的诊断与防治。

【病因】

本病病原体为苍白螺旋体（Treponema pallidum，TP），是一种小而纤细的螺旋状微生物，（6～15）$\mu m \times 0.2 \mu m$，有 8～12 个螺旋，透明不易染色，螺旋排列整齐，折光性强，在电子显微镜下，可见两端各有一束纤维，每束由三根原纤维组成，伸展到胞质内，原纤维位于浆膜和外细胞壁之间，它可以收缩使螺旋体运动。在暗视野显微镜下可见活菌的运动活泼，有三种不同的运动方式：①依纵轴旋转向前后移动；②整体弯曲如蛇行运动；③伸缩螺旋间距而前进。一般用于细菌染色的染液均不易使其着色，但吉姆萨染色法可染成红色。血液和组织中的苍白螺旋体可用镀银法染色，病人组织渗出液中检查螺旋体则常用暗视野显微镜法。

苍白螺旋体采取横断分裂的方式进行繁殖，增代时间为 30～32 小时。尚难以用人工培养基培养。在家兔睾丸组织培养中传代后失去毒力（reiter 株），后者可在含有氨基酸、维生素、血清白蛋白的复合培养基内在厌氧条件下培养，生长繁殖。有人用棉尾兔上皮细胞的细胞培养在含 1.5% O_2 条件下进行培养，证实螺旋体在此细胞中有数量增加（达 49 倍以上），培养 9～12 天时螺旋体数可达 2×10^8 个，且同时伴有螺旋体 DNA 的增高。

现已证明，苍白螺旋体为一微需氧性的娇嫩微生物，pH 值（7.2～7.4）、温度（20～37℃）及耐氧范围均甚狭窄，极易为微热、冷、干燥、渗透压改变和多数消毒剂（如乙醇、苯酚、肥皂水等）的作用而被灭活。它离开人体后很快死亡。青霉素、四环素、红霉素、庆大霉素等对其皆有强大的杀灭作用，砷、汞、铋、碘等药物可消除其活力。

【流行病学】

（一）传染源 梅毒病人是本病的唯一传染源。

（二）传播途径

1. 性接触　是主要的传播途径。未经治疗的病人在感染后的1~2年内传染性强；随着病期的延长，传染性越来越小。

2. 胎传　患梅毒的孕妇可通过胎盘感染胎儿。一般感染发生在妊娠4个月以后，病期越短，对胎儿危害越重。病期超过2年未经治疗的梅毒孕妇，虽然通过性接触一般无传染性，但仍可传染胎儿。病程越长传染性越小，超过8年者传染性已极小。

3. 其他　偶由输血、外伤、哺乳、接吻等传播。接触有传染性损害病人带菌的日常用品（如衣服、毛巾、剃刀、餐具及烟嘴等）也可传染，但机率很小。

（三）易感人群　人类为苍白螺旋体的天然宿主。因感染与性生活有关，故感染率以青年人为最高。

（四）流行特征　全世界均有本病。自青霉素用于治疗后，本病发病数已大幅度减少，但近些年又有所增加。人类对 TP 无先天的免疫力。人体感染 TP 后能缓慢地产生一定的免疫力，表现为再感染时不产生一期硬下疳。梅毒的免疫是传染性免疫，即有 TP 感染时才有免疫力，包括细胞免疫和体液免疫。

【发病机制】

TP 通过黏膜和损伤的皮肤进入人体后，首先其表面的黏多糖酶吸附于细胞表面受体。其中细胞表面的细胞间黏附分子－1 和血小板凝集因子可促进 TP 与毛细血管内壁黏附和血小板的凝集。又由于黏多糖酶分解组织基质中的黏多糖，一方面使 TP 从中获得合成荚膜所必需的原料，得以大量繁殖，另一方面使血管和组织支架受损，结果造成血管塌陷、阻塞、坏死，形成溃疡，即硬下疳。此时在机体产生的体液和细胞免疫作用下，大部分 TP 被杀死并迅速从病灶中被清除，硬下疳可消失，进入无症状潜伏期。若机体抵抗力下降，未被杀死的部分 TP 又可在机体内繁殖，并扩散至周围组织和血管内，向全身扩散，引起二期梅毒。此期体内 TP 最多，机体免疫反应也最强，产生大量抗体。随着机体免疫力的增强，大部分螺旋体又被杀灭，二期梅毒又进入潜伏状态，称潜伏梅毒。一旦机体抵抗力下降，残存的 TP 又可大量繁殖进入血液，造成二期复发梅毒。如此反复交替，最后进入以侵袭心血管和神经系统为主的晚期梅毒，此期皮肤上可发生梅毒性树胶样肿。目前认为本病与迟发性超敏反应有关。

【临床表现】

（一）梅毒的分类　　根据传播途径，梅毒分为获得梅毒（后天梅毒）和胎传梅毒（先天梅毒）；根据是否有临床症状，梅毒分为显性梅毒和隐性梅毒；根据感染时间（以 2 年为界），分为早期梅毒和晚期梅毒。

（二）病程与分期　　以获得梅毒为例。

梅毒螺旋体经微小损伤处进入皮肤黏膜，在局部繁殖，然后移位淋巴结，进入血循环而遍布全身。发病情况依螺旋体繁殖的数量与人体的抵抗力而不同，一般经过 2~4 周（可在 10~90 天）的潜伏期后，多数受感染者在螺旋体侵入处出现炎症性结节（硬下疳）即为一期梅毒。

一期梅毒消退后至二期梅毒出现前，患者可暂无症状和体征，称为隐性梅毒。

发生硬下疳的局部产生免疫，约在下疳出现后 6~12 周，患者出现低热、淋巴结肿大、皮肤黏膜损害，甚至出现骨关节、眼的病变，此为二期梅毒。

由于梅毒螺旋体的大量繁殖，引起组织的炎症反应，并激起人体的免疫，使免疫力增强，此时梅毒血清反应呈强阳性反应。在人体免疫力的作用下，大部分螺旋体被消灭，因而二期梅毒症状可不治而退，患者再度成为隐性梅毒。

当患者抵抗力降低时，梅毒螺旋体再又大量繁殖而引起二期梅毒症状的再现，称为二期复发梅毒。有的患者可有多次这种复发，每次复发之间均可有隐性梅毒阶段。

未经治疗或治疗不充分的患者，约有 1/3 发生晚期梅毒，包括皮肤黏膜和骨梅毒，称为三期梅毒。这些病人在感染 10~20 年后，梅毒螺旋体可侵犯心血管和（或）神经系统而发生心血管梅毒和神经梅毒。

一部分患者受梅毒螺旋体感染后不出现症状，仅有梅毒血清反应阳性，称为无症状梅毒。少数患者虽未进行治疗，其梅毒血清反应滴度可逐渐下降，最后转为阴性而自愈。

（三）获得梅毒的临床表现

1. 一期梅毒

（1）硬下疳　大多发生于外生殖器，如男性阴茎的冠状沟、龟头、包皮或系带附近；女阴的大小阴唇、阴唇系带、子宫颈上。偶见于肛门、直肠、口唇、舌、乳房、手指等处。初为粟粒到豆大小浸润性红斑或丘疹，以后逐渐增大，稍高出皮面，呈圆形或椭圆形，境界清楚，暗红色或肉红色，直径1～2cm，触之有软骨样硬度，不痛，表面糜烂或成为溃疡，一般不发生化脓感染，分泌物不多，但其中有大量螺旋体，传染性极强。硬下疳一般为1个，近年时有多发性硬下疳的病例报道。硬下疳不进行治疗可经过1个月而自愈，不留疤痕或有轻度萎缩性浅疤。若合并杜克雷（Ducrey）嗜血杆菌感染，则为混合性下疳，先出现软下疳，继之发生硬下疳。患者抵抗力低下时，硬下疳也可继发化脓感染，尤其艾滋病患者，下疳损害可大而深，较痛，严重者有局部坏死。

（2）梅毒性横痃　硬下疳发生1～2周后，患处附近淋巴结肿大，如生殖器下疳出现腹股沟淋巴结肿大，常为双侧肿大，较硬，不痛，相互不粘连，表面无炎症，也不破溃。

2. 二期梅毒疹　在硬下疳发生后1～2个月（无硬下疳者在感染后1.5～3个月）时出现二期梅毒疹。

（1）前驱症状　约60%患者在发生二期梅毒损害前，先有前驱症状，如疲倦、头痛、全身肌肉痛、骨痛、食欲欠佳、低热、咽红、扁桃体肿大等类似流感样症状。

（2）皮肤损害　即二期梅毒疹，皮疹形态多样，一般无自觉症状或稍痒。可表现为：①玫瑰疹：为最早出现的皮疹，大多为斑疹，或为有轻度浸润的斑丘疹，淡红或玫瑰红色，圆形或椭圆形，直径

1~2cm，分布于胸前背后、四肢近端内侧与掌跖，表面无鳞屑，约在2~3周后消退。②丘疹性梅毒疹：有大丘疹与小丘疹两种。大丘疹的直径约0.5~1cm，暗褐色或铜红色，浸润明显，表面可有鳞屑，常见于躯干两侧、四肢屈侧、掌跖等处。发生在肛门、外阴等皱褶和潮湿部位的大丘疹，常增厚扩大为扁平或分叶的疣状损害，直径1~3cm，患部因潮湿浸渍而呈灰色或灰白色，表面渗液有恶臭，内含大量梅毒螺旋体，损害周围有暗红色浸润，基底宽而无蒂，称为扁平湿疣。小丘疹约粟粒大，多与毛囊口一致，褐红色，多群集成簇，主要分布于躯干，称为毛囊丘疹性梅毒疹或梅毒性苔藓。③梅毒性脓疱疹：较少见，多发生在营养不良、体质虚弱的患者，在丘疹的基础上出现脓疱，或中心坏死上覆多层厚痂，呈牡蛎壳样，称为蛎壳样梅毒疹。④黏膜斑：为发生于黏膜上的二期梅毒疹，常见于口唇内侧、舌、软（硬）腭或牙龈，为稍隆起的圆形或椭圆形光滑的丘疹，淡红色或表面糜烂覆以灰白色薄膜，分泌物中含大量梅毒螺旋体。⑤梅毒性脱发：好发于颞部、顶部和枕部，脱发区直径0.5cm左右，毛发脱落参差不齐，呈虫蛀状。⑥梅毒性甲床炎、甲沟炎、甲周红肿，指甲变形、脆落。

由于未经治疗或治疗不彻底，二期梅毒皮肤损害可多次复发，其皮疹数目渐少，皮疹渐大，分布逐渐局限，有群集于一定部位倾向，排列可渐呈环形、弧形、花朵形等，好发于额部、口角、颈部、外阴与掌跖等处。二期梅毒皮肤损害到后期逐渐类似三期梅毒疹。

（3）全身淋巴结肿大 见于半数以上患者，肿大的淋巴结不痛、不化脓、不破溃。

3. 三期梅毒疹 大多为未经治疗或治疗不充分的患者，经过2~7年，有的迟至35年，出现晚期梅毒损害，但亦有少数患者虽经充分治疗，仍可发生晚期损害。晚期梅毒一般无传染性。

三期梅毒皮肤损害的特点是皮疹数目少，较局限，不对称，发展缓慢，但对局部组织的破坏性较大，愈后遗留疤痕。常见损害为：①结节性梅毒疹：好发于头、肩和四肢伸侧皮肤，为一群直径0.3~

1cm 大的结节，铜红色，有浸润而略硬，可以破溃或自行吸收后遗留表面如皱牛皮纸样疤痕。损害常群集成环状，或新旧损害此起彼伏而呈蛇行状，迁延数年不愈。②树胶样肿：出现较晚，好发于头部、下肢、臀部、鼻口黏膜等处，开始为皮下结节，指头到核桃大，部位较深，为单发性，少数呈多发，结节较硬，逐渐扩大后中心坏死，形成境界清楚的溃疡，基底呈肉红色凹凸不平，常有浆液性分泌物流出，故名树胶样肿，愈合缓慢。如发生于硬腭中部，可破坏骨质引起穿孔，鼻中隔破坏则形成鞍鼻。③近关节结节：为多发生于肘、膝、腕等大关节附近的皮下结节，对称发生，直径 1～2cm，一般不痛或稍有压痛，表面皮肤不红。

4. 隐性梅毒　有梅毒感染史，可有一期、二期或三期梅毒病史，现已无临床症状或临床症状已消失，而非梅毒螺旋体抗原试验 2 次以上阳性或梅毒螺旋体抗原试验阳性（排除生物学假阳性），且脑脊液检查阴性者为隐性梅毒。病期 <2 年为早期隐性梅毒，>2 年为晚期隐性梅毒。晚期隐性梅毒的血清反应可转为弱阳性，传染性小，不易传给他人及胎儿，如有复发可发生心血管或神经梅毒。

5. 梅毒性骨膜炎与关节炎　常见于二期梅毒，骨膜炎好发于长骨，以胫骨最多见，其次为尺骨、肱骨及桡骨。关节炎好发于大关节如肩、肘、膝关节等，可有疼痛或锥刺样痛，尤以夜间静止时明显，骨膜肥厚有压痛，关节肿大常为对称性，表面皮肤不红或轻度潮红，有触痛或移动有关肢体时剧痛。

6. 眼梅毒　约3%二期梅毒患者有梅毒性眼损害，常为虹膜炎、虹膜睫状体炎、视网膜炎、脉络膜炎等。

7. 神经梅毒　约10%二期梅毒及晚期梅毒患者可有神经梅毒，表现为：①无症状神经梅毒：指二期及晚期梅毒病人有脑脊液异常，而无神经系统临床症状者。②约10%二期梅毒患者可发生脑膜炎、脊髓膜炎或脑血管梅毒，但较晚期患者少见。③三期梅毒病人可发生脑膜血管梅毒，可为灶性脑膜梅毒、脑血管梅毒及脊髓脑膜血管梅毒。④晚期梅毒的脑实质梅毒可表现为麻痹性痴呆、脊髓痨、视神经萎缩。

8. 心血管梅毒 感染本病 10～30 年后，约 10% 未经治疗的患者可发生心血管梅毒，为严重的内脏损害。好发于主动脉及心脏，引起梅毒性主动脉炎、主动脉瘤、主动脉闭锁不全、冠状动脉口狭窄，影响患者的健康及生命，约有 1/4 患者伴发神经梅毒。

（四）胎传梅毒（先天梅毒）的临床表现 梅毒螺旋体可通过胎盘感染胎儿，故梅毒患儿的母亲一定患有梅毒。一般发生在妊娠第 4 个月，因胎盘的梅毒病变影响胎儿的营养供给，再加胎儿本身的梅毒病变，致使胎儿发育不良，从而可发生死胎、流产或早产。轻者可正常分娩，或出生时即有梅毒症状，或初生时外观正常，经过数周乃至数月才出现症状，偶有在生后仅梅毒血清反应阳性，始终不发病。胎传梅毒的特点是早期梅毒症状相当于获得性二期梅毒，但症状较其为重，不发生硬下疳。晚期胎传梅毒的症状比获得性梅毒者轻。

1. 早期胎传梅毒 患梅毒的新生儿，尤其是早产儿，常消瘦，皮肤松弛，面部皱褶，呈老人貌，发育及体重较健康儿为差。严重者有贫血、发热等全身症状。患儿易发生鼻炎，鼻分泌血性黏液，鼻通道阻塞，影响吸乳。严重者鼻黏膜溃烂或发生溃疡，破坏鼻中隔，鼻梁下陷而成鞍鼻。

早期胎传梅毒的皮疹，常为斑疹或斑丘疹，弥漫性浸润，表面可有鳞屑。皮疹好发于面、臀部、掌跖部等。在口角、口周、肛周发生的红斑，浸润较厚，缺乏弹性，引起皲裂、疼痛，痊愈后往往遗有放射性疤痕，终生存在。病情严重者还可发生水疱、脓疱、高热等。2～3 年后，可出现早期复发性梅毒疹，以丘疹为主，或在丘疹上出现脓疱，好发于肛周、外阴或皱褶部位，相当于获得性梅毒的扁平湿疣。患儿的毛发发育不良，弥漫性稀疏或成片脱落。常有甲沟炎、甲床炎、指（趾）甲变形失去光泽或脆裂。

患儿常发生骨膜炎、骨骺炎、骨软骨炎，引起四肢疼痛，因而不愿活动，称为梅毒性假性瘫痪。患儿全身淋巴结肿大，肝脾肿大，部分出现神经梅毒，如脑膜炎、脑积水等。

2. 晚期胎传梅毒　早期胎传梅毒不治疗，2 年后进展为晚期胎传梅毒。患儿体质弱，发育不良。其临床表现包括：①早期胎传梅毒病变：遗留的永久性痕迹或标志，以及梅毒影响发育所致的畸形，如马鞍鼻、口周放射性纹、Hutchinson 齿（恒齿的上切牙如桶状、前后径较大、下缘有半月状凹痕、排列稀疏不整齐、第一磨牙较小呈桑椹状等）、佩刀状胫骨、额骨突凸、方颅、硬腭高耸、胸锁关节肿厚（Hegoumenakis 征）等。②晚期胎传梅毒的活动性病变：眼部损害较多，表现为间质性角膜炎、脉络膜炎、虹膜炎、视神经萎缩，其中以间质性角膜炎最常见，约 60% 发生于 5~15 年间，如不及时治疗可引起失明。神经系统损害，以脑神经损害较多（第 8 及第 2 对脑神经），侵犯听神经引起神经性耳聋。也可发生无症状神经梅毒。

3. 胎传隐性梅毒　出生后梅毒血清反应阳性而无临床症状。

【病理变化】

（一）硬下疳　梅毒螺旋体进入皮肤后，在真皮淋巴管及小血管周围引起以淋巴细胞和浆细胞为主的炎症性浸润，继而出现小动脉内膜炎，内膜增厚，导致管腔狭窄或闭塞。用镀银染色法在组织切片中可找到大量梅毒螺旋体。

（二）二期梅毒疹　梅毒性斑疹的病理变化无特异性。梅毒性丘疹时，在真皮浅部及深部呈现袖口状的大量浆细胞浸润。

（三）晚期梅毒　基本病变为梅毒性肉芽肿，血管变化显著，血管内皮细胞增生，管壁增厚，管腔狭窄或闭塞，严重者出现干酪样坏死，破坏局部的实质组织，引起梅毒性溃疡、主动脉狭窄或穿孔、麻痹性痴呆等。

【实验室检查】

（一）梅毒螺旋体检查　取疑为硬下疳溃疡和扁平湿疣处的分泌物、一期或二期肿大淋巴结的穿刺抽出液，涂片后加 0.9% 氯化钠溶液，作暗视野显微镜检查；或进行免疫荧光染色，涂片上用非致病性螺旋体培养液吸收抗梅毒螺旋体血清后，加荧光标志（FITC），对梅毒螺旋体进行染色，荧光显微镜下见有亮绿色荧光者为阳性。

（二）梅毒血清反应检查

1. 非梅毒螺旋体抗原血清试验（类脂质血清反应）　以心磷脂作抗原检测梅毒患者血中的抗心磷脂抗体（反应素）。其原理是：感染梅毒时，螺旋体使组织损伤由细胞的线粒体释放出心磷脂，或螺旋体本身含有一种与心磷脂近似的物质，刺激免疫系统产生抗心磷脂抗体。所以这种心磷脂抗体的血清反应其特异性较差，可引起假阳性反应，但其敏感性高，阳性率为一期梅毒60%～70%、二期梅毒100%、三期梅毒70%，而且其抗体滴度与病情活动性有一定关系。目前一般用作诊断筛选，或通过定量试验，以判断疗效、复发及再感染。常用的方法有：①性病研究实验室试验（VDRL）：以心磷脂为主，再加卵磷脂及胆固醇为抗原，可作定性及定量试验，其主要缺点是VDRL抗原必须每天新配制。②不加热血清反应素试验（USR）：是VDRL法的改良方法，敏感性及特异性与VDRL相近。其优点是血液不须加热灭活，操作简便。③快速血浆反应素环状卡片试验（RPR）：所用抗原是改良的VDRL抗原，其中加胶体炭，敏感性与特异性与VDRL相似。优点是可用肉眼观察。

2. 梅毒螺旋体抗原血清试验　用活的或死的梅毒螺旋，或其成分体检测梅毒患者血清中的抗梅毒螺旋体抗体，其敏感性及特异性均高，出现生物学假阳性较少，一般用于作证实试验。由于这类方法检测的是抗梅毒螺旋体IgG抗体，即使患者已经过充分的治疗，IgG抗体仍保持阳性，所以不能用于观察疗效、复发及再感染。常用方法有：①梅毒荧光螺旋体抗体吸附试验（FTA－ABS）：用间接免疫荧光法检测血清中抗梅毒螺旋体IgG抗体，此试验的敏感性及特异性均高，应用较广泛，但判断结果须要有经验。②梅毒螺旋体血凝试验（TPHA）：用被动血凝法检测抗梅毒螺旋体抗体，敏感性及特异性均高，操作比FTA－ABS试验简单。

3. 梅毒血清反应检查的意义　见表7－1。

表7-1 梅毒血清反应检查结果的判定

| 类磷脂血清反应 | 梅毒螺旋体抗原血清试验 | | 诊断意义 |
VDRL、USR、RPR	TPHA	FTA - ABS	
-	-	无必要	非梅毒
-	+	+	治愈后的梅毒
-	+	-	非梅毒
+	+	无必要	梅毒
+	-	+	初期梅毒
+	-	-	BFP

4. 各期梅毒病人治疗后的血清学变化

（1）早期梅毒（一期、二期）　经足量规则抗梅毒治疗后3个月，VDRL试验抗体滴度下降2个稀释度，6个月后下降4个稀释度，一期梅毒1年后转为阴性，二期梅毒2年后转为阴性。

（2）晚期梅毒　治疗后血清滴度下降缓慢，2年后约50%病人的血清反应仍阳性。

5. 梅毒血清假阳性反应　包括技术性和生物性假阳性两种。

（1）技术性假阳性　标本受污染或溶血，或实验室操作技术或试剂质量的误差或过期等技术原因所造成。

（2）生物学假阳性（biologic false positive，BFP）　某些疾病或生理状况可引起BFP：①急性生物学假阳性，如非梅毒的急性发热疾病，可出现假阳性，一般滴度很低，不超过1:8，在疾病恢复后6个月内阴转。常见于风疹、麻疹、水痘、传染性单核细胞增多症、病毒性肝炎、上呼吸道感染、肺炎球菌性肺炎、亚急性细菌性心内膜炎、疟疾、肝炎、活动性结核病、丝虫病、椎虫病、鼠咬热、回归热及钩端螺旋体病等，这些疾病时梅毒血清反应滴度都低，不超过1:8，多在病后6个月内转为阴性。同时FTA - ABS或TPHA试验应为阴性。②慢性生物学假阳性，可持续数月、数年甚至更久。常见于麻风、肝硬化、SLE、DLE、干燥综合征、桥本甲状腺炎、进行性系统性硬化症、类风湿性关节炎、风湿性心脏病等自身免疫疾病。③生理性假阳性，见于麻醉品及毒品成瘾者，静脉注射海洛因者，滴度可达1∶64～1∶128。少数妊娠、老人也可出现假阳性。④特殊感染假阳性，如雅司等螺旋体性疾病。⑤HIV抗体阳性者BFP反应率约4%。

6. 梅毒血清假阴性反应　常见者包括：①晚期梅毒部分患者类脂质血清反应可阴性；②合并HIV感染的梅毒患者其TPHA及FTA－ABS的滴度明显下降，约10%呈阴性反应；③前带现象（prozone phenomenon）：有时临床症状为典型二期梅毒，但非梅毒螺旋体抗原血清试验（如VDRL）为弱阳性、不典型或阴性。将患者血清稀释后再进行同一试验，出现了阳性结果，称为前带现象，系血清中抗心类脂抗体量过多，抑制了阳性反应的出现。

7. 血清固定（serolock，sero－resistance）　指经驱梅治疗临床症状消失，早期梅毒0.5～1年、晚期梅毒1～1.5年后血清反应素试验不转为阴性者。早期梅毒血清固定与治疗剂量不足、治疗不规则、病情复发、重复感染或有神经系统梅毒有关；晚期梅毒血清固定与梅毒的类型和开始治疗早晚有关，如驱梅治疗不能使麻痹性痴呆患者的血清反应素滴度下降，晚期皮肤黏膜梅毒的血清固定率可达50%～60%。经过足量治疗后，血清固定者与非血清固定者的预后及传染性无显著差别，无限制地治疗并不能使血清反应素滴度降低。

（三）脑脊液检查　用于协助诊断神经梅毒，尤其是早期或无症状的神经梅毒。早期梅毒治疗后12个月或病期2年以上未经治疗的患者，应进行脑脊液检查，以排除神经梅毒。检查项目为：①脑脊液常规包括细胞计数（应 $<3 \times 10^6/L$）、蛋白质定量（正常应为0.1～0.4g/L）；②脑脊液的VDRL；③胶体金试验：无诊断特异性但可协助分型，根据胶体金曲线可分为麻痹型（第一型），梅毒型（中带型），脑膜炎型（末带型）。全身性麻痹及梅毒性脑膜炎呈麻痹型，脊髓痨呈梅毒型，梅毒性脑膜炎则可呈麻痹型或梅毒型，血管

神经梅毒则呈微弱的梅毒型或正常型。

【诊断及鉴别诊断】

（一）诊断　认真采集病史及体检，可疑者必须作实验室检查。一期梅毒应能找到梅毒螺旋体或血清反应阳性。二期梅毒应有梅毒血清反应阳性证实。晚期梅毒的症状体征很重要。因部分患者体液免疫下降，少数病人类脂质血清反应可能阴性，故应加检 TPHA 或 FTA－ABS。隐性梅毒血清反应阳性者要排除 BFP，并检查 TPHA 或 FTA－ABS。暂时未能确诊者还须进行随访。

（二）鉴别诊断

1. 应与硬下疳鉴别的疾病为：

（1）软下疳　发病急，炎症显著，疼痛，溃疡不规则有脓液，可查到杜克雷嗜血杆菌。

（2）固定性药疹　有服药史，突然发生，以红斑为主，境界清楚，重者发生水疱或糜烂，可有多次反复发作史。

（3）生殖器疱疹　初为红斑，继而发生成群的小水疱，灼痛或痒，1~2 周后自然消失，常复发。

2. 二期梅毒疹的特征是皮疹广泛对称，自觉症状轻微，全身淋巴结肿大，梅毒血清反应 100% 阳性。应鉴别的疾病为：

（1）玫瑰糠疹　斑疹为椭圆形，长轴与皮纹一致，有糠状鳞屑，瘙痒。

（2）药疹　皮疹色泽鲜红，有痒感，无不洁性生活史，发病前有服药史。

3. 与其他密螺旋体感染的鉴别，见表 7－2。

【治疗】

明确诊断后应及早治疗，剂量应充足，疗程要规则。治疗梅毒首选青霉素，对青霉素过敏者应用四环素或红霉素。治疗时要注意避免发生吉海反应（Jarisch－Herxheimer reaction），此反应是首次应用青霉素治疗梅毒后数小时至 24 小时，出现发热、全身不适等流感样症状，梅毒损害短时间加重，如主动脉反流加大、主动脉瘤破裂，

表 7 - 2 4 种密螺旋体病的鉴别

特点	梅毒	雅司	品他	地方性梅毒
病原体	苍白螺旋体	雅司密螺旋体	品他密螺旋体	地方性梅毒螺旋体
流行区域	全球	中非、南美、南亚	中美、中南非、东南亚	非洲、中东
易感年龄	成人	儿童、青少年	儿童、青少年	儿童、成人
传播途径	性传播、胎传	损伤皮肤接触传染	损伤皮肤接触传染	损伤皮肤黏膜接触传染
侵袭力	强	中等	低	中等
潜伏期	14～28 天	14～21 天	2～60 天	21 天左右
侵犯组织	各种组织	皮肤、骨骼、软组织	仅侵犯皮肤	黏膜、皮肤、骨骼
内脏损害	心血管、神经系统	-	-	罕见
临床特点	硬下疳、扁平湿疣、树胶样肿	母雅司、树胶样肿、萎缩瘢痕、瘢痕疙瘩	品他疹、色素障碍	口腔、肛周黏膜斑
先天性感染	+			极少

视神经炎者视力减退，早期胎传梅毒儿高热、呼吸困难、惊厥甚至死亡。预防方法是青霉素治疗剂量开始宜小，必要时抗梅治疗同时加服糖皮质激素（如泼尼松）。

根据 2000 年我国卫生部颁布的性病治疗推荐方案，梅毒的治疗用药和用法如下

（一）早期梅毒（包括一期、二期及早期隐性梅毒）

1. 青霉素 苄星青霉素 G（长效西林）240 万 U，分两侧臀部肌注，1 次/周，共 2～3 次；或普鲁卡因青霉素 G，80 万 U，1 次/日，肌注，连续 10～15 天，总量 800～1200 万 U。

2. 对青霉素过敏者 盐酸四环素 500 mg/次，4 次/日，口服，连续 15 天；或多西环素 100 mg/次，2 次/日，口服，连续 15 天；或

红霉素，用法同盐酸四环素。

（二）晚期梅毒（包括三期皮肤、黏膜、骨骼梅毒、晚期隐性梅毒或不能确定病期的隐性梅毒）及二期复发梅毒

1. 青霉素　苄星青霉素 G，240 万 U，分两侧臀部肌注，1 次/周，连续 3 周（共 3 次），总量 720 万 U；或普鲁卡因青霉素 G，80万 U，1 次/日，肌注，连续 20 天为一疗程。也可根据情况休药，2周后进行第二个疗程。

2. 对青霉素过敏者　盐酸四环素，500 mg/次，4 次/日，口服，连续 30 天；或多西环素 100 mg/次，2 次/日，口服，连续 30 天；或红霉素，用法同盐酸四环素。

（三）心血管梅毒　应住院治疗，如有心力衰竭，应予以控制后，再开始抗梅治疗。不用苄星青霉素。为避免吉海反应的发生，青霉素注射前口服泼尼松，10 mg/次，2 次/日，连续 3 天。水剂青霉素 G 应从小剂量开始，逐渐增加剂量。首日 10 万 U，1 次/日，肌注；次日 10 万 U，2 次/日，肌注；第 3 日 20 万 U，2 次/日，肌注；自第 4 日用普鲁卡因青霉素 G，80 万 U，肌注，1 次/日，连续 15 天为一疗程，总量 1200 万 U，共两个疗程，疗程间休药 2 周。必要时可给予多个疗程。

对青霉素过敏者，选用下列方案治疗，但疗效不如青霉素可靠。盐酸四环素，500 mg/次，4 次/日，口服，连续 30 天；或多西环素100 mg/次，2 次/日，连续 30 天；或红霉素，用法同盐酸四环素。

（四）神经梅毒　应住院治疗，为避免吉海反应，可在青霉素注射前口服泼尼松，10 mg/次，2 次/日，连续 3 天。

1. 青霉素　水剂青霉素 G，1200 万 ~2400 万 U/d，静脉滴注，即 200 万 ~400 万 U/次，1 次/4 小时，连续 10 ~14 天，继以苄星青霉素 G240 万 U/次，1 次/周，肌注，连续 3 次；也可给予普鲁卡因青霉素 G240 万 U/次，1 次/小时，同时口服丙磺舒 0.5g/次，4 次/日，共 10 ~14 天，继以苄星青霉素 G240 万 U/次，1 次/周，肌注，连续 3 次。

2. 对青霉素过敏者　可选用下列方案，但疗效不如青霉素。盐酸四环素 500 mg/次，4 次/日，口服，连续 30 天；或多西环素 100 mg/次，2 次/日，口服，连续 30 天；或红霉素，用法同盐酸四环素。

（五）妊娠梅毒　根据妊妇的梅毒的分期不同，采用相应合适的青霉素方案进行治疗，用法及用量与同期其他梅毒患者相同（禁服四环素、多西环素），必要时可增加疗程。

1. 普鲁卡因青霉素 G，80 万 U/d，肌注，连续 10 天。妊娠初 3 个月内，注射一疗程，妊娠末 3 个月注射一疗程。

2. 对青霉素过敏者，只选用红霉素治疗，500 mg/次，4 次/日，早期梅毒连服 15 天，二期复发及晚期梅毒连服 30 天。妊娠初 3 个月与妊娠末 3 个月各进行一个疗程。但其所生婴儿应用青霉素补治。

（六）胎传梅毒（先天梅毒）

1. 早期胎传梅毒（2 岁以内）

（1）脑脊液异常者　给水剂青霉素每日 G10 万～15 万 U/kg，出生后 7 天以内的新生儿，以 5 万 U/kg，静脉滴注，1 次/12 小时；出生 7 天以后的婴儿，1 次/8 小时，直至总疗程 10～14 天。或普鲁卡因青霉素 G，每日 5 万 U/kg，肌注，1 次/日，连续 10～14 天。

（2）脑脊液正常者　给苄星青霉素 G，每日 5 万 U/kg，1 次分两侧臀部肌注。

（3）如无条件检查脑脊液者，可按脑脊液异常者进行治疗。

2. 晚期胎传梅毒（2 岁以上）

水剂青霉素 G，每日 20 万～30 万 U/kg，1 次/4～6 小时，静脉注射或肌注，连续 10～14 天；或普鲁卡因青霉素 G，每日 5 万 U/kg，肌注，连续 10～14 天为一疗程。可考虑给第二个疗程。

对体重较大儿童，青霉素用量不应超过成人同期患者的治疗用量。

对青霉素过敏者，可用红霉素治疗，每日 7.5～12.5 mg/kg，分 4 次口服，连服 30 天。<8 岁儿童禁用四环素。

（七）HIV 感染者梅毒　苄星青霉素 G240 万 U 肌注，1 次/周，共 3 次；或苄星青霉素 G240 万 U 肌注 1 次，同时加用其他有效的抗生素。

【梅毒治愈标准】

判断梅毒是否治愈，其标准有二：

（一）临床治愈　一期梅毒（硬下疳）、二期梅毒及三期梅毒（包括皮肤、黏膜、骨骼、眼、鼻等）损害愈合消退，症状消失。

以下情况不影响临床治愈的判断：①继发或遗留功能障碍（如视力减退等）；②遗留疤痕或组织缺损（鞍鼻、牙齿发育不良等）；③梅毒损害愈合或消退，梅毒血清反应仍阳性。

（二）血清治愈　抗梅治疗 2 年以内梅毒血清学反应（非梅毒螺旋体抗原试验，如 VDRL、RPR、USR）由阳性转变为阴性，脑脊液检查阴性。

一期梅毒（硬下疳初期），血清反应为阴性时已接受充分抗梅治疗，可以不出现阳性血清反应，这种情况下不存在血清治愈的问题。

【梅毒疗后随访】

梅毒患者经足量规则治疗后还应定期观察，包括全身体检及非梅毒螺旋体抗原血清学试验（VDRL、RPR 或 USR 等），以了解是否治愈或复发。

早期梅毒疗后第 1 年每 3 个月复查 1 次，连续 2 年。如血清反应由阴性转为阳性或滴定度升高 4 倍（例如由 1∶2 升高为 1∶8）属血清复发，或有症状复发，均应加倍量复治。超过 2 年血清不阴转者属于血清固定，如无临床症状复发，是否再治疗，根据具体病情而定；无论是否再治疗，应作神经系统检查以观察有无早期无症状神经梅毒。

晚期梅毒疗后复查同早期梅毒，但应连续观察 3 年，血清反应固定阳性者，应作神经系统检查及脑脊液检查。妊娠梅毒治疗后，分娩前每月复查梅毒血清反应，分娩后观察同其他梅毒，但所生婴儿要观察到血清反应阴性为止，如发现滴度升高或有症状发生，应立即进行治疗。

【预防】

本病为国家规定的乙类传染病。为预防发病必须加强卫生宣传与思想道德教育；应加强疫情的监测工作，定期分析流行情况，评价和改进防治对策；控制传染源，切断传播途径；加强高危人群的监测。

第二节　莱姆病（Lyme disease）

本病又名蜱媒螺旋体病（tick borne spirochetsis）或莱姆疏螺旋体病（Lyme borreliosis），为全球性疾病。1900 年欧洲文献中已有慢性游走性红斑（erythema chronicum migrans，ECM）的记载，1905 年美国康涅狄格州开始有 ECM 的病例报道，1975 年又在该州的 Lyme 镇发生青少年类风湿性关节炎（Lyme 关节炎），1978 年证明该病是由硬蜱叮咬传播的一种多系统受累的传染病，所以改称为莱姆病。1982 年从蜱体内分离到螺旋体。我国于 1986 年首次在黑龙江省海林地区发现莱姆病，1987 年分离到病原体。

【病因】

1984 年证实本病的病原体为包柔螺旋体属（Borrelia）的一种新种疏螺旋体，称为伯氏包柔螺旋体（Borrelia burgdor feri），是包柔属中最长及螺旋最密的一种，大小为（10～18）μm ×（0.2～0.3）μm，有 3～10 个螺旋，螺旋波长为 1.8～2.8 μm。用 Wright - Giemsa 染色呈淡红的蓝色，Eosinthiazin 染色呈青紫到浅紫色，镀银染色能使螺旋体着色良好。细胞结构与细菌基本相同，末端大多尖锐，呈纺锤形，电镜下可见每个末端有 7～11 根鞭毛。在微需氧条件下，30～35℃在 Barbour - Stoenner - Kelly 培养基中生长良好，繁殖一代约需 12 小时。长期人工传代，会降低病原体致病性。该螺旋体怕光，在液体培养基中需避光保存。不耐热，室温下可存活 1 个月，-80℃以下可长期存放。

【流行病学】

（一）传染源　现已查明有 30 多种野生动物（鼠、鹿、兔、狐、狼等），49 种鸟类及多种家畜（狗、牛、马等）可作为本病的动物宿主。其中啮齿类动物由于其数量多、分布广及感染率高是本病的重要传染源。我国报告的有黑线姬鼠、黄胸鼠、褐家鼠及白足鼠等。近来调查发现我国黑龙江与四川一些地区狗的感染率达 38.5% ~ 60%，因而宠物狗有可能成为本病的传染源。莱姆病疫源地的存在是伯氏疏螺旋体通过动物→蜱→动物的循环传播过程而建立起来的。患者仅在感染早期血液中存在伯氏疏螺旋体，故人类作为本病传染源的意义不大。

（二）传播途径　本病的传播媒介为节肢动物硬蜱。我国东北林区主要为全沟硬蜱，长江中、下游林区主要为二棘血蜱。蜱寄生于上述动物，并常栖息在阴湿的丛林中或草地上。蜱受伯氏包柔螺旋体感染后，螺旋体在其肠中发育，携有若虫至成虫阶段的蜱叮咬宿主时，可通过带有螺旋体的肠内容物返流而传播病原体。患者早期血中存在伯氏疏螺旋体，虽经常规处理并置血库 4℃贮存 48 天，仍有感染性。现已证实，无论鼠还是莱姆病患者都可经胎盘传播本病。

（三）易感人群　人群对莱姆病螺旋体普遍易感，无年龄及性别差异。人体感染后可表现为莱姆病或无症状的隐性感染，都可在血清中出现高滴度的特异性 IgM 和 IgG 抗体，患者治愈后这种抗体仍长期存在，但对人体无保护作用，不能防止再感染。

（四）流行特征　全球已有 20 多个国家发现本病。我国至少有 23 个省、市、自治区的林区人群存在莱姆病感染，感染率平均为 5.33%，并发现有 18 个省存在本病的自然疫源地。全年均可发病，但 6 ~ 10 月为发病高峰季节，以 6 月最为明显。青壮年居多，发病与职业有密切关系。室外工作者患病的危险性较大。

【发病机制】

被蜱咬伤后，螺旋体随其唾液进入宿主，在皮肤中由原发性浸润灶向外周迁移。在淋巴组织（局部淋巴腺）中播散，或经血液蔓延到各器官（如中枢神经系统、关节、心脏和肝脾等）或其他部位皮肤。当病原体游走至皮肤表面则引发慢性游走性红斑（ECM）。病原体可在血液中形成免疫复合物，若不及时清除免疫复合物，则导致心脏和神经系统病变，并在局部形成滑膜关节炎。若机体清除了某种与 ECM 形成有关的免疫复合物，则不会发病。

【临床表现】

潜伏期 3～32 天，平均为 9 天。

（一）第一期（局部皮肤损害期）　约 60%～80% 病人可见有皮肤损害。慢性游走性红斑（erythema chronicum migrans，ECM）、慢性萎缩性肢端皮炎和淋巴细胞瘤是本病皮肤损害的三大特征。ECM 是在蜱叮咬处先出现红色斑疹或丘疹，数天或数周内向周围扩散形成一个大的圆形或椭圆形环状皮损，其外缘呈鲜红色，中心部渐趋苍白，有些中心部可见水疱或坏死；亦有显著充血和皮肤变硬者，表面鳞屑不显著。单个 ECM 的直径为 6～52cm（平均 16cm）局部有灼热、痒或痛感。红斑可发生于任何部位，以肢体近端或躯干常见，如股部、臀部、腋窝、腹部和腹股沟等处。儿童多见于耳后发际。多数病人伴有疲劳、发热、头痛、轻度颈项强直、关节痛、肌痛等全身症状。一般经 2～3 周皮损自行消退，偶留疤痕或色素沉着。

（二）第二期（播散感染期）　约 10%～15% 患者在皮疹出现的同时或皮疹消退后 1～6 周出现神经系统和心脏方面损害。

神经系统病变表现在本病第一期时即可出现，但较轻微，病后 2～6 周明显。可为脑膜炎、颅神经炎（尤其是面瘫）、神经根炎、舞蹈病、小脑共济失调、多发性神经炎、脊髓炎和大脑假肿瘤（良性颅内压增高）。一般可恢复，严重者会发生痴呆及不可逆的脊髓病。

约 8% 的患者可有心脏受累、房室传导障碍、全心炎、心肌病等。瓣膜病变罕见。心脏损害呈自限性，一般持续 3～6 周可完全恢复。

（三）第三期（持续感染期）　　此期特点为关节损害。可与ECM同时出现，迟者可在其后14~24个月时发生，平均在6个月内出现。约60%未经治疗的ECM患者可出现关节症状，主要为大关节（如膝关节），以单关节或少数关节居多，严重者滑膜呈类风湿样改变，伴软骨破坏和骨糜烂。每次发作时可伴有发热和中毒症状，受累关节的滑膜液中，嗜酸性粒细胞及蛋白质含量增加，亦可检出螺旋体，但血清RF和ANA均为阴性。

慢性萎缩性肢端皮炎是莱姆病晚期的皮肤表现，主要见于老年妇女。好发于前臂或小腿皮肤，初为皮肤微红，数年后萎缩硬化。

【病理变化】

感染的雌蜱叮蜇人后24小时，引起第一期的皮肤原发性损害及螺旋体败血症。在受损皮肤的浅层及深层血管周围有浆细胞和淋巴细胞浸润、游走性红斑、局部淋巴结和肝脾肿大等。随着病情的发展进入第二期，产生以中枢神经系统，特别是以脑神经和心脏受损为主的病变。在脑皮质血管周围、脑神经，尤以动眼神经和面神经以及心脏组织内有单核细胞浸润。发病持续数月以上，进入第三期，主要为关节、皮肤和神经受累。关节滑膜囊呈软组织增生。皮肤萎缩、脱色或出现胶原束增粗，排列紧密，类似硬皮病样损害。神经病变处血管周围有淋巴细胞浸润，血管壁变厚，神经有脱髓鞘改变，胶原纤维增生。

【实验室检查】

（一）常规检查　　周围血象大多正常，偶有白细胞增多伴核左移。血沉常加快。

（二）病原体检查

1. 组织学染色　　取患处皮肤、滑膜、淋巴结组织及脑脊液等行暗视野显微镜检查，或作品红、Fontanna银染色法可找到病原体，但检出率较低。

2. PCR检测　　检测血及其他标本中的伯氏包柔螺旋体DNA（Bb

- DNA），其敏感水平可达 2×10^{-3} pgDNA，因此只要标本中含 0.1 个拷贝 Bb - DNA 即可检出。该法尤其适合应用抗生素治疗后标本的检查，敏感度高于病原分离。血液、皮肤和尿液标本检出率高于脑脊液。

（三）病原体分离　从病人皮肤、淋巴结、血液、脑脊液、关节滑液、皮肤灌洗液等标本分离病原体，其中病变周围皮肤阳性率可达 86%，分离方法有：①取标本接种于含 6 mL BSK 培养基管内，置 33℃培养，每周检查 1 次；②将标本接种于金黄地鼠（体重 50g），1~1.5 mL／只，接种后 7~14 天，无菌解剖，取脾和肾组织，研碎，分别接种于 BSK 培养基中培养。

（四）血清学检测　目前用于莱姆病特异性抗体检测的血清试验有 IFA、ELISA、免疫印迹法（western blot）等，其诊断试剂及检测程序尚缺乏标准化，存在一定的假阴性和假阳性，因而这些检查结果必须结合病人的临床表现作出解释。一般在发病 3~6 周时，90% 病人的 IgM、IgG 抗体增加。在发病早期 IgG 较低，而 IgM 较高。酶联免疫测定 IgM > 200U。

（五）脑脊液检查　病初正常，几周或几个月后，脑脊液内的 WBC 可增加至（20~450）$\times 10^9$/L，以淋巴细胞为主，约 2/3 患者蛋白质略增加，糖下降。

【诊断及鉴别诊断】

根据流行病学、有 ECM 的病人兼有神经系统症状和体征，结合免疫学检查可以诊断（CDC 莱姆病诊断标准见本书附录三）。应鉴别的疾病为：

（一）鼠咬热　有发热、皮疹、多关节炎，并可累及心脏，易与本病混淆。可根据典型的游走性红斑、血培养等鉴别。

（二）恙虫病　恙螨叮咬处皮肤有焦痂、溃疡，周围有红晕，并有发热、淋巴结肿大等，血清学检测也可资鉴别。

（三）风湿病　可有发热、环形红斑、关节炎及心脏受累等，依据抗溶血性链球菌 "O"、C 反应蛋白、特异性血清学和病原学检查进行鉴别。

（四）肉芽肿　莱姆病时 ECM 易与单个或多发性肉芽肿相混淆。其他还需与环形癣感染、丹毒、药疹、皮炎等相鉴别。主要通过蜱叮咬史、病理组织学特征、血清特异性抗体检测及从皮损分离出伯氏包柔螺旋体加以鉴别。此外，如经敏感抗生素治疗后，ECM 不能痊愈，即应考虑莱姆病的可能。

此外，尚需与病毒性脑炎、脑膜炎、神经炎、皮肤真菌病等鉴别。

【治疗】

（一）对症处理　病人宜卧床休息，适当补充含糖、电解质及维生素 C 的液体。对有发热、皮损部位疼痛明显者，可应用解热止痛剂。有心脏、神经系统及关节受累者，在抗生素应用的同时，加用适量糖皮质激素有一定裨益。少数关节严重受累病人，尤其是 HLA-DR3 及 DR4 抗原阳性者，对抗生素治疗反应较差，作滑膜切除术可能有效。

（二）病原治疗　早期有皮肤损害时，应给予抗病原体治疗，以防止慢性化。常用四环素，成人口服 0.25～0.5g/次，4 次/日，共 10～30 天。亦可口服多西环素，成人 100 mg/次，2 次/日。儿童及孕妇可改用阿莫西林每日 40 mg/kg，分 2 次口服。对青霉素过敏者可口服红霉素，每日 30 mg/kg。

对晚期有并发症者，宜采用大剂量苄星青霉素，2000 万 U/d，静滴或分次肌注，连用 14～21 天；或用头孢曲松，2g/d 静滴，疗程同上。对有中枢神经系统症状者宜同时加用糖皮质激素，以加强疗效。

应用抗菌药物治疗开始时，约 6% 病人会出现吉－海反应，应密切注意，及时处理（参见梅毒的治疗）。

【预后】

本病轻者可为自限性。慢性和重症可致残，据报道致残率可达 60% 。

【预防】

本病的预防重点在于进入森林、草地等疫区的人员应做好个人防护，防止硬蜱叮咬，若发现有蜱叮咬时，只要在 24 小时内将其除去，即可防止感染，因蜱叮咬吸血，需持续 24 小时以上才能有效传播螺旋体。现已证实在蜱叮咬后给予预防性使用抗生素，可以达到预防目的。莱姆病疫苗对莱姆病流行区人群进行预防注射，有望获得良好效果。

第三节　雅司（yaws）

又名热带莓疮（frambesia tropica），还有 pian、bouba、dube 等名称。本病系纤细螺旋体所致的一种全身性传染性疾病，流行于某些热带潮湿的农村地区。20 世纪 40 到 50 年代我国江苏北部及其附近，曾有过本病的地区性流行，经我国政府采取一系列措施，到 60 年代中期已经消灭，近年来国内文献仅见非洲留学生在华发病的个例报告。世界性防治在 WHO 支持下，也曾取得较好效果，但新近在非洲、中南美洲、东南亚又有雅司流行。

【病因】

纤细螺旋体（Treponema pertenue）又名雅司密螺旋体，属于苍白密螺旋体的亚种，有 6～20 个细螺旋，形态与梅毒螺旋体相似，唯有用分子生物学方法才可区别，感染后所产生的血清抗体反应，和梅毒血清反应难以区别。在人工培养基上不易生长，接种于血清或腹水培养基可生长，但毒力常减退。纤细螺旋体离开宿主后，在常温下数小时后死亡，在 0℃经 8 小时仍能保持活力，在 -78℃中毒力不减。

【流行病学】

（一）传染源　雅司患者是本病的主要传染源。

（二）传播途径　纤细螺旋体通过皮肤直接接触由伤口进入人体，但并非必定由性交传染，故不属于性接触传染病。在理论上也可由昆虫媒介传染，如蝇类 Hippelates pallipes 可能传播本病。

（三）易感人群　纤细螺旋体有较强的传染力，<15 岁儿童，尤其幼儿是本病最主要的受累者和传播者，但 <1 岁的幼儿较罕见，约 70‰ 病人在 10 岁以前发病，男性多于女性。雅司孕妇所生婴儿是健康的，但偶可经皮肤接触使婴儿受染。

【发病机制】

纤细螺旋体进入易感儿童的破损皮肤后，经淋巴管进入附近淋巴结，再进入血循环。平均经 3 周潜伏期后，在螺旋体侵入部位产生母雅司，以后可致淋巴结、骨骼及远隔部位皮肤病变，不侵犯心血管系统和中枢神经系统，也不造成子宫内垂直传播。人经纤细螺旋体感染后，能产生一定免疫力，可抵抗近期的再感染，并对梅毒有交叉保护作用，即对梅毒有相对的免疫力。

【临床表现】

本病主要侵犯学龄儿童。本病皮肤损害的特征为杨梅样，皮疹柔软无浸润，临床经过象梅毒而较缓和。晚期可致皮肤及骨骼的破坏而毁容，给患者带来工作与婚姻等方面的困扰。雅司的临床经过可分为三期：

（一）第一期（母雅司期）　感染后经过 2~3 周的潜伏期，在螺旋体侵入处出现母雅司（mother yaws），常为 1 个，多位于暴露部位，特别是四肢伸侧、面部，肛周和外生殖器亦可累及但较少见，患有母雅司的乳儿可传染给母亲的乳房和躯干。初起为丘疹，很快发展为结节，表面潮湿，被有深褐色痂，除痂后表面为淡红色肉芽，凹凸不平呈杨梅状，柔软无浸润。在母雅司脓液接触的周围，可出现卫星状损害，形态与母雅司相同但较小。母雅司可扩大或与周围卫星状损害融合成环状或圆形的溃疡，被有厚痂，经数月后可自然痊愈，遗留轻度凹下的萎缩性疤痕或色素减退斑。母雅司附近的淋巴结可肿大，不粘连、不破溃。少数患者无母雅司而直接发展为第二期。

（二）第二期（子雅司期）　在母雅司发生后的 1～3 个月，出现广泛的雅司疹，相当于二期梅毒疹。此时有的母雅司尚未愈合。常先有畏寒、发热、纳差、全身酸痛等前驱症状。子雅司（daughter yaws，pianomas）的形态与母雅司相似，小的结节如豆大，高出皮面，圆形或不规则形，表面粗糙被以干燥的灰色薄痂，稀疏对称地分布于躯干和四肢。大的结节如杨梅，常为圆形、椭圆形或略带不规则形，被以褐色或黄色厚痂，除痂后露出红色杨梅状的湿润面，有少许渗出或出血。主要分布于头皮和四肢伸侧，有成群倾向，分布不对称。成群的结节有时排列成环形，似体癣。肛周的结节较湿润似扁平湿疣。掌跖损害一般呈角化性斑块。雅司疹像梅毒一样可以有二期复发疹，雅司疹消退后一个时期又出现新的结节，但不是同时发出，而是陆续发生，旧疹未愈新疹又出，新旧损害同时存在，病期可长达 6 个月至 3 年。

（三）第三期（结节溃疡雅司期）　雅司多半终止于第二期。有些患者进入第三期，主要表现为较大的结节，数个或十多个，排列成串或成环形，有的融合成斑块，类似梅毒的树胶样肿，结节溃破成溃疡，边缘峻峭或缘下穿凿，结节溃疡大部分分布在四肢的屈侧，溃疡面渗液或覆有痂皮。溃疡愈合后遗留较大的萎缩性或光亮肥厚性疤痕。结节溃疡可发生于鼻骨和硬腭，破坏咽部，留下畸形，称为毁形性鼻咽炎（gangosa）。

第三期雅司尚可侵犯骨及骨膜，发生鼻骨炎，使鼻梁肥厚突出如肿物（goundou），侵犯掌骨及近侧端指骨，发生多发性指（趾）骨炎（polydactylitis）、手指关节炎、胫骨骨膜炎（佩刀胫，saber tibia）。常出现近关节结节，结节较大，多发性，多见于肘部及骶部。

【实验室检查】

（一）病原学检查　母雅司与子雅司的湿润表面，有大量雅司螺旋体，可用印度墨汁涂片在暗视野显微镜检查证实，形态与梅毒螺旋体无法区别，有活动性。

（二）血清学检查　在母雅司发生 1～2 个月后，梅毒血清反应呈阳性，包括 VDRL、USR 或 RPR 试验呈阳性，且持续多年；梅毒螺旋体抗原血清试验如 TPHA 及 FTA - ABS 亦呈阳性，阳性率均在95% 左右。

【诊断及鉴别诊断】

本病的诊断要点为：发生在流行区，多见于青少年或儿童，皮疹发生于暴露部位，母雅司常仅 1 个，去痂后的杨梅状，分泌物中有大量螺旋体。发病 1～2 个月后梅毒血清反应阳性。

（一）与梅毒的鉴别诊断见表 7 -3。

表 7 - 3　雅司与梅毒的鉴别

鉴别点	雅司	梅毒	鉴别点	雅司	梅毒
流行地区	湿热地区	多在城市	眼损害	无	有
发病年龄	儿童多见	成年人	血管损害	无	有
性接触史	无	有	神经损害	无	脊髓痨等
原发疹部位	非生殖器部位	多在外阴	内脏损害	无	有
二期黏膜损害	无	有	脑脊液梅毒反应	阴性	常阳性
自觉瘙痒	剧烈	无	全身症状	轻微	较严重
脱发	无	可有	预后	良好	严重

（二）其他　本病尚应与下列疾病鉴别：孢子丝菌病、着色芽生菌病、溴疹、增殖性脓皮病、臁疮、皮肤癌、疣状皮肤结核、皮肤黑热病、疥疮继发感染等。

【治疗】

本病比梅毒易于治疗，主要用青霉素，10 岁以下儿童及接触者可用苄星青霉素 60 万 U，肌注 1 次，10 岁以上则注射 120 万 U，肌注 1 次。也可注射普鲁卡因青霉素，60 万 U/次，1 次/2 日，共 4 次，总量 240 万 U。对青霉素过敏者可用红霉素或四环素治疗，共用 10~14 天（<8 岁儿童禁用四环素）。

【预后】

预后一般良好。部分病人可自愈或长期潜伏，部分发展为第三期，很少因病致死。病后可有免疫力。

【预防】

及时发现、隔离和治疗病人，其衣物应消毒，做好易感人群防护。

第四节 品他（pinta）

品他是由品他密螺旋体引起的慢性非性病性皮肤感染。临床上以皮肤的色素异常和角化过度为特征，青霉素治疗有效。

【病因】

本病的病原体为品他密螺旋体（Treponema carateum），其形态颇似苍白密螺旋体，已证实接种在黑猩猩身上可产生类似品他病的感染。

本病仅见于拉丁美洲一些国家的农村中，有色人种发病率较高，并可成为地方性流行。确切传播途径未明，可能与长期密切接触有关。因皮肤角化过度的破损处的渗出液中含有螺旋体，可通过直接接触、苍蝇吸吮或搔抓等经伤口而传播。居住和卫生条件较差、地处树木茂盛地区或近河岸的村庄，发病率较高。

【临床表现】

潜伏期 6~120 天。临床上可分三期。

（一）第一期（原发性丘疹期） 受感染部位最初出现数个小丘疹，约 80% 位于下肢皮肤上，逐渐变大，互相融合增厚，表面呈红棕色，并有脱屑。

（二）第二期（品他疹期） 2~3 个月后，皮疹播散到其他部位，但仍以下肢为主。皮疹为扁平环形红斑，直径可达 10cm 左右，边缘不整齐，其上覆有鳞屑，间有角化过度，并可见红棕色、灰蓝色或淡白等色素改变，称为品他疹（pintids）。此期可持续数年之久。

（三）第三期（色素障碍期） 多在感染后 1~3 年出现，主要表现为皮肤色素性异常。开始常为泛发性，对称分布的，不同颜色的斑疹，呈进行性发展，最后形成瓷色白斑，伴有萎缩或角化过度。后者常见于掌跖部，并可因此发生皲裂而影响行动。

本病仅引起皮肤损害，除局限性淋巴结肿大外，不侵犯内脏。

【实验室检查】

周围血中嗜酸性粒细胞增多；早期皮损处刮出物可找到品他密螺旋体；以血清作 VDRL，约 60%~75% 呈阳性。

【诊断及鉴别诊断】

对居住在中、南美洲黑人，发现手、腿部患有对称性白斑时，应考虑本病的可能，应进行实验室检查以便确诊。应与银屑病、体癣、湿疹、白癜风等病鉴别。

【治疗】

青霉素治疗有效，一般剂量为 120 万~240 万 U，肌注，1 次量。或每隔 3 个月注射 1 次，皮损能较快治愈。对青霉素过敏者，可应用四环素或红霉素，0.5g/次，4 次/日，共 10 天，同样有效。经治疗后皮肤白斑可在 5 年内逐渐恢复正常色泽。

预防本病的关键是对流行区病人进行普查普治，以控制传染源。避免与患者的开放性皮疹接触。

第五节　小螺菌鼠咬热
（spirillary minus ratbite fever）

鼠咬热（ratbite fever），是由鼠类或其他啮齿类动物咬伤后所致的一种急性自然疫源性疾病。

【病原学】

小螺菌（Spirillum minor）呈螺旋形，外形粗短僵直，长 3~5 μm，宽 0.2~0.5 μm，有 2~6 个波长 0.8~1.0 μm 的螺旋，一端或

两端有 1 根至多根鞭毛。革兰染色阴性，可被甲基蓝或姬姆萨染料着色。在暗视野显微镜下，可见其沿长轴快速运动，也可藉鞭毛运动。小螺菌为需氧菌，人工培养尚未成功，可通过小白鼠或豚鼠腹腔接种法检出。小螺菌对外界环境各种因素抵抗力不强，对酸十分敏感。55℃ 30 分钟即被杀死。

【流行病学】

（一）传染源 小螺菌的贮存宿主和传染源为鼠类（主要为家鼠）。感染鼠的血液、眼、鼻、咽部分泌物及肺组织病损中均可检出小螺菌，并可传染给其他啮齿动物以及犬、猫、猪等。

（二）传播途径 人一般是被感染动物咬伤或抓伤而感染。但不发生人与人之间的传播。

（三）易感人群 人类对本病普遍易感，无性别差异，但儿童感染率似高于成人。

（四）流行特征 世界各地均有发病，主要在亚洲，我国在 17 世纪的医书中即有"鼠咬伤"的记载，但我国仅偶有散发病例。

【发病机制】

本病的发病机理尚未完全明了。小螺菌由咬伤处进入人体，经淋巴管进入附近淋巴结，在其中繁殖，引起局部淋巴管炎及淋巴结增生。此时咬伤处呈现肉芽肿性炎症，伴上皮坏死和真皮单核细胞浸润。原发病灶呈周期性活动，导致病原菌反复进入血液形成菌血症和远离原发部位的继发病灶，出现相应临床症状。

【临床表现】

（一）潜伏期 5~30 天（通常为 15~20 天）。

（二）局部症状 病鼠咬伤处如无继发感染，可在数日内暂时愈合，经过潜伏期后，原已愈合的咬伤处突发疼痛、肿胀，呈紫色甚至坏死，其上覆盖黑痂，痂脱落后形成硬性下疳样溃疡。约半数患者出现淋巴结和（或）淋巴管炎。局部淋巴结肿大如蚕豆、胡桃或鸡蛋大小，有压痛，但无化脓和粘连。

（三）全身症状 局部症状出现后不久，患者突发寒战及高热，

体温迅即升至 >40℃，多为弛张热，持续 3 ~ 5 天，1 ~ 2 天内全身大汗后，体温骤降至正常。经 3 ~ 9 天间歇期后，体温可再次上升，全身症状、局部伤口的疼痛、肿胀和淋巴结肿大等症状均可重现。常伴乏力、头痛、出汗、肌痛、关节痛等全身中毒症状，重者可有恶心、呕吐、腹痛、腹泻及谵妄、昏迷、颈项强直等症状，肝脾可轻度肿大。

（四）皮肤损害　约半数以上患者发生皮疹，多在发热时出现，由咬伤处开始，渐波及全身。皮疹形态各异，多为暗红色斑疹、斑丘疹或结节，呈椭圆形，境界清楚，基底稍硬，无痛痒，大小不一，数目不多，偶呈玫瑰疹样或风团样。皮疹好发于四肢和躯干，面部和掌跖少见。

【病理变化】

全身性病灶的基本病理改变为充血、出血、水肿、坏死和退行性变。皮疹内可见血管扩张，内皮细胞肿胀和单核细胞浸润。

【实验室检查】

（一）常规检查　白细胞总数发作期增高，可达（10 ~ 30）× 10^9/L。嗜酸性粒细胞偶而增多。反复发作者可有中度贫血。

（二）病原学检查　取高热期患者的血液、伤口渗出液或淋巴结穿刺液 0.25 mL 接种于小白鼠、豚鼠或兔腹腔，5 ~ 15 天后用动物血液或腹腔液进行涂片做染色镜检或行暗视野显微镜检查，可见典型病原菌。

（三）其他检查　约半数患者梅毒血清检查呈假阳性。血沉可加快。进行免疫荧光技术和补体结合试验可检出特异抗体。

【诊断及鉴别诊断】

根据鼠咬伤史、特有的临床症状（如回归型高热、局部下疳样硬性溃疡、淋巴结炎、淋巴管炎及皮疹）诊断。确诊有赖于检出病原菌。

由于鼠咬热病原体不同，一般分为两种，本病应与念珠状链杆菌型鼠咬热（H）相鉴别，其区别见表 7 - 4。

表7－4 两种鼠咬热的比较

	鼠咬热（H）	鼠咬热（S）
病原体	念珠状链杆菌（Streptobacillus monili formis）	小螺菌（Spirillum minus）
地理分布	北美、欧洲	亚洲
传播方式	鼠咬、消化道	鼠咬
潜伏期	较短1～2天	较长，1～4周
原鼠咬处溃疡	－	＋
关节炎	较多见	极为少见
皮疹	较多见，为散在性	较少见可融合成片
局部淋巴结病	－	＋
反复发热	很少反复	常反复发作
诊断	培养，血清学试验	直接镜检、动物接种
病程	1～2周	4～8周

【治疗】

（一）全身治疗 除支持对症治疗外。首选抗菌药为青霉素G，成人120万U/d，分2次肌肉注射，连续用药7～14天。治疗中注意防止发生吉海反应。对青霉素过敏者可选用四环素，2g/d，分4次口服，连服7～10天。亦可合用庆大霉素、红霉素或头孢菌素等。

（二）局部治疗 被啮齿动物咬伤后，必须彻底清洗伤口和进行破伤风预防注射。咬伤部位立即用75%乙醇洗净包扎，或先用浓苯酚涂皮肤伤口，继而用乙醇洗净包扎。如有发炎，对症处理。

【预后】

大多数病例经2～3个月多次发作后，症状逐渐减轻，有的病人可于1～2个月内自愈，但也有反复发作1年以上。发作1～2次即自愈者为顿挫型；多次反复发作者为迁延型，后者多于前者，且可有种种并发症，如心内膜炎、心肌炎、肝炎、肾炎、脑膜炎和贫血等。

【预防】

关键是加强灭鼠，注意饮食卫生。勿饮可能受污染的水和未经巴氏法消毒的牛奶。接触鼠类的实验室工作人员应注意防护。万一破咬伤，应及时消毒处理伤口，口服或注射青霉素 3 天。若同时出现大批患者应尽快查清共同的感染来源，予以清除。

第八章　真菌病

第一节　前　　言

　　真菌（fungus）是一类真核细胞微生物，少数以单细胞存在，多数由多细胞组成。种类繁多，分布广泛。大多数对人类无害，有的尚有益，有400余种具有致病性，常见的真菌病只有十多种。

一、形态

　　真菌比细菌大几倍至几十倍，光学显微镜100～500倍下即清晰可见。菌体外有坚硬的细胞壁，由糖苷类、糖蛋白、蛋白质和几丁质的微细纤维等四层组成。

　　单细胞真菌呈圆形或卵圆形，例如酵母菌（yeast）和类酵母菌（yeast - like fungus），以出芽方式繁殖。多细胞真菌由菌丝和孢子组成。菌丝分支，交织成团，称为丝状真菌（filamentous fungus），又称霉菌（mold）。球孢子菌、组织胞浆菌、芽生菌、孢子丝菌等真菌可因营养、温度、氧气等环境条件的改变，两种形态相互转变，称为二相性。各种多细胞真菌的菌丝和孢子形态不一，是菌属、菌种的重要标志。

　　（一）菌丝　在环境适宜情况下，孢子长出芽管并逐渐延长呈丝状，称为菌丝（hypha）。菌丝又可长出分支，相互交织成团，是为菌丝体（mycelium）。

　　按功能不同，菌丝体分为营养菌丝体（vegetative mycelium）、气生菌丝体（aerial mycelium）和生殖菌丝体（reproductive mycelium）。

　　按结构不同，菌丝分为有隔菌丝和无隔菌丝两类。致病性真菌大多是有隔菌丝。

按形态不同，菌丝有螺旋状、球拍状、结节状、鹿角状和梳状等。不同种真菌可有不同形态的菌丝，此有助于其种属鉴别。但不同真菌亦可有相同形态的菌丝。

（二）孢子　孢子（spore）是真菌繁殖的一种方式。不同于细菌的芽胞，不耐热，60～70℃经数分钟即可被杀死。

孢子分有性孢子和无性孢子两类。有性孢子由两个细胞核融合而成；无性孢子直接由菌丝生成，不发生两个细胞核的融合。致病性真菌主要形成无性孢子。

根据形态，无性孢子分为叶状孢子、分生孢子和孢子囊孢子。叶状孢子（thallospore）由菌丝内细胞直接形成，又分芽生孢子（blastospore）、厚膜孢子（chlamydospore）和关节孢子（arthrospore）。分生孢子（conidia）由生殖菌丝的末端分裂或收缩而成。产生分生孢子的菌丝，称为分生孢子柄（conidiophore）。分生孢子根据其大小、组成和形状分为大分生孢子和小分生孢子。大分生孢子（macroconidium）体积较大，由多个细胞组成，呈梭状或棍棒状，是鉴定某些真菌的重要依据。小分生孢子（microconidium）较小，由一个细胞组成，呈球形、卵圆形、梨形或棍棒形。真菌都能产生小分生孢子，诊断价值不大。孢子囊孢子（sporangispore）由菌丝末端膨大形成孢子囊后在囊中形成，数量多，当孢子成熟则破囊而出，常见于毛霉菌、根霉菌等。

二、培养

真菌的生长速度比较缓慢，是以出芽、形成菌丝、产生孢子，或菌丝分支和断裂等方式进行繁殖。真菌对营养要求不高，常用的是沙保（sabouraud）培养基，主要是培养皮肤癣菌。生长的最适宜酸碱度是 pH4.0～6.0，最适宜温度为 22～28℃，某些深部真菌则在37 中生长最好。培养真菌需要较高湿度与氧。一般经 1～2 周培养，在培养基上出现菌落。

（一）酵母型菌落　外观湿润、柔软而致密，类似一般细菌菌落。镜检只见球形成卵圆形生芽细胞。例如隐球菌的菌落。

（二）酵母样菌落　外观同酵母型菌落。镜检除有生芽细胞外，尚有生芽细胞的芽管延长形成假菌丝。此种假菌丝可伸入培养基中。例如念球菌的菌落。

（三）丝状菌落　前两种菌落系单细胞真菌所形成，丝状菌落是多细胞真菌的菌落形式，由许多疏松的菌丝体组成。外观呈棉絮状、绒毛状或粉末状，菌落正背两面可显示不同颜色。丝状菌落的形态、结构和颜色常有助于鉴定真菌菌种。

真菌很容易发生变异，在人工培养基中传代多次或培养过久，其形态、结构、菌落形态、色素以及毒力等各种生理性状均可发生改变。用不同的培养基和培养条件，也常可引起其性状的变异。真菌对热抵抗力不强，60℃经1小时，菌丝及孢子均被杀灭，对干燥、日光、紫外线和多数化学药品有较强的耐受性。

三、致病性

不同真菌引起不同临床病型，包括有真正致病性真菌感染、条件致病性真菌感染、真菌过敏、真菌中毒和真菌毒素致癌等。

（一）真正致病性真菌感染　大多是外源性真菌感染，导致的疾病有各种皮肤癣、皮下和全身性真菌感染。其发病机制不完全明确。皮肤癣菌感染可能因这类菌具有嗜角质性，侵入含有角质的皮肤表层、毛发和指（趾）甲，在局部大量繁殖，产生机械性刺激，繁殖过程中形成的酶和酸性产物，引起局部的炎症和病变。侵害皮下组织、内脏等深部感染的真菌，大多不具有嗜角质特性。当遭受吞噬细胞吞噬后，并不被杀死而在胞内繁殖，刺激组织增生，引起组织慢性肉芽肿性炎症和组织溃疡坏死。

皮肤癣菌的传播主要是孢子，孢子在潮湿和温暖环境中能发芽繁殖。其感染尚无有效预防方法，主要是注意清洁卫生，避免直接或间接与患者接触。

　　深部真菌感染的预防首先要除去各种诱发因素，因与之有关的真菌大多是正常人体菌群或环境中广泛存在的条件致病性真菌。只有当人体免疫力降低时才发病。故其预防措施主要在提高机体抵抗力。

　　（二）条件致病性真菌感染　　大多是内源性真菌引起的，例如念珠菌、曲霉菌、毛霉菌。这类菌致病性不强，只是在长期应用广谱抗生素、糖皮质激素、放疗、化疗时，患者免疫力降低或菌群失调而引起感染。近年来由于医疗措施改进，肿瘤、糖尿病、免疫缺陷病等都有一定方法使患者延长寿命，但这些病人的免疫力往往很低，条件致病性真菌感染就成为治疗过程中的难题。

　　（三）真菌变态反应性疾病　　这类真菌无直接致病性，但当其污染空气，被过敏体质者吸入，可引起荨麻疹、过敏性皮炎、哮喘、过敏性鼻炎等。例如链互隔菌（Alternaria）、着色真菌、曲霉菌、青霉菌、镰刀菌等均属于此类。

　　（四）真菌性中毒　　有些真菌在粮食或饲料上生长繁殖，人、畜食用后可引起急性或慢性中毒。毒性物质可以是真菌本身，也可以是其毒性代谢产物。近年来证实，有些真菌毒素尚与肿瘤的发生有关。

四、免疫性

　　真菌感染的发生与机体的非特异性免疫状态有关。儿童易患头癣，可能由于儿童皮肤腺体发育不完善，儿童头皮脂肪酸分泌量比成人少。

　　真菌感染与细胞免疫的关系较密切。临床常见的癣菌疹是真菌感染引起的一种以细胞免疫为基础的迟发型变态反应。深部真菌感染患者体内有时出现相应抗体，但大多无抗感染作用。念珠菌阴道炎患者的血液与阴道分泌物中 SIgA 含量升高，但不能抑制该菌的感染。皮肤癣菌与腐生性真菌有共同抗体，故一般不作血清学检查。

五、实验室检查

（一）标本的采取 根据损害的性质和部位，采集的方法和标本各不相同：

1. 疑为皮肤癣病者用钝手术刀刮取损害边缘的鳞屑。鳞屑角化型手足癣在掌跖采取厚角质性鳞屑，大多不易查到真菌，应在手足侧缘或其附近有活动性损害（丘疹、水疱等）处采集标本。

2. 头癣应采集病发。病发的特点是自行折断故较短、无光泽、松动易拔、拔时不痛。

3. 水疱性损害应剪取疱膜送检。水疱液中一般无真菌，用其涂片难于找到真菌。

4. 甲癣采取标本前最好先泡洗患处，除去污垢，采取时刮除表面病甲，采取甲下的碎屑。也可在外观有病的甲板处，刮弃表层，取其病甲实质部分送检。

5. 皮肤溃疡应采取溃疡边缘的分泌物、脓液或组织。

6. 疑为念珠菌损害者，宜采集白膜样物。

7. 痰液应在早晨起床时，先用 0.9% 氯化钠溶液漱口，将早晨第一口痰咯入无菌平皿中，尽快送达实验室。

8. 脑脊液应按常规方法采取，无菌操作离心，取沉渣镜检或培养。

9. 血、尿、粪、活组织块及眼、耳、阴道分泌物等按常规方法采集，尽量避免污染，立即进行检查。

（二）直接镜检 将毛发、皮屑、指甲屑、脓、痰、分泌物或尿沉渣放在载玻片上，根据情况滴加 0.9% 氯化钠溶液或 10% 氢氧化钾（钠）溶液少许，覆以盖玻片。在弱火焰上微微加温，使角质、脓或痰液溶化呈透明薄膜状。在低倍或高倍镜下观察菌体、菌丝和孢子等形态。必要时作革兰染色（如念珠菌）或墨汁负染色（如隐球菌）后镜检。

（三）分离培养 直接镜检阳性只能确定是真菌，欲判断其菌种必须进行分离培养。常用沙保培养基，在 22℃孵育以培养浅部感染真菌。深部感染真菌的标本可接种于血液琼脂或心脑浸液葡萄糖琼脂，在 37℃中培养。经数日到 2 周后，按生长出的菌落特征进行鉴定。应注意有些真菌有二相性，同一真菌在体外，于 37℃或 22℃等不同条件下，呈现酵母型或丝状型两种菌落。随着菌落类型的改变，其抗原性也发生变化。

（四）其他　多数真菌通过直接观察其培养物的形态、结构及其特征，就可作出菌种鉴定。必要时采用皮肤试验、血清学检查以辅助诊断，动物实验可测知其致病性。少数真菌病如隐球菌脑膜炎，可取其脑脊液作反向血凝试验，敏感性和特异性均高，有早期诊断意义。

六、真菌病分类

致病性真菌与临床真菌病的关系错综复杂。一种致病性真菌可以引起不同的真菌病；一种真菌病可以由不同真菌所致。有的真菌只侵犯皮肤，有的只侵犯内脏，有的则既侵犯皮肤又侵犯黏膜。因此真菌病有的以发病部位命名（如头癣），有的按皮肤损害的形态命名（如叠瓦癣），有的以致病菌命名（如念珠菌病）。习惯上将真菌病按照侵犯的部位归类，可分为：

（一）表浅真菌病　真菌仅侵犯体表角质层，很少或不引起组织反应。例如毛结节病、掌黑癣及花斑癣等。

（二）皮肤癣菌病　由絮状表皮癣菌属、小孢子菌属及毛癣菌属引起的皮肤、毛发和指（趾）甲病变，这些真菌虽有嗜角质特性，但可引起宿主的免疫反应，往往仅侵犯表皮浅层，极少引起皮下组织的病变，不引起内脏损害。例如临床上常见的头癣、体癣、手足癣、甲癣等。

（三）皮下组织真菌病　有多种真菌可侵犯皮肤和皮下组织，有的经由浅表淋巴管播散，也可侵犯内脏。例如着色真菌病、孢子丝菌病、虫媒菌病、叶状霉菌病及鼻孢子菌病等。

（四）系统性真菌病　　以侵犯内脏为主，也可有皮肤或皮下组织损害发生。如念珠菌病、曲菌病、地丝菌病、毛霉菌病、隐球菌病、组织胞浆菌病、皮炎芽生菌病、球孢子菌病、副球孢子菌病。这些真菌病中，有的有一定地域性，在我国少见。

上述有一些被称为条件致病性真菌病，这是一些过去认为无致病性的真菌，随着真菌学研究的深入，证实其能引起人体的疾病。其实所有致病病原体，对人的损害，都是在一定条件下发生的，把一些真菌病单独分列出来，称为"条件性"未必合适。

七、真菌病的治疗原则

（一）改善内环境　　许多真菌病的发生和发展，与机体的内环境有关，如原发性或继发性免疫缺陷、糖皮质激素或免疫抑制剂的应用、长期大量应用广谱抗生素、患有某种疾病（如糖尿病、艾滋病、长期慢性消耗性疾病）、偏食所致维生素缺乏或嗜食高糖食品，以及过度肥胖等内环境失调，均可能是真菌病发生的诱因，并是真菌病难于治愈或愈后容易复发的重要因素，在治疗真菌病（无论浅部或系统性）时，注意积极纠正内环境，使之正常化，可以是治疗成败的关键。

（二）改善外环境　　真菌对营养条件的要求并不十分苛刻，再遇适合的温度及湿度即可大量繁殖。工作、居室等环境的湿热、穿着通风不良的鞋袜或衣服，以及体表潮湿、摩擦、温热的外环境（如腹股沟、腋下及肥胖者的皮肤皱褶间等处）均可为真菌繁殖创造有利条件。外环境得不到纠正同样可以是治疗失败的重要原因。

（三）消毒应彻底　　绝大多数真菌具有耐受不良环境的能力，可以在离开人体后附着在衣物上，在室温中不会因为短期的干燥或"营养不良"而死亡。着色真菌和曲霉菌在38℃以上环境中才停止生长，一般致病性真菌经洗涤或日光照晒也不能将其杀死。而致病性真菌经过零下数十度低温处理，复温后仍有致病性。因此对患者污染的衣物应进行烫洗或用有效药液泡洗才能将真菌杀死而避免再感染。

（四）用药的选择　治疗真菌病的药物有外用和内用两大类。小范围的浅部皮肤癣菌病以外用药为主。大范围的浅部皮肤癣菌病应外用与内用药物结合。系统性真菌病以内用药物为主。

内用抗真菌药物，有抑真菌药（如灰黄霉素）和杀真菌药（如咪康唑）之分；有脂溶性（如伊曲康唑）和水溶性（如氟康唑）之别；还有窄谱抗真菌药（如制霉菌素）和广谱抗真菌药（如伊曲康唑）的区别；以及能与不能被肠道吸收、能与不能通过血脑屏障、长效和短效等不同，各种抗真菌药物的特点，在选择治疗用药时必须予以充分考虑。

外用抗真菌药物品种繁多，应根据不同季节、患者年龄，特别是患病部位皮肤的特点等选用。理想的外用药应具有较强的杀真菌作用；有一定的表皮剥脱或透皮吸收作用，以杀灭皮肤表层下的致病菌；应对皮肤无明显刺激性；剂型适合，为病人所乐于接受。

（五）用药适度　临床上最常见到的是，病人在癣病严重，痒不可耐，或继发细菌感染，出现严重全身症状时，才予以重视而认真治疗，一旦症状缓解，就不坚持继续治疗，待到再次增重时，则抱怨不能根治或药物疗效不佳。其实病人从来尚未达到治愈标准。应该经过充分治疗，既达到临床症状消失，又达到真菌学检查阴性，然后逐渐减少用药次数，按不同癣病情况维持治疗一段时间后，才可停药，其道理同一些传染病治愈后仍需有维持治疗期一样。系统性真菌病的治疗，除了注意务求根治和适当的维持治疗外，综合治疗的效果比用单一抗真菌药治疗，无疑会更为满意。

八、系统抗真菌药物

（一）抗真菌抗生素

1. 灰黄霉素（griseofulvin）

【作用】

灰黄霉素为非多烯类抗真菌抗生素，抗真菌谱窄，仅对浅部致病性皮肤癣菌（毛发癣菌、小孢子菌和表皮癣菌）有较强的抑制作用，可能与干扰真菌细胞 DNA 合成有关。对孢子丝菌也有一定抗菌作用，对念珠菌及深部真菌无效。本品吸收后一部分由表皮排出，可以和表皮中的新生角蛋白结合而发挥治疗作用。

【适应证】

本品适用于头癣（包括白癣、黑点癣、黄癣及脓癣）、泛发性体癣、叠瓦癣，以及外用药治疗效果不理想的手足癣、股癣、甲癣和碘化钾治疗效果不佳或对该药不能耐受的孢子丝菌病。

【禁忌证】

因本品能引起光敏感反应及红斑狼疮样综合征，故对本品敏感者、红斑狼疮患者、对光敏感者、孕妇及有肝肾功能障碍者忌用。服药期间不能与苯巴比妥、眠尔通、度冷丁及秋水仙碱类药物同用。

【用法】

国产灰黄霉素现为亚微粒产品，成人用量为 0.2g/次，3 次/日，饭后口服。儿童每日 10～20 mg/kg，体重超过 40kg 者按成人剂量给药。

【副作用】

除可引起光敏感外，本品还可引起消化道反应、头痛、嗜睡、失眠、WBC 减少、蛋白尿及黄疸等副作用，故须定期检查 WBC、肝功能及粪和尿中卟啉。

2. 制霉菌素（nystatin）

【作用】

制霉菌素属四烯类抗真菌抗生素，本品主要作用于真菌的细胞膜，与固醇结合，使其胞膜通透性改变，致真菌细胞内容外漏，导致菌体破坏。对念珠菌、新型隐球菌、荚胞组织胞浆菌、烟曲霉菌、皮炎芽生菌有强大抗菌活性，对阴道滴虫也有抑制作用。但口服后不易吸收，可供外用，内服只适用于治疗消化道念珠菌病。

【适应证】

口服用于治疗胃肠道念珠菌病，外用可治疗念珠菌引起的皮肤、黏膜感染。也用于预防长期大量使用广谱抗生素可能诱发的念珠菌性二重感染。

【禁忌证】

对本品过敏者。

【用法】

口服：成人 50 万 ~ 100 万 U/次，4 次/日，儿童每日 5 万 ~ 10 万 U/kg，分 4 次服。外用：粉剂、霜剂（10 万 U/g）；软膏（10 万 ~ 20 万 U/g）；栓剂（10 万 U/个）；泡腾阴道片（10 万 U/个）；混悬液、洗剂（10 万 U/ mL）。

【副作用】

口服可引起轻度恶心及食欲不振，大剂量时可发生呕吐及腹泻。阴道栓剂可引起白带增多。其他剂型局部外用一般无刺激作用。

3. 二性霉素 B（amphotericin B）

【作用】

为广谱、七烯类抗真菌抗生菌，因结构式中有一个氨基和一个羧基而具有两性性质。本品能与真菌细胞胞膜中的麦角固醇结合，使其渗透性改变，引起糖、钾离子及氨基酸等内容物外渗，而抑制了真菌的正常生长和代谢。故对多种深部和浅部真菌及原虫有抑杀作用。

【适应证】

对念珠菌、隐球菌、曲霉菌、毛霉菌、镰刀菌、孢子丝菌、着色芽生菌、球孢子菌、荚膜组织胞浆菌、皮炎芽生菌、巴西芽生菌、奴卡氏菌等引起的内脏、全身性、皮肤、黏膜感染均有较好疗效。外用主要治疗真菌性角膜炎及耳真菌病等。

【禁忌证】

有明显心、肝、肾、造血系统疾病及对本品不能耐受者。

【用法】

（1）静脉滴注　从小量开始，每日 0.1 mg/kg，以后根据病情及耐受情况每隔数日增加 5 ~ 10 mg，最高可达 1 mg/kg。注射时先用注

射用水 10 mL 将药物溶解，然后加入 5% 葡萄糖注射液中，浓度应 <
0.1 mg/ mL，避光，缓慢滴入，需 4~6 小时，疗程 2~4 个月，总
剂量2~4g。

（2）鞘内注射　从 0.1 mg/次开始，逐渐增加至 0.5~1 mg/次。
将药物用 2~4 mL 脑脊液稀释，再缓慢行鞘内注射，2~3 次/周。主
要用于治疗真菌性脑膜炎，一般应治疗至脑脊液中真菌消失及脑脊
液成分正常为止，总量 15~20 mg（详见隐球菌病治疗）。

（3）气雾吸入　5~10 mg/d，溶于注射用水中，使成 0.2%~
0.3% 溶液，分两次喷雾吸入。主要用于治疗呼吸道的念珠菌、曲霉
菌、隐球菌感染。

（4）局部注射　以 2% 普鲁卡因注射液将本品配成 1 mg/ mL 注
射液，10~20 mg/次，行皮损内局部注射，1~2 次/周，可用于着色
芽生菌病、孢子丝菌病等。

（5）局部外用　1% 软膏或 0.1% 溶液外用于治疗真菌性角膜炎
或耳真菌病。0.1% 溶液也可用于烧伤等创面上的真菌感染。

【副作用】

常见副作用为：

（1）即刻反应　如发热、寒战、头痛、恶心、呕吐等。给药过
快可致胸闷、窒息、心动过速、心室纤颤，甚至休克。预防方法包
括注射液应新鲜配制，注射速度宜慢，注射前半小时给抗组胺剂，
在静滴液中加入地塞米松 2~5 mg，也可采用双路静滴法，甲瓶为二
性霉素 B 葡萄糖注射液，乙瓶为葡萄糖注射液加维生素 B_6 及 C，必
要时加入糖皮质激素。根据反应情况交替进行甲、乙瓶溶液的滴入。

（2）内脏损害　可有心、肝、肾等损害。

（3）电解质紊乱　常见者为低血钾症。

（4）静脉炎　系药液刺激所致，多见于多次经同一静脉输注者。
应计划使用静脉，或在静脉滴液中加肝素 10~15 mg。

（5）其他　可有血液改变（贫血、粒细胞及 BPC 减少）、神经
精神反应（焦虑、嗜睡、惊厥、视神经损伤等）、皮疹、瘙痒、低血

压、眩晕等。

4. 其他多烯类抗真菌抗生素还有庐山霉素、曲古霉素、球红霉素、汉霉素等。

（二）合成抗真菌药物　目前使用较多的有咪唑类（如酮康唑、咪康唑及克霉唑等）、三唑类（如伊曲康唑、氟康唑等）、丙烯胺类（如特比奈芬）以及 5 - 氟胞嘧啶。

1. 酮康唑（ketoconazole）

【作用】

为咪唑二恶烷衍生物，是广谱高效抗真菌药物，此药作用于真菌细胞膜，可干扰其麦角甾醇及其他脂类化合物的生物合成，使真菌细胞膜受到破坏，通透性增加，导致真菌细胞内容物渗漏，使之死亡。本品对皮肤癣菌、酵母菌、双相真菌、藻菌和其他一些真菌均有抑制和杀灭作用。对疟原虫和热带利什曼原虫等亦有一定抑制作用。与二性霉素 B 有协同作用。

【适应证】

可用于治疗各种皮肤癣菌病和花斑癣、皮肤和口腔及阴道念珠菌病、系统性念珠菌病、着色芽生菌病、孢子丝菌病、曲霉菌病、组织胞浆菌病、粗球孢子菌病、副球孢子菌病、足分支菌病等。近期临床上用于治疗糠秕孢子菌引起的毛囊炎及头皮糠疹有良好疗效。癌症、器官移植、大面积烧伤等患者必要时可短期应用以预防继发性真菌感染。

【禁忌证】

急慢性肝病，对本品过敏者及妊娠妇女。

【用法】

成人：一般癣菌病 200 mg/d，口服，必要时可增至 400 mg/d。儿童：体重 <15kg，20 mg/次，3 次/日；体重 15 ~ 30kg，100 mg/d；体重 >30kg，200 mg/d。应于进餐时服用，疗程视病情而定。如用于治疗阴道念珠菌病，400 mg/d，连服 5 日；花斑癣 400 mg 1 次顿服；其他真菌病连服数周、数月或半年以上，待痊愈后至少再服用 1

周。也可制成2%洗涤剂（商品名"采乐"）外洗治疗头皮糠疹及花斑癣。

【副作用】

一般较轻，可有胃肠反应，头晕、嗜睡、发热、粒细胞及（或）BPC减少及药疹。长期服用有抗雄激素作用。本品较严重的副作用是有肝毒性，轻者暂时性转氨酶升高，停药后能恢复正常，重者可致药物性肝炎，甚至致死。

【注意事项】

需服用本品2周以上者，服用前及治疗中查肝功，1次/2周，并注意观察有无肝损害临床症状。服用本品与服用灰黄霉素间应间隔1个月。服用本品者如需服用制酸剂、抗胆碱能或H2受体拮抗剂，应间隔2小时以上。利福平可增加本品的肝毒性，降低本品的血药浓度。本品能增加环孢菌素的血药浓度。由于已有其他药物可供使用，本品现已少用于内服。

2. 咪康唑（miconazole）

【作用】

作用机理与酮康唑相似，为广谱抗真菌药物。抗菌活性与酮康唑相同，对大多数致病性真菌、腐生性真菌、革兰阳性菌等均有抗菌作用。

【适应证】

各种浅表皮肤真菌病、念珠菌病、隐球菌病、曲霉菌病、球孢子菌病及副球孢子菌病，对有继发化脓感染的皮肤癣菌病可同时兼治。

【禁忌证】

对本品过敏者。

【用法】

成人：口服0.5g/次，4次/日，在口中稍溶后服下，有利于吸收。静脉滴注0.6~1.2g，溶于5%葡萄糖注射液中，1次/日。婴儿：静脉给药按25 mg/kg，2次/日。也可制成2%乳膏剂、粉剂或酊剂，外用，2~3次/日。

【副作用】

毒副作用小于酮康唑，局部外用很少有刺激性。口服或静注偶有头晕、震颤、皮疹和静脉炎。大量时有恶心、呕吐、食欲不振等。

3. 克霉唑（clotrimazole）

【作用】

为广谱抗真菌药物，作用机理与酮康唑相同。对皮肤真菌的抗菌谱与灰黄霉素相似，对深部真菌的作用与二性霉素 B 相似。

【适应证】

内用于治疗系统性真菌病，如念珠菌病、隐球菌病、着色芽生菌病、曲霉菌病、藻菌病、毛霉菌病、孢子丝菌病、球孢子菌病、荚膜组织胞浆菌病等。外用可治疗皮肤癣菌病、叠瓦癣、花斑癣及皮肤黏膜念珠菌病等。

【禁忌证】

对本品过敏者。对肝病患者、粒细胞降低及肾上腺皮质功能减退者慎用。

【用法】

成人：1.5~3.0g/d，分 3~4 次口服。儿童：每日 30~60 mg/kg。疗程视病情而定，如念珠菌病治疗 1~3 周，隐球菌病、肺曲霉菌病等 3~6 个月。在治疗严重系统性真菌病时本品与二性霉素 B 等合用疗效更好。阴道片含 100 mg/粒，可用于治疗阴道念珠菌病，1 片/次，7 日为一疗程。1~3% 克霉唑霜、软膏、丙二醇溶液或二甲基亚砜溶液用于治疗浅部皮肤真菌病。

【副作用】

明显小于二性霉素 B，主要为胃肠道反应，偶有失眠、头痛、风团、WBC 减少及 GPT 升高等。

4. 伊曲康唑（itraconazole）

【作用】

为新一代广谱强效三唑类合成抗真菌药物。本品可与真菌细胞的色素 P450 同功酶结合，抑制其麦角甾醇合成，从而导致真菌死亡。但对人和其他哺乳动物细胞色素 P450 酶系统的作用极小。口服吸收后血清水平较低，组织（特别是角质组织）中药物浓度相对较高，体内半衰期较长（20～30 小时），肝毒性较低，服后对睾丸及肾上腺甾醇不发生显著影响。对皮肤癣菌、酵母菌、双相真菌均有抗菌活性，也能抗某些细菌和原虫。对申克氏孢子丝菌、新型隐球菌、粗球孢子菌和暗色真菌有高效。对甲癣的疗效尤为满意。

【适应证】

适于治疗体癣、股癣、手足癣、甲癣、花斑癣、皮肤黏膜念珠菌病、孢子丝菌病、球孢子菌病、副球孢子菌病、组织胞浆菌病、着色真菌病、曲霉菌病、芽生菌病等。

【禁忌证】

对本品过敏者、肝功能不全者及孕妇禁用。

【用法】

成人每日口服量及疗程因病情而异（剂量、疗程见表 8 - 1）。本品为脂溶性，应在餐时服。

表 8 - 1　伊曲康唑常规疗法

	每日剂量	疗程
体、股癣	100 mg	15 日
手、足癣	100 mg	30 日
头癣	100 mg	4～8 周
甲癣	100 mg	3～6 个月或更久
花斑癣	200 mg	5 日
念珠菌病	100 mg～400 mg	1～6 个月
孢子丝菌病	100 mg	6 个月
隐球菌病	200 mg	3 个月
曲霉菌病	100 mg～200 mg	1～6 个月，一般 3 个月
组织胞浆菌病	100 mg	临床治愈后改 50 mg/d，6 个月
球孢子菌病	200 mg～400 mg	7 个月
副球孢子菌病	50 mg	6 个月
芽生菌病	200 mg	3 个月

对于甲癣现多推荐间歇冲击疗法，即 200 mg/次，2 次/日，正餐时服，连服 1 周为一疗程，每月服 1 个疗程。指甲癣共服 2 个疗程，趾甲癣共服 3 个疗程。

【副作用】

较少，可有恶心、头痛、胃灼感、WBC 减少、低血钾、转氨酶暂时升高等。与利福平合用使本品的生物利用度降低。

5. 氟康唑（fluconazole）

【作用】

作用机制与伊曲康唑等咪唑类抗真菌药相同，但对真菌细胞膜上 P450 的结合力比酮康唑大 20 ~ 200 倍，对哺乳动物类固醇的影响很小。本品特点是水溶性好、血药浓度高、易透过血脑屏障、脑脊液中可达到有效药物浓度。血药半衰期 22 ~ 30 小时，抗菌谱与伊曲康唑相同。

【适应证】

同伊曲康唑，尤适于治疗脑膜、肺及皮肤的隐球菌感染、全身性或皮肤黏膜及阴道的重度念珠菌感染以及球孢子菌病、组织胞浆菌病、曲霉菌病和芽生菌病。

【用法】

口服、静脉滴注均可。成人 50 ~ 400 mg/d，1 次/日。一般皮肤癣菌病 50 mg/d，1 次/日或 150 mg/周；严重念珠菌病或隐球菌脑膜炎等，首次 400 mg，以后 200 mg/d，渐增至 400 mg/d；儿童每日 3 ~ 6 mg/kg。肾功能障碍者减量。

【副作用】

较少，可有恶心、呕吐、腹痛、腹泻、头痛及皮疹等。比较严重但罕见的是肝毒性及剥脱性皮炎。治疗前及长期治疗中应检查肝功能。

6. 特比萘芬（terbinafine）

【作用】

为新型广谱、口服合成丙烯胺类抗真菌药物。本品通过抑制真菌细胞膜中的角鲨烯环氧化酶起作用。其抗皮肤真菌作用优于酮康唑和灰黄霉素，对深部真菌感染也有效。口服吸收好，广泛分布于全身，80%从尿排出，20%从肠道排出。本品吸收后在体内半衰期约90小时。对皮肤癣菌及念珠菌有效。

【适应证】

用于治疗手足癣、体癣、股癣、甲癣、花斑癣、皮肤黏膜及内脏念珠菌病。

【用法】

口服，125 mg/次，2次/日。难治性足癣疗程3～6周；泛发性体癣及内脏念珠菌病疗程6周；甲癣需12～24周。本品1%霜剂供外涂，1次/日，疗程2～3周，难治性足癣应连涂4～6周；外用治疗甲癣疗效不理想。

【副作用】

口服可有轻度胃肠道不适及皮疹，外用有时可引起接触性皮炎。

7.5-氟胞嘧啶（5-fluorocytosine，5-FC）

【作用】

本品进入真菌细胞内后，在其胞核嘧啶氨基酶作用下，5-FC脱去氨基而形成5-氟尿嘧啶（5-FU），5-FU为抗代谢剂，能干扰真菌核酸的合成，而发挥抗真菌作用。人体组织细胞中缺乏胞核嘧啶氨基酶，故5-FC对人体无影响。主要用于念珠菌、隐球菌、着色真菌、曲霉菌及孢子丝菌感染。真菌对本品易产生抗药性，故开始时宜用大剂量，或与二性霉素B联合用药，以发挥两药的协同作用。

【适应证】

用于治疗念珠菌、隐球菌和拟球酵母菌引起的尿路感染、心内膜炎、肺部感染、骨髓炎及败血症等。也可用于曲霉菌病、孢子丝菌病和着色芽生菌病等。

【禁忌证】

忌用于肝肾功能不全者、WBC或BPC减少者及对本品过敏者。

因本品可致畸胎，故孕妇禁用。

【用法】

常用量为每日 50 ~ 150 mg/kg，或 4 ~ 8g/d，分 4 次服，可连用数周至数月。肾功能有损害者用量不超过每日 50 mg/kg。也可用1% 注射液作静注。还可配成霜剂外用。一般需用至皮损全部消退，且真菌检查阴性时方可停药。

【副作用】

本品毒性明显小于二性霉素 B，口服的主要副作用是胃肠道反应。疗程长者偶见肝功能异常或肾损害。也可有粒细胞和 BPC 减少、皮疹以及精神症状等。一般停药后副作用可消失。

8. 大蒜新素（allitridum）

【作用】

为合成的大蒜素，化学名为三硫二丙烯，是一种新型抗真菌和抗细菌新药。本品的杀菌和抑菌作用比天然大蒜素为优。对念珠菌、隐球菌、烟曲菌、黄曲霉等均有良好的抑菌作用。

【适应证】

用以治疗重度念珠菌或隐球菌等感染，如隐球菌脑膜炎、白念珠菌败血症、肺及消化道真菌感染等。

【禁忌证】

对本品过敏者。

【用法】

口服：40 ~ 60 mg/次，3 次/日，饭后服，儿童酌减；静滴：90 ~ 150 mg/次，溶于 5% ~ 10% 葡萄糖注射液 500 ~ 1000 mL 中，4 ~ 5 小时滴完，1 次/日。也可与其他抗真菌药合并应用。

【副作用】

偶有恶心、呕吐、静脉炎。高浓度静脉滴注可引起 RBC 溶解。

9. 碘化钾（potassium iodine）

【作用】

能使系统真菌病的肉芽肿消散和吸收，但不能杀死致病性真菌。

本品在体外对孢子丝菌无明显抑制作用，但临床上用此药治疗效果甚佳，机理尚不明了。

【适应证】

对皮肤型孢子丝菌病有特效。对其他真菌病有辅助治疗作用。

【禁忌证】

对碘过敏者、结核病患者及活动性溃疡病患者忌用。甲状腺疾病患者慎用。

【用法】

口服：常用10%碘化钾溶液，开始时 5 mL/次，3 次/日，以后渐增至 10~20 mL/次，3 次/日，持续治疗 1~3 个月，愈后至少再用药 4 周，以防复发。儿童按每日 20~50 mg/kg 折算成本品的 10%溶液，疗程与成人同。对开放性病损可外用 2% 碘化钾溶液湿敷。

【副作用】

服药后可出现胃肠道刺激症状，以及流涕、多涎、口和喉部灼热感、流泪、眼睑肿胀和皮肤溃疡等中毒症状，应即停药。偶见过敏反应。

九、外用抗真菌药

浅部皮肤真菌病主要采用外用抗真菌药物进行治疗。其中主要是一些酸性药物，例如苯甲酸、水杨酸、十一烯酸、乙酰水杨酸等。此外，硫磺、硫代硫酸钠、雷琐辛以及一些中药均有抗真菌作用。这些药物都兼有杀真菌和角质剥脱作用，是符合癣病治疗原则的外用药，因此临床上得以广泛使用至今。近年来合成的咪唑类外用抗真菌药物，如咪康唑、益康唑、克霉唑、酮康唑等，具有抗菌谱广、刺激性小的特点而颇受重视，但这些药物无剥脱作用，不能将有真菌的角质及时剥除，对角质层较厚处的皮肤癣病无法充分发挥治疗作用，常需向以咪唑类为主的外用药中添加角质剥脱剂或加入透皮吸收剂。

第二节　皮肤浅部真菌病

【病因】

引起皮肤浅部感染的真菌主要是皮肤癣菌（Dermatophyte）。分为毛癣菌属（Trichophyton）、表皮癣菌属（Epidermophyton）和小孢子菌属（Microsporum）。这类真菌有嗜角蛋白特性，其侵犯部位仅限于角化的表皮、毛发和指（趾）甲，偶可侵及皮肤深部引起肉芽肿等。具体内容见表 8 - 2。

表 8 - 2　侵犯人体皮肤、毛发及指（趾）甲的浅部真菌

菌属名	属内菌种数	侵犯部位		
		皮肤	指（趾）甲	毛发
毛癣菌	21	+	+	+
表皮癣菌	1	+	+	-
小孢子菌	15	+	-	+

（一）毛癣菌　对人致病的毛癣菌已发现有十多种。在培养基上菌落性状及色泽各不相同，可以为棉絮状、绒毛状、粉末状、颗粒状或是平秃、光滑的蜡样菌落。菌落颜色呈灰白、淡红、红、紫、橙黄或棕褐色。镜检可见很多薄壁、透明、球形或棍棒形的小分生孢子，大多是侧枝丛生呈葡萄状，也有单个的位于菌丝侧缘。偶见细长、薄壁的棒状大分生孢子。有些毛癣菌还可有厚膜孢子。菌丝可有螺旋、球拍、结节和鹿角等形状。

毛癣菌根据侵犯毛发部位不同，显微镜下的表现可分为发内型、发外型和黄癣型。发内型毛癣菌的菌丝与关节孢子都在发内，孢子成链排列，不破出发外，病发脆弱易断，根部留下黑色残发，称为黑点癣，常由堇色毛癣菌（T. violaceum）和断发毛癣菌（T. tonsurans）引起。发外型毛癣菌的菌丝在发内生长，而孢子集聚在发外，例如马毛癣菌（T. equinum）与疣状毛癣菌

（T. verrucosum），但主要感染动物，人类很少见。黄癣型主要由许兰毛癣菌（T. shoenleinii）引起，发内只见菌丝，而菌丝退化处留有气泡，在中国发癣中，以黄癣最多，约占总数的60%。须癣毛癣菌和红色毛癣菌主要侵犯足跖皮肤和趾甲，后者还可引起慢性皮炎。

（二）表皮癣菌 对人致病的只有絮状表皮癣菌（E. floccosum），主要侵犯皮肤，也可引起指（趾）甲的感染。菌落初为白色颗粒状，以后变成白色鹅毛绒状至黄绿色粉末状，有许多辐射状沟。镜检可见棍棒状的大分生孢子，无小分生孢子。在陈旧培养物中，有很多厚膜胞子。

（三）小孢子菌 只侵犯皮肤和毛发。在病发镜检时可见由小孢子镶嵌形成的鞘包围着毛干。在皮肤内可观察到分节、分支的菌丝。培养出的菌落呈灰、橘红或棕黄色，由绒毛状逐渐变成粉末状。镜检有厚壁梭形大分生孢子，长在菌丝侧支末端的卵圆形小分生孢子。菌丝有结节状、梳状和球拍状。

在浅部真菌感染中，还有一些真菌只寄居在人体皮肤的最表层即角质层和毛干上。因其不接触活组织细胞，故不引起宿主的细胞反应。这类真菌称为表面角质层感染真菌。其中主要有糠秕马拉色菌（Malassezia furfur）和何德毛结节菌（Piedraia hortai）。前者引起花斑癣，后者引起毛结节病等。

【流行病学】

（一）传染源 为患者或染病的动物及各种带菌的物品、用具。患者也可自身传播，如足癣可引起自身的体、股癣或手癣、甲癣等。

（二）传播途径 为直接或间接接触传染。但有些致病因素尚待进一步研究，如患者双侧手足虽经常密切接触，却可长期只有单侧发病。

（三）易感人群 居住于热带、亚热带潮湿地区，肥胖、糖尿病、营养不良、恶性肿瘤等患者，妊娠、长期大量应用糖皮质激素和免疫抑制剂者以及个人卫生差者易患皮肤真菌病。局部应用糖皮质激素制剂能延长表皮细胞的更替时间和刺激真菌繁殖，可使病情加重。

（四）流行特征　皮肤浅部真菌病为世界性疾病，真菌喜温热及潮湿，故温热地带发病率较高，我国以长江和黄河下游为多，但由于人口流动等原因，这种差异逐渐缩小。

一、花斑癣（tinea versicolor）

又名糠秕状皮肤真菌病（pityriasis versicolor）（dermatomycosis furfuracea）、色素癣菌病（chromophytosis）、变色糠疹俗名汗斑。

【病因】

Gordon（1951）证实花斑癣的致病菌为圆形糠秕孢子菌（Pityrosporum orbiculare），亦即卵状糠秕癣菌（Pityrosporum ovale）或糠秕马拉色菌（Malassezia furfur），并从人体上分离成功。Burke（1961）用此菌接种于人获得花斑癣。

本菌为 Pityrosporum 属的亲脂性双相真菌，据报道80%以上正常人体特别是头皮上有此菌存在，呈圆形酵母细胞，以出芽形式产生子细胞，此为酵母相。在多种诱因影响下，酵母相可产生菌丝变为菌丝相，菌丝在组织中可存活很久，并能繁殖，侵犯周围组织而形成肉眼可见的花斑癣病损。

发生本病的常见诱因为：长期应用糖皮质激素、营养不良、妊娠、出汗过多、免疫抑制剂治疗、环境湿热、皮脂丰富等。

【临床表现】

（一）基本情况　本病多见于热带、亚热带和温带地区，我国南方病人较多。患者多为成人，<5岁儿童未曾分离出此菌；患者中男性＞女性，接触传染性不强，仅有约6%夫妻同时患病。

（二）皮肤损害　初为许多细小斑点，逐渐扩大和增多，表面覆有少量糠状或粉状鳞屑。皮疹呈圆形，或互相融合成花瓣形，也可融合成大片而仅在其周边可见到小块的皮疹。损害境界清楚，故本病有花斑癣之称。多无自觉症状或仅有轻痒。

（三）皮疹颜色　变化较多，由于病原菌在体外产生二羧酸而抑制酪氨酸酶的作用，或由于病原菌对黑素细胞的细胞毒作用以及损害表面鳞屑对紫外线的遮挡作用，皮损可为色素减退斑，较淡者甚至可被误为白癜风；因损害表面鳞屑的多少不同，工作环境和卫生习惯的差异，皮损可呈灰色、黄色、棕色或褐色；除去鳞屑的淡白斑，在摩擦、热浴、出汗等后，均可因皮肤小血管扩张而呈淡红色，故过去称本病为变色糠疹。

（四）好发部位　皮损主要分布于上胸部和背部，逐渐扩展到颈前、肩部、面部和腹部。严重者四肢近端均可累及。

（五）病程　慢性，常持续多年，冬季好转，夏季复发。有的病人皮损范围短期内明显扩大，也有多年基本稳定不见加重者。

【实验室检查】

（一）直接镜检　刮取鳞屑用 10% 氢氧化钾液制片镜检，可见成群直径 3 ~ 8 μm 大小的圆形厚壁孢子，偶有出芽者。尚可见微弯的香蕉样短菌丝。有菌丝存在者表示损害活动。

（二）培养检查　病损上的鳞屑接种于含脂质的沙保培养基，置 32 ~ 37℃ 有氧或微氧环境培养，3 ~ 4 日后出现稍凸的圆形菌落，呈奶油色，直径 4 ~ 6 mm。镜检见细胞为圆形，直径 3 ~ 6 μm，多出芽。此种芽管常见于初次分离培养物，传代移于常规培养基则消失，表现为腐生酵母形态，但用含胆固醇及胆固醇酯的培养基能产生菌丝。

（三）滤过紫外线检查　有鳞屑或鳞屑较多的皮损在滤过紫外线下，显示棕黄色荧光。

【病理变化】

表皮角质层的浅部和中部可见圆形、卵圆形、瓶形大小不等的酵母细胞及其延长而成的菌丝，如用姬姆萨、PAS 或亚甲蓝染色则病原体显示更清楚。真皮内可能有少许圆细胞浸润。

【诊断及鉴别诊断】

根据临床表现、直接镜检真菌及滤过紫外线检查，本病诊断不难。需要鉴别的疾病有脂溢性皮炎、白癜风、贫血痣、玫瑰糠疹、黄褐斑等。

【治疗】

（一）全身治疗　无条件进行外用药治疗者，若无禁忌证，可内服药物治疗。

1. 伊曲康唑　200 mg/d，连服 5 日或 100 mg/d，连服 2 周。

2. 酮康唑　400 mg，餐时顿服，连续 2 日，以后每 15 日再服 1 次，连续 3 个月。本法简便，疗效好，服药半个月后即可基本无鳞屑。也可 200 mg/d，隔日服 1 次，1～3 周后可获痊愈。

3. 氟康唑　150 mg/次，1 次/周，连续 4 周。也可 400 mg 顿服。

（二）局部治疗　治疗原则为杀灭真菌及剥脱角质。可先用热水肥皂沐浴，尽可能洗去鳞屑，然后任选一种下列药物外用。

1. 常用药　低浓度癣药水（如 1/2 浓度复方苯甲酸酊）、较缓和的抗真菌外用药（如复方雷琐辛搽剂）、咪唑类药物（如 1% 克霉唑、1% 益康唑、2% 咪康唑、2% 酮康唑、1% 肟康唑、1% 硫康唑、1% 噻康唑、1% 联苯苄唑等）霜剂或酊剂，均 2 次/日，有良好效果。由于本病易复发，应在临床和真菌学检查治愈后，再继续治疗 2 周。

2. 硫制剂　如硫代硫酸钠溶液（硫代硫酸钠 20 g，甘油 3 mL，乙醇 12 mL，水加到 100 mL）外搽，2 次/日，或用 20%～40% 硫代硫酸钠溶液外搽，5～10 分钟后再搽 3% 盐酸溶液，使产生新生态硫，可达到杀菌目的。也可外用 5%～10% 硫磺霜进行治疗。

3. 浴剂　沐浴时用搓澡巾蘸 2% 酮康唑洗剂（商品名"采乐"）或 2.5% 硫化硒（商品名"希尔生"）擦搓患处，至皮肤发红，5 分钟后冲洗干净，2 次/周，一般治疗 3～4 次即可治愈，无需另搽外用药。

【预防】

圆形糠秕孢子菌为人体常驻菌，花斑癣的传播及治愈后复发与否取决于患者的机体状况，因此增强体质是防止复发的重要环节，目前虽无确切的防止复发措施，但治愈后继续用药一个时期、患者贴身穿的内衣、用过的洗脸毛巾和擦澡巾、被单、枕巾枕套、床席等都应用煮沸或甲醛熏蒸法进行严格的灭菌消毒，日晒和紫外线照射不能杀灭此菌。消毒不彻底难防复发。

二、糠秕孢子菌毛囊炎（pityrosporum folliculitis）

又名马拉色菌毛囊炎（malassezia folliculitis）。本病见于世界各地，热带地区更为常见。

【病因】

致病菌为圆形糠秕孢子菌（参见"花斑糠疹"）。糠秕孢子菌嗜脂，皮脂分泌旺盛使毛囊局部环境有利于糠秕孢子菌生长繁殖，后者分泌的脂酶可分解脂质，产生游离脂肪酸，刺激毛囊及其周围组织而发生炎症反应。

【临床表现】

1. 多见于中、青年。好发于胸、背、颈、面和上肢。

2. 患者皮肤上油脂性分泌物常较多。基本损害为米粒至绿豆大的毛囊性丘疹，色红有炎症，稀疏而对称性分布，丘疹上可有小脓疱。

3. 无明显自觉症状，偶有瘙痒、灼热或刺痛感。

4. 头部有较多油性分泌物，伴脱屑，同时有散在性毛囊性丘疹者，曾认为系早期脂溢性皮炎，现已证实大多为圆形糠秕孢子菌所致，属于发生在头部的糠秕孢子菌毛囊炎。

【实验室检查】

用丘疹挤出物或局部刮取鳞屑制片，10%氢氧化钾溶液处理后镜检，可见到圆形真菌孢子及短菌丝。用含脂质的沙保培养基可培养出奶油色或白色菌落。

【病理变化】

可见扩大的毛囊口及毛囊漏斗部有 PAS 染色阳性、呈紫红色的圆形或卵圆形孢子，常较多而成堆存在。

【治疗】

本病的治疗方法与花斑癣基本相同，因皮损有一定炎症，应避免使用刺激性过强的药物。对炎症明显或损害较多的患者应予口服药，如酮康唑或伊曲康唑，200 mg/d，连服 14～21 日。也可采用伊曲康唑冲击疗法，即 200 mg/次，2 次/日，共 7 日，停药 3 周，为一疗程，需 2 个疗程。也可用氟康唑，50 mg/d，顿服，连续 7～14 日，或 150 mg/次，1 次/3d，连续 4 次。

三、掌黑癣（tinea nigra palmaris）

又名掌黑色角质真菌病（keratomycosis nigracans palmaris）、黑色糠秕疹（pityriasis nigra）。

【病因】

致病菌主要为暗色孢科（Dematiaceae）中的威尼克外瓶霉（Exophiala werneckii），本科的另一些菌种也可引起此病。暗色孢科真菌为土壤、污水、腐烂植物的腐生菌，多经由创伤引起人体感染，也有的病例系接触传染。本病常见于热带或亚热带地区，如中美洲、南美洲、非洲和亚洲。

【临床表现】

手掌（偶在跖部）发生境界清楚的淡棕色至暗黑色的斑疹，表面光滑，无炎症反应，颇似皮肤涂布硝酸银溶液后遗留的色斑。仔细观察可见边缘部色泽比中央略深，且可偶见细小鳞屑。

各年龄组均可发病，以青年为多。女性患者多于男性。无自觉症状。病程慢性。

【实验室检查】

（一）直接镜检　病区鳞屑或刮取物直接镜检，可见棕色分支、分隔的弯曲菌丝，直径约 1～5 μm，可见到圆形或卵圆形关节孢子。

（二）培养检查　接种于沙保培养基，置 25℃。5～6 日后开始生长，初为黑色、发亮、扁平的酵母样菌落，2～3 周后，中央凸起，产生菌丝，外围似有一圈酵母样生长，表面有皱纹，色黑。如在培养基中加入半胱氨酸或在 CO_2 环境中，易维持其酵母样菌落，在氧及氮环境中则易产生菌丝。

【诊断及鉴别诊断】

根据本病临床特点及真菌检查，不难诊断。应予鉴别的疾病有掌部交界痣、花斑癣、品他、阿狄森氏病的色素沉着、色素过多症和色素痣等。如能查到棕色或深绿色分支、分隔的菌丝和出芽孢子即可诊断为本病。

【治疗】

具有杀真菌和轻度剥脱的外用药，如3％水杨酸酊、2％碘酊、复方苯甲酸酊或软膏、1％克霉唑霜、5％～10％硫磺软膏、2％塞苯哒唑10％二甲基亚砜溶液、达克宁霜及环吡酮胺软膏等，对本病都有效。无需内服抗真菌药物，灰黄霉素对本病无效。

四、发结节病（piedra）

又名毛结节菌病（trichomycosis nodularis）。

【病因】

Beigel（1865）首先描述引起本病的致病菌，到1911年Horta才将两个菌种区分开来。

发结节菌属于子囊菌纲，在自然界中如土壤或正常人皮肤上不易分离获得。本菌主要存在于湿热地带，可在野生灵长类动物及人的毛发上生长。本病为接触传染，一旦头发染病最终可扩延至所有头发并可传染给其他人。

（一）黑色发结节菌（何德毛孢子菌，Trichosporon hortai）　可引起黑发结节病（black piedra），主要见于南美洲、亚洲的印度尼西亚和马来西亚等国。

（二）白色发结节菌（伯吉利毛孢子菌，Trichosporon beigelii）引起白发结节病（white piedra），主要见于南美、中欧、英国、日本及我国。

【临床表现】

1. 黑发结节病主要发生在头发的毛干上，结节呈棕色至黑色，结节系由孢子囊结构组成基质，并沿着毛干扩展，甚硬。

2. 白发结节病主要发生在胡须的毛干上，结节呈白色、棕黑色、淡褐色或绿色颗粒状纺锤形小结节，较软，结节包绕毛干并呈不规则散在分布。

结节大小不一，自肉眼难以识别至数毫米。初发于毛干的毛小皮下，逐渐深入，甚者可使毛干折断。无自觉症状。

【实验室检查】

（一）直接镜检　黑发结节菌由深褐色双分支菌丝互相粘着紧附在毛干上，有链状关节孢子，偶见子囊；白发结节菌为透明的淡绿色菌丝围绕在毛发周围，菌丝分节而成椭圆形或长方形孢子。

（二）培养检查　黑发结节菌在沙保培养基上易生长，放线菌酮可抑制毛孢子菌，但对本菌无抑制作用。菌落生长缓慢，棕黑色，表面稍有灰白色绒毛生长，并有黑素样毛素弥散至培养基内。镜检有菌丝和厚壁孢子但无子囊。白发结节菌在沙保培养基上，菌落呈脑回状高起，黄白或浅绿色，菌落由菌丝、关节孢子和芽生孢子组成。

（三）其他　病发在滤过紫外线下无荧光（以此可与腋毛真菌病鉴别）。

【治疗】

本病对人体无明显损害，但有碍美观。

1. 最简单而有效的办法是将患病处毛发剃去。

2. 外用药治疗效果也较好，但临床治愈后需坚持继续治疗 2 周。常用药为复方苯甲酸软膏、3% 硫磺软膏（霜）、2% 甲醛溶液或氯水酊等。

【预防】

据报道本病的发生与接触不流动的塘水有关，应注意避免接触，或在接触后彻底洗涤冲刷。患者的衣物须彻底消毒，否则治愈后可以复发。

五、头癣（tinea capitis）

【分类】

头癣系皮肤癣菌感染头皮、毛囊及毛发所引起的疾病。根据临床表现不同可分为头黄癣、头白癣、头黑癣和脓癣四种；按病程分，虽然绝大多数从幼年开始发病，但头白癣到青春期后可以自愈，其他头癣无自愈倾向，可迁延至成年，也可在成年期才开始发病；四种头癣的愈后也不相同。

【病因】

我国头癣的常见致病菌见表 8 - 3。

表 8 - 3　头癣常见的致病菌

致病菌种	引起头癣的特征
黄癣菌	黄癣见于头皮和光滑皮肤，有黄癣痂，可为脓癣
铁锈色小孢子菌	头皮白癣，青春期前患病，人传人
奥杜盎小孢子菌	头皮白癣，青春期前患病，儿童互相传染
犬小孢子菌	头皮白癣，青春期前患病，可为患癣的犬、猫传染给人
断发癣菌	黑癣，见于头皮、皮肤，也可表现为须癣、甲癣，可引起毛囊萎缩
紫色癣菌	黑点在头皮和光滑皮肤内，甲癣、脓癣常见

【临床表现】

（一）黄癣（favus，tinea favosa）　致病菌为黄癣菌（Trichophyton schoenleinii）。

1. 毛发黄癣　初发损害为覆盖灰白色鳞屑的红斑。特征性损害为以毛囊为中心的污黄色或硫磺色点状大小、圆形的黄癣菌痂（scutulum），中央凹陷，边缘稍翘起而呈碟形，可有一至数根毛发从菌痂穿出，菌痂系密集的菌丝、上皮碎屑及渗出物干燥凝结而成，有鼠尿臭味。除去黄癣菌痂后，为略凹的红色糜烂面，潮湿有渗出。病程慢性。如不治疗，久后除头部发际毛发少受侵犯外，整个头皮上最终形成萎缩性疤痕，患处毛发不能再生。疤痕上遗留的少数、稀疏毛发也较纤细而无光泽。

2. 皮肤黄癣　可表现为丘疹、疱疹、丘疹鳞屑性损害，偶见黄癣菌痂样皮损。

3. 甲黄癣　黄癣菌引起的指（趾）甲癣与其他真菌性甲癣的临床表现相似。

（二）白癣（小孢子菌头癣，microsporosis capitis）　在我国致病菌主要为铁锈色小孢子菌（Microsporum ferrugineum），近几年由于饲养宠物之风日盛，由犬小孢子菌（M. canis）引起的头癣明显增加。

1. 多见于学龄前及学龄儿童，一般到青春期能够自愈，患者年龄大多不超过 16 岁。男孩患者多于女孩。同学或同伴中常有患同样病者。

2. 皮肤损害　初发为以毛发为中心的红色小丘疹，很快扩大成直径 1cm 左右的小斑片，其上覆盖灰白色糠状或粉状鳞屑，继续扩大，称为"母斑"。以后在其周围因自身接种而出现一处或多处小鳞屑斑，是为"子斑"。邻近脱屑斑可融合成不整形的大片斑，境界清楚。

3. 病发特征　鳞屑斑内的毛发变为灰白色，无光泽，在露出头皮 2～3 mm 处自行折断。用镊子拔取已断的毛发，松动易拔，拔时无痛，毛发上常附有白色鳞屑性鞘套。自觉有不同程度瘙痒。

4. 病程　慢性。局部一般无炎症反应，愈后不形成疤痕。

（三）黑点癣（black – dot tinea）　本病的致病菌因人种和地域不同而异，在我国主要由紫色癣菌（T. violaceum）和断发癣菌（T. tonsurans）引起。

1. 皮肤损害　损害呈小片状，每片有 3～4 根毛发被侵犯，病发刚长出毛囊口即折断，在毛囊口内遗留一个黑色毛发残根，病发表面可有少许鳞屑。多数此种小斑片散在于头皮上，有时被误诊为毛囊炎或脂溢性皮炎。

2. 病发特征　患部黑点可为断发，也可因毛发受真菌侵犯后变软，未能长出头皮卷曲在毛囊口内所致。拔出的病发甚短且弯曲呈逗号状。

3. 病程　较长，可迁延至成年不愈，也可产生小片或连成大片的萎缩性疤痕及永久性脱发。

（四）脓癣（tinea kerion） 常由白癣发展而成，为在头癣基础上发生深在性毛囊和毛囊周围炎，系变态反应性炎症。也有断发癣菌性黑点癣引起脓癣的报告。

1. 初为单发或多发的毛囊炎样损害，渐发展成红色肿块，境界清楚，压迫时有少量稀薄脓液从毛囊口溢出，毛发松动易拔，有压痛。

2. 及时确定诊断和正确治疗可缩短病程，避免或减少后遗症，否则愈后常遗留疤痕和永久性脱发。

（五）不典型头癣 近年发现有一些头癣可无断发，也可呈脂溢性皮炎样或斑秃样损害，但镜检可以找到真菌。

【实验室检查】

（一）直接镜检 黄癣病发内可见菌丝及气泡，后者系菌丝退化后所遗；白癣的病发外有成堆小孢子，有时在发根内有纤细的菌丝；黑点癣病发内充满链状排列的较大孢子。

（二）培养检查 取病发接种于沙保培养基上，置22℃或室温中培养，1～3周后长出菌落可供鉴定致病菌菌种。

（三）滤过紫外线检查 黄癣的病发在滤过紫外线下有暗绿色荧光；白癣者为亮绿色荧光；黑点癣的病发无荧光。

【治疗】 治疗头癣应采用综合疗法，即"服、搽、洗、理、消"，简述如下。

（一）服药 头癣病单纯用外搽药不易治愈，内服抗真菌药物是治愈本病的基本保证。服药应持续至患者临床和真菌学均正常为止，疗程约为4～8周不等。以下药物可任选一种。

1. 灰黄霉素 内服本品亚微粒时按每日10～20 mg/kg，体重＞40kg及成人0.2g/次，3次/日，饭后服。如服用微粒灰黄霉素则剂量减半。为减少本品可能发生的副作用，减轻病人经济负担，在保证疗效的前提下，与下列任一种药物同服可将灰黄霉素用量减少一半：①对羟基苯乙酮，每日15 mg/kg；②利胆醇，0.2～0.4g/d；

③茵陈煎剂，茵陈 500g，煎汁 500 mL，15 mL/次，2 次/日，内服。

2. 酮康唑　成人 200 mg/d；儿童体重 <20kg 者 50 mg/d，体重 20～40kg 者 100 mg/d，体重 >40kg 者用量同成人。均 1 次/日，口服，连服 4～8 周。使用本品时注意肝功能情况，且有人认为本品疗效不及灰黄霉素，特别是对小孢子菌属所致的头癣疗效较差，故可用于耐灰黄霉素者。

3. 伊曲康唑　成人 100 mg/d，连服 4～8 周，疗效好。本品现为胶囊剂，不适宜幼儿口服。

4. 特比萘芬　成人 250 mg/d；儿童体重 <20kg 者 62.5 mg/d，体重 20～40kg 者 125 mg/d，体重 >40kg 药剂量同成人。均 1 次/日。

（二）搽药　为杀灭头皮表面的致病菌，可外搽 5% 硫磺软膏、半浓度复方苯甲酸软膏、5% 水杨酸软膏或 2% 碘酊。1 次/日，连用 4 周。

（三）洗头　用温水肥皂洗头，1 次/日，连续 4 周。也可用 2% 酮康唑香波（如"采乐"）或 2.5% 硫化硒洗剂洗头，3 次/周。

（四）理发　男性患者在治疗期间应理发（推平头）1 次/周，连续 4 次。在内服及外用药治疗下理发并非必须，对女童尤其如此。

（五）消毒　洗头及理发的目的在于清除头皮表面的致病菌，因其中有些已被药物杀死，有的可能尚为活菌，故洗头、理发后，用具、毛发等均应进行消毒处理，以防传染他人。患者用过的帽子、毛巾、枕巾、梳篦等应煮沸消毒，1 次/10 日，共 3～4 次。

对脓癣患者除内服及外搽抗真菌药物外，考虑到本病与局部细胞免疫反应有关，特别是使用灰黄霉素治疗效果不佳的患者，可同时给予糖皮质激素。有人给 3 例脓癣患儿应用强的松龙，每日 2 mg/kg，4 日后即有明显疗效，1 周后开始减量，治疗 1 个月左右均愈。

由于内服抗真菌药物对本病有可靠疗效，脱发疗法（包括手拔法、药物脱发及 X 线脱发）又有一定缺点，现已少用。

【预防】

本病可直接或间接接触传染，因此应早发现、早治疗，有条件时对患者进行隔离治疗，以尽可能控制传染源。如家中有患癣的家畜或宠物应予处理。

六、须癣（tinea barbae）

【病因】

多种皮肤癣菌所引起的口周皮肤及胡须的癣菌病。多见于欧美牧区。系嗜动物性小孢子菌及毛癣菌（如羊毛状小孢子菌、石膏样毛癣菌、疣状毛癣菌、紫色毛癣菌及黄癣菌等）所致。多由牛传染人，也可通过理发工具传播。此病在我国较少见。

【临床表现】

（一）浅表型须癣　先从须部开始，少数毛囊口发生红丘疹，皮肤红斑逐渐扩大而类似平滑皮肤上的体癣，中心区脱屑，须毛脱落，周边可见活动性水疱或脓疱。患处皮肤明显肿胀，但与正常皮肤间境界清楚。患区胡须松动易拔或自行折断。

（二）深在型须癣　为深在性毛囊性脓疱或脓肿，皮肤浸润，胡须变脆且容易拔出，压迫病区有脓液从多个毛囊口中溢出，毛囊内可形成瘘管。严重者愈后遗留永久性脱毛。

（三）好发部位　须癣好侵犯下颏部，很少侵犯上唇靠近鼻孔处（据此可与须疮鉴别）。

【实验室检查】

取患处鳞屑或病发直接镜检，可见到菌丝及孢子。由于病原菌不同可呈发内型或发外型。小孢子菌所致须癣的病发在滤过紫外线下有亮绿色荧光。

【病理变化】

真菌存在于毛干及毛囊中。由红色毛癣菌引起的结节性毛囊周围炎，在毛囊及真皮炎性浸润中的菌丝和孢子，可被 PAS 及乌洛托品硝酸银染色法，分别染成深红色和黑色。真菌可穿过毛囊壁而进入真皮。日久病灶可变为化脓性。在慢性或正在消退的病灶中，可见淋巴样细胞、上皮样细胞、组织细胞及多形核巨细胞等浸润。

由疣状毛癣菌引起的须癣，可证实菌丝和孢子位于毛囊内，但在围绕毛囊的真皮中则无菌，在真皮内主要是围绕毛囊的急性或慢性炎细胞浸润。

【诊断及鉴别诊断】

胡须部位的体癣样损害，伴有主要分布于边缘的毛囊性丘疹或深部毛囊性脓疱，胡须无光泽，易拔出，直接镜检真菌阳性，即可确诊。

本病应与须疮鉴别，后者为细菌感染，好侵犯上唇靠近鼻孔部的胡须，胡须也可松动，但不自行折断，真菌检查阴性。

【治疗】

1. 有继发细菌感染者应内用抗生素，外用 3% 硼酸溶液或锌铜溶液湿敷，待急性炎症消退后再作进一步治疗。

2. 病区范围较小时，用拔毛镊将患病区胡须拔除，并涂擦 5% 硫磺软膏、1% 益康唑霜、1% 克霉唑霜或 2% 咪康唑霜，2 次/日。病区胡须应多次拔除，直至局部表面完全正常，然后应再搽药 2 周以上。

3. 范围较大，拔须困难者，可用内服药治疗，药物及其用法用量参照头癣治疗方法。

【预防】

1. 患者的洗理用品，包括毛巾、手帕、面盆、剃须刀等在治愈前要特别注意消毒。

2. 平时避免接触有癣病的家畜或宠物，对患病的动物及时处理，处理时注意隔离及事后清洗消毒。

七、体癣（tinea corporis）

【病因】

在我国体癣的致病菌主要是红色毛癣菌、石膏样毛癣菌、絮状表皮癣菌、断发癣菌。少数也可由紫色毛癣菌、黄癣菌、铁锈色小孢子菌、石膏样小孢子菌、羊毛状小孢子菌或疣状毛癣菌等引起。

传染源常为手癣、足癣、甲癣、头癣或股癣经搔抓、衣物污染等的自身接种，也可是受宠物等传染。发病与机体抵抗力有密切关系，糖尿病、消耗性疾病患者及长期大量应用抗生素或糖皮质激素者较易患体癣。

【临床表现】

（一）皮肤损害　开始为红斑点、红丘疹或水疱，逐渐离心性扩大，中心可自行消退而呈环形、弧形、半环形、地图形，皮疹消退处又可出现新疹，再扩大而形成多环形。损害边缘略高起，并可见糠状鳞屑、丘疹及小水疱。

（二）病程　损害多在夏季加重，冬季症状减轻或消失。使用糖皮质激素制剂后症状能暂时好转，停药不久复发甚或更重。

（三）自觉症状　常伴有程度不等的痒感。

【实验室检查】

刮取皮损边缘的鳞屑或小水疱疱膜，直接镜检可找到菌丝。但水疱内的液体中常查不出病原菌。必要时可进行真菌培养。

【诊断及鉴别诊断】

本病诊断不难，如有怀疑可进行直接镜检。有时应与湿疹、玫瑰糠疹、神经性皮炎、银屑病等鉴别，这些病损中均查不到真菌。

【治疗】

（一）一般治疗　如局部有明显炎症、渗出或继发细菌感染，应先用2%~3%硼酸溶液湿敷，并内用抗细菌抗生素，也可根据情况同时内服抗真菌药物。

（二）外用药物　除皮损广泛或继发细菌感染者外，一般应以外用药物治疗为主。外用药应具有杀真菌和角质剥脱双重作用，以便既能将真菌杀死，又能将含致病菌的表皮角质剥去，才能在继续治疗时对残存真菌发挥作用。有些外用抗真菌制剂，虽不含剥脱剂，但制剂中有透皮吸收剂，也能较好地深入皮肤表层。

急性期以外用咪唑类制剂方主（参见须癣的外用药），好转后可用癣药水（如复方苯甲酸酊、复方土槿皮酊等）。由于潮湿和温热环境有利于真菌繁殖，因此除非皮损处明显剥脱和干燥，一般不宜外用油膏型药物，夏季尤其如此，以防加重病情。乳膏剂和酊剂是治疗体癣较理想的剂型。

（三）内服药　损害范围较大或单纯外搽药不能控制病情者，可予伊曲康唑 100 mg/d，连服 15 日；或酮康唑 200 mg/d，连服 4～6 周；也可用灰黄霉素 200 mg/次，3 次/日，连服 4～6 周。

（四）其他　新研制和介绍到临床上的治癣外用药甚多，其中不乏疗效好、副作用少、价格低廉、药源丰富者，如 5% 乙酰水杨酸酊（乙酰水杨酸 5g，加入二甲基亚砜 10 mL 中，待溶解后，再加入 95% 乙醇至 100 mL）；1% 环吡酮胺或 1% 联苯苄唑霜剂、溶液、洗剂或粉剂等。

【预防】

1. 积极治疗可引起体癣的病灶，如手足癣、甲癣等。尽量避免与有癣病的人或动物密切接触。

2. 避免滥用可能影响机体抵抗力的药物，如糖皮质激素、免疫抑制剂、广谱抗生素等，以免患者抗病能力减弱而易发癣病。

八、股癣（tinea cruris）

【病因】

股癣指发生在两股内侧、腹股沟、会阴和肛周的皮肤癣菌病，本病实际上就是体癣，因发生在上述部位，其临床表现、治疗方法有所不同而单独列出。股癣的致病菌与体癣相同。常见诱因为局部湿热、多汗或同时有其他癣病（如足癣、手癣、甲癣等）发生自身接种，或在游泳池等公共场所被感染。

【临床表现】

（一）基本情况　患者中男性多于女性。女性患者的皮损形态和发病部位与男性相似。

（二）皮肤损害　损害初为少数丘疹或丘疱疹，逐渐增多扩大成片，中央有自愈现象而类似体癣。发生于皱褶间的损害常显示为水肿性、鲜红色斑片，扩展到皱褶范围外后，也可见丘疹、水疱。病久或天气寒冷干燥后，红斑可变为棕红、褐色或灰色，且可有少许鳞屑、搔痕及结痂。

（三）好发部位　损害可为单侧性，但多为双侧对称性发病。皮损位于两股内上侧，可向上发展至腹股沟及阴阜部，或向会阴和肛门部扩展。但阴囊一般不发病或极少被侵犯，可能与阴囊皮脂腺丰富有关。

（四）病程　夏季加重，冬季自行缓解或暂时消退，若治疗不彻底次年天暖后又再复发。患处常有剧烈瘙痒，长期不断搔抓后可使病区皮肤肥厚粗糙而呈苔藓样变。

【实验室检查】

病原菌检查同体癣。

【诊断及鉴别诊断】

（一）摩擦红斑　多见于婴儿和肥胖的人，在腹股沟及其他皱褶处，因湿热、摩擦等导致红斑及浸渍，重者可有糜烂及渗出，但损害限于皱褶的皮肤接触范围内，边缘无丘疱疹，真菌检查阴性，使用单纯粉剂，保持局部干燥即可控制病情。

（二）红癣　也常见于股内侧，为不规则的大片淡红色斑，边缘无丘疱疹，镜检无真菌，可找到微细棒状杆菌。

（三）念珠菌病　较多见于婴幼儿，常有浸渍状白色菌苔，重者糜烂渗液，甚至化脓。局部刮片镜检，可找到念珠菌菌丝和孢子。

【治疗】

治疗方法与体癣基本相同。

因股部皮肤柔嫩，外用抗真菌药物应选用较缓和者，如复方雷琐辛搽剂（碱性品红 0.3 g，硼酸 1.0 g，液化酚 2.0 g，雷琐辛 10.0 g，丙酮 5.0 g，95% 乙醇 10.0 mL，蒸馏水加至 100.0 mL），现时大多从上方中除去碱性品红以免沾染衣物，疗效基本相同，患者更易接受。咪唑类抗真菌药乳膏刺激性较小，也可用于治疗股癣。

保持局部干燥是加快股癣治愈、避免复发的关键。可在治疗过程中间或治愈后向患处涂布止汗剂，如 10% 乌洛托品酊或溶液、20% 氯化铝无水乙醇酊。开始每晚 1 次，以后根据情况减少用药，直至 1 次/周。或涂治癣药物后撒布 10% 硼酸滑石粉或爽身粉等，也有使局部干燥的作用。

九、手癣和足癣（tinea manuum and pedis）

【病因】

在我国引起手癣和足癣的致病菌主要是红色毛癣菌、石膏样毛癣菌、絮状表皮癣菌和白念珠菌。湿热、手足多汗、穿戴不透气的鞋靴与手套，长期应用糖皮质激素、抗生素和（或）免疫抑制剂及不注意卫生是发生本病的重要原因。

【临床表现】

（一）分型 手、足癣一般分为三型。

1. 水疱型 发作时在掌跖、指（趾）间或手足侧缘发生针头至米粒大的深在性水疱，水疱周缘可有轻度炎症，疱壁紧张，内含清澈浆液。病情好转后水疱吸收干燥，由水疱干涸后从其中心脱屑。本型多系石膏样毛癣菌所致。

2. 鳞屑角化型 在掌跖及其侧缘、指（趾）部皮肤粗糙，角质增厚，脱屑明显，可伴有皲裂和出血。本型病情轻重与季节关系不大，但炎热天气可明显扩展。本型多系红色毛癣菌所致。

3. 浸渍糜烂型 常发于指（趾）间，尤其是第 3、4 和第 4、5 指（趾）间，皮肤浸渍、发白，表层皮肤可脱落而呈糜烂及渗血。本型多系白念珠菌所致。

患者可长期表现为其中一型，也可两三型同时存在。手足癣扩展至手背或足背部时，其表现与体癣相似。

（二）好发部位 手足癣大多呈对称性双侧发病，有些病人一侧发病后对侧可在多年后始被侵犯，原因未明，但这一特殊病史对本病的诊断有一定参考意义。

（三）病程 发作以夏季为重，伴不同程度瘙痒，且此时易发生淋巴结炎、淋巴管炎、蜂窝织炎或癣菌疹等并发症。天气干燥、气候寒冷后病情可自行缓解。

【实验室检查】

刮取鳞屑或采取水疱疱膜直接镜检能找到真菌菌丝和孢子。足癣检查的阳性率比手癣高；活动性边缘采取的标本阳性率比厚角质性片块高；疱液中难于找到真菌。如检查为阴性或欲知致病菌种类，应进行培养检查。

【治疗】

（一）治疗原则　应根据不同类型，选择适合的治疗方法、药物及剂型。足癣的治疗以外用药为主，必要时适当配合内用药。治疗应规则、持久，切不可症状缓解即中止治疗。如有继发性细菌感染应首先控制，已有丹毒等并发症史者尤应抓紧治疗，以免引起象皮肿等严重后遗症。

（二）继发感染的处理　手足癣继发细菌感染是在真菌感染的基础上又发生细菌感染。治疗时如单用抗细菌抗生素，真菌感染未得到控制则病情难见好转，反之亦然，所以常须真菌感染与细菌感染兼治，但可有不同侧重。

1. 病情较轻，表面湿润时，可外涂同时含有抗真菌药（如硝酸咪康唑）、抗细菌药（如硫酸新霉素）及抗炎药（如确炎舒松 A）的复合制剂，成品药为"曲咪新乳膏"或"复方酮康唑乳膏"。一俟炎症和细菌感染基本控制即可改用普通抗真菌外用药。已有细菌感染而直接涂用抗真菌外用药或使用只含糖皮质激素的制剂，而不及时换药，对病情不利。

2. 中度继发感染，有少许渗出，伴局部潮红者，可予注射或内服抗生素，局部外用氧化锌油膏（氧化锌 500g，蓖麻油加至 1000 mL）或次没食子酸铋油膏，有消炎、干燥、抑菌作用，以造成不利于细菌和真菌生长繁殖的环境。

对中度继发感染也可采用中药浸泡法。有人用土槿皮、蛇床子、透骨草、徐长卿、黄芩各 30 g，土茯苓、苦参各 25 g，枯矾 20 g 煎液，趁温浸泡，20～30 分钟/次，2 次/日，浸后拭干包敷，一般 4 日能见效，9 日左右治愈。本组方中兼有抑制细菌和真菌的药物及收敛、除湿、消炎、止痒作用，药源丰富，价格低廉。

还可用甲硝唑粉直接撒布患处，2 次/日，据报道 1 周后半数患者可治愈，显效率达 85%，本方法是基于粉剂形式可使局部保持干燥，甲硝唑有抗多种细菌的作用，且此药属于硝基咪唑类药物，能阻断真菌细胞膜中麦角甾醇的合成，可杀灭真菌，因此能有较好疗效。

3. 重度继发感染，炎症明显，有红肿、渗出、疼痛，并可发热。严重者伴淋巴管炎、淋巴结炎或丹毒。以内用药物为主，除注射或内服高效抗细菌药物外，也须内服抗真菌药物，例如灰黄霉素、酮康唑、伊曲康唑等。局部以缓和无刺激性药物对症处理，如先用 1 : 5000 高锰酸钾溶液浸泡，30 分钟/次，3 次/日，继以 2%～3% 硼酸溶液或 5% 醋酸铝溶液或 0.1% 雷佛奴尔溶液湿敷。继发感染控制后再行后续治疗。

（三）局部治疗

1. 水疱型手足癣　不伴有继发感染、皲裂和糜烂面者以采用酊剂治疗为主，例如：

（1）复方苯甲酸酊（水杨酸 6 g，苯甲酸 12 g，75% 乙醇加至 100 mL）。用于较柔嫩皮肤时，可在本品中加入等量 75% 乙醇，使成为半浓度复方苯甲酸酊以减轻其刺激性。

（2）复方土槿皮酊（水杨酸 6 g，苯甲酸 12 g，20% 土槿皮酊 40 mL，75% 乙醇加至 100 mL）。

（3）复方硫酸铜溶液（水杨酸 5 g，硫酸铜 0.25 g，75% 乙醇加至 100 mL）。

（4）复方克霉唑癣药水（克霉唑 2 g，苯酚 1 g，薄荷脑 0.2 g，二甲基亚砜 2 mL，75% 乙醇加至 100 mL）。

（5）硝酸咪康唑癣药水（硝酸咪康唑 2 g，二甲基亚砜 30 mL，甘油 5 mL，75% 乙醇加至 100 mL）。

以上例举的处方都含抗真菌药物（苯甲酸、硫酸铜、土槿皮、克霉唑、硝酸咪康唑）；另一些成分也有抗真菌作用，但主要作为剥脱剂（如水杨酸）或透皮吸收剂（如二甲基亚砜）；苯酚、薄荷脑兼有抗真菌和止痒作用；甘油用作润泽剂，可防使用酊剂后皮肤过度干燥。这些处方基本符合治疗原则，疗效较好。可每晚外涂1次，皮损消退后1次/2日，或1~2次/周。

2. 鳞屑角化型手足癣 主要外用酸性药物配制的软膏或药液，以期剥去过厚的角质和寄生其中的真菌，常用的有：

（1）复方苯甲酸软膏（水杨酸6 g，苯甲酸12 g，凡士林加至100 g）。

（2）复方十一烯酸软膏（十一烯酸5 g，十一烯酸锌20 g，液体石蜡10 mL，羊毛脂10 g，凡士林加至100 g）。

（3）杀烈癣软膏（水杨酰苯胺4.5 g，水杨酸甲酯1 g，冰片1 g，乙醇1 mL，凡士林加至100 g）。

（4）足光粉（市售成药，含水杨酸18%，苯甲酸12%，硼酸40%，苦参20%及辅料。为浅黄褐色粉末），每次用药粉1包，加沸水1000~1500 mL，搅拌使成为药汤，待降温后，浸泡患处20~30分钟，1次/日，3次为一疗程。治疗后有明显脱屑。

（5）10%~20%醋酸溶液或食用醋浸泡患处，20分钟/次，每晚1次。

用软膏型药物治疗鳞屑角化型手足癣，可润泽皮肤，并有剥脱作用，但其剥除角质的作用毕竟不如酊剂，但若单纯涂用酊剂又可造成明显干燥、皲裂、疼痛，因此可将软膏和酊剂交替使用，当皮损干燥时涂软膏，否则涂治癣酊剂。

用足光粉等酸性溶液浸泡手足癣后，可有明显的剥脱作用，应用此方法者，少数人可引发皮炎，局部持续红肿脱屑，虽可杀灭部分真菌，但主要作用在于剥脱角质，故在脱屑后，须再应用咪唑类软膏或霜剂等。

3. 浸渍糜烂型手足癣 应使用刺激性小的药物，剂型以溶液、粉剂为主，如：

（1）复方雷琐辛溶液（见股癣治疗）。

（2）足癣粉，可用：①水杨酸2 g，乌洛托品5 g，无水钾明矾5 g，硼酸10 g，滑石粉加至100 g；②十一烯酸2 g，十一烯酸锌20 g，硼酸10 g，滑石粉加至100 g；③制霉菌素粉1000万 U，氧化锌加至100 g。任选一种撒布于糜烂的指（趾）间，2～3次/日。

（3）据报道，用新鲜核桃树叶150～200 g，加开水2000～2500 mL，温火煮沸20～25分钟，使成约1500～2000 mL，待凉至温热，浸泡患癣的手足25～30分钟，1次/日。本法有清热、解毒、消炎、收敛、利湿之功，半数以上患者使用1～2次即可明显好转。

（4）局部糜烂愈合后可外用咪唑类霜剂（如联苯苄唑霜、克霉唑霜等），一般不用软膏剂型。

（5）中药浸泡，方用荆芥、防风、羌活、独活、生川乌、生草乌、凤仙花、土荆皮、土大黄、广木香、桂皮各15 g，切碎，冷水浸泡8～12小时后，加入陈醋2～3斤，煎煮后，浸泡手足癣25分钟，1～2次/日。

（四）全身治疗　对较严重的手足癣，或局部外用药治疗无效者，也可用内服药物治疗。

1. 伊曲康唑　原用治疗方案为100 mg 次，1次/日，连续用药30天。现多推荐使用冲击剂量方案，即200 mg/次，2次/日，连服7天，此方案疗程缩短，效果较原方案提高。

2. 灰黄霉素　国产亚微粒片剂口服，200 mg/次，3次/日，连续4～6周。

3. 酮康唑　口服200 mg/次，1次/日，连续4～6周。

4. 克霉唑　口服0.5～1.0g/次，3次/日；小儿每日20～60 mg/kg，分3次口服。

5. 氟康唑　口服150 mg/周，或50 mg/d，均为顿服，连服2～6周。儿童用量酌减。

6. 特比萘芬　口服125 mg/次，2次/日，疗程3～6周。

【预防】

解放前，由于各地温度与湿度不同、交通及人流不畅等原因，我国手足癣的发病率南方明显高于北方。解放后，特别是改革开放以来，随着南北方临时的及长驻的人口流动频繁，在北方也有较多手足癣患者，地域的差别有所缩小。据南方一些地区调查，皮肤病中发病率最高的为皮肤真菌病，其中又以足癣为主。如果全国大部分地区的手足癣发病率均呈这一趋势，则患者人数将相当可观，可见对本病的预防十分重要。

1. 患手足癣者应积极治疗，克服此病不治无所谓，以及手足癣无法治愈的消极想法。手足癣早治疗可防止并发症，避免甲癣、体癣、股癣等的发生，能提高生活和工作质量。对家人及周围人群也有保护作用。

2. 应尽量不要饲养猫、狗等宠物，对已患病的宠物不要直接或间接接触，并将其妥善处理。对游泳池、浴室、旅馆等要加强卫生监管。公用物品（如浴巾、拖鞋、被褥等）要及时更换和消毒。

3. 注意个人卫生，常洗澡，保持皮肤干燥和清洁，市售防癣鞋袜、防癣衣裤等有一定预防作用。

十、甲真菌病（onycomycosis）

【病因】

甲真菌病指由皮肤癣菌、霉菌及（或）酵母菌等真菌引起的指（趾）甲病变，病原菌不同，选择不同的治疗用药，但在临床表现上常难于区分，再加有时为混合感染，不进行分离培养无法判定病原菌。

引起甲真菌病的皮肤癣菌主要为红色癣菌、石膏样毛癣菌和絮状表皮癣菌。从病甲中分离出的霉菌种类甚多，现在还没有公认可靠的办法能确认其致病性。引起甲癣的酵母菌以白念珠菌为主。

患甲真菌病者往往先有手足癣，扩展至甲部而使其受染。也可在外伤后由外界真菌引起。

【临床表现】

（一）皮肤损害　甲板增厚、粗糙不平、失去光泽，变色，也可有甲板萎缩；甲下有过度增生的角质或碎屑；甲板与甲床分离。受侵犯的部位可仅限于甲游离缘、侧缘或甲板表面，也可整个甲板均被累及。

甲廓皮肤与甲上皮可有轻度炎症，并部分与甲板表面分离，白念珠菌引起者甲廓偶可出现明显炎症。

（二）甲真菌病的分型　有时同一患者可兼有不同类型的病甲。

1. 远端侧缘甲下型（DLSO）　临床最多见，尤其趾甲，感染始于甲的前缘和（或）侧缘，常伴有邻近皮肤真菌病。甲板变化以角质增生为主，甲有色泽改变、质地松软、厚度增加，有时甲板与甲床分离，常先单甲受累，以后逐渐染及其他指（趾）甲。

2. 近端甲下型（PSO）　感染从甲板近端开始，多见于指甲，可有甲沟炎史，甲板无明显角化，病甲呈白色，表面不平，呈甲营养不良状。

3. 白色浅表型（WSO）　病甲表面为白色斑，境界清楚，表面尚平滑，久病者呈污黄色，质地松脆易破裂。此型为甲板表层受真菌侵犯，故外用药治疗有可能获效。

4. 甲板内型（EO）　此型罕见。真菌侵犯甲板全层，但不再向下发展，病甲表面呈浅黄或灰白色，高低不平但很少缺失。

5. 全甲毁损型（TDO）　又称全甲营养不良型。为上述各型发展而成，可表现为全甲增厚粗糙变色，或全甲残缺不全。难于治疗。

（三）自觉症状　除生活和工作不便、有碍观瞻外，甲癣可以是其他癣病的传染源，但本病一般无自觉痛痒。

【实验室检查】

取病甲碎屑直接镜检可见孢子及菌丝。欲确定菌种，需多次反复进行真菌培养。

【治疗】

（一）外用药治疗　外用药治疗方法甚多，与某些新近研制的内服抗真菌药相比，其疗程较长，疗效欠满意，但目前大多数病人仍愿意使用外用药治疗。

1. 30%～50%冰醋酸溶液外涂，1～2次/日。直至新甲全部长出，再用药1～2个月，可1次/1～2日。

2. 甲癣药水（水杨酸5g，丙酮5 mL，5%碘酊加至100 mL），外涂病甲，1次/日。

3. 半浓度复方苯甲酸酊。

4. 甲癣涂膜（乳酸8 mL，水杨酸8g，苯甲酸8g，硝化棉10g，甲苯30 mL，丙酮10 mL，醋酸丁酯30 mL，先将后4种药物制成涂膜基质，再加入前3种药物即得）。涂于病甲上，每晚1次。

5. 药物甲油（克霉唑5g，苯甲酸10g，水杨酸10g，丙酮20 mL，乙醇50～60 mL，硝基药漆适量，醋酸乙酯适量，全量制成100 mL），涂于病甲，2～3次/日，直至痊愈。

6. 其他外用药 如10%～20%水合肼、5%酚甘油、10%碘酊、咪唑类药物外用制剂等。

7. 中草药疗法 白凤仙花、鲜羊蹄根等量加明矾少许，捣成糊状，每晚睡前包敷于病甲，次晨去除，坚持数月亦可望治愈。

外用药治疗前，先用热水浸泡病甲，然后用小刀或小锉将病甲刮（锉）去除，以不出血为度，一次除不净，分次进行。在治疗过程中对较厚之病甲应不断继续去除。也可用剥甲法将病甲除去，再适时选用上述外用药，可取得较好疗效，并能缩短治疗时间。

（二）剥甲法 通过剥除病甲，可将大部分致病菌去除，本法见效较快，但操作必须细致。若单独使用本方法，疗效多不满意，应并用外涂药或口服抗真菌药。常用的剥甲药有：

1. 尿素软膏（尿素40g，白蜡5g，凡士林加至100g），甲周围皮肤用胶布保护，将尿素软膏涂于病甲上，外用塑料薄膜及敷料包裹固定，3～5日换药1次，待病甲软化后将甲板轻轻拔除，并清除残余病甲，然后外用抗真菌制剂直至痊愈。

2. 尿素硬膏（尿素40 g，阿胶15 g，克霉唑2 g，滑石粉20 g，水23 mL，共制成100 g。阿胶粉碎置水浴烧杯内，加水适量，加热，不断搅拌使溶，浓缩至 38 mL，待温度降至 70℃ 以下时，加入研细的尿素，搅拌使溶，而后加入克霉唑、滑石粉调合即成硬膏团块）。取适量敷于病甲上，厚约 2 mm，包扎，3 天后剥离病甲，再作进一步治疗。也可用剥甲硬膏（尿素 30 g，氧化锌 11 g，硬膏基质加至 100 g），用法同上。

3. 氢氧化钾剥甲膏（糯米 25 g，洗净晾干，置 40% 氢氧化钾溶液中，微热使溶成 100 mL，冷却后加入 2% 酮康唑混悬液 100 mL 混匀成乳白色糊状），保护周围正常皮肤后，用竹签均匀涂于病甲表面，不久干燥，15 分钟后用清水洗去，用小刀轻轻刮去松软层，1 ~ 2 次/日，待甲变薄或涂药后有痛感时停止刮甲，改为单纯涂药，1 次/2 ~ 3 日，直至新甲长出。

4. 溶甲软膏（雷琐辛 15 g，水杨酸 15 g，乳酸 15 g，凡士林加至 100 g），保护正常皮肤后，将软膏涂于病甲上，1 次/日，涂后用塑料薄膜包扎固定。待甲软化后除去已软化部分，再用药，经 2 ~ 4 周病甲可去除干净，然后涂用一般抗真菌药物。

（三）手术拔甲法　采用外科方法。拔甲后也必须外涂或内服抗真菌药物，病甲拔除后可使治疗时间明显缩短，治愈率提高，但手术拔甲的创伤相对较大，术后影响活动，甚至不慎能造成甲母损伤而致甲板畸形，故而一般少用。

（四）内服药疗法

1. 伊曲康唑　本品治疗甲癣的用药方案为 200 mg/次，1 次/日，连续 3 个月。由于连续长期服药发生副作用的可能性增加，服药方法繁琐，费用较大，现多采用短程冲击疗法，服药量减少一半，而且服药方法简便，方案如下：

（1）指甲癣　200 mg/次，2 次/日，每月服 1 周，停药 3 周，为一疗程，共 2 个疗程。

（2）趾甲癣　200 mg/次，2 次/日，每月服 1 周，停药 3 周，为一疗程，共 3 个疗程。

2. 特比萘芬　250 mg/d，1 次/日，指甲癣连服 6 周，趾甲癣连服 12 周。老年人及儿童用量酌减。

3. 氟康唑　150 mg/次，1 次/周，连服 12 ~ 16 周。

4. 酮康唑　200 mg/次，1 次/日，连服 3 ~ 6 个月至新甲长出。

5. 灰黄霉素　国产亚微粒片剂 200 mg/次，3 次/日；超微粒片剂 125 mg/次，3 次/日，连服 3 ~ 6 个月或更久，直至新甲完全长出。

据统计，甲癣的单一致病菌以皮肤癣菌为多，约占 75%，其次为酵母菌（20%）和霉菌（5%）。另有一些为两种以上真菌混合感染。上述几种内服抗真菌药物的抗菌谱不同（见表 8-4），如能培养确定甲癣致病菌，再选用合适药物则疗效较佳。

表 8-4　常用内服抗真菌药物的抗菌谱

	皮肤癣菌	酵母菌	霉菌
伊曲康唑	+	+	+
特比萘芬	+	-	-
氟康唑	+	+	-
酮康唑	+	+	-
灰黄霉素	+	-	-

十一、叠瓦癣（tinea imbricate）

【病因】

致病菌为同心性癣菌（Trichophyton concentricum）。本病多见于热带及亚热带地区，我国东南各省曾有过病例报道，现已少见。

【临床表现】

（一）基本情况　男性患者多于女性，青壮年多于儿童。

（二）皮肤损害　初起为淡褐色小斑疹，逐渐扩大后中央脱屑，鳞屑外缘粘连，内缘游离而使损害呈环形，此环形损害不断向周围扩大，与此同时，中心又发生新的褐色小斑疹，并也渐扩大成环形脱屑斑，如此反复，构成特殊的多数环形鳞屑斑相套的涡纹状或叠瓦状损害，故名叠瓦癣。皮损周围正常皮肤呈棕红色，自觉瘙痒，久后可因搔抓而引起苔藓样变。

（三）好发部位　多见于躯干和臀部，病久者可扩展至四肢，甚至泛发全身（包括头皮和唇黏膜等处），但掌跖部少见，毛发不受侵犯。

（四）病程　本病难于治愈，可持续多年，且易复发。

【实验室检查】

鳞屑直接镜检可见多数、较粗的关节菌丝。培养可分离出典型的同心性癣菌，接种后 10 日左右开始生长，典型菌落呈扁平蜡样生长，中央有不规则脑回状皱褶，外围边缘整齐，呈浅黄色渐变为灰褐色，镜检可见破梳状菌丝和厚壁孢子。

【诊断及鉴别诊断】

本病临床表现特殊，根据典型症状即可确诊。必要时进行真菌学检查。本病应与其他体癣、湿疹、脂溢性皮炎等鉴别。

【治疗】

治疗方法与体癣同。由于本病的病原菌可侵入表皮棘层，故单纯外用药很难治愈，应注意的是：①应外用与内服抗真菌药物兼用；②治疗疗程宜长，至少持续 >1 个月，但仍常复发；③病损范围较大时，慎防超量涂用癣药而引起水杨酸等药物中毒。

十二、癣菌性肉芽肿（mycotic granuloma）

【病因】

皮肤癣菌为嗜角质真菌，对人体皮肤的侵犯，一般限于表皮层，当患者免疫功能明显低下时，致病菌可侵入真皮结缔组织而引起慢性癣菌性肉芽肿。致病菌以红色毛癣菌为多，上海曾见到过铁锈色小孢子菌肉芽肿的患者。

患者常先有长期未愈的头癣或体癣，曾经因误诊而使用过糖皮质激素制剂，或有全身性疾病而应用过免疫抑制剂，或为原发性或继发性免疫缺陷病患者。

【临床表现】

在皮肤癣菌病损害附近，或在远隔部位有大小不等的肉芽肿性结节，可单发或多发。较大的肉芽肿呈脓肿样，内有脓液，能穿破表皮排出部分脓液，但大多不形成溃疡。

【实验室检查】

从脓液中可以培养出与患者本人毛发、皮肤或甲部癣病相同的致病性真菌。毛癣菌素试验常为阴性。

【病理变化】

肉芽肿损害行病理检查，PAS 染色下能见到真菌菌丝或孢子。

【治疗】

1. 进低糖、高蛋白、高维生素饮食。积极检查和治疗可能存在的免疫缺陷性疾病。

2. 本病治疗以内服抗真菌药物为主，常用药物为伊曲康唑、特比萘芬、氟康唑、酮康唑或灰黄霉素。药物品种的选择可根据培养结果确定（参见甲癣的内用药物疗法），疗程可比照体癣和头癣治疗方案适当延长，治愈后再坚持用药 2 ~ 3 周，以防复发。

3. 外用药使用时，因患者大多并发广泛性体癣，初期不宜单纯大量外涂抗真菌药物，以防过量而吸收中毒，且单独外涂药物也无治愈癣菌性肉芽肿的可能。在内服抗真菌药物已获明显疗效之后，对少数持久不愈的浅表病灶，适当外用治癣药可加速治愈。

4. 由于患者抵抗力降低，极易再受感染而复发，故衣物消毒尤显重要。

十三、癣菌疹（dermatophytids）

【病因】

本病为原发性癣菌病灶中的真菌代谢产物，作为抗原经血循环带到远隔部位而引起的变态反应性皮疹，即所谓疹型（ids）反应。本病皮疹中无真菌。

【临床表现】

（一）基本情况　患者有炎症明显的活动性癣病病灶，常为头癣或足癣，从中可以找到致病性真菌。

（二）皮肤损害　在上述病灶的远隔部位突然出现不同于癣病的皮疹，疹形多种多样，常见的为汗疱疹型、丹毒样型、湿疹样型等。

（三）全身症状　发疹前常先有发热、不适、厌食、淋巴结肿大、WBC 增高等全身症状。局部有痒或痛感。

（四）病程　当原发性癣病好转或消退后，癣菌疹无论治疗与否，均自行减轻或消失。

【实验室检查】

癣菌疹处真菌直接镜检及培养均为阴性。癣菌素试验常呈强阳性。

【诊断及鉴别诊断】

根据临床表现、原发病灶及癣菌疹的真菌直接检查，一般易于确诊。应注意排除汗疱疹、丹毒及湿疹等皮肤病。

【治疗】

1. 积极治疗原发性癣病，内服或注射抗真菌药物有时是必要的。

2. 内服抗组胺药物（如扑尔敏、赛庚啶、西替利嗪等），全身症状明显者可考虑短期应用糖皮质激素（如泼尼松、地塞米松等）。原发性癣病有继发细菌感染时，须加用抗生素。

3. 发病较急，癣菌疹范围广泛者，根据情况应大量饮水或静脉滴注 0.9% 氯化钠注射液、林格注射液或行静脉封闭疗法。

4. 局部疗法则对原发性癣病给予缓和无刺激性的外用药，以纠正水肿、渗出、溢脓等急性炎症症状，待好转后再按癣病治疗原则给予外用药。对癣菌疹皮损仅对症处理即可。

第三节 皮下组织真菌病

一、着色真菌病（chromomycosis）

又名着色芽生菌病（chromoblastomycosis）。本病最常见于热带和亚热带地区，我国迄今已报道 500 余例。

【病因】

致病菌为裴氏着色霉菌（Fonsecaea pedrosoi）、紧密着色霉菌（F. compactum）、皮炎着色霉菌（F. dermatitidis）、疣状瓶霉菌（Phialophora verrucosa）、甄氏瓶霉菌（P. jeanselmei）、卡氏枝孢霉菌（Cladosporium carrionii）及播水喙枝孢霉菌（Rhinocladiella aquarspersa）。我国北方所见者大多为卡氏枝孢霉菌引起的皮肤损害，而南方地区和散发病例则以裴氏着色霉菌为主。

【流行病学】

（一）传染源　致病菌均为土壤腐生菌，已从土壤、朽木和其他腐败植物中分离出多种致病性着色真菌。

（二）传播途径　多为皮肤外伤后接触致病菌而发病。人与人间的传播尚未完全证实。

（三）易感人群　我国发现的患者主要在山东、河南、广东等地，山东章丘的发病率高达 0.23‰，男性多于女性，主要为农民及户外作业者，无年龄差别。

【临床表现】

（一）基本情况　据章丘调查 >50% 患者发病前有局部外伤史，皮肤损害好发于四肢等暴露部位，患者大多为农民、园艺及林业工人。

（二）分型　根据发病部位不同，本病可分为四型：

1. 皮肤着色真菌病　初为丘疹或结节，逐渐融合成斑块，呈疣状或菜花状增生，表面为污褐色，有脓液或褐色痂皮。损害境界清楚，周缘绕以紫色浸润带，并可见卫星样排列的新损害，也可沿淋巴管排列。病程慢性，可多年不愈，损害中央及深部陈旧病变破坏皮肤深部组织，影响淋巴液回流，最终可发生象皮肿，甚者致残。自觉症状轻微。

2. 中枢神经系统（CNS）着色真菌病　致病菌大多为卡氏枝孢霉菌。常是颊部或鼻部损害扩散或经血行循环所致。主要引起脑脓肿及脑膜炎症状，故又称为真菌性脑脓疡综合征或枝孢霉菌性脑病。

3. 血行播散性着色真菌病　本型罕见，病情重笃，既可有 CNS 症状，又可有内脏损害。往往在死后才被确诊。

4. 囊肿性着色真菌病　大多系在穿刺时被感染。在皮下或肌肉中形成硬质性囊肿，囊肿破溃后，排出物中能查到致病菌。

【实验室检查】

（一）直接镜检　取痂屑、渗出物、脓液或活检标本进行氢氧化钾涂片检查，可以找到单个或成对成簇的棕色厚壁多分隔的硬壳小体，直径约 $4 \sim 12~\mu m$，有重要诊断价值。

（二）培养检查　用于确定诊断及鉴定致病菌种。将标本接种于含抗生素的沙保琼脂基上，$25 \sim 36\,^{\circ}C$ 培养 4 周，一般 $1 \sim 2$ 周后可见卵圆形灰黑色或墨黑色丝状菌落。在马铃薯琼脂或玉米琼脂基上生长良好，产孢丰富，可供鉴定。

（三）血清抗体检查　用免疫沉淀法和双向琼脂扩散法均可检测出患者血清中的特异性抗体，其滴度可与感染程度及预后相关。

【病理变化】

皮肤损害组织病理检查为慢性非特异性化脓性肉芽肿，在表皮有假上皮瘤样增生，真皮中有微脓疡形成及纤维化，在脓肿及多核巨细胞中可见棕色厚壁真菌孢子。

【鉴别诊断】

本病皮损呈多样化，临床上应与暗色丝孢霉病、疣状皮肤结核、孢子丝菌病、梅毒、皮炎芽生菌病、巴西副球孢子菌病、皮肤利什曼原虫病、皮肤藻菌病、结节病、角化棘皮瘤、鳞状细胞癌等病相鉴别。可通过直接镜检、真菌培养、病理检查及治疗试验等方法。

【治疗】

本病应早期诊断、早期治疗。当病变范围小而浅时，较易治愈；当病期长、范围广而深入，且有疤痕形成时，甚为难治。

（一）全身治疗　诊断确立后，无论病期长短，均应及早选用抗真菌内用药。若在晚期给药，由于局部有明显疤痕形成，血液循环不佳，内用药物不易到达局部，疗效不理想。故全身性内用抗真菌药物的目的，在早期患者侧重于治疗，在晚期或手术后的脑型患者侧重于预防疾病发生扩散。

1. 碘剂　口服 10% 碘化钾溶液（用量用法见孢子丝菌病治疗）。也可静脉注射 10% 碘化钠溶液，10 mL/次，1 次/日，逐渐增加注射量，可达到 50 mL/d。疗程应持续到痊愈或更久。

2. 伊曲康唑　200 ~ 600 mg/d，餐后立即口服，连续 3 个月以上，有人主张愈后减量再维持用药 0.5 ~ 1 年。杨连娟等用本品治疗 1 例女性 82 岁农民，左小腿由卡氏枝孢霉所致皮肤着色真菌病，200 mg/d，同时患处蜡疗，3 次/日，1 个月后好转，伊曲康唑减为 100 mg/d，5 个月后皮损消退。

3. 氟康唑　已证实本品对皮炎着色真菌动物感染有效。临床应用时可口服或静脉滴注，200 ~ 400 mg/d，连续 3 个月。由于本品极易通过血脑屏障而进入脑脊液，故 CNS 及血行播散性着色真菌病应首选本品。治愈后减量维持 0.5 ~ 1 年。

4. 5 - 氟胞嘧啶　用量每日 50 ~ 150 mg/kg，分 3 次饭后口服，也可静脉注射（参见隐球菌病治疗），但常出现耐药性。氟胞嘧啶与二性霉素 B 或噻苯达唑联合治疗疗效更好。虞瑞尧用本品治疗两例男性，6 岁和 52 岁患者，5 - 氟胞嘧啶分别用 1g/d 和 2g/d，克霉唑 500 mg/d 和 2g/d，10% 碘化钾 15 mL/d 和 30 mL/d，分别外用克霉唑软膏和复方苯甲酸软膏，3 ~ 4 个月后达到临床治愈，2 年和 4 个月后随访无复发。

5. 噻苯哒唑（thiobendazole）　成人每日 25 mg/kg 或 1 ~ 2g/d，

分 2～3 次饭后服。副作用为胃肠反应及肝损害。

6. 酮康唑 200 mg/d 与 5－氟胞嘧啶（1.5～2g/d）联合应用，疗程 3 个月以上。可降低毒副作用，减少耐药性。

7. 二性霉素 B 适用于病损广泛及 CNS 着色真菌病（用量用法见隐球菌病治疗）。因本品毒副作用较大，现较少使用。

8. 桂皮素注射液 5 mL/次，1 次/日，肌注，连续 0.5～1 年，据山东经验有一定疗效。

9. 其他 可供选用的药物还有克霉唑、二甲基二硫甲氨酸酯锌等。

（二）局部外用药 对早期损害有辅助治疗作用，晚期者单纯依靠局部外用药治愈无望。可供选择的有：①10%～30% 或更高浓度的冰醋酸；②3～6 mg/mL 二性霉素 B 二甲基亚砜液；③30%～40% 桂皮素软膏；④20% 5－氟胞嘧啶软膏；⑤10% 碘软膏或 5% 碘酊外用；⑥2% 酮康唑霜剂；⑦15% 焦性没食子酸软膏；⑧2% 噻苯哒唑 1% 氮酮溶液。

（三）物理治疗

1. 局部温热疗法 应用各种方法使患处温度升至 50℃ 左右，有使局部充血、改善血液循环，从而使药物易于在局部发挥作用，高温对真菌生长也有抑制作用。常用方法有：①热水或矿泉浴；②红外线灯或 60～100W 白炽灯；③食盐或坎离砂（中药）适当炒热；④蜡疗。局部温热疗法 2～3 次/日，30～60 分钟/次。本疗法有良好的辅助治疗作用，但应尽可能保护和遮蔽正常皮肤，以免引起正常皮肤的烧（烫）伤。

2. 局部病灶清除 可采用激光、电凝、电灼等方法将病灶破坏，杀死致病菌。仅适用于早期较小范围的损害，局部治疗后仍需给予内用抗真菌药物，以防有亚临床感染而复发。过去曾有推荐使用冷冻疗法者，考虑到冷冻不能使致病真菌破坏或死亡，与激光疗法等比较没有更多优点，且有使感染扩散的可能，现已很少选用。

3. X 线照射 可抑制结缔组织增生，有利于内用药发挥治疗作用，X 线还能抑制真菌的繁殖，故对本病有一定疗效，但较易复发，可作为辅助治疗手段之一。

4. 离子透入疗法 用 1% 硫酸铜溶液，电流 2.5～10mA，1 次/周，30 分钟/次，一般须治疗数月或更久。

（四）局部注射 0.5～1 mg/mL 二性霉素 B 溶液（或以二性霉素 B 5 mg 溶于 2% 盐酸普鲁卡因注射液）行局部浸润注射，1～2 次/周，每次二性霉素 B 用量 < 0.5 mg/kg，疗程 < 12 周。也可用庐山霉素、球红霉素作局部浸润注射。

（五）手术切除 在早期病损范围尚小时，若能及时施行手术切除，将损害完整而充分地予以切除，公认为是最彻底的治疗方法。但如病损范围较大，或由于患病部位等条件限制，不能一次性全部切除者，则手术治疗应极加慎重，否则疾病有扩散可能。

在手术切除、激光、电灼、电凝等治疗前后均应内用抗真菌药物治疗一段时间。大面积切除术后，须内用抗真菌药物治疗 1 个月左右，才可植皮，否则易于失败。

（六）提高抵抗力 患者免疫力差，发生 CNS 着色真菌病者常见于曾长期应用糖皮质激素或免疫抑制剂者，应给予免疫增强剂或免疫调节剂，以利于疾病的治疗。

【预防】

1. 注意防止外伤。小外伤后可用碘酊涂搽，并行无菌包扎；较大外伤应进行常规清创。不可用尘土、破布等止血或包扎，以防被本病致病菌感染，在发现本病较多的地区尤应注意。

2. 由于本病的皮肤损害可以与许多其他皮肤损害混淆，故遇有疣状皮肤结核样、乳头瘤样、不典型的斑块状银屑病样、瘢痕样或橡皮肿样病变时，特别当长期治疗不见好转者，应考虑患本病的可能，须进行真菌学和病理学检查，以免贻误治疗时机。

3. 本病在人与人之间的传播，迄今未能普遍证实，在家庭内及社交中不必对患者进行严格限制，但其分泌物、用过的敷料、衣物等应进行必要消毒处理，避免致病菌污染环境。

二、孢子丝菌病（sporotrichosis）

【病因】

致病菌为申克氏孢子丝菌（Sporothrix schenckii），该菌系腐物寄生菌，为双相型真菌，在组织中或特殊培养基中（如血琼脂，37℃）呈酵母型，而在沙保琼脂基中为菌丝相。菌落初为白色，表面湿润，以后中央呈咖啡褐色，3～4周后呈膜状，中央皱褶、扁平、淡褐色或深褐色，表面可有灰白色短绒毛状菌丝，周围营养菌丝呈放射状，并形成淡色和深色相间的同心环。在显微镜下菌丝较细，宽1～1.5μm，有直角侧生的短菌丝，顶端着生多数圆形或梨形小分生孢子，呈花瓣样排列。

【流行病学】

（一）传染源　孢子丝菌主要散布于植物和土壤中，为腐物寄生菌。本病在全世界均有散发的报道，我国东北及广东曾有小范围流行。

（二）传播途径　人体皮肤受外伤后，可被该菌污染而发病，引起皮肤、皮下组织及（或）淋巴管的慢性感染。吞食带菌的蔬菜、水果可使口腔、咽喉和消化道受染。吸入其孢子可引起原发性肺孢子丝菌病。该菌虽能感染马、驴、猫、狗、兔、鼠等动物，但一般认为人与人或动物与人之间不发生直接传染。

（三）易感人群　本病多见于野外工作者、农民、造纸厂工人。

【临床表现】

（一）基本情况　多先有局部外伤史，可在外伤后创面不愈合直接发展成本病，也可在外伤愈合数周至数月后始发病。多见于暴露部位。

（二）分型　由于真菌侵犯部位不同，可有多种临床病型，较常见的为：

1. 皮肤淋巴管型　最常见。在受外伤部位出现皮下结节或暗红色浸润性斑块，日久内部软化，穿刺可抽出脓液，或破溃形成浅溃疡，表面结污痂，也可呈疣状增生。沿附近淋巴管扩散而先后出现大小不等的新结节，损害可排列成串，大多单侧分布。皮损无明显自觉症状。

2. 皮肤固定型　损害固定于初发部位，好发于面、颈、躯干及眼睑等处，结节特点与皮肤淋巴管型相同，但多为单个损害，少数可有两个，不沿淋巴管扩散。

3. 黏膜型　可以是原发性或继发于播散型。在鼻、口腔或咽部黏膜出现红色斑块、溃疡或乳头瘤样损害，伴疼痛和附近淋巴结硬肿。

4. 播散型　可来自皮肤病变的播散，即皮肤、皮下或淋巴结损害中的致病菌，经血行播散而在全身发生大量、成群的皮下结节；也可为内脏播散，多见于原有糖尿病、结节病或长期应用糖皮质激素的慢性疾病患者，致病菌可播散至骨骼、肌肉、心、肝、脾、肺、肾、脑、乳腺、睾丸等内脏，呈急性发作，分别有受侵脏器的症状，以及高热、厌食、全身衰竭等，甚者可在短期内死亡。

【实验室检查】

（一）直接镜检　取患处脓液或组织块行真菌直接检查常为阴性，免疫荧光染色检查有较大帮助。

（二）培养检查　培养可分离出孢子丝菌。标本接种于沙保氏培养基，25～30℃孵育，3～5日后可见丝状菌落，初为奶油色渐变为亮棕色、暗棕色或黑色。在血琼脂基上 37℃ 下菌丝型可转化为酵母型。

（三）血清学试验　免疫扩散和凝集试验可用于检测申克孢子丝菌抗体，对播散型孢子丝菌病有帮助。

【病理变化】

皮下结节可见中央为小脓疡及中性多核细胞、少数组织细胞与淋巴细胞浸润；其外为大量上皮样细胞及巨噬细胞组成的结核样结构；最外围以浆细胞、淋巴细胞及成纤维细胞的浸润带。PAS 染色，有时可在病灶内见到致病菌或星形小体。

【鉴别诊断】

淋巴管型孢子丝菌病应和原发性皮肤球孢子菌病、皮肤着色芽生菌病、原发性皮肤芽生菌病、游泳池肉芽肿等鉴别；固定型孢子丝菌病应与皮肤着色芽生菌病、皮肤结核、二期及三期梅毒、酒渣鼻、银屑病、足菌肿、脓皮病、土拉菌病等鉴别；播散型应与内脏结核、肿瘤等疾病鉴别。

【治疗】

（一）全身治疗

1. 碘化钾疗法　对本病有确切疗效，故除播散型者外，均可首选本品治疗。通常以 10% 碘化钾溶液口服，10 mL/次，3 次/日，可渐增加至 60～90 mL/d。一般服用 1 周开始见效，皮损平复后继续服用 4～6 周。也可用饱和碘化钾溶液（1g/mL），由 1 mL/次，3 次/日，渐增至 4～5 mL/次。碘化钾内服的主要副作用为胃肠道刺激，可出现恶心、食欲下降、胃部烧灼感等。还可见流涕、多涎、流泪、眼睑肿胀等，偶见过敏反应。

也可用碘化钠静脉滴注，1g/d，适用于口服碘化钾后胃肠道副作用明显者。

2. 伊曲康唑　用于对碘化钾过敏者，或播散型有内脏损害的患者。口服 100～200 mg/d，连续用药 6 个月或更久，治疗应持续到皮疹消失后数月。也可应用特比萘芬，250 mg/d，连续 3～6 个月，效果亦佳。但氟康唑效果较差。

3. 灰黄霉素　用于对碘化钾治疗过敏、不能耐受或治疗无效者。200 mg/次，3～4 次/日，疗程 1～3 个月。

4. 二性霉素 B　对播散型疗效甚佳，也可用于其他方法治疗无效者。可供静脉滴注，或行损害内注射（用注射用水制成 1～3 mg/mL 溶液，加适量普鲁卡因，1～2 次/周），能取得良好疗效。但本品毒副作用较大，宜慎用。

5. 5 - 氟胞嘧啶　每日 100 mg/kg，分 4 次口服，连续用药 2～3 个月。与伊曲康唑等合用，疗效更好。

6. 蜂胶片　内服，1g/次，3 次/日。上海有报道用于治疗本病取得一定疗效。

7. 酮康唑　200 mg/d，内服 5 ~ 6 周。国内有用本品治愈的报道，现较少使用。

（二）局部治疗

1. 2%碘化钾溶液持续性湿敷，或 5% ~ 10% 碘化钾软膏外涂，均有较好辅助治疗作用。

2. 2%球红霉素二甲基亚砜（或氮酮）制剂，或其 0.2% ~ 0.4%软膏外用。

3. 温热疗法　孢子丝菌不耐高热，当温度升至 39℃ 以上时，该菌即被抑制或杀灭。据报道用温湿布、热水袋或电热法，使局部温度升至 45℃ 左右，30 ~ 60 分钟/次，3 次/日，对本病有辅助治疗作用，可望治愈。

4. 本病不宜进行手术切除以免扩散，X 线照射对本病无效。

【预后】

孢子丝菌病大多数预后良好，诊断无误和治疗恰当者可以治愈。个别免疫功能低下的播散型孢子丝菌病和孢子丝菌脑膜炎患者贻误治疗可发生死亡。

三、虫霉菌病（entomophthoromycosis）

又名皮下藻菌病（subcutaneous phycomycosis）或蛙粪霉菌病（basidiobolomycosis）。

【病因】

致病菌为冠状耳霉（Conidiobolus coronata）或林蛙粪霉（Basidiobolus ranarum），两者均存在于土壤、腐败植物中，后者也寄生于青蛙、蟾蜍和壁虎的肠道，宿主为动物，但对动物无致病性。

蛙粪霉属于真菌门，接合菌亚门，接合菌纲，虫霉目，蛙粪霉科。普遍存在于腐烂植物及许多爬行类、两栖类动物的胃肠道，但对动物无致病性。昆虫体内尚未分离出此菌，但孢子有时可附于昆虫体表，成为传播媒介，人体接触该菌而受染。本菌不耐寒，故本病分布在热带与亚热带。本病首例于 1956 年由印尼报道，其后在英国、乌干达、印度、缅甸、非洲、巴西、美国等地陆续有报道。1972 年以来我国已发现 4 例，并有人已从蟾蜍体内分离到此菌。

【临床表现】

（一）基本情况　　患者多为儿童或青年，部分患者发病前局部有蚊虫或其他昆虫叮咬史。

（二）分型　　致病菌不同，临床表现各异：

1. 冠状耳霉虫霉菌病（entomophthoromycosis conidiobolae）　　由冠状耳霉引起，一般先发生下鼻甲肿，逐渐扩延至整个鼻及副鼻窦，常对称发生，肿大明显时影响面容。损害为与深部组织粘连的肿块，不能推动，但与其上皮肤无粘连，不破溃、无疼痛、不发热，全身状态不受影响。

2. 蛙粪霉虫霉菌病（entomophthoromycosis basidioholae）　　本病主要由林蛙粪霉及固孢蛙粪霉（B. haptosporus）所引起，是皮下藻菌病的一种。本病初起为皮下结节，逐渐扩大，损害呈限局性，质硬，偶痒不痛。肿块与表面皮肤粘连，而不与皮下组织发生粘连。表面皮肤萎缩，并有色素增加，不破溃。肿块扩大可累及肩部、臂部、面部、颈部甚至整个肢体，少数患者肝、肠及肌肉也被侵犯，严重者可致死。但不侵犯淋巴结，不发生血源或淋巴播散。部分患者 WBC 升高，嗜酸性粒细胞也可明显增加。

【实验室检查】

（一）直接镜检　　取脓液以 10% 氢氧化钾溶液制片，镜下可见宽菌丝，偶有分隔，可分支，其壁呈双折光性。

（二）培养检查　　在不含放线菌酮的沙保培养基上，25℃ 或31℃培养48 小时，菌落初呈白色光滑粘着，渐见沟纹或皱褶，表面可有短白的气生菌丝和分生孢子，后渐变棕褐色。涂片可见有性的接合孢子，由两个相邻菌丝形成龟咀，通过质配、核配，形成圆形、厚壁、直径 20 ~ 50 μm 的接合孢子；无性者则呈子囊孢子，直径约

20 ~ 45 μm，单细胞性，由菌丝末端膨大而成。有时可再分裂，有如孢子囊，继续寄生于两栖或爬行动物肠内繁殖，条件欠佳时则形成单壁孢子。培养物镜检所见同直接镜检，但菌丝较长。

【病理变化】

切片可用 HE 染色，但 PAS 及 Gridley 染色时组织内的菌丝更明显可见。菌丝单个或成簇，直径 8 μm，分隔规则，壁较薄，易确认，菌丝周围可绕有亮的放射状颗粒性嗜伊红物质，2 ~ 6 μm 厚，呈指状或星状排列，有如孢子丝菌病的星状体。本病与毛霉菌所致病变的组织象不同：①前者菌丝周围绕有特征性的嗜伊红颗粒状物，后者常无；②前者不侵犯血管，组织病理检查可见急性或慢性粒细胞浸润。后者常侵犯血管，并可见肉芽肿性浸润由吞噬有菌丝的巨噬细胞、组织细胞、浆细胞、成纤维细胞等组成。

【治疗】

本病预后较佳，致死者不多。一般用抗真菌剂治疗，但制霉菌素和灰黄霉素无效。

（一）碘化钾　用 10% 碘化钾溶液，成人开始口服剂量为 10 mL/次，3 次/日，逐渐增加至 60 ~ 90 mL/d。或按每日 30 mg/kg，分 3 ~ 4 次口服。服用 1 周可开始见效，1 ~ 2 个月后症状渐消。皮损消退后继续服 1 个月以防复发。也可用碘化钠溶液静脉注射。

（二）二性霉素 B　成人剂量 1.0 ~ 1.5 mg/kg，缓慢静滴，要密切注意其毒副反应。

（三）伊曲康唑　剂量要大，成人 200 ~ 400 mg/d，疗程宜 > 8 个月，同时要注意肝功能变化。

（四）克霉唑　1.0g/次，3 次/日，上海用本品治疗 1 例，服药 5 天开始好转，2 周后损害消失，遗留萎缩性疤痕，随访 6 年无复发。

四、叶状霉菌病（lobomycosis）

又名瘢痕疙瘩芽生菌病（keloid blastomycosis）、Lobo 病（Lobo's disease）或链状芽生菌病。

【病因】

致病菌为 Lobo 结节孢子菌（Splenosporella loboi），又名链状芽生菌（Blastomyces loboi），为排列成链的酵母细胞，可能存在于土壤中，但从土壤和病灶中迄今尚未培养成功。

【临床表现】

1. 主要见于热带雨林地区，患者多为印第安人和黑人。男性多于女性。我国尚未发现本病。

2. 发病前局部常先有外伤，以后出现瘢痕样硬结，表面光滑，可有毛细血管扩张。结节呈褐色，发硬，可以移动，周围皮肤正常，不痛，轻痒。可自身接种而陆续出现新损害。陈旧损害呈疣状，表面可糜烂。

【实验室检查】

直接镜检可见到厚壁圆形孢子，发芽繁殖而成串或分支的串状，两个孢子间有短桥相连。

【病理变化】

病理切片显示为表皮下非化脓性肉芽肿，巨细胞内有孢子。

【治疗】

1. 早期、广泛而彻底的手术切除，仍是目前疗效较满意的治疗方法，术后须长期随访，如有复发或新发皮疹，及早处理。

2. 磺胺类（如磺胺二甲氧基嘧啶）、氯苯吩嗪均可试用，但疗效不稳定。

五、鼻孢子菌病（rhinosporidiosis）

【病因】

致病菌为西伯氏鼻孢子菌（Rhinosporidium seeberi），发病可能与接触疫水有关。世界各地均有病例报道，主要见于印度和斯里兰卡，我国南方也发现过少数病人。

【临床表现】

（一）基本情况　患者主要为男性，年龄以 20～40 岁者为多，与潜水作业、接触污水或河底泥沙等有关。

（二）分型　常见病型如下：

1. 鼻型　占大多数。在鼻中隔等黏膜上发生息肉，息肉大者可致鼻腔堵塞，特大息肉可突出至唇或鼻咽部而影响呼吸及吞咽。排出物呈黏液性，内含致病菌。

2. 眼型　主要发于睑结膜，为小而扁的息肉，呈淡红至红色，其上有白色小球状体，有时类似血管瘤。

3. 皮肤型　少见。多发生在皮肤黏膜交界处，初为小疣状突起，渐融合成斑块，成为硬的皮下结节，不痛。

4. 其他型　呼吸道、泌尿生殖道及肛门黏膜等处发病者较少见。

【实验室检查】

损害渗出物或活组织标本直接镜检，或切片检查，可见圆形厚壁孢子囊，每个囊中约有 4000 ~ 16000 个内生孢子，孢子囊壁破裂后释出内生孢子，每个内生孢子又成为一个繁殖单位，经分裂而再形成一个孢子囊。培养尚未成功。

【治疗】

（一）外科疗法　视损害大小，行外科切除、激光或冷冻疗法，以除去肉眼可见的损害。

（二）药物疗法

1. 酮康唑　吴绍熙用本品治疗 1 例病期半年的 15 岁女孩，内服酮康唑 200 mg/d，外用 2% 酮康唑霜及 1% ~ 2% 酮康唑氮酮溶液，38 天后基本治愈，3 个月后复发而再次治疗。

2. 咪康唑　顾有守治疗 1 例病期 1.5 年的 10 岁女孩，给硝酸咪康唑 300 ~ 400 mg/d，加入 0.9% 氯化钠注射液 250mL 中静滴，1 次/日。用药后有头晕、恶心、呕吐和食欲不振等，用药前加用灭吐灵 10 mg 肌注或口服后消失。用药 16 天皮损基本平复，共用药 29 天，硝酸咪康唑总量 11100 mg。后因仍能查到孢子而改用酮康唑，200 mg/d，用药 >20 天而愈，1 个月后随访未复发。

六、放线菌病（actinomycosis）

放线菌属于原核生物界、细菌门、真细菌纲、放线菌亚纲。因其可产生菌丝和孢子，极似真菌，临床表现又与真菌病难以鉴别，故通常在真菌病中介绍。

【病因】

病原体为一类厌氧放线菌，有 5 种：①伊氏放线菌（Actinomyces israelii）：见于正常人口腔，可从龋齿及扁桃体小窝中检出，有致病性；②内氏放线菌（A. naeslundii）：可见于正常人口腔及唾液中，尚未证明有致病性；③丙酸放线菌（A. prapioncus）：可自泪小管炎中分离出来；④艾氏放线菌（A. erikonsii）：曾自胸水和脓肿分离出来；⑤牛型放线菌（A. bovis）：牛大颚症的致病菌。除牛型放线菌外，其余均可进入破损的口腔黏膜，感染邻近的面部、颈部组织，引起颌面部放线菌病；经气管吸入菌体可产生胸部放线菌病；菌体经消化道侵入胃肠可发生腹部放线菌病。

【临床表现】

（一）基本情况　可发于任何年龄，以 15～35 岁多见；男性多于女性；多为农业工作者。

（二）分型　本病可发于身体任何部位，一般分四型：

1. 颌面部放线菌病　最常见。多先在下颌角发生结节，轻度肿胀，渐与皮肤粘连，表面呈暗红或紫红色，高低不平，形成多发性脓肿，最终破溃为瘘管，基底硬，可有黄稠脓液溢出，内含小米大小的淡黄色"硫磺颗粒"，疼痛轻微。

2. 胸部放线菌病　初呈亚急性肺部感染症状，有不规则发热、咳嗽及咳痰。肺部发生小脓肿后，痰呈黏液性，可带血，或可有胸痛及胸水。常见胸壁受累发生结节，穿破胸壁形成多发性瘘管，其脓液中可检出硫磺颗粒。X 线片上可见肺或胸膜病变。

3. 腹部放线菌病　初发部位常在回盲部而拟似急性或亚急性阑尾炎，疼痛处或其附近可有境界不清楚的肿块，重者可有发冷、发热、体重减轻、恶心、呕吐及肠绞痛。肿块渐变大，与腹壁粘连，穿破皮肤形成多发性瘘管，其中溢出的黄稠脓液中可见到硫磺颗粒。

4. 皮肤放线菌病　指皮肤受感染而发生的原发性放线菌病损害。

可发于四肢、躯干和臀部。患处可先有皮下结节，软化破溃后形成窦道。病变向周缘扩展而发生卫星状皮下结节和瘘管，互相贯通，从中有黏稠脓液排出，脓中可见小米粒至高粱粒大小的硫磺颗粒。病程慢性，患处皮肤可结疤纤维化，但压迫后仍有脓液溢出。

【实验室检查】

（一）直接检查　脓液中寻找硫磺颗粒可采取：①对闭合性损害消毒后抽取脓液，置平皿中检查；②用小消毒试管置瘘管边缘，压迫损害使脓液流入试管，检查管壁上有无硫磺颗粒黏着；③将四层纱布覆盖在瘘管上，次日取下，在纱布上寻找颗粒。将可疑颗粒置玻片上，覆以盖玻片，并轻轻压扁颗粒，镜检。镜下颗粒呈小叶状，由纤细的分枝菌丝交织而成，菌丝末端呈棒状，呈放射状排列。革兰染色菌丝呈阳性，抗酸染色为阴性。

（二）培养检查　硫磺颗粒用蒸馏水洗涤 3 次，加水少许用玻棒压碎颗粒，将混悬菌液划线接种于牛肉浸膏血琼脂平皿，或脑心浸液琼脂培养基，厌氧 37℃孵育 24～48 小时。可有酵母样菌落生长，培养物涂片革兰染色，镜下可见呈 Y 形或 V 形的纤细分枝菌丝。

【病理变化】

早期病灶周围有多数中性粒细胞，形成多发性脓肿，脓肿内可见到硫磺颗粒。晚期可见上皮样细胞及巨噬细胞，类似结核样肉芽肿。找到硫磺颗粒为本病在病理上的确诊依据。

【诊断及鉴别诊断】

凡颌面部、胸腹部肿块及久不愈合的瘘管，伴有相关系统症状，无法确定其性质，用抗痨等方法无明显疗效者，应疑及本病，须进一步检查以便确诊。

本病须与化脓性皮肤病、皮肤结核、恶性肿瘤、阑尾炎、肠结核、肝脓肿、腰肌脓肿以及其他深部真菌病相鉴别。

【治疗】

（一）手术治疗　将脓肿和瘘管切开引流或切除。

（二）青霉素治疗　放线菌对青霉素比较敏感，是治疗本病的首选药物，100 万 U ~ 500 万 U/d，分次肌注。对青霉素治疗失效或过敏者，可选用链霉素、四环素或其他广谱抗生素。联合应用磺胺类药物如磺胺嘧啶也有疗效。

（三）其他　　10% 碘化钾溶液 10 ~ 20 mL/次，3 次/日，内服。能增强青霉素向病变中渗透，促进肉芽肿的吸收。

七、足菌肿（mycetoma）

又名马杜拉足（madura foot），是由真菌、放线菌及细菌引起的皮肤、皮下组织及骨骼的慢性肉芽肿疾病。特征是局部肿胀，有多发性脓性窦道，并排出由菌体组成的颗粒。本病常见于非洲、中美洲和南美洲的一些干旱的热带及亚热带地区，我国也有病例发现。

【病因】

常见致病菌为放线菌科，诺卡氏菌属（Nocardia）的：①星形诺卡氏菌（Nocardia asteroides）；②巴西诺卡氏菌（N. brasiliensis）；③豚鼠诺卡氏菌（N. caviae）。

另一类为链霉菌科，链霉菌属（Streptomyces）的：①马杜拉链霉菌（Streptomyces madurae）；②索马里链霉菌（S. somaliensis）；③白利梯链霉菌（S. pelleterii）；④巴拉圭链霉菌（S. paraguayensis）。

【流行病学】

（一）传染源　　引起本病的致病菌寄生于土壤中。

（二）传播途径　　人皮肤有损伤接触致病菌后即可受染。

（三）易感人群　　本病发于各年龄组，20 ~ 50 岁最常见；大多为接触土壤的户外工作者，有皮肤损伤史。未见人与人或动物与人的互相传染。

【临床表现】

（一）皮肤损害　　患处受外伤数日到数月后，局部发生小的无痛性皮下结节，随即形成肿块及多发性脓肿，可自行破溃穿破皮肤形成窦道，向深部组织及骨骼侵犯，可引起组织水肿、纤维增生，并向周围扩大，瘘管中经常排出脓性分泌物，脓液中有不同色泽的颗粒，根据颗粒的颜色可资菌种鉴定。

（二）好发部位　最常见于一侧足部，少数发于手部，偶发于背部、颈部和枕后。

（三）X线检查　可见限局性骨质疏松或骨质破坏，可伴有空洞形成以及小骨融合现象。也可用CT扫描以确定骨质受损范围。

【实验室检查】

（一）直接镜检　将脓液中的颗粒经氢氧化钾处理或染色后，镜下可见放线菌的颗粒由直径 <1 μm 的细菌丝组成，而如为真菌颗粒则由直径 2~4 μm 的短菌丝组成，且有时有色素。

（二）培养检查　取材接种方法同放线菌，取菌体所组成的颗粒用蒸馏水冲洗干净后，划线接种于牛肉浸膏葡萄糖血琼脂基上或葡萄糖蛋白胨琼脂基，37℃或室温，在有氧的情况下，诺卡氏菌属菌丝体很快变为杆菌样或球菌样，而链霉菌属则由菌丝体变为链形孢子。

【病理变化】

病理上呈慢性肉芽肿性病变。在病变组织内有多发性脓疡，可以找到色泽不一的由菌体构成的颗粒，在颗粒周围有中性多核 WBC 及吞噬细胞的浸润，巨细胞较少。陈旧脓疡周围有淋巴细胞、浆细胞浸润及疤痕形成，外围常有含有脂类的吞噬细胞。慢性期可见疤痕形成，有干酪样坏死，类似结核性病变。

【诊断及鉴别诊断】

本病的特征是窦道中有含放线菌或真菌菌丝的颗粒。而着色芽生菌病、暗色丝孢霉病、皮肤结核等病损的分泌物中无此种颗粒。

【治疗】

（一）药物疗法　应区分所见足菌肿的病原菌是真菌还是放线菌，两者治疗方法不同。

1. 真菌（链霉菌）性足菌肿　以抗真菌治疗为主。

（1）酮康唑　300~400 mg/d，连续服药8个月，注意防避与监测毒副作用的发生。

（2）伊曲康唑　开始 200 ~ 400 mg/d，口服，显效后改为 100 ~ 200 mg/d，连续用药 >1 年。或 200 mg/次，3 次/日，连服 6 个月。

（3）二性霉素 B　用于上述方法治疗无效的病例，使用方法与其他深部真菌病相同，但疗程可酌情延长。也可用 1 ~ 2 mg/ mL 溶液进行局部注射。

（4）5 - 氟胞嘧啶　有一定疗效，可 3 ~ 4g/d 口服，最好与二性霉素 B 或酮康唑联用。

（5）氨苯砜和碘化钾也有一定疗效。

2. 诺卡菌（放线菌）性足菌肿　可用多种抗生素联合治疗，疗程 9 个月左右。

（1）磺胺类　为首选药物，如磺胺甲异恶唑（800 ~ 1250 mg）与甲氧苄啶（160 ~ 200 mg），均 2 次/日，疗程 1 年左右。与链霉素联合治疗效果更好。

（2）氨苯砜　对巴西诺卡氏菌有效，200 ~ 300 mg/次，1 ~ 2 次/日，疗程 6 ~ 24 个月。注意防避与监测毒副作用的发生。与磺胺类药物联合应用可获更佳效果。

3. 对严重性播散性病例，可用丁胺卡那霉素。

（二）外科疗法　在药物治疗同时，及时施行脓肿切开引流或切除瘘管，如已累及骨骼且有不可复性破坏，可考虑截肢术。

八、暗色丝孢霉病（phaeohyphomycosis）

本病见于世界各地，发病与地区环境、种族、性别等因素无明显关系。中、南美洲热带地区农村中多见皮下感染型，而北美则多见脑部及鼻旁窦感染。我国已有少数病例报道。

【病因】

常见致病菌为：①长穗离蠕孢（Bipoloris spicifera）；②甄氏外瓶霉（Exophiala jeanselmei）；③皮炎外瓶霉（Exophiala dermatitidis）；④长喙明脐霉（Exserchilum rostratem）；⑤蠕孢霉（Helminthosporium SP）。此类真菌在组织中或其培养生长的菌细胞壁中均有色

素形成。

【流行病学】

（一）传染源　甄氏外瓶霉等致病菌存在于土壤中。

（二）传播途径　病原体经呼吸道或皮肤伤口进入人体。

（三）易感人群　主要好发于成年后的人群，以老年人居多，无明显种族和性别差异。但免疫力受损的患者中发病率较高，发病前多有受外伤史。系统性感染者可能有免疫力低下，有的病人患有结核病、糖尿病、经历手术、患消耗性疾病或长期应用糖皮质激素均可成为罹患本病的诱因。

【临床表现】

（一）基本情况　多见于成年人，约半数患者有免疫异常。发病前常有外伤史和异物接种史。

（二）皮肤型　皮下组织感染以囊肿性损害最为多见。初为丛集的小丘疹或皮下小结节，逐渐扩大融合成较大的斑块状肉芽肿性损害，其周围可有卫星状丘疹或结节。皮损表面可有黑褐色痂皮，其下可有脓性分泌物。有时可表现为单个无症状性皮下结节，高出皮肤表面，中央液化而形成脓肿，或形成表面疣状增生性斑块。大多好发于体表，尤其是暴露部位。

（三）播散型　本病可经由淋巴扩散至淋巴结；或经血行引起系统性播散，而侵及内脏（包括鼻窦）。脑部感染后，出现相应的脑部症状，预后严重。

【病理变化】

病理上可见：①真皮及皮下组织交界处有囊肿或脓肿，初呈结核性肉芽肿样，可见上皮样细胞与多核巨细胞，继之出现散在性坏死灶，有急性和慢性炎症细胞浸润，可融合成厚壁大脓肿，其中心为坏死组织，壁由三层构成，内层为上皮样细胞、多核巨细胞浸润；中层为血管性瘢痕样组织；外层为透明纤维组织；②肉芽肿损害，位于真皮中浅部，有上皮样细胞和巨细胞；③疣状斑块表现为表皮坏死，或有假上皮瘤样增生、角化过度、角化不全、棘层肥厚。片中可见到肿胀、扭曲的棕色菌丝、酵母样芽生孢子或假菌丝，但无厚壁孢子。

【实验室检查】

（一）直接镜检　取脓液、皮屑或活检组织的湿片，镜下若能见到棕色有隔菌丝，有时有分支，即可作出诊断。

（二）培养检查　临床标本接种于沙保培养基，30℃培养 1 ~ 3 周后，形成丝状菌落，可供作致病菌鉴定，有助于治疗方案的选择。

【诊断及鉴别诊断】

根据临床表现、真菌学检查及病理变化进行诊断。应与下列疾病相鉴别。

（一）着色芽生菌病　损害较为单一，主要表现为疣状增生的肉芽肿性斑块和结节而非脓肿和囊肿。脓液及组织中可发现棕色厚壁分隔细胞而非暗色菌丝，真菌培养有几种特定的致病菌。损害极少播散至全身。

（二）慢性鼻窦炎　常规久治无效者，应通过分泌物及组织的真菌镜检及培养结果排除本病，必要时作病理检查。

（三）颅内占位性病变　包括脑脓肿、脑肿瘤等，常与本病的脑损害混淆，仅依临床表现不易鉴别。可借助 CT、MRI 等检查鉴别，但往往在手术中才能确诊。

【治疗】

（一）手术治疗　早期、小范围皮肤和皮下组织暗色丝孢霉病（包括卫星病灶）应予手术彻底切除，如欲切除较大损害，应先行用抗真菌药物 1 ~ 2 个月控制病情，以防术后扩散。

（二）全身药物治疗　伊曲康唑　成人 100 ~ 400 mg/d，口服。疗程宜较长，应以真菌学监测结果而定。也可用二性霉素 B 联合 5 -氟胞嘧啶治疗。10% 碘化钾溶液、酮康唑、氟康唑等口服治疗 4 ~ 6 个月，但这些药治疗本病的效果有待进一步确认。

（三）角膜感染的治疗　5% 匹马霉素悬液、0.1% ~ 0.5% 二性霉素 B 水溶液或咪康唑溶液（10 mg/ mL）局部外用，在最初 48 ~

72 小时，每小时用药 1 次，以后改为每日 4 次维持，对早期角膜损害有效。也可采用结膜下注射咪康唑 5 mg/d 或氟康唑 1 ~ 2 mg/d，连续 5 日。全身治疗对角膜感染疗效不肯定。

（四）鼻旁窦暗色丝孢霉病　病灶应完全切除，同时并用二性霉素 B 是治疗本病的重要措施，如有复发宜进一步实施手术。

（五）脑暗色丝孢霉病　应手术治疗与药物治疗并用。孤立性病灶治疗后可获长期缓解。病灶切除不彻底或病灶呈多发性者预后不良。

（六）其他　张合恩等治疗 1 例男性 24 岁，病期 10 年的皮下组织暗色丝孢霉病，致病菌为葡萄状佛隆那菌（Veronaea botryosa），经二性霉素 B 及制霉菌素等治疗无效，改为 10% 碘化钾液 10 mL/次，2 次/日口服，能使皮疹消退，但停药后复发，再用仍有效。

【预防】

因本病的发生与外伤有关，应防止外伤，注重劳动保护，发现可疑病损要注意鉴别，早发现、早确诊、早治疗是改善病人预后的关键。

第四节　系统性真菌病

一、组织胞浆菌病（histoplasmosis）

由荚膜组织胞浆菌（Histoplasma capsulatum）或杜布氏组织胞浆菌（H. duboisii）引起。荚膜组织胞浆菌病在全世界均有发现，我国已有数例报道，多为归国华侨；杜布氏组织胞浆菌病只流行于非洲，本文仅介绍前者。

【病因】

荚膜组织胞浆菌属于双相型真菌，在 37℃ 培养时为酵母型，位于细胞内或细胞外，在室温培养时则生长出典型的菌丝体。

【流行病学】

（一）传染源　流行区的土壤、空气、患者及感染动物（如马、狗、猫、鼠等）的粪便等排泄物均可带菌，可以成为本病的传染源。

（二）传播途径　本菌可经由呼吸道、皮肤、黏膜及胃肠道传入，由呼吸道侵入者先侵犯肺，然后波及肝、脾、淋巴结等，重者侵犯肾、中枢神经及其他脏器。

（三）易感人群　任何年龄都可受染，40 岁以上成人多见，男性多于女性。根据患者抵抗力不同可表现为原发或播散性感染。儿童感染后易发展为进行型。接触本菌的实验室工作人员也可被感染。

（四）流行特征　本病见于世界各地，我国亦曾见数例，多为归国华侨。

【临床表现】

荚膜组织胞浆菌病的特点如下：

（一）临床分型　可分为隐性感染型、急性肺病型、慢性肺病型、急性暴发性系统型及皮肤黏膜组织胞浆菌病。

（二）皮肤黏膜组织胞浆菌病　原发性者少见，皮肤常先有外伤史，偶见于实验室工作者或注射处污染。表现为丘疹、结节、脓疱、溃疡或疣状增生，伴附近淋巴结肿大，也有沿淋巴管播散者，大多在四肢等暴露部位。黏膜损害多在口腔、咽部，发生红肿、斑块、溃疡、坏死等。

【病理变化】

播散性及局限性组织胞浆菌病的皮肤黏膜损害，常为一片非特异性炎症浸润中有浅在溃疡及坏死灶，可有少数巨细胞。在胞质丰富的组织细胞中可找到此菌的许多孢子，HE 染色切片可见圆形或卵圆形小体，外围一层有如荚膜的透亮晕，直径 $2 \sim 4\ \mu m$，此晕系菌周围组织在组织切片固定时收缩所形成的空隙，而非荚膜。

【实验室检查】

活体标本经瑞氏、姬姆萨或 PAS 染色，油镜下可见类似利什曼小体的卵圆形孢子，一端钝另一端尖，有荚膜可发芽，在大单核或多形核细胞内或细胞外，有时可见菌丝。在适宜培养基上可长出典型菌落。

【治疗】

（一）一般情况　本病的某些病型有可能自愈，但急性暴发性系统性型患者肺部都有空洞以及有皮肤黏膜损害者，应予积极治疗。

（二）二性霉素 B　为治疗本病的有效药物（用法见隐球菌病治疗），疗程约需 6～22 周。

（三）利福平　0.6g/d 口服，可增加二性霉素 B 抗荚膜组织胞浆菌的效力。

（四）咪康唑　适用于对二性霉素 B 不耐受者，可能对本病有效。0.2/次，静注，3 次/日。

（五）磺胺甲基异恶唑（SMZ）　0.5g/次，口服，4 次/日，有时有效。或用复方新诺明（SMZco），2 片/次，2～3 次/日。磺胺药可单独应用，也可与二性霉素 B 或利福平合用，或在疾病治愈，停用二性霉素 B 等药后，再用磺胺药。

（六）手术治疗　在二性霉素 B 治疗控制下，对较大的肺空洞或肉芽肿性损害可考虑手术治疗。

（七）播散性荚膜组织胞浆菌病患者　在治疗中或治疗后可发生肾上腺衰竭，应注意监视并及时对症处理。

【预后】

原发性组织胞浆菌病预后良好，一般可自行康复。播散性组织胞浆菌病常较严重，应积极治疗。

【预防】

本菌菌丝型的感染性较强，接触本菌的实验室工作人员应注意预防。流行区的鸟笼、鸡窝中常有本菌感染，应勤打扫和消毒。初到流行区者（特别是免疫力差者）要注意预防感染。

二、皮炎芽生菌病（blastomycosis）

又名北美芽生菌病（North american blastomycosis）。Gilchrist（1894）首先在巴西发现本病，故又名 Gilcrist 病。Pedroso（1911）

报道指出，北美及世界各地均有病例。

【病因】

病因为皮炎芽生菌（Blastomyces dematitidis），又名北美芽生菌（Blastomyces north american），该菌属半知菌亚门、丝孢菌目、丛梗孢科，为双相型真菌。孢子经呼吸道进入肺部，产生原发性肺病变，继而播散到其他器官和组织，特别是皮肤和骨骼。

【流行病学】

皮炎芽生菌在自然界的寄生情况尚不清楚。患者可能是由于接触外界带有本菌的物质而受染。曾有人指出狗、马、海狮等可被感染，也有从土壤中分离出此菌的报道。虽有过人群先后成批发病，但尚未见到人传人或动物传人的病例。据报道我国发现的病例中有一例为本土感染。

【临床表现】

（一）原发性肺芽生菌病　常波及两肺，有如原发性肺结核样症状，初为轻度呼吸道感染症状，逐渐加重，可有发热、消瘦、慢性咳嗽等。本型多可自愈，少数发展成播散型。

（二）慢性皮肤、骨骼芽生菌病　常见于暴露部位皮肤，如手、足、面部等处，但头皮、掌跖甚少波及。初起为丘疹或脓疱，继之形成暗红色疣状斑块或皮下结节，中央可有多发性脓疱，压之有脓液排出，中央有黑色结痂，可形成溃疡，愈后遗留萎缩性瘢痕，瘢痕上也可出现新的皮损。有时损害侵及咽喉，但附近淋巴结常不肿大，无全身症状，间或有低热。本型预后较好。本型约 1/4 患者伴骨骼病变，多表现为阻塞性骨溶解或单关节炎，有如结核性肉芽肿，常伴发热、局部肿胀、化脓，有时有渗出性窦道。此型愈后较差。

（三）系统性芽生菌病　肺的原发性损害，或皮肤、骨骼病灶中的致病菌经血行播散至骨、肺、皮肤、肝、脾、肾、脑、前列腺等部位发生系统性病变，出现相应的症状，并可有发热、乏力、全身淋巴结肿大等。

（四）接种性芽生菌病　接触传染源而发生的局灶性损害，呈下疖样顽固性溃疡，伴淋巴管炎及附近淋巴结肿大，本型可自愈，一般不发生播散。

【实验室检查】

（一）直接镜检　取患处分泌物用10%氢氧化钾溶液制片，镜下可见圆形、双壁，直径8～18 μm的单芽孢子，芽颈较粗。氯化钠涂片可见有单芽的孢子，此孢子应与新型隐球菌、副球孢子菌、杜波组织胞浆菌等鉴别。

（二）培养检查　在沙保培养基上室温培养，初呈酵母样薄膜生长，以后中央长出细丝刺样菌丝，久后乳白色菌丝覆盖全斜面。背面呈淡棕色。镜检有许多圆形或梨形，直径4～5 μm的小分生孢子，位于菌丝侧面或分生孢子柄上，有时可见间生厚壁孢子；如移种于血琼脂培养基上37℃封口培养，可能变为酵母样菌落。在血琼脂肉汤浸汁葡萄糖琼脂培养基上，37℃时，可生长出奶油色或棕色酵母样菌落，镜检可见同上结构及短菌丝或芽管。

（三）动物接种　本菌酵母型或霉菌型的0.9%氯化钠溶液悬液接种于豚鼠、大白鼠、小白鼠或田鼠腹腔，约3周后取其新鲜病灶组织或脓液直接镜检可见组织相双壁发芽孢子。

【病理变化】

主要为化脓性炎症改变，呈结核样，有时难于区别，但本病以化脓性肉芽肿及小溃疡、纤维增生为主，甚少干酪样坏死，在组织内偶见酵母型菌体。结合真菌检查才能确诊。

【治疗】

用二性霉素B治疗有效。也有用酮康唑、伊曲康唑或羟二脒替治疗成功的报道。美国以伊曲康唑200～400 mg/d治疗44例，＞90%有效。

三、球孢子菌病（coccidioidomycosis）

又名山谷热（valley fever）、球孢子菌肉芽肿（coccidioidal gran-uloma）、沙漠风湿病（deser rheumatism）。为美国西北部的一种地

方病。

【病因】

致病菌为粗球孢子菌（Coccidioides immitis）。为双相型真菌，在组织内及37℃时为酵母型，28℃培养基上为菌丝型，可断裂成关节孢子，其传染性很大，粗球孢子菌的孢子直径平均40 μm（10 ~ 80 μm），呈球形，其壁厚，孢子表面有颗粒状结节，通过内孢子形成而繁殖，大孢子破裂释放成熟小孢子。

【流行病学】

（一）传染源　本菌存在于流行地区的土壤中，特别是美国西南部和中美及南美的部分区域，流行区气候干燥、炎热，其雨季利于土壤中菌丝繁殖，而漫长的夏季产生大量关节孢子并随空气飘散。

（二）传播途径　大多数病例系吸入此菌而致病，少数经皮肤感染。也可为实验室内感染，但人与人间或人与动物间的直接传播尚未证实。

（三）易感人群　除人外，牛、驴、马、羊和狗皆可受染。机体抵抗力下降、组织损伤或发炎可为本病诱因，也是发生疾病播散的原因。男多于女。

（四）流行特征　本病流行于北美洲西部沙漠地带及墨西哥北部地区，50年代我国曾发现1例，系美国归国华侨。

【临床表现】

（一）基本情况　各年龄组均可发病，患者多为中年人，以男性为多。

（二）隐性球孢子菌感染　流行地区大多数人吸入带有球孢子菌关节孢子的尘土后，完全无症状或仅有轻微症状，继之病损吸收，对再感染有很强的免疫力。

（三）皮肤球孢子菌病

1. 原发性者少见。多发生在身体暴露部位，常在皮肤外伤处意外被本菌感染，损害为丘疹、结节，表面糜烂，如梅毒下疳样，日久可形成疣状损害，伴局部淋巴结炎，若机体抵抗力增强，损害可在数周内自愈，遗留萎缩性瘢痕。

2. 继发性皮肤球孢子菌病呈慢性经过，可在鼻唇沟、面、头皮或颈部出现结节、丘疹或水疱，渐增大呈疣状肉芽肿，类似慢性皮肤芽生菌病或赘生性上皮瘤。关节部位常发生顽固性溃疡。

（四）原发性肺球孢子菌病　吸入孢子感染后，约经 2 周潜伏期，出现上呼吸道感染症状，可有咳嗽、低热、盗汗、厌食、头痛、脓痰中伴有少量血丝，重者可有胸膜炎、大量胸水，也可伴关节炎，发生结节性红斑或多形性红斑样损害。

（五）进行性球孢子菌病　可出现肺、脑、脾、骨骼等内脏损害，并可发生播散性皮肤病变，常在头面部发生皮下脓肿，破溃后形成顽固性溃疡。

【病理变化】

原发性皮肤接种性球孢子菌病，可见中性及嗜酸性 WBC、淋巴细胞、偶有巨细胞组成的炎性浸润灶。有小脓疡，其中可见孢子，偶见菌丝。局部淋巴结具有明显肉芽肿性反应，其中有上皮样细胞、巨细胞等，在巨细胞内可找到孢子。

播散性球孢子菌病的皮肤疣状结节及斑块，其组织病理变化如芽生菌病，但倾向于脓疡形成，可见干酪样坏死，在郎罕氏巨细胞内及组织中可找到孢子，数量常较多。其皮下脓肿的病理变化有如瘰疬样皮肤结核，围绕中央坏死区可见肉芽肿性浸润，呈结核样改变，其中有淋巴细胞、浆细胞、上皮样细胞及巨细胞，巨细胞内外均可见到许多孢子。

【实验室检查】

（一）真菌检查　痰中、脓液、渗出物、脑脊液及皮损内标本，经10%氢氧化钾溶液处理后，镜下可找到球孢子菌即可确诊。若在涂片上加一滴0.9%氯化钠溶液，24 小时后球体厚壁破裂，可见许多游离的内生孢子（直径2~6 μm），少数可长出芽管。但阴性不能排除本病的诊断。

取标本接种于沙保培养基上（不可接种在平皿上或作玻片培养，

以免菌体飞扬造成污染），生长快，3～4日即出现湿润的白色膜状菌落，继之在菌落边缘长出菌丝，久之变为关节孢子和厚壁孢子组成的粉末状。

（二）动物接种　将临床材料或菌落的混悬液接种在小白鼠腹腔或豚鼠睾丸内1～2周内，在小白鼠腹腔、肝、脾、肺等器官出现球体，其中可有大量内生孢子；豚鼠则睾丸肿胀，也可找到病菌。

（二）血清学检查　可进行沉淀反应及补体结合试验等。轻症或早期为阴性，若为阳性或补体结合抗体（IgG）试验滴度增加表示病情加重。

（三）皮肤球孢子菌素试验　一般于感染后2～6周即可呈阳性，尤其有皮肤损害者更易呈阳性。

【诊断及鉴别诊断】

根据典型的临床表现及实验室检查结果，一般可以确诊。在本病流行区，应与皮肤结核、肿瘤、其他深部真菌感染及梅毒等病鉴别。

【治疗】

原发性感染者应注意休息、加强营养，有可能迅速康复。对继发性感染者应尽早给予二性霉素 B、咪康唑、酮康唑、伊曲康唑、氟康唑、庐山霉素或球红霉素治疗，疗程宜长，且用量务必充分。

【预防】

球孢子菌感染力极强，尤其是关节孢子可随空气飘散，当吸入有关孢子的尘埃时即可发病，应予严防。

四、副球孢子菌病（paracoccidioidomycosis）

又名南美芽生菌病（south american blastomycosis）、巴西芽生菌病（brazilian blastomycosis）、类球孢子菌病肉芽肿（paracoccidioidal granuloma）。

【病因】

致病菌为巴西副球孢子菌（Paracoccidioides brasiliensis），又称巴西芽生菌（Blastmyces brasiliensis），该菌属于半知菌亚门、丝孢菌

纲、丝孢菌目、丛梗孢科。为双相真菌，属自然界腐生菌。在体外
＜30℃的条件下为菌丝相，在组织中或体外营养丰富的培养基中为
酵母相，可产生特征性大形多边芽植的球形细胞。

【流行病学】

（一）传染源　本病的自然感染发病区域仅限于南美洲，尤其是
巴西、委内瑞拉和哥伦比亚，主要分布在亚热带山区森林地带，迄
今我国尚未发现。但本病菌在自然环境中的生态分布尚未完全明了。

（二）传播途径　可经呼吸道、消化道以及皮肤黏膜损伤进入人
体引起皮肤、黏膜、淋巴和内脏的感染。

（三）易感人群　本病患者男性多于女性，农村多于城市，患者
绝大多数为从事室外工作者，尤其是伐木者。患者年龄大部在 20～
50 岁之间

【临床表现】

（一）皮肤黏膜淋巴型副球孢子菌病　损害多位于面部、口腔或
肛门黏膜，病原菌直接感染或经淋巴、血行播散引起。初发于口鼻
周围以及齿龈、上腭、咽喉、舌、唇和鼻腔等部位，出现丘疹或水
疱，进而形成溃疡和肉芽肿。附近淋巴结受累后肿大、变硬，但不
痛，逐渐化脓坏死，破溃后形成瘘管。

（二）肺副球孢子菌病　原发性肺部感染多由吸入孢子引起。大
部分患者无症状或仅有亚临床症状，可自愈。少部分出现乏力、发
热、咳嗽，痰中带血丝，胸痛，呼吸困难。X 线检查见肺损害呈结
节、条纹或浸润性，约 1/3 的病例可形成空洞。

（三）播散型副球孢子菌病　原发感染经血行播散至肝、脾、小
肠以及泌尿生殖系统、中枢神经系统和肌肉、骨骼、脏器，引起肉
芽肿和化脓性结节，全身淋巴结亦可受累肿大。

【实验室检查】

（一）直接镜检　取病损处组织或脓液作 10% 氢氧化钾溶液制
片，可见直径 10～60 μm 的单芽或多芽性厚壁孢子。

（二）真菌培养　为双相型真菌。在沙保培养基上室温中生长缓

慢，菌落呈褐色扁平状，有皱褶，表面覆短绒毛状气生菌丝。镜下见菌丝两侧有不典型的小分生孢子。老菌落中可见有较多间生厚膜孢子。37℃在血琼脂或肉汤浸液葡萄糖琼脂基上培养时菌落呈白色或淡黄色酵母样，镜下见单芽或多芽的芽生孢子。

（三）血清学　血清学诊断对于本病的诊断很有帮助。常用外抗原试验，阳性率可达80%～90%。个别情况下可与组织胞浆菌病产生交叉反应。补体结合试验的阳性率可 > 90%，但可与其他疾病产生交叉反应。

【治疗】

1. 磺胺制剂对于本病良性型者效果较好，如磺胺甲氧嗪（长效磺胺）和磺胺二甲氧基嘧啶（sulfadimethoxine），后者1g/次，1次/日。停药后有时复发，所以有人主张口服1g/次，1次/日，连服3～5年。

2. 严重病例可用二性霉素 B，0.25～1.2 mg/kg，1次/1～2日，溶于5% 葡萄糖注射液内，在几小时内缓慢静滴，可从25 mg/d 开始，渐增至50～75 mg/d，根据病情，总剂量1～4g。

3. 还可用益康唑≥9 mg/kg，200～1200 mg/d，连用2～16周。或酮康唑200 mg/d，口服，如反应好可减至100 mg/d，连用1年，或至痊愈时止。伊曲康唑有更好的抗菌活性，一般100～200 mg/d，疗程6～12个月。

第五节　条件致病性真菌感染

通常根据真菌的致病力强弱将真菌分为致病性、条件致病性和非致病性真菌，这种划分是人为的、相对的。真菌的致病力是在不同防御功能的个体中表达的。实际上，任何真菌都是需要一定条件才能致病。例如表皮癣菌在无角质细胞条件下并不引起疾病。

条件致病性真菌是特指某些真菌存在于正常宿主的一定部位，一般情况下不致病，但当机体抵抗力减弱或改变寄居部位等特殊条件后可以致病，这些真菌称为条件致病性真菌或机会致病菌（opportunistic pathogen）。列为条件性致病性真菌的主要是一些致病力低和必须在特殊条件下才引起疾病的真菌。近年来，条件性致病性真菌的致病率有上升趋势，对其发病、诊断与防治进行研究，是当前医学的重要课题之一。

一、念珠菌病 （candidiasis）

念珠菌病为念珠菌属（Candida）真菌引起的急性或慢性，浅表性、系统性或播散性的感染，其临床表现在所有真菌感染中是最复杂多变的，在念珠菌感染中又以皮肤和黏膜念珠菌病最常见。此外，咽喉、食管、阴道的念珠菌感染常是艾滋病（AIDS）的首发症状，且常为复发性。

【病因】

本病的病原菌是念珠菌，分类学上属于 Candida（假丝酵母或念珠菌属），医学上沿称念珠菌。念珠菌属于不全菌纲，假丝酵母目，念珠菌科。其中主要包括白念珠菌（Candida albicans）、热带念珠菌（C. tropicalis）、假热带念珠菌（C. pseudotropicalis）、克柔氏念珠菌（C. krusei）、副克柔氏念珠菌（C. parakrusei）、类星形念珠菌（C. stellatoidea）及季利蒙念珠菌（C. guilliermondii）。念珠菌属中能引起临床疾病的致病菌主要是白念珠菌、热带念珠菌及克柔氏念珠菌，其他念珠菌致病者少见。

念珠菌菌体呈圆形或卵圆形，直径约 $4 \sim 6 \ \mu m$，在血琼脂及沙保琼脂培养基上生长均良好，最适温度为 $25 \sim 37 \ ℃$。念珠菌以出芽方式繁殖，又称芽生孢子。多数芽生孢子伸长成芽管，不与母细胞脱离，形成比较大的假菌丝，少数形成厚膜孢子和真菌丝。白念珠菌 $30 ℃$ 培养 $2 \sim 5$ 日，在培养基表面形成乳酪样菌落。在沙保琼脂培养基上呈酵母样生长，在米粉吐温琼脂培养基中可形成大量假菌丝和具有特征性的顶端厚壁孢子。在念珠菌显色培养基（Chromagar Candida）上绝大多数白念珠菌呈绿色或翠绿色，克柔念珠菌、热带念珠菌分别呈粉红色和蓝色，其他念珠菌均呈白色，有助于念珠菌的快速鉴别分类。

近年来非白念珠菌感染的比例不断上升。其中，热带念珠菌能引起侵袭或播散性念珠菌病，近平滑念珠菌（C. parapsilosis）易引起心内膜炎。都柏林念珠菌（C. dubliniensis）与白念珠菌形态、生化反应及基因组都极为相似，对吡咯类抗真菌药物不敏感。克柔念珠菌对多种吡咯类药物天然耐药。光滑念珠菌（C. glabrata）也易对吡咯类药物耐药，对其他药物的敏感性也下降。葡萄牙念珠菌（C. lusitaniae）则对两性霉素 B 不敏感。

【流行病学】

（一）传染源　念珠菌在自然界以及正常人的皮肤、口腔、阴道、肠道、肛门等处都可分离培养出来，被认为是正常寄生菌。白念珠菌在人体内与其他细菌等微生物处于动态平衡状态，当人体内部环境发生变化而适于念珠菌繁殖时，即可表现为疾病，念珠菌病患者、带菌者以及被念珠菌污染的食物、水、医院等环境污染源是本病的传染源。

（二）传播途径

1. 内源性　较多见，主要由于定植体内的念珠菌，在一定的条件下大量增殖并侵袭周围组织引起自身感染，常见部位为消化道。

2. 外源性　主要通过直接接触感染，如性接触传播、母婴垂直传播、亲水性作业等；也可从医院环境获得感染，如通过医护人员的手、医疗器械等间接接触感染；还可通过饮水、食物等方式传播。

（三）易感人群　好发于有严重基础疾病及机体免疫低下者，主要为：①有严重基础疾病者，如糖尿病、肿瘤、艾滋病、系统性红斑狼疮、大面积烧伤、粒细胞减少、胸腹部大手术等，尤其是年老体弱者及幼儿；②应用细胞毒性免疫抑制剂治疗者，如肿瘤化疗、器官移植，或大量肾上腺糖皮质激素使用等；③应用大量、广谱抗生素或多种抗菌药物使用引起的菌群失调；④静脉高营养或高水果饮食的影响；⑤长期留置导管患者，如长期中央静脉导管、气管插管、留置胃管、留置导尿管、介入性治疗等。

（四）流行特征　本病遍及全球，全年均可患病。对于免疫正常患者，念珠菌感染常系皮肤黏膜屏障功能受损所致，可发生在各年龄段，但最常见于婴幼儿，以浅表性感染为主，治疗效果好。系统性念珠菌病则多见于细胞免疫功能低下或有缺陷者。近20多年来深部念珠菌病的发病率有上升趋势，且随着抗真菌药物的广泛应用，临床耐药菌株也日益增多。

【发病机制】

在正常情况下，机体对念珠菌有完善的防御系统，包括完整的黏膜屏障、非特异性免疫（补体 C3a、C3b 的调理趋化作用，多形核白细胞、巨噬细胞的吞噬作用）、特异性细胞免疫（细胞因子、干扰素等）和体液免疫（产生胞质抗原抗体、抗芽管抗原抗体等）。但是，当各种原因引起的正常菌群失调和人体免疫力低下时，念珠菌会大量生长繁殖，首先形成芽管，并借助于胞壁最外层的黏附素等结构黏附于宿主细胞表面，其中以白念珠菌和热带念珠菌黏附性最强。随后芽管逐渐向芽生菌丝或菌丝相转变，并穿入宿主细胞内，继而形成新的菌丝，导致致病菌的进一步扩散。念珠菌能产生水解酶、磷脂酶、蛋白酶（特别是分泌型天冬氨酸蛋白酶）等多种酶类，促进病原菌的黏附、侵袭作用，造成细胞变性、坏死及血管通透性增强，导致组织器官的损伤。

【皮肤黏膜念珠菌病分类】

皮肤黏膜念珠菌病的表现多种多样，但大多具有特殊性，Matsumoto 对本病的分类法见表 8 - 5。

【临床表现】

（一）急性假膜性念珠菌病　即鹅口疮（thrush），临床表现为在软腭、口腔、舌黏膜等处出现奶油白色至灰色的假膜，呈稀疏散在的小片状，也可融合成大片，甚至布满整个口腔，严重者侵及气管和食管而影响呼吸及吞咽，白膜系由念珠菌菌丝和酵母杆菌堆积而成，境界清楚，周围有红晕。可无症状，或有烧灼感，口腔干燥、

表 8 – 5　皮肤黏膜念珠菌病的分类

Ⅰ. 口腔念珠菌病（oral candidosis）

　　1. 急性假膜性念珠菌病（acute pseudomembranous candidosis）

　　2. 急性萎缩性口腔念珠菌病（acute atrophic oral candidosis）

　　3. 慢性增生性念珠菌病（chronic hyperplstic candidosis）

　　4. 慢性萎缩性念珠菌病（chronic atrophic candidosis）

　　5. 口角唇炎（angular cheilosis，perlèche）

　　6. 其他　正中菱形舌炎（median rhomboid glossitis）

Ⅱ. 生殖器黏膜念珠菌病（candidosis of the genital mucous membranes）

　　1. 念珠菌性阴道炎（candida vulvovaginitis）

　　2. 念珠菌性龟头炎（candida balanitis）

Ⅲ. 皮肤浅部念珠菌病（superficial candidosis of the skin）

　　1. 念珠菌性擦烂（candida intertrigo）

　　2. 念珠菌性毛囊炎（candida folliculitis）

　　3. 念珠菌性甲沟炎及甲真菌病（candida paronychia and onychomycosis）

　　4. 先天性念珠菌病（congenital candidosis）

　　5. 尿布念珠菌病（diaper candidosis）

　　6. 慢性皮肤黏膜念珠菌病（chronic mucocutaneous candidosis）

Ⅳ. 皮肤深部念珠菌病（deep candidosis of the skin）

　　1. 念珠菌性蜂窝织炎（candida cellulitis）

　　2. 念珠菌性脂膜炎（candida panniculitis）

　　3. 播散性念珠菌病的皮肤表现（cutaneous manifestations of dissemiated candidosis）

Ⅴ. 念珠菌疹（candidid）

味觉减退和吞咽疼痛，剥除白膜可见红色渗出性基底。本型念珠菌病可见于新生儿，成人长期使用广谱抗生素、糖皮质激素或恶性肿瘤等患者也易发生。并可以是某些艾滋病人的早期表现。

　　（二）念珠菌性口角炎　可并发于鹅口疮，也可单独发生。念珠菌侵犯口角，引起单侧或两侧口角皮肤黏膜交界处发红、浸渍、皲裂，表面可糜烂而呈乳白色，基底发红湿润，覆有散在针头大的丘疹。制片镜检有真菌孢子及菌丝。本病需与核黄素缺乏症及细菌性口角炎鉴别，前者常并发舌炎、阴囊炎；后者则常单侧发生，细菌培养阳性。

（三）念珠菌性唇炎　念珠菌性口角炎可引起念珠菌性唇炎，主要侵犯下唇，病程慢性，表现为糜烂性唇炎或颗粒性唇炎，前者下唇红肿糜烂，结痂脱屑，周围角化过度而象黏膜白斑；后者下唇呈弥漫性肿胀，表面呈颗粒状，若病变范围超出唇红部位，邻近胡须部位的毛囊亦可有炎症反应。

（四）慢性念珠菌性舌炎（正中菱形舌炎和黑毛舌）　据研究认为本病系慢性鹅口疮的一型。舌背乳头萎缩，表面光滑或有轻度高起的白色膜状物，附着于舌的侧面和下面。黑毛舌可能是念珠菌性舌炎的异型，舌背发生褐色毛状物，系舌乳头肥大过长，形成棕褐色小刺。舌毛刮片镜检，可见褐色毛束状物，互相缠绕，周围有多量上皮细胞附着，并可见多数圆形孢子。病理上见黑毛为不规则的束状结构，其中央为折光性较强的角化物质，有的黑毛为羽毛状角质细胞，外围有多量卵圆形孢子。从真菌培养及治疗结果均表明念珠菌的存在与黑毛舌的发生有密切关系。

（五）念珠菌性白斑　好发于口腔内颊部、腭、舌等处，病理变化与鹅口疮极相似。血清、唾液中抗白念珠菌抗体的效价增高。常伴免疫缺陷。本型早期病理上呈明显上皮增生不良，甚至有恶变表现，具有癌前期特征，但抗真菌治疗有效。

（六）念珠菌性阴道炎　念珠菌常寄生于女阴部，当患糖尿病、应用大量抗生素、口服避孕药或怀孕时，念珠菌即可生长繁殖而致病。表现为白带增多，分泌物浓稠，黄色或乳酪样，有时杂有豆腐渣样白色小块，但无恶臭。外阴剧烈瘙痒或有烧灼感，在女阴黏膜上产生灰白色假膜样斑，阴道壁发红糜烂伴浅表溃疡，严重者扩展波及阴道口皮肤黏膜交界处，甚至侵犯会阴、肛门周围和腹股沟，发生湿疹样变、脓疱、糜烂和溃疡。本病在妊娠期及经前期症状加重，排尿、性交或妇科检查后痛痒明显。培养检查可有白念珠菌、星形或热带念珠菌，有时并发阴道滴虫病。可经性接触与男性龟头或包皮互相传染，有人已将此列为性接触传播病。

（七）念珠菌性龟头炎　男性念珠菌性龟头炎和龟头包皮炎多见

于包皮过长者，可能由性交感染，也与用广谱抗生素或合并糖尿病有关。多无自觉症状，局部发生轻度潮红，干燥而光滑，包皮内、龟头冠状沟有白色乳酪样斑片、小水疱、丘疹或脓疱，破后形成大小不等的糜烂面，有时累及阴茎、阴囊，甚至腹股沟等处，可呈鳞屑性红斑；如波及尿道口舟状窝，可致一过性前尿道炎，出现尿频及刺痛。少数还可引起阴茎包皮水肿、溃疡等急性炎症。

（八）念珠菌性间擦疹（擦烂红斑）　系念珠菌侵犯皮肤间擦部位所致，好发于颈前、腋窝、妇女的乳房下、脐部、肛门、会阴及腹股沟等皱褶间。局部皮肤潮红、多汗湿润，外周有丘疹或丘疱疹，伴轻度糜烂、渗液或结痂，有时呈干燥脱屑。损害境界清楚。本病多见于婴儿及肥胖多汗者以及糖尿病或慢性酗酒者；经常接触水者，两手指间（尤其第3、4指间）常发生念珠菌性皮肤浸渍、变白，有皱褶或裂隙；穿用透气不良的胶鞋、长统靴或足汗多者，在趾间也易发生浸渍、变白、糜烂和裂隙，是为浸渍糜烂型手足癣。

（九）念珠菌性甲沟炎及甲真菌病　手部经常接触水者，甲沟易受念珠菌感染而发生甲沟炎，甲沟处红肿痛疼，很象细菌感染，但无或极少脓液。有时合并细菌感染，也可有急性炎症，后者应用抗生素治疗可暂缓解，但不能治愈念珠菌感染。

慢性念珠菌性甲沟炎常累及甲板，产生甲念珠菌病或称念珠菌性甲癣。指（趾）甲变厚、混浊，呈棕色或淡褐色，甲表面有横沟，横沟深浅不同，较深的横沟提示该段指（趾）甲形成时甲沟有较重的炎症。由于念珠菌无溶解酶，故不直接侵入甲板，患甲大多仍有光泽而不变脆、不碎裂，甲下无碎屑。

（十）念珠菌性脓疱疮　成年人须部发生硬肿块及小结节，不影响胡须生长，多呈毛囊性小脓疱，患者常有局部外用糖皮质激素制剂史。念珠菌培养阳性，抗真菌治疗有效。

（十一）毛囊丘疹性皮肤念珠菌病　多位于肥胖儿的颈、背部及成人会阴部，夏季多发，也见于长期卧床汗多及免疫缺陷者，如治疗不当（如外用糖皮质激素制剂）可发展成脓皮病或疖肿。损害为米粒大小的扁平丘疹，境界清楚，淡红色，表面有薄层鳞屑，疏散分布。脓液及鳞屑镜检可见假菌丝及孢子，可培养出念珠菌。

（十二）婴儿泛发性皮肤念珠菌病（尿布念珠菌病）　常继发于婴儿肠道、肛门或口腔念珠菌病，亦可发生于卫生情况不良、护理不当的婴幼儿，由于尿布潮湿少换，或不洁净，尿液浸渍皮肤，故易于感染念珠菌。臀部皮肤发生大片红斑，覆以少量鳞屑，大片红斑周围可有散在点状小红斑，局部痛痒。少数可向邻近皮肤蔓延，而呈泛发性，并延及颈、腋等部皮肤皱褶处及面部。可见大片不规则红斑，境界清晰，边缘为浸软的白色膜状脱屑，周围散在丘疹、水疱及脓疱。需与尿布皮炎、脱屑性红皮病、新生儿剥脱性皮炎及肠病性肢端皮炎相鉴别。

（十三）慢性皮肤黏膜念珠菌病　又名 Hausen – Rothman 肉芽肿，本病系一种特殊形态的皮肤黏膜念珠菌感染，可能为常染色体隐性遗传病。发病的有关因素包括：①常见于胸腺缺陷所致的细胞免疫功能障碍者；②多种内分泌障碍，如副甲状腺功能不全、肾上腺功能不全、白细胞功能不全等患者，易发生本病；③免疫功能异常者显示异常免疫球蛋白血症，细胞免疫功能低下，而血中具有特异性 IgG，进而抑制血清对念珠菌的凝集效应。本病常在幼儿期发病，在皮肤、黏膜、甲板上发生念珠菌感染，经久不愈，在面部、头部、下肢或上肢末端发生红斑脱屑性皮疹，伴角质增生。手指末端肿胀，甲板增厚、污秽、脆而易碎，头皮有较多脱屑、结痂、毛发稀疏脱落。大多伴发鹅口疮及念珠菌性口角炎，面部及手部皮损可呈疣赘状。但本病很少侵犯内脏。

（十四）念珠菌性肉芽肿　为慢性皮肤黏膜念珠菌病的一种类型。慢性经过，其特点为：①幼年发病，病人多伴有免疫缺陷；②慢性病程，治疗后易于复发；③口腔黏膜、皮肤、指（趾）甲先后受念珠菌感染；④引起皮肤组织增生、结节、溃疡或肉芽肿；⑤基本不侵犯内脏。

本病好发部位为面部、头部、四肢、手部及躯干。初发为红斑，渐呈疣状增殖，略隆起，表面结痂，有的形成结节，结节大小不等，较硬，固着于皮肤，黄褐色至黑色，周围有暗红色晕。剥去厚痂，基底呈潮红色疣状糜烂面。面部损害可密集分布而遮盖所有正常皮肤，被发区受染后可致毛发脱落。上肢、手部、胸部亦可散在同样皮疹。常伴发念珠菌性甲沟炎、甲床炎及鹅口疮。肛门及外阴亦难免受累。病理变化包括：棘细胞层肥厚，伴空泡变性，乳头层毛细血管扩张，有炎性细胞浸润，其中有组织细胞、淋巴细胞及上皮样细胞，以及多量巨细胞，巨细胞内有孢子及退行变的菌丝。结节状赘生物在镜下见大部为角化物质伴角化不全及渗出性物质，角化物质常以毛囊为中心，致密地层层围绕排列成环状，形成多数角栓，周围有上皮细胞及其碎片，其中含大量菌丝和孢子。

（十五）念珠菌疹　念珠菌病患者，尤其病情严重者，机体对念珠菌发生变态反应。皮肤上可发生成群水疱、脓疱。损害可以呈多形性或似其他皮肤癣菌疹，如丹毒样、汗疱疹样、湿疹样、荨麻疹样、血管性水肿样等。有时可伴气喘、鼻炎或呼吸道症状。

（十六）内脏念珠菌病　念珠菌几乎可以侵犯全身各个内脏和器官，常见的为呼吸道（如支气管念珠菌病及肺念珠菌病）、消化道（如食道念珠菌病及念珠菌性肠炎）、心内膜（如心脏手术后感染所致的念珠菌性心内膜病变）、中枢神经系统（如念珠菌性脑膜炎）及血行扩散性念珠菌病（确诊有赖于血培养念珠菌阳性，但血液培养阳性出现时间短暂，不久菌体即滞留在器官组织中）等。

1. 泌尿道念珠菌病　近年来渐受重视，原因在于治疗淋菌性尿道炎，或衣原体、支原体引起的非淋菌性尿道炎时大量应用抗生素，以及反复检查或机械治疗操作后，可导致尿道念珠菌感染，严重者逆行感染引起念珠菌性膀胱炎或念珠菌性肾盂肾炎。病人可有尿急、尿频、血尿等症状。也可为无症状性菌尿。实验室检查尿内有 RBC、WBC、管型、蛋白尿，并可查到菌丝和孢子。尿培养，念珠菌阳性。

2. 呼吸道念珠菌病　常见于长期使用广谱抗生素、糖皮质激素或中性粒细胞减少患者。主要症状为低热、咳嗽、咳白色黏稠痰，有时痰中带血甚或咳血。肺有湿性罗音，胸片见支气管周围致密阴影或双肺弥漫性结节性改变。痰直接镜检及真菌培养有助于诊断（最好用气管镜采取标本，以免口腔寄生菌污染干扰检查结果）。

3. 念珠菌菌血症　通常是指血培养一次或数次阳性，可以有临床症状如发热和皮肤黏膜病变等，或无症状。高危患者的菌血症常有多个系统同时被念珠菌侵犯，又称之为播散性念珠菌病，全身任何组织和器官均可被累，尤其是肾、脾、肝、视网膜多见，但常无特异性表现。约10%患者皮肤有单个或多个红色或粉红色皮下结节。

4. 念珠菌性心内膜炎　患者常有心脏瓣膜病变、人工瓣膜、静脉药瘾、中央静脉导管、心脏手术或心导管检查等经历。临床表现类似其他感染性心内膜炎，有发热、贫血、心脏杂音及脾肿大等。

5. 念珠菌性脑膜炎　较少见，念珠菌血行播散所致，常累及脑实质，并有多发性小脓肿形成。表现为发热、头痛、谵妄及脑膜刺激征，但视乳头水肿及颅内压增高不明显，脑脊液中细胞数轻度增多，糖含量正常或偏低，蛋白含量明显升高。脑脊液多次培养念珠菌可呈阳性。

【实验室检查】

（一）直接镜检　根据不同病型酌取口腔病灶假膜、阴道分泌物、皮屑、甲屑、血、尿、粪、脑脊液、胸水、活组织及尸体解剖材料，制作10%氢氧化钾溶液或氯化钠涂片，镜下可见卵圆形的发芽孢子（约$2 \times 6\ \mu m$）及假菌丝。若查到大量假菌丝说明念珠菌处于致病状态，因此直接检查对确诊念珠菌的致病性有一定意义。标本片若用革兰染色，假菌丝及孢子着色不均匀。PAS染色，假菌丝及孢子呈红色。

（二）培养检查　由于念珠菌为口腔或胃肠道的正常居住菌，因此从痰培养或粪便标本中分离出念珠菌不能作为确诊依据。若采集标本是在无菌条件下获得的，如来自血液、脑脊液、腹水、胸水、中段清洁尿液或活检组织，培养阳性可认为是深部真菌感染的可靠依据。同一部位多次培养阳性或在多个部位同时分离到同一病原菌，也常提示该种真菌感染。所有怀疑深部念珠菌病的患者均应做血真菌培养。通过溶解离心技术进行血液培养，可显著提高检出率，对与导管相关的念珠菌菌血症尤其有价值。取材接种于下列培养基上可观察白念珠菌的菌落形态及菌体构造。

1. 沙保培养基（葡萄糖蛋白胨琼脂基）　室温及 37℃ 都能生长，菌落呈奶油色酵母样菌落，日久中央可有气泡，营养菌丝较多，好象倒置的树枝，镜下有假菌丝及成群的孢子，（2 ~ 4）$\mu m \times 6\ \mu m$ 大小。

2. 葡萄糖蛋白胨液基　37℃，48 小时在管底生长。

3. 玉米琼脂或米粉吐温琼脂基　室温下，24 小时有点状灰白色菌落生长，镜下可见许多厚壁孢子，后者为白念珠菌具有鉴别特征的标志。

4. 血清培养基（芽管试验）　将念珠菌接种在 0.5 ~ 1.0 mL 正常人血清或牛、羊血清或蛋白清中，37℃，0.5 ~ 3 小时后，若为白念珠菌则孢子可发生芽管。芽管直径 3 ~ 4 μm，长可达 20 μm，出芽根部不缩窄，此点可与假菌丝相区别。还可采用改良沙保液基（2% 葡萄糖，1% 蛋白胨，用 10M 氢氧化钠溶液校正至 pH7.7，高压消毒后 pH 为 7.2 ± 0.1）进行芽管试验，其效果与血清类似，且此培养基易制作，可灭菌，能久存。

5. 葡萄糖蛋白胨琼脂基　加入 0.005% 氯化三苯基四氮唑（triphenyl tetrazolium chloride，TTC），接种念珠菌后，如为白念珠菌则培养基不变色或仅呈淡红色，其他念珠菌或酵母菌培养基变为红色，热带念珠菌最明显，呈红色或紫色。

（三）发酵试验　有助于常见念珠菌的鉴别，见表 8 - 6。

表8－6 七种念珠菌的发酵试验和同化试验

		白念珠菌	热带念珠菌	假热带念珠菌	克柔氏念珠菌	副克柔氏念珠菌	类星形念珠菌	季利蒙念珠菌
发酵试验	葡萄糖	AO	AO	AO	O	AO/A	AO	－
	麦芽糖	AO	AO	－	－	A/－	AO	
	蔗糖	A	AO	AO	－	A/－	－	－
	乳糖	－	－	AO				
同化试验	葡萄糖	＋	＋	＋	＋	＋	＋	＋
	麦芽糖	＋	＋	－	－	＋	＋	＋
	蔗糖	＋	＋	＋	－	＋	－	＋
	乳糖	－	＋	＋	－	＋	－	－
	半乳糖	＋	＋	—	－	＋	＋	＋

注：A产酸，O产气，＋阳性，－阴性。

（四）动物接种 用念珠菌纯培养菌落制成0.9%氯化钠注射液混悬液，行兔耳静脉注射。如为白念珠菌可使兔在5～7天死亡。解剖中可见其肾脏表面有散在小脓疱，病灶内可检到白念珠菌。也可用小白鼠行腹腔注射。

（五）免疫学检测

1. 念珠菌抗原检测 采用ELISA、乳胶凝集试验、免疫印迹法检测念珠菌特异性抗原，如甘露聚糖抗原、烯醇酶抗原等，其中以ELISA检测烯醇酶抗原最为敏感，敏感性可达75%～85%，感染早期即可获阳性，有早期诊断价值。

2. 念珠菌特异性抗体检测 可采用补体结合试验、酶联免疫吸附试验等方法检出念珠菌的特异性抗体，但由于健康人群可检测到不同滴度的抗体，疾病早期及深部真菌病患者多有免疫低下致抗体滴度不高等因素的影响，故临床意义有限。

（六）核酸检测 核酸检测技术可用于念珠菌检测者，如特异性DNA探针、PCR等方法，检测细胞壁羊毛固醇C14－去甲基酶的特异性基因片段，但尚未能作为常规用于临床。

【病理变化】

患处皮肤及黏膜活检显示角层下脓疱，棘层可呈海绵状，在角质层内或脓疱内可见假菌丝及孢子。慢性病灶内可见肉芽肿样变化，有明显乳头瘤样增生及角化过度，在真皮内有致密的炎性细胞浸润，包括淋巴细胞、嗜中性粒细胞、浆细胞及多核巨细胞，浸润可深达皮下，在角质层及真皮内可查到菌体。皮下可发生脓肿，在脓肿壁内有巨噬细胞及假菌丝。内脏念珠菌病，在器官内可形成坏死病灶，在病灶内可查到大量假菌丝及孢子。在组织切片中念珠菌、毛霉菌、曲菌感染易于混淆，可借助培养法区分。

【诊断及鉴别诊断】

由于正常人口腔、黏膜及皮肤均可检到念珠菌，故临床念珠菌病的诊断比较复杂，除进行病原体检查外，还应结合所见症状才能确诊。皮肤念珠菌病应与脂溢性皮炎、接触性皮炎、核黄素缺乏症、脓皮病等相鉴别。阴道念珠菌病仅为引起白带增多的原因之一，所以应与一些疾病如细菌性阴道炎、滴虫病、衣原体或淋球菌感染等鉴别。舌念珠菌病应与地图舌相鉴别。肺念珠菌病的诊断应排除肺癌、肺结核、肺炎、肺脓肿、哮喘等。念珠菌为肠道的常见条件致病菌，慢性消化性疾病特别是应用抗菌素后反而加重的患者，应考虑消化道念珠菌病的可能。若在血中或脑脊液中查到念珠菌，则血行播散性念珠菌病和中枢神经系统念珠菌病可以确诊。

【治疗】

（一）支持疗法　加强营养，增加机体抵抗力，给予大量维生素B族、维生素B_{12}等。发生念珠菌病后，应尽可能停用或减少糖皮质激素、广谱抗生素及免疫抑制剂的应用。

（二）外用药　主要用于皮肤和黏膜念珠菌病。

1. 1%甲紫溶液　外涂，2次/日，共3天，不可长期大量使用。多用于念珠菌性擦烂、口腔及外阴念珠菌病。

2. 制霉菌素溶液　1万~5万U/mL，严重病例可提高至20万U/mL。混悬液在室温下可保存7天。4℃以下可保存10天，并应避免热、酸、碱以防变质。也可用多聚醛制霉菌素钠甘油混悬液（多聚醛制霉菌素 100 万 U，甘油 20 mL，0.9% 氯化钠溶液 80 mL），还可将本品制成软膏外用，支气管肺念珠菌病可用多聚醛制霉菌素雾化吸入，每 4 小时吸入 10 万 U，3 次/日。褚健治疗 1 例白色念珠菌引起的正中菱形舌炎，给予 1 万 U/mL 制霉菌素液漱口，4 次/日，3 周后局部真菌检查阴转，症状消失，随访 2 个月未复发。

3. 二性霉素 B 溶液　2~3%，外用，2~3 次/日。

4. 复方雷琐辛搽剂　处方见"股癣"，在急性炎症消退后外用。

5. 咪唑类制剂　如 1% 克霉唑、1% 益康唑、2% 酮康唑、2% 咪康唑、1% 肟康唑、1% 联苯苄唑等霜剂或软膏。

6. 1% 环吡酮胺溶液或洗剂、1% 特比萘芬霜剂。

7. 制霉菌素扑粉　10 万 U/g（制霉菌素 1000 万 U 研细，逐渐加氧化锌，研匀，到总量 100g，过筛即得），局部外撒。

8. 鹅口散　由生寒水石、川黄连各 3g，青黛粉 2g，净硼砂 0.1g，冰片 0.5g 组成。有清热解毒、收敛创面作用，主要用于口腔、女阴部及龟头念珠菌病。

9. 冰硼散　为中成药（生硼砂 96g，火硝 144g，冰片 6g 组成），用途及用法同鹅口散。

10. 还可用 2%~3% 碳酸氢钠溶液漱口、擦洗口腔或冲洗阴道，可分别提高局部的 pH 值，以抑制真菌生长。1~2 次/日，连续 7~10 天。

（三）内用药

1. 制霉菌素　50 万 U/片，口服不易吸收，主要用于治疗胃肠道及黏膜念珠菌病，成人口服 300 万~400 万 U/d。本品服后副作用少，偶或引起恶心、呕吐、腹胀、腹泻等。

多聚醛制霉菌素钠 5 万~10 万 U 溶于 2 mL 0.9% 氯化钠注射液中气溶吸入，1~4 次/日。用于治疗支气管及肺念珠菌病。本品溶于 20~40 mL 0.9% 氯化钠注射液中作膀胱保留冲洗，1~2 次/日，可治疗膀胱和尿道念珠菌病。

2. 氟康唑　对念珠菌病疗效甚佳，尤其是系统性念珠菌病、泌尿系统和阴道、龟头念珠菌感染。一般系统性念珠菌病须用药 2 ~ 4 周，首剂 400 mg，以后 200 mg/d，口服或静滴，疗程依病情而定；皮肤黏膜感染 50 mg/d，连续 1 ~ 2 周；外阴、阴道及龟头念珠菌病单剂量 150 mg 服用；口咽部念珠菌病，首剂 200 mg，以后 100 mg/d，连续 1 ~ 2 周；其他黏膜（食道、肺、支气管及尿道）念珠菌感染，首剂 200 mg，以后 100 mg/d，连续 2 ~ 4 周。3 岁以上儿童必须使用本品者，浅表念珠菌病按每日 1 ~ 2 mg/kg，全身念珠菌病按每日 3 ~ 6 mg/kg。

3. 伊曲康唑　为广谱低毒抗真菌药物，口服后在皮肤黏膜中维持较高浓度，一般 100 ~ 200 mg/d，皮肤损害用药 2 周；系统性感染时疗程 3 ~ 4 周或更久，若为侵袭性或播散性念珠菌病，应增加剂量至 200 mg/次，2 次/日，最长可维持治疗半年以上；对于阴道和龟头感染，给予 400 mg 单剂或 200 mg/d，连续服用 3 天。

4. 酮康唑　口服本品 200 mg/d。念珠菌性阴道炎，连服 1 周；慢性皮肤黏膜念珠菌病及甲念珠菌病须连服 3 ~ 6 个月；国内有报道用本品治疗念珠菌肉芽肿，用药 20 天明显好转，9 个月后完全治愈；另一例近平滑念珠菌（Candida parapsilosis）毛囊炎服本品 67 天而愈。因本品有肝毒性，应动态监测肝功能。

5. 5 - 氟胞嘧啶　本品口服后约 95% 经肾脏排出，故对肾脏及尿路念珠菌病疗效较好。因本品易于透过血脑屏障，药物浓度可达到血药浓度的 65% ~ 90%，故对中枢神经系统念珠菌病疗效也佳。口服一般每日 50 ~ 150 mg/kg。念珠菌易对本品产生耐药性，与二性霉素 B 合用有协同作用，能减少二性霉素 B 的用量及毒副作用，若念珠菌已对本品耐药，二性霉素 B 可发挥治疗作用。本品在体内较少代谢，故副作用轻微。

6. 克霉唑　为广谱抗真菌药物，口服后吸收迅速，广泛分布于心、肺、肝、肾等组织和体液中，也可进入脑脊液中。口服每日 30 ~ 60 mg/kg，分 3 次服，疗程 2 周至数月不等。对内脏念珠菌病及念珠菌性败血症有效。但本品不宜单独使用，常与二性霉素 B 联合应用。副作用较少，主要为胃肠道反应。

7. 咪康唑 一般 600 ~ 1200 mg/d，静注。用于治疗系统性念珠菌病，连用 2 ~ 6 周不等。

8. 二性霉素 B 本品虽然副作用较大，但对念珠菌的疗效较好，主要用于治疗系统性念珠菌病，尤其是咪唑类药物或其他药物治疗无效时。并可与 5 - 氟胞嘧啶或克霉唑合用，以发挥协同作用。常用剂量：成人从每日 0.1 mg/kg 开始，渐增至每日 1 mg/kg，溶于 5% 葡萄糖注射液 500 mL 中静脉滴注，4 ~ 6 小时滴完。儿童：出生至 2 岁婴幼儿，初次剂量 0.1 mg/d，如能耐受，以后每天剂量加倍，直至 1 mg/d。对较大儿童初量 0.1 mg/d，次日 0.5 mg，最多增至每日 <0.75 mg/kg。本品鞘内注射时，1 次/2 ~ 3 日，初量 0.1 mg，渐增至 0.5 ~ 1.0 mg，与 10 mL 脑脊液及地塞米松注射液 1 ~ 2 mg 混合后注入。对于出现严重不良反应及肾功能不全者，可考虑使用二性霉素 B 脂质单体（Liposomal amphotericin B，L - AmB）、二性霉素 B 胶态分散体（Amphotericin B colloidal dispersion，ABCD）、二性霉素 B 脂质体复合物（Amphotericin B lipid complex，LBLC）等二性霉素 B 脂质制剂。

9. 伏立康唑（voricanazole） 静脉滴注首日 6 mg/kg，2 次/日，随后 4 mg/kg，2 次/日，或口服首日 400 mg，2 次/日，随后 200 mg/次，2 次/日，适用于耐氟康唑的重症或难治性侵袭念珠菌感染。

10. 卡泊芬净（caspofungin） 首剂 70 mg，随后 50 mg/d，静滴，适用于菌血症、心内膜炎等重症感染及难治性口腔炎、食管炎等，疗程视临床治疗反应而定。

11. 转移因子 可用于治疗呼吸道、肠道、皮肤及黏膜念珠菌病。本品可使患者淋巴细胞获得产生移动抑制因子的能力，用药后患者 T 淋巴细胞转化率增高，正常免疫功能得以恢复，故可取得优良疗效。2U/次，皮下注射，1 ~ 2 次/周，10 周为一疗程。

【预后】

局部念珠菌感染如黏膜念珠菌病、念珠菌性食管炎、泌尿道念珠菌病等感染相对局限，预后尚好。但念珠菌感染在任何部位的出现，均是引起潜在致命的播散性或全身性念珠菌病的危险因素。尽管有时念珠菌菌量不多，但如果是 ICU 患者，或安置中央静脉插管、广谱抗生素的长期应用、糖尿病或血液透析者等，则极有可能发生全身性播散，预后差。

【预防】

对易感人群应经常检查，并采取以下积极预防措施：①尽量减少血管插管及监护设施的使用次数及时间，并加强导管插管的护理及定期更换；②合理使用抗生素、尽量避免长期、大剂量使用；③加强医护人员手的清洗，控制医用生物材料及周围环境的污染；④患者应隔离，不可与非念珠菌患者，特别是易感人群同室居住，以免医院内交叉感染。

二、隐球菌病（cryptococcosis）

Busse（1894）首先报告本病，同年 Sanfelice 在法国从桃汁中分离出此菌，次年 Hansemann 报告了因隐球菌性脑膜炎而死亡的两个病例。此后欧洲、美洲、澳洲、南非及亚洲的印尼、菲律宾和日本相继有病例报道，1948 年在上海确诊我国第一例，至今我国已报告数百例。

【病因】

病原菌为隐球菌，此菌属于不全菌纲，假酵母目，隐球菌属，无菌丝的单芽酵母样细胞，共有 17 种，18 个变种。新型隐球菌（Cryptococcus neoformans），是唯一的致病菌。在病变组织内新型隐球呈圆形或卵圆形，直径 5~10 μm，外周围绕着一层宽厚的多糖荚膜，为主要的毒力因子，以芽生进行繁殖。在外界环境中，新型隐球菌的酵母样细胞比较小，荚膜较薄，所以易于气溶胶化而被宿主吸入呼吸道。新型隐球菌有两个变种：新型变种（variety neoformans）与盖特变种（variety gattii）。根据荚膜多糖抗原特异性可分为A、B、C 和 D 四个血清型，均可引起隐球菌病。其中新型隐球菌新型变种（血清型 A 和 D）多见，尤其是 A 型。

【流行病学】

（一）传染源　新型隐球菌为自然界腐物寄生菌，分布广泛。在灰尘、植物上、昆虫、鸽粪、霉烂的水果、动物（如马、牛、狗、猫、羊等）均可分离出本菌。由于新型隐球菌在 44℃停止生长，鸟类的正常体温为 42℃，阻止新型隐球菌不向肠道外侵袭，所以鸟类并不发病，但在鸽巢中保留的废弃物，有利于新型隐球菌的繁殖，据调查鸽粪中新型隐球菌的密度可高达 $5 \times 10^7/g$。

（二）传播途径　隐球菌侵入人体的途径尚未完全确定，可能通过吸入环境中气溶胶化的新型隐球菌孢子而由呼吸道感染，也可由消化道或皮肤侵入。虽然人和动物都可受隐球菌感染，但迄今尚无动物传染人，或人间传染的报道。

（三）易感人群　在健康人的皮肤、胃肠道、咽喉部亦可分离出此菌，一般是不致病的。正常人血清有抑制新型隐球菌生长的作用，当人体抵抗力低下或患艾滋病时，此菌乘机侵入人体而发病，故隐球菌病常继发于其他慢性病，如恶性淋巴瘤、白血病、肿瘤、结节病、器官移植、糖尿病或严重的结缔组织病等。此外，大量抗生素、糖皮质激素及免疫抑制剂的广泛应用，也是发生本病的诱因。但目前尚无敏感、特异的实验室指标可以判断人体对新型隐球菌的易感性，也无法估计隐性感染率。

（四）流行特征　本病呈世界性、散发性。以青壮年多见，青春期前发病者较少（母婴垂直传播感染艾滋病的儿童多在 6～12 岁发病）；男女比例约为 3∶1；没有明显的种族和职业发病倾向。

【发病机制】

本病的免疫发病机制尚未阐明。一般认为，吸入气溶胶化的新型隐球菌孢子后，多数感染从无症状的肺部定位开始。这一时期宿主的防御功能由补体和包括 γ - 干扰素、肿瘤坏死因子、白细胞介

素 – 8 和白细胞介素 – 12 等致炎症细胞因子介导中性粒细胞和巨噬细胞发挥对新型隐球菌的吞噬作用。此外，自然杀伤细胞、CD4 $^+$ 和 CD8 $^+$ T 淋巴细胞等非吞噬效应细胞通过氧化和非氧化机制杀伤新型隐球菌。其中主要是抗新型隐球菌抗体和补体的作用，使菌体局限于肺，而呈自限经过。

新型隐球菌荚膜多糖为主要的毒力因子，加上荚膜甘露糖蛋白等可溶性成分、黑色素和甘露醇等其他毒力因子，具有免疫抑制作用，包括抑制吞噬细胞作用，限制氮氧化物的产生和干扰抗原的呈递加工。免疫防御功能不全的个体，可因此发生肺部侵袭性病灶，或经血行播散至肺外其他器官。由于正常人脑脊液中缺乏补体及血清中的可溶性抗隐球菌因子，以及脑组织中缺乏对新型隐球菌的炎症细胞，再加脑组织的高浓度儿茶酚胺介质产生黑色素而促进新型隐球菌生长，故此菌的肺外感染常先累及中枢神经系统。

【临床表现】

潜伏期至今难于确定，一般数周至数年不定。幼儿至老人均可受染，但以 30 ~ 60 岁者为多，男性患者多于女性患者。临床表现轻重不等，变化多样。

（一）中枢神经系统（CNS）隐球菌病　由于受侵部位不同，症状各异，一般分为：①脑膜炎型；②脑膜脑炎型；③栓塞型（颅内肉芽肿或囊肿形成，假脑瘤型占位性病变）；④蛛网膜炎型。CNS 隐球菌病初发起病缓慢，症状常以头痛、呕吐、神志改变为三个主要症状。头痛开始多为间歇性，局限于额部，颅压日渐增高，头痛逐渐加剧，转为持续性，伴有呕吐，出现各种神经症状，如神志不清、抽搐、视物模糊、精神错乱、颈腰背疼痛、行走不稳、听力障碍等。同时出现多种神经系统体征，如颈部强直、提腿试验阳性、抬头试验阳性、视乳头水肿、眼肌麻痹、瞳孔固定及大小不等、偏瘫、共济失调及椎体束征等。可发热 38 ~ 39℃。实验室检查：周围血白细胞增高或正常，分类中性偏高。脑脊液清亮或混浊呈乳白色，颅压增高，细胞数增加，蛋白质增加，氯化物减少，糖量减低，以墨汁制片，镜下可查到新型隐球菌。

艾滋病患者继发 CNS 新型隐球菌病，发热和抽搐的表现比没有免疫抑制的患者更常见，病程呈进行性发展。

（二）肺部隐球菌病　肺部常是新型隐球菌首先侵犯的部位，多表现为呼吸道或肺部感染的症状，表现为支气管炎或支气管肺炎，有咳嗽、咳痰、咳血及胸痛，有时伴有高热、呼吸困难，痰为黏液性或胶质样。绝大多数病人同时有 CNS 受累。CNS 隐球菌病之前多先有呼吸道或肺部感染，仅有肺部感染而 CNS 不受侵犯者极为少见。

本病的 X 线检查特征是：①病变多在肺中、下野；②很少形成空洞；③倾向于纤维化，钙化较少见；④大多肺门无明显增大。应注意与肺脓疡、结节病、肺结核、支气管扩张和其他肺真菌病相鉴别。最后确诊有赖于在痰中检出隐球菌。

艾滋病患者继发肺新型隐球菌病的病程常呈进展性，更容易发生血行播散，或发展为急性呼吸窘迫综合征。

（三）皮肤黏膜隐球菌病　分为原发型与继发型。原发型少见，为仅有皮肤损害而无原发肺或其他脏器病变者，皮肤损害可分为丘疹、脓疱、结节、脓肿、溃疡、坏死、瘘管或蜂窝织炎样，多发生在四肢或躯干。其结节可分散或融合成斑块、或排列成条索状、环状。溃疡边缘穿凿，基底呈树胶肿样。还可表现为痤疮样或疣赘样，常发生在面部及上肢。黏膜损害发生在口腔、鼻、咽部，表现为结节、溃疡或肉芽肿，表面覆以黏性渗出性薄膜。

继发型为全身血行播散性隐球菌病的一种皮肤表现，也可为痤疮样皮疹，破溃后形成溃疡或瘘管。

（四）骨关节隐球菌病　原发性骨损害较为少见，多系血行播散所致。病变多发生在骨的突出部。颅骨、脊椎骨比较多见，骨关节少见。骨被侵犯后局部隆起，连续肿胀疼痛，起病缓慢，慢性病程，局部形成化脓性病灶时，通常以脓肿形式出现，并可累及皮肤。X 线检查有骨膜反应，骨质有破坏。化脓灶抽取物镜检可查到隐球菌。

（五）血行播散性隐球菌病 隐球菌血行播散后可侵及全身，包括 CNS、淋巴结及其他内脏器官，如肝、脾、胰、心、骨髓、前列腺、副肾、肾上腺、睾丸及眼等。病情重笃，发展迅速，死亡率高。

【实验室检查】

（一）常规检查 白细胞计数和分类，红细胞和血红蛋白以及血小板计数一般在正常范围；部分患者可出现淋巴细胞比例增高，轻至中度贫血。血沉可正常或轻度增加。病变不累及泌尿系统时，尿常规也无异常。艾滋病患者白细胞计数降低，不同程度的贫血，T淋巴细胞绝对计数降低，$CD4^+T$ 淋巴细胞计数也下降，$CD4^+/CD8^+$小于 1。

（二）直接检查

1. 脑脊液外观澄清或稍为混浊；细胞数一般在（40～400）×10^6/L 之间，以淋巴细胞为主，但在疾病早期也可呈现中性粒细胞为主；蛋白质水平轻至中度升高；葡萄糖和氯化物水平下降。

2. 真菌检查 采取患者的脑脊液、痰、脓液、尿、活组织或尸体解剖材料。脑脊液及尿离心取沉渣供检，痰或脓液可用 0.9% 氯化钠溶液稀释后制片。

在标本涂片上加 1 滴印度墨汁，加盖玻片，显微镜下可见本菌为圆形或椭圆形双层厚壁孢子，直径 5～15 μm，孢子内有一个较大的反光颗粒及许多类似的小颗粒，外围有一圈比该菌宽大 1～2 倍的胶样荚膜，非致病性隐球菌无此荚膜。本菌从不出现菌丝或子囊。也可取国产绘画墨汁 40 mL，用 4 层纱布滤去其粗大颗粒，加甘油 2 mL 摇匀后，水浴加热，再加液体石炭酸 2 mL 搅匀，冷却。此墨汁颗粒细，不易干燥，有杀菌力，能清晰观察隐球菌的荚膜而对其无破坏作用，可替代印度墨汁。新型隐球菌在各种染色时的颜色，见表 8－7。

表 8 - 7　新型隐球菌在各种染色法时的颜色

	菌体	荚膜
印度墨汁	淡灰色	无色素光带
芦戈氏碘液	浅黄色	草绿或黄绿色
革兰染色	蓝色	红色
美蓝染色	淡紫蓝色	深紫蓝色
硫堇染色	无色	浅绿色，发亮
姬姆萨染色	浅紫蓝色	深紫蓝色
过碘酸染色	红色	淡红色

（三）培养检查　取标本接种于下列培养基。培养基内可加抗生素，但不可加放线菌酮，以免抑制本菌的生长。

1. 沙保培养基　37℃及室温皆可生长，2~3 天后可见细菌样菌落，透明发亮，以后菌落渐大，变为酵母样，乳白色至桔黄色，表面呈颗粒状，20 天后部分菌落液化，湿润，呈黄褐色黏液样流向低处。取菌落镜检，早期能见菌体周围有甚窄的荚膜，日久增宽，有小的发芽及长的芽管，但无菌丝及子囊。

2. 脑心浸液葡萄糖琼脂基　37℃，菌落形态同上，生长良好，菌体荚膜较宽。

3. 米粉琼脂基　室温培养，菌落形态同上，无菌丝或子囊孢子。

（四）血清学检查　用于检测隐球菌的荚膜多糖特异性抗原，可采用单克隆抗体法、ELISA 或乳胶凝集试验，有较高的特异性和敏感性，中枢神经系统新型隐球菌病，隐球菌抗原在脑脊液中的阳性率几乎达 100%，血清为 75% 左右；而且抗原的滴度与病情的严重性平行，还可作为疗效的观察指标。艾滋病患者中枢神经系统新型隐球菌病的脑脊液，隐球菌抗原的滴度经常 > 1 : 1000，血清的阳性率 > 90%，可以作为艾滋病患者是否并发中枢神经系统隐球菌病的筛查工具。目前建立的检测隐球菌抗体的方法尚缺乏敏感性和特异性。

（五）生化试验

1. 同化试验 不同化乳糖或硝酸钾，但能同化肌酐。

2. 尿素试验 阳性。

3. 牛奶试验 能使石蕊牛奶碱化。

4. 糖发酵试验 对葡萄糖、麦芽糖、蔗糖产酸很慢，不产气，乳糖不产酸不产气。但非致病性隐球菌对糖均产酸。

（六）动物接种 取本菌菌落制成菌悬液，注射于小白鼠腹腔、尾静脉或行颅内注射，2~8 周死亡，取病灶脓液涂片可查到菌体。

【病理变化】

新型隐球菌在组织中主要引起胶样团块和形成肉芽肿，这两种病理改变可同时存在。胶质团系由成堆的菌体在组织内发生黏液样变性而成。菌体侵入人体组织后，被组织细胞所吞噬，菌体在细胞内繁殖而使细胞破裂，大量菌体释放入组织中继续繁殖，在菌体周围形成黏液样物质，此黏液样物质聚集在一起则象黏液瘤。此胶质团可被纤维组织包裹形成囊肿，在胶质团中，可查到大量菌体。若病变发生在脑中则引起脑占位性病变。病变早期炎性浸润细胞较少，只有少量组织细胞及淋巴细胞。在晚期病变或抵抗力较强的患者可形成肉芽肿性病变，主要细胞成分为组织细胞、淋巴细胞、成纤维细胞及巨噬细胞。在肉芽肿中菌体较少，只见于巨噬细胞或组织细胞内，游离于组织中的菌体甚少。菌体在组织切片中较直接涂片中为少，HE 染色时胞壁为红色，荚膜不着色，在 PAS 染色片中菌体皆为红色。

【诊断及鉴别诊断】

隐球菌病的诊断主要依据临床症状及体征、实验室检查寻找菌体及皮肤、口腔、鼻咽部活组织检查以证实致病菌。本病好发于中枢神经系统，常表现为脑膜炎，因此凡未经确诊病因的脑膜炎、脑膜脑炎、蛛网膜炎、颅内炎症、占位性病变及临床上有难以解释的 CNS 症状，都应考虑有本病之可能。

结核性脑膜炎常易与隐球菌性脑膜炎混淆，其鉴别见表 8 -8。

表 8 - 8 隐球菌性脑膜炎与结核性脑膜炎的鉴别

	隐球菌性脑膜炎	结核性脑膜炎
病原菌	脑脊液中可发现新型隐球菌	脑脊液中可发现结核杆菌
发病年龄	各种年龄	儿童、青年多见
病变	脑膜增厚，脑实质中有多发胶样囊肿	脑底呈纤维性渗出
发病方式	亚急性或慢性起病	发病较急，病程较短
发热	早期可不出现	早期即出现
视乳头水肿	明显，多见	较为少见
视神经萎缩	多见	较为少见
脑脊液		
压力	明显增高	一般增高
性状	微浊或淡黄	毛玻璃样，静置数小时后可见薄膜
WBC（/L）	≤10×0.3	90%≥10×0.4
糖量（mg%）	绝大多数≤20	多数在20~40
氯化物	≤正常值	一般正常
荧光素钠试验	阴性或弱阳性	强阳性
乳胶颗粒凝集试验	阳性	阴性
抗结核治疗	无效	疗效好

此外，还应同颅内占位性病变、蛛网膜炎、流脑、乙脑、化脓性脑膜炎等相鉴别。

【治疗】

（一）一般治疗

1. 注意营养、休息，必要时给予输液、输血或血浆疗法。

2. 纠正电解质紊乱，对于严重衰竭及持续呕吐者尤应重视。

3. 因原有疾病而应用糖皮质激素、抗生素或免疫抑制剂者，尽可能减少用量或停用。

4. 降低颅压 颅压增高是本病 CNS 型最常见的症状，也是最常见的致死原因，应予高度重视，及早处理。可选用脱水剂以降低颅内压，如 20% 甘露醇或 25% 山梨醇 250 mL，1 次/6～8 小时，快速静脉滴注，也可用高渗葡萄糖液。病情严重或有脑疝形成时可加大用量，并加用地塞米松或速尿。也可用 50% 甘油氯化钠口服。或缓慢引流脑脊液，每次引流 10 mL 左右。

5. 给予免疫增强剂，如胸腺肽或转移因子。

（二）药物治疗

1. 二性霉素 B

（1）静滴　成人开始用量为 1 mg/d，加入 10% 葡萄糖液 250～500 mL 内，缓慢（>6 小时）静滴，以后逐日增加 2～3 mg，10% 葡萄糖液可增至 500～1000 mL，若无严重毒性反应，争取在 2 周内达到 30～40 mg/d，从此时开始总量应 >1g/月，3 个月为一疗程。如因某种原因暂停用药，则再次用药时仍应从 1 mg/d 开始，逐渐增至每日最大量。

（2）鞘内注射　二性霉素 B 难于通过血脑屏障，在本病早期、静脉用药反应重或每日增加剂量有困难、单纯静脉用药疗效不理想以及复发的病例，可采用鞘内注射。一旦症状控制、静脉用药顺利、脑脊液涂片及培养连续 3 次致病菌阴性时，即可停止鞘内注射。

鞘内注射可将二性霉素 B 0.1 mg 溶于 3～4 mL 蒸馏水中，加入地塞米松 2～5 mg，与新鲜腰椎穿刺获取的脑脊液 2～4 mL 混合后，缓慢注入鞘内，注射过程中最好反复用脑脊液稀释注入的二性霉素 B 3～4 次，以使其浓度不断降低。注后去枕平卧 6 小时。2～3 次/周，每次用量渐增，直至 0.5～0.75 mg/次，最大量 <1 mg/次。超量注射可引起高热、剧烈头痛、休克、蛛网膜下腔出血、脊髓出血、急性失明以及下肢瘫痪等严重反应。

鞘内注射后药物也难于达到脑室和颅底部，若鞘内注射疗效不理想，可请神经科医师协助行脑室内注射，置入硅管后注入二性霉素 B 0.5～1.0 mg，1 次/日，通常无严重反应。

2. 5 - 氟胞嘧啶　本品口服吸收迅速，静脉给药除血药浓度高峰

提前外，无其他优点。用药后脑脊液药物浓度约为血药浓度的 60%
~80%，血清药物半衰期为 4 小时，肝功能不影响药物排泄，肾功
能减退时本品在体内的半衰期明显延长。用量成人 6~8g/d，儿童每
日 200 mg/kg，4~6 周为一疗程。

3. 二性霉素 B 与 5－氟胞嘧啶联合应用　前者毒副作用较大，
后者易形成耐药，两药联合应用有协同作用，可适当减少二性霉素
B 的每日用量，以减轻药物的毒性反应，并可延缓或阻止隐球菌对
氟胞嘧啶的耐药现象，有人认为这是目前治疗本病的最佳方案。

4. 氟康唑　实验证实，静脉注射氟康唑后，脑脊液中药物时间
曲线平均面积与血浆浓度时间平均面积比率为 0.86（0.28~0.93）；
用药 3 小时后，脑脊液中药物浓度达到高峰，平均为 7.7 μg/ mL；
药物在脑脊液中平均半衰期为 27 小时，血浆中为 25 小时。证明本
品极易通过血脑屏障进入脑脊液中，其浓度能满足有效抑制隐球菌
的 MIC，并维持 24 小时，故可每日给药 1 次。口服与静注的药代动
力学相似。治疗本病时，首剂给药 400 mg，以后 200~400 mg/d，疗
程至少 6~8 周，根据病情、脑脊液涂片及培养结果而定。由于本品
具有能够大量透过血脑屏障的特点，且毒副作用较小，疗效优于咪
康唑和酮康唑，因此目前被推荐为治疗 CNS 隐球菌病的首选药物。

5. 大蒜制剂　大蒜有效成分透过血脑屏障的作用较强，对隐球
菌有杀灭作用。我国曾有使用本品多种剂型治疗隐球菌病的报告，
包括口服大蒜、大蒜注射液肌注或静注，均取得一定疗效。本品副
作用少，静滴可有畏寒低热；肌注有局部疼痛；口服有胃烧灼感、
胃痛及恶心等。现已有合成大蒜素（大蒜新素）可供口服或静脉滴
注。大蒜制剂与其他抗真菌药物联合应用效果更好。

6. 隐球菌菌苗　在上述治疗方法疗效不明显时，可考虑用隐球
菌菌苗皮下注射，用法与一般菌苗相同。本方法与抗真菌药物合用，
对肺隐球菌病有较好的疗效。

【预后】

由于鸽粪是人类或动物感染隐球菌的主要来源，呼吸道又是常

见的传播途径，因此应防止直接吸入带有鸽粪的灰尘。鸽笼要经常
清扫和消毒。长期应用糖皮质激素、抗生素、免疫抑制剂以及免疫
功能低下者，应避免接触鸽群及其污染物品。

【预防】

对大多数新型隐球菌病患者不能准确地确定感染的环境源头，
试图从土壤或其他栖所中消灭新型隐球菌是不实际和徒劳的。在可
能的情况下，控制城区养鸽，减少鸽粪污染，可能有利于降低新型
隐球菌病的发病率。氟康唑和伊曲康唑等口服抗真菌药物疗效确实
并且安全性良好，当艾滋病患者 CD4$^+$T 细胞数 $< 200 \times 10^6$/L 时，口
服氟康唑 200 mg/d，能有效地减少全身性真菌感染的发病率。新型
隐球菌荚膜糖抗原用作主动免疫预防的技术尚未成功。

三、曲菌病（aspergillosis）

Virchow（1856）首先报道尸检时发现的曲菌病。以后世界各地
陆续都有报道，我国 1955 年最早报告肺曲菌病。

【病因】

曲菌在自然界中分布广泛，几乎一切类型的基质上都能有曲菌
存在，在健康人的皮肤黏膜上也可查到，但不一定致病，本菌是一
种条件致病菌。曲菌属（Aspergillus）有 18 群，132 个菌种，临床上
常见的致病菌为熏烟色曲菌（Aspergillus fumigatus），此外，黑曲菌
（A. niger）、黄曲菌（A. flavus）、土曲菌（A. terreus）、米曲菌
（A. oryzae）、棒曲菌（A. clavatus）、杂色曲菌（A. versicolor）、构巢
曲菌（A. nidulans）、聚多曲菌（A. sydowii）及灰绿曲菌
（A. glaucus）等也有致病的报告。每一种曲菌都有自己的形态学特
征。黄曲菌产生的黄曲霉素等有致癌作用。

【流行病学】

（一）传染源　曲菌孢子广泛存在于尘埃垃圾、腐烂植物、食品
及土壤中，是主要的传染源。

（二）传播途径　曲菌可以通过皮肤黏膜外伤、呼吸道、消化

道、泌尿道等侵入人体，又可通过血循环或直接蔓延而引起多脏器损害。通过呼吸道吸入或接触发霉的稻谷、带有曲菌的家禽、鸟类是最常见的感染途径。人与人间的传播未见报道。

（三）易感人群　曲菌病患者无性别、年龄或种族差异，大都为机体抵抗力减低及患有慢性病者，如结核病、支气管扩张、肺癌及白血病等。抗生素、糖皮质激素及免疫抑制剂的广泛应用，可以诱发本病。患者大多为接触大量曲菌孢子的人，如：①皮毛清洁工人、酿造酒及酱油者；②接触发霉稻谷的农业工作者；③大面积烧烫伤病人的创面暴露于空气中易受曲菌感染；④器官移植者常可伴有全身性曲菌病等。

（四）流行特征　本病散发于全世界，与机体免疫力，尤其是细胞免疫有关。本病近年来有增多趋势。

【发病机制】

宿主的免疫反应性与曲菌感染的发生和感染后的临床表现密切相关。曲菌孢子可激发宿主的变态反应：IgE 介导的过敏反应引起哮喘；局部的抗原抗体复合物可引起Ⅲ型变态反应从而导致黏膜炎症；而在慢性病例中见到的肉芽肿性病变则是由Ⅳ型变态反应所致。

【临床表现】

曲菌病可发生于任何年龄，患者中男多于女。常见临床类型有：

（一）肺曲菌病

1. 寄生型　肺曲菌球多发生于肺部存在空洞性病变者，如结核性空洞、慢性肺脓肿等，大多发生于上叶。主要症状为咯血，少数病人可咯出咖啡色颗粒。寄生性支气管曲菌病多发生于肺结核肺叶切除术后，表现为间歇性咳嗽、咯痰等，可为阵发性呛咳、肺内异物感，咳出块状物或痰中混有块状物。

2. 支气管肺炎型　以继发性感染多见，表现为发热、咯血、痰中有针尖大小灰绿色颗粒等，常引起组织坏死、空洞形成等。

3. 变态反应型　为Ⅰ型和Ⅲ型变态反应，多发生于异位性体质者，与吸入大量曲菌孢子有关，表现为吸入曲菌孢子后发生支气管过敏反应（哮喘）。停止接触后症状可自行消失。

（二）曲菌肉芽肿

1. 脑曲菌肉芽肿　表现为脑室或脑实质内的肉芽肿损害。

2. 鼻窦曲菌肉芽肿　常在鼻窦炎的基础上发生，表现为鼻涕中带血或脓，可周期性擤出灰黑色痂块或绿灰色胶冻样物，鼻腔中有灰黑色痂块。穿刺可有块状豆渣样物。

（三）曲菌败血症　常发生于免疫功能低下患者。主要由肺部病灶侵入血循环，出现败血症症状。

（四）皮肤黏膜曲菌病　较少见，常在曲菌血行播散或大面积烧伤后发生，损害多为孤立性、红色小丘疹，以后形成脓疱。少数患者为原发性皮肤曲菌病，多为数量不等的皮下结节，表面紫红色，轻度高起，还可为溃疡或肉芽肿，也可为红斑、丘疹，伴瘙痒及疼痛；局部继发性者多见于大面积烧烫伤或植皮的创面上，有灰绿色膜，局部坏死。还可单独或与其他皮肤癣菌混合感染引起甲癣。

（五）消化道曲菌病　多为肝脏损害，其他如肠、胃、食管、舌和胰脏等也可发病。

（六）泌尿生殖器曲菌病　常系曲菌经血行播散所致，主要侵犯肾脏。尿道及生殖器黏膜（如阴道）均曾有曲菌感染的报道。

（七）心血管曲菌病　通过血循环或直接蔓延所致，常有心脏手术史或静脉注射毒品史，最常见的是曲菌性心内膜炎，与细菌引起的心内膜炎症状相似。此外，心肌、心包受侵引起化脓、坏死或肉芽肿病变。侵犯中、小动脉可引起血管坏死或血栓，但大血管很少受侵犯。如果血培养多次均为同类曲菌生长并伴上述症状者，可疑诊为此病。

（八）中枢神经系统曲菌病　多系邻近组织（如眼、耳、鼻、鼻窦等）曲菌病直接侵蚀所致，或经血循环播散至中枢神经系统，可引起脑脓肿或急性脑膜炎，还可有广泛性脑部坏死灶。临床表现类似颅内占位性病变。脑脊液检查蛋白中等度升高，糖正常，白细胞数目增多，多为多形核粒细胞。

（九）眼曲菌病及外耳道曲菌病（见真菌性角膜炎及耳真菌病）

（十）曲菌毒素中毒症 属真菌中毒症，可影响肝、肾、神经系统。也可致癌，如黄曲菌毒素、杂色曲菌毒素、赭曲菌毒素等。

【实验室检查】

（一）直接检查 采取皮屑、甲屑、耵聍、痰、脓液、粪、尿、活检或尸检组织等标本，涂片经 10%～20% 氢氧化钾溶液，再加 Parker 墨水 1 滴处理后，镜下可见分隔菌丝，其分生孢子梗顶端膨大成顶囊，顶囊表面有排列整齐的、大小一致的瓶形擎丝（小梗），小梗顶端有大小一致的链形孢子，不同菌种其分生孢子柄、顶囊、小梗及链形孢子各不相同，可资区别。如熏烟色曲菌的分生孢子柄光滑，顶端有顶囊，直径约 30 μm。顶囊表面的 4/5 有一层小梗，其顶端有圆形有棘的链形孢子。

（二）培养检查 标本接种于含氯霉素的沙保氏葡萄糖（2%）蛋白胨琼脂上，不加放线菌酮，30～37℃孵育，48～72 小时即可检查。鉴定菌种需接种于察氏酵母浸膏琼脂和麦芽浸膏琼脂上，观察菌落颜色、质地，以及分生孢子顶囊及分生孢子的形状等。

熏烟色曲菌在沙保培养基斜面上，室温生长快，开始为白色棉花样菌落，在数日内菌落中央变为绿色或深绿色并扩大到整个菌落表面，呈粉末状。镜下所见与直接检查相同，且菌体生长更茂盛更完整。由于空气中常有曲菌存在，故培养结果阳性时，如在一个平皿上有多个相同菌落或不止一次培养出同一种菌始有意义。

（三）血清学试验

1. 对发生于免疫正常个体的曲菌病，曲菌沉淀素试验有助于诊断，如变应性支气管肺曲菌病的阳性率＞70%，肺曲菌球的阳性率＞90%。

2. 对治疗无效的发热或肺部浸润的白细胞缺乏患者，若检出曲菌沉淀素，则提示应给予抗真菌治疗，但阴性时不能排除曲菌病。

3. 在感染者血清和尿中可检出低浓度的半乳糖甘露聚糖，为侵袭性肺曲菌病的特征性标志，但该成分清除较快，故须连续测定。乳胶颗粒凝聚反应（LPA）和 ELISA 均已商品化，后者更敏感。

4. 采用核酸探针技术或 PCR 等直接检查曲菌基因，具有敏感、特异、快速、简便等优点，目前正在研究发展中。

（四）动物接种　以曲菌纯培养菌悬液静脉或腹腔接种于兔、鸽或小鸡，在肺、肝及腹膜可见坏死病灶，其中可检到菌体。

（五）免疫学检查　免疫扩散法查血清中曲菌抗体。间接免疫荧光法敏感但特异性差。酶免疫法、放射免疫法虽可用于临床诊断，因敏感性及特异性较差，比较少用。

【病理变化】

在病灶内除可见到菌丝外，若发现顶囊及小梗，一般即可确诊。常见的病理变化包括：①寄生性的外耳道曲菌病及支气管曲菌病等组织反应轻微，为非特异性炎症，有淋巴细胞和中性 WBC 浸润，病变组织内找不到菌体；②坏死性病灶，如肠道和肺内可见坏死组织，曲菌侵入血管，引起血栓和组织坏死，外围有中性 WBC 浸润，病灶内可见到菌体；③化脓性病灶，见于肺、脑、心、肝、肾等，发生小脓疡，在病灶内可见中性 WBC 浸润和菌体；④肉芽肿性反应，常见于有空洞的器官，如鼻窦、筛窦、支气管等处。肉芽肿有上皮样细胞、巨噬细胞、中性 WBC 和淋巴细胞浸润。切片中可见分隔菌丝，分支间成 45° 夹角，直径 7 ~ 10 μm，典型的呈放射状排列。在早期肉芽肿病变中可见到平行排列的菌丝，很少分枝。在有空洞的气管病灶中，由于空气比较充足，菌体生长比较茂盛，可见孢子柄、顶囊、小梗和链形孢子。

【诊断及鉴别诊断】

由于正常人皮肤黏膜或痰中也可查到曲菌，故本病诊断有赖于病变部位多次检查曲菌阳性，结合临床表现始能确诊。本菌是一种条件致病菌，常继发于其他慢性疾病，诊断时应与肺结核、肺脓肿、肺癌和其他深部真菌病相鉴别。

【治疗】

治疗本病时应首先关注基础性疾病（如糖尿病、淋巴瘤、器官移植等）的治疗，尽可能调整好抗生素、免疫抑制剂、化疗、放疗等的剂量与使用。

（一）伊曲康唑　200 mg/次，1 次/日，连续口服 2～3 个月。对侵袭性或播散性曲菌感染的患者，剂量应增加至 200 mg/次，2 次/日。

（二）酮康唑　本品对曲菌有较好的抗菌作用，一般 200 mg/次，1～2 次/日，连续口服 2～6 个月。本品与 5 - 氟胞嘧啶可以联合应用（见着色真菌病的治疗），但与二性霉素 B 合用时可干扰后者的抗真菌效果。

（三）二性霉素 B　常用于治疗深部真菌感染，其中对曲菌病的疗效较其他深部真菌病为好（用法用量见隐球菌病的治疗）。本品与 5 - 氟胞嘧啶合用，可使疗效大为增加。

（四）5 - 氟胞嘧啶　为最有效的抗酵母菌药物，也有抗曲菌作用，但并非所有菌株均对本品敏感。常用剂量为每日 50～150 mg/kg，分次口服，每次间隔 6 小时。本品每日 150 mg/kg 与二性霉素 B 每日 0.3 mg/kg 联合应用是治疗本病较理想的治疗方法。

（五）制霉菌素　本品对曲菌也有抑制作用，用于治疗呼吸道曲菌病时，将 150 万 U 制霉菌素溶于 10% 丙二醇溶液 500 mL 内，于一夜内雾化吸入完。或用多聚醛制霉菌素 10 万 U 溶于 5 mL0.9% 氯化注射液内作雾化吸入。或经导管将多聚醛制霉菌素 5 万 U 行支气管内灌注，1 次/2～3 日，逐渐增加剂量至 10 万～20 万 U/次。制霉菌素口服，100 万 U/次，4 次/日，可用于治疗消化道曲菌病。

（六）呼吸道曲菌病　可用 0.125%～0.25% 二性霉素 B 或 0.25% 匹马霉素溶液雾化吸入。国内廖万清等对 1 例 46 岁女性由构巢裸壳孢菌与黄曲菌合并感染引起的肺曲菌病患者，应用 0.25% 二性霉素 B 溶液超声喷雾吸入 2 周；5% 克霉唑 95% 乙醇液喷雾吸入 2 周；0.35% 克念菌素液和制霉菌素混悬液（5 万 U/mL）喷雾吸入 1 周。每种药物喷雾吸入 2 次/日，15 分钟/次。同时口服酮康唑 200

mg/次，1次/日，共3个月，人丙种球蛋白肌注1次/2周，共4次。经治疗后症状基本消失，随访3年未复发。

对变态反应性曲菌病可短期应用糖皮质激素或色甘酸二钠治疗，并吸入制霉菌素等。

（七）曲菌引起的过敏性鼻炎、支气管炎或肺炎　可应用糖皮质激素，效果比抗组胺药物好。

（八）肺部及其他器官的曲菌球及肉芽肿性损害　如系限局性，不伴有其他曲菌病，且其他方法治疗无进展者，在全身抗真菌治疗控制下，施行手术治疗可以较快清除病灶，出现大量或反复咯血是手术切除的指征，通常应切除肺叶以确保完全清除病损。若有手术禁忌证，可采用二性霉素 B 10 ~ 20 mg/次，加注射用水 10 ~ 20 mL，行支气管内滴注或经皮注射，2 ~ 3 次/周，共 6 周。伊曲康唑胶囊口服治疗无效。

（九）皮肤曲菌病　首选二性霉素 B，每日 1.0 mg/kg，必要时结合外科清创。也可应用伊曲康唑，但疗程应较长。

【预防】

1. 在曲菌多的环境（如某些工厂、腐败谷草、花生等）中工作应戴口罩。

2. 预防医院内感染，病房、手术室、实验室应多通风，常规消毒。

3. 预防性抗真菌治疗，可用二性霉素 B 或伊曲康唑。

四、地丝菌病（geotrichosis）

【病因】

致病菌为念珠地丝菌（Geotrichum candidum），为人体（口腔、肠道等）及自然界的腐生菌。本病的诱发因素包括体弱（糖尿病、白血病、淋巴瘤等病患者）、医源因素（长期使用糖皮质激素、免疫抑制剂及广谱抗生素），偶有家庭内小流行的报告。

【临床表现】

（一）皮肤地丝菌病　本型少见。大多发生于皮肤皱褶处，如乳房下、腹股沟及臀裂等处，可为脱屑性红斑，或伴有渗出，波及软组织者可形成肿瘤样、结节性、肉芽肿性损害，可发于颜面、躯干及手部，严重者波及全身，伴明显痒痛感。

（二）口腔地丝菌病　在口腔中出现鹅口疮样白膜，易擦掉，外观与念珠菌引起者类似。损害为境界清楚的奶酪样斑、凝乳状白色伪膜，其下为红色基底，可有烧灼感。

（三）支气管地丝菌病　表现为持久性咳嗽，胶样痰，有中至粗罗音，不发热。X 线摄片见弥漫性管周增厚。可伴有念珠菌感染。

（四）肺地丝菌病　类似肺结核，有发热，有脓性或带血丝的黏痰，病程慢性。X 线摄片可见肺空洞或浸润斑片。可伴有肺结核病。

（五）肠道地丝菌病　比较多见。症状同慢性结肠炎，有腹痛、腹泻、大便中有脓血等。

（六）地丝菌菌血症　罕见。可引起内脏病变，在某些器官中形成坏死灶。

【实验室检查】

黏膜白膜、痰、粪等直接镜检可见到长方形关节孢子或圆形孢子，革兰阳性，孢子间无间隙。培养物镜检形态与直接镜检相同，有时可见芽管。

【病理变化】

病理切片显示为弥漫性混合性细胞浸润构成的肉芽肿，可以见到朗格罕斯巨细胞、上皮样细胞、淋巴细胞、浆细胞、嗜酸性粒细胞，伴部分纤维化。在浸润细胞间有散在或成簇的真菌关节孢子和菌丝，直径 $7 \sim 10$ μm。PAS 染色时孢子清晰可见，大小不一，直径 $2 \sim 10$ μm，胞壁较厚。

【治疗】

（一）甲紫　2% 甲紫溶液涂布，2 次/日，用于皮肤和口腔黏膜的早期损害。肠道地丝菌病可口服甲紫胶囊，32 mg/次，3 次/日。

（二）制霉菌素　对念珠地丝菌感染非常有效。肠道地丝菌病时100 万 U/次，3 次/日。或用多聚醛制霉菌素钠 10 万 U/次，溶于 10 mL0.9% 氯化注射液中气雾吸入，2～3 次/日，可用于治疗支气管及肺地丝菌病。口腔及皮肤地丝菌病，可用制霉菌素霜外涂，3 次/日。

（三）碘化钾　内服有一定疗效（用法、用量见孢子丝菌病治疗）。对支气管、肺、及皮肤地丝菌病都有效。

（四）二性霉素 B　本品及其衍生物（如二性霉素 B 甲酯），静脉注射，从每日 0.5 mg/kg，1 次/1～2 日开始，以后增至每日 1 mg/kg，总量一般 <50 mg/d。用于治疗地丝菌菌血症及内脏损害。

（五）其他　也有用新霉素治愈本病的报告。咪唑类抗真菌药物（如氟康唑、伊曲康唑）对本病有效，但疗效尚无经验，亦可与制霉菌素或碘化钾合用。

五、毛霉菌病（mucomycosis）

首例毛霉菌病系德国人 Kurchenmeister（1855）报告。现已知本病遍布世界各地。我国先后已报道由少根根霉、多变根毛霉、冻土毛霉、微小根毛霉及非嗜热根毛霉所引起的皮肤、鼻脑及肺部毛霉菌病。

【病因】

毛霉菌病是由接合菌亚门，毛霉纲，毛霉目，毛霉科中的多种真菌所引起。主要的致病菌为毛霉菌（Mucor）、根霉菌（Rhizopus）、犁头霉菌（Absidia）、根黏菌（Rhizomucor）等腐生菌，其在组织中的形态与培养时基本一致，所致疾病的临床表现也基本相同。毛霉菌的生长营养要求低，适宜生长的温度宽（25～55℃），临床上重要的毛霉菌最适生长温度为 28～30℃，为需氧型，培养 2～5 天可长成典型菌落。

【流行病学】

（一）传染源　毛霉菌广泛分布于自然界，并且是有机物质重要的腐败菌。毛霉菌的孢子不可避免被人摄入，因其毒力甚小，多为非致病性。

（二）传播途径　可经吸入、食入、皮肤直接接触后被感染。

（三）易感人群　重症糖尿病、白血病、淋巴瘤、营养不良、肝肾疾病、结核病等引起的免疫功能低下，或长期大量应用糖皮质激素、抗瘤药等是本病常见的诱因。

【发病机制】

人感染本病发生于呼吸道吸入毛霉菌孢子后，孢子可停留在鼻甲或进入肺泡，菌丝在组织中增殖的详情尚不清楚，但实验证实高血糖、酸中毒对其致病作用有重要影响。

【临床表现】

（一）皮肤毛霉菌病　常见于大面积烧伤的创面，初为皮下结节，逐渐扩大形成脓肿，常破溃，无痛，附近淋巴结不肿大。严重者可发生大面积坏死和梗死。分泌物中能查到菌体。

皮肤创伤处也可发生毛霉菌性坏疽性蜂窝织炎。在糖尿病或使用免疫抑制剂病人，注射或导管插入部位也可发生毛霉菌皮肤感染。使用受污染手术衣物或夹板后，患者也可发生坏死性皮肤毛霉菌病。

毛霉菌菌血症时可在皮肤上出现深脓疱性坏疽，初为红斑，随后呈痛性硬结及蜂窝织炎，最终变为上覆黑色焦痂的溃疡。

（二）胃肠道毛霉菌病　常继发于胃溃疡、结肠炎、小儿蛋白质缺乏症。胃肠道出现大小、数目、深浅不一的溃疡，并可有血栓形成。可伴腹部疼痛、呕血及（或）便血。

（三）肺毛霉菌病　可为原发性，多为白血病及淋巴瘤患者吸入孢子后发病，也可继发于鼻、面部手术之后，表现为支气管炎、肺炎症状，可有肺血栓形成和梗塞。发病急，有发热、咳嗽、呼吸困难，可于短期内恶化死亡。

（四）鼻脑毛霉菌病　常见于糖尿病酸中毒患者，先有鼻、眼、副鼻窦、咽部感染，进一步累及脑，形成脑血管栓塞和坏死，迅即昏迷死亡。

（五）播散性毛霉菌病　毛霉菌有侵犯大血管的倾向，局部病灶的毛霉菌侵入血管后引起血行播散，可侵犯心、肝、脾、肺、肾、脑等器官以及皮肤的进行性疼痛性、梗死性瘀斑，呈块状。

【实验室检查】

（一）直接镜检　患者的痰、脓液、活检标本及尸体解剖标本，直接镜检可见到粗细不等、无分隔的菌丝，其分支常呈直角。

（二）培养检查　可获纯培养。因毛霉菌为实验室常见污染菌，故直接镜检及培养均须3次以上皆为同一菌种方有诊断价值。

【病理变化】

表现为慢性化脓性肉芽肿，浸润细胞的种类及数量与患者健康状态相关。本菌易侵犯大小动脉血管引起局灶性栓塞和坏死，以及在HE染色下能见到粗大分枝菌丝，偶见厚壁孢子为本病病理特征。

【治疗】

积极控制和治疗原有基础疾病，去除坏死组织及足量应用二性霉素B是治疗本病的关键措施。

（一）二性霉素B　为首选药物，此药的应用已使本病死亡率明显下降。应早期足量给药，可1～1.2 mg/kg，1次/2日，静注，持续给药8～10个月。可以与5－氟胞嘧啶联合用药以提高疗效。

（二）伊曲康唑　200～400 mg/d，连服3个月以上。有少数治疗成功的报告。

（三）大蒜素　将本品90～150 mg，加于5%葡萄糖注射液500～1000 mL中，缓慢静滴，1次/1～2d。国内有人用本品治愈尿路毛霉菌感染1例。

（四）酮康唑　600 mg/d口服，加用大蒜素90～120 mg/d静脉滴注。国内有人用此法治疗鼻毛霉菌病1例，经50天病情基本控制，停药2个月后未见复发。

（五）氟康唑　首日服400 mg，以后200 mg/d，有人用于治疗1例多变根毛霉菌引起的原发性、慢性、破坏性头、面、颈部皮肤黏膜损害，患者病期已16年，用药1个月后症状明显改善，但皮损鳞屑镜检始终阳性。

（六）萘替芬 萘替芬饱和溶液（含 30% 二甲基亚砜）曾用于治疗 1 例多变根毛霉菌引起的皮肤损害，外用后瘙痒减轻，肿胀消退，患指活动度改善，但中断治疗后又痒，再治仍有效。

（七）其他 据报道制霉菌素、咪康唑、庐山霉素、球红霉素等对本病也有一定疗效。

（八）外科手术 早期的局限性病灶可能时予以切除，鼻部坏死组织可行清创，眼球损害若可能蔓延且挽救无望者也应摘除。

【预后】

本病的治疗效果和预后，与全身状态有直接关系，一经确诊，即应及早开始全身性治疗，应考虑停用糖皮质激素、抗生素及免疫抑制剂，并积极控制糖尿病等全身性疾病。支持疗法也直接影响预后。

六、耳真菌病（otomycosis）

【病因】

准确地说，耳真菌病应称为外耳道真菌病。常见的致病菌为曲菌、青霉菌、根霉菌、毛霉菌及念珠菌等。也可为紫色癣菌、石膏样癣菌或絮状表皮癣菌，且常合并细菌感染。本病多见于湿热季节和地区。中耳手术、中耳炎及挖耳等外伤、应用抗生素及糖皮质激素等药物均可成为本病诱因。

【临床表现】

1. 外耳道有胀满感和奇痒。外耳道红肿、渗液、结痂、湿疹样变，可波及外耳道口及其附近皮肤。伴发细菌感染者有脓液。

2. 外耳道内脱落上皮与真菌等组成的耵聍块可阻塞耳道，影响听力，或伴有耳鸣、眩晕。侵犯鼓膜者少见。

【实验室检查】

取少许上皮碎屑、耵聍或痂皮直接镜检能见到菌丝、孢子、分生孢子柄等真菌成分。培养若为致病性真菌，可以确定诊断，若为"污染菌"（霉菌）则须多次培养证实为同样真菌方可确诊。

【治疗】

1. 将耵聍等污物尽可能清除干净。

2. 外耳道有急性炎症时，可用 0.9% 氯化溶液、3% 硼酸溶液、5% 醋酸铝溶液或 3% 过氧化氢溶液彻底清洗外耳道，促使急性炎症消退。

3. 无急性炎症者，选用下列药物滴或涂外耳道，2～3 次/日。愈后隔 1～2 周再用药 2～3 天。①1%～3% 克霉唑丙二醇溶液；②制霉菌素溶液或软膏（1 万～3 万 U/ mL 或 g）；③1% 二性霉素 B 软膏；④0.1% 金褐霉素溶液或 1% 软膏；⑤2% 麝香草脑甘油；⑥3% 慰欧仿洗剂；⑦2% 水杨酸乙醇。

4. 如伴发细菌感染，可在用抗真菌外用药的同时，外用抗细菌药，如瑞康软膏、百多邦、氯霉素软膏（或溶液）、金霉素软膏、红霉素软膏等。也可用市售成药派端松或皮康霜，其中既含有抗真菌及抗细菌成分，又含有消炎止痒药物。

【预防】

1. 保持外耳道干燥，游泳或沐浴后，尽快清除外耳道中的积水。患耳真菌病者，应暂停游泳，沐浴时用棉花塞耳，防水进入。

2. 戒除经常挖耳习惯，尤不可在耳痒时随手摘用不洁的树枝、草棒等作为挖耳工具。

3. 耳痒明显者应详细检查原因，予以正确治疗。把挖耳作为止痒的手段，虽可暂时止痒，但不治疗耳病，只会愈益加重病情。

七、真菌性角膜炎（mycotic keratitis）

【病因】

常先有角膜外伤，多为农业劳动时脱粒机弹出谷粒的外伤、植物枝叶擦伤、砂粒等异物在角膜引起外伤，继发真菌感染而发病。据报道引起本病的真菌有数十种，其中最常见的为曲菌（熏烟色曲菌、黄曲菌、杂色曲菌多见）、镰刀菌和念珠菌等。

【临床表现】

1. 有角膜外伤史，病程较长，抗生素治疗无效。

2. 角膜外伤处有白色苔状真菌菌丝附着，继而菌丝长入角膜基质而引起浸润和溃疡，病期久者真菌菌丝呈放射状向溃疡四周伸延而形成炎性浸润环，其下方及前房可有积脓。严重者引起角膜穿孔。

【实验室检查】

角膜患处刮片直接镜检可找到菌丝，培养有真菌生长。

【治疗】

（一）局部用药

1. 匹马霉素　对白念珠菌、曲菌及镰刀菌感染均有效，用1%及5%混悬液滴眼，5～6次/日，睡前用本品1%眼膏外用。

2. 二性霉素B　用0.15%滴眼液，1次/小时滴眼；或用1%药液0.1～0.3 mL（1～3 mg）行结膜下注射；二性霉素B甲酯为新合成制剂，毒性为二性霉素B的1/8～1/25，但两者作用与疗效相似。

3. 制霉菌素　用于念珠菌性角膜炎，用0.9%氯化钠注射液配制本品，使成2.5万～10万U/mL，滴眼1次/2小时；睡前用本品2.5万～10万U/g的眼膏外用。

4. 金褐霉素　0.1%眼药水，1次/1～2小时滴眼；或用本品1%眼膏外用，3～4次/日。

（二）清创杀菌　对于表面真菌较多的角膜损害，可在外用药物滴涂之前先行清创杀菌。于表面麻醉后，用细小棉签蘸取3%碘酊涂在溃疡面上，随即用0.9%氯化钠溶液冲净残存碘酊。涂时注意，不可涂在正常角膜上。

（三）内服抗真菌药物　伊曲康唑对皮肤癣菌、酵母菌和霉菌感染均有效，真菌性角膜炎主要是由霉菌引起的，因此伊曲康唑是治疗本病的理想药物，可惜临床使用经验不多。有人推荐酮康唑口服，开始300 mg/d，连服3周，然后200 mg/d，再服4周，最后100 mg/d，服9天。

（四）刺激症状重者　应滴1%阿托品眼药水，3次/日，以扩瞳。久治不愈者可考虑请眼科行层间或全层角膜移植术，术后仍需局部外用抗真菌药，酌情给抗生素以防混合感染，但忌用糖皮质激素制剂。

八、青霉菌病（penicillinosis）

【病因】

青霉菌按照致病性及临床特点，可分为两类：①广泛存在于自然界的青霉菌，为单相霉菌，约有 200 余种；②马内青霉菌（Penicillium marneffei），为青霉菌属中目前所知唯一的双相菌，带菌动物为竹鼠，主要见于东南亚等地。

【临床表现】

（一）青霉菌病　由单相青霉菌引起，在病灶中查出本菌可能为条件性致病菌，也可能为伴生性或污染性真菌。当多次直接镜检或培养均为同一种纯青霉菌时，可考虑其为致病菌。

1. 皮肤青霉菌病　可表现为甲癣、耳真菌病、足菌肿样或树胶肿样损害，好发于阴部、股部及臀部。

2. 呼吸道青霉菌病　初期表现为肺炎样，重者出现肺脓疡。

3. 尿道青霉菌病　症状类似肾绞痛，尿中可反复查出本菌。

4. 青霉菌过敏症　多系吸入本菌孢子所致，可表现为过敏性鼻炎及（或）哮喘等症状。

5. 继发性青霉菌病　可继发于大面积烧烫伤、角膜溃疡等。

（二）马内青霉菌病

1. 局限型　常为局限性结节，可无症状，或有附近淋巴结肿大，经过慢性，易于治疗。

2. 播散型　可有不规则发热、盗汗、食欲减退、进行性消瘦、全身淋巴结肿大、肝脾大、心包炎、咳嗽、贫血、白细胞增加等。可见有播散性脓肿。

【实验室检查】

（一）直接镜检　可见到分隔菌丝及小孢子。

（二）培养检查　菌落生长快。马内青霉菌在37℃时呈酵母样菌型。

【病理变化】

马内青霉菌所致损害在切片中呈大小不等的肉芽肿，有中心坏死及炎细胞浸润，马内青霉菌位于细胞内或细胞外。

【治疗】

1. 青霉菌病可选用二性霉素 B、制霉菌素、碘剂等治疗。

2. 李菊裳等报告马内青霉菌病 2 例，其中 1 例未及治疗死亡；另 1 例初用酮康唑 400 mg/d，用药 1 个月临床症状获得控制，由于用药减量过快，致使疾病复发，再用酮康唑无效，改用二性霉素 B 5 ~ 50 mg/d，5 天后好转，1 个月后症状消失，随访 6 个月未见复发。

3. 郭庆等报告 1 例 21 岁女性皮肌炎患者，病程中胸水 2 次培养出马内青霉菌，给予酮康唑 400 mg/d 口服；咪康唑 200 mg/d 静滴，逐日增加 200 mg，直至 1.0 g/d，治疗 8 天后体温渐趋正常，连治 3 周后不再发热，胸腔积液基本吸收，遗留胸膜增厚，改为酮康唑 200 mg/d 口服，随访 5 个月未见复发。

九、镰刀菌病（fusarimycosis）

【病因】

本病致病菌为镰刀菌（Fusarium），常见的为念珠样镰刀菌（F. moniliforme）、茄病镰刀菌（F. solani）。主要为农作物的病原菌，也可引起人的皮肤、指（趾）甲及角膜病变，但有人认为原发性的镰刀菌病并不多见，因本菌广泛存在于自然界中，常在人体原有疾病的基础上，发生本菌的寄生。镰刀菌毒素还有致癌作用，与人类癌症的关系日益受到重视。

【临床表现】

1. 皮肤或角膜外伤后，发生长期不能愈合的溃疡，也可表现为肉芽肿、脓疱、皮下结节或脓肿等。

2. 大面积烧烫伤者或体质衰弱者，可发生系统性镰刀菌病而模拟为肺结核等疾病，常在久治不愈后进行真菌检查始得确诊。

3. 镰刀菌毒素可引起真菌毒素中毒症，多在误食受本菌污染的食物后发病，可引起呕吐和毒性中毒症状。另有一种镰刀菌产生赤镰烯酮，可致动物畸胎，对人的危害尚未见到报告。

【实验室检查】

（一）直接镜检　在损害处的渗出物、甲屑、刮片等标本中可见到分隔菌丝。菌种的确定有赖于真菌培养。

（二）培养检查　培养物在镜下有典型的镰刀形大分生孢子，可聚集成球，大分生孢子有 3 ~ 4 个或更多分隔。

【治疗】

1. 对某些孤立损害可行外科清创或切除术。二性霉素 B 外用或注射对本病均有较好疗效，有的病人也偶能自愈，但一经确诊就应及早积极治疗，疗程应持续 > 1 年。也可试用酮康唑或伊曲康唑治疗。

2. 吴绍熙等治疗 1 例 47 岁男性患者，病程已 45 年，系串珠镰刀菌所致，经抗结核、强的松、昆明山海棠等治疗无效。用灰黄霉素治疗后一度好转。确诊后给酮康唑 200 mg/日，经两个月有好转，加量至 200 mg/次，2 次/日，连服 > 1 年，皮损大部消退，肝功能未见明显异常。

国内还有一些类似报告，大多在内服酮康唑 200 mg/d，经 0. 5 ~ 1 年治疗后始愈。

第九章　寄生虫性皮肤病

第一节　前　言

寄生虫（parasite）是指必须依靠另一类体型较大的生物才能生存的低等动物。被寄生虫依靠的生物称为宿主（host）。寄生虫是以宿主作为寄生场所，并从宿主体中摄取营养而赖以生存，这种生活方式称为寄生（parasitism）。营寄生生活的生物包括动物性寄生虫和非动物性的微生物。寄生虫不仅依靠宿主为生，还能损害宿主，引起寄生虫病（parasitic disease）。

寄生虫的分类　可寄生于人体的虫种达百余种，但重要的不过数十种，且并非每种都可引起皮肤损害。其分类及本章疾病的排列顺序主要依动物学分类系统为据，见表9-1。

表9-1　寄生虫的动物学分类

分类	举例
原生动物门	阿米巴、利什曼原虫、疟原虫
扁虫动物门	华支睾吸虫、血吸虫、绦虫
线形动物门	蛔虫、钩虫、丝虫、蛲虫
棘头动物门	猪肉巨吻棘头虫
节肢动物门	蚊、蝇、蚤、虱、蜱、螨

寄生虫对宿主的致病作用　寄生虫从侵入、移行、定居、繁殖到死亡分解的各阶段，均可对宿主造成损害，其致病作用与寄生虫种类、数量、宿主的反应性和免疫功能状态相关。主要的作用方式有夺取宿主营养、机械性损伤、化学性毒性作用及免疫反应性损伤。

上述四种作用方式可能同时发生，但有主次之分。

宿主对寄生虫的免疫应答　主要表现为宿主的免疫系统识别及清除寄生虫的反应，有非特异性与特异性免疫两种。根据宿主对寄生虫的免疫应答程度大致可分三类：①缺乏有效的保护性免疫，即对再感染无抵抗力，故易发生重复感染，如人对蛔虫、溶组织内阿米巴的感染。②非消除性免疫，在寄生虫感染中较多见，如疟疾经连续发作停止后，但疟原虫未被清除，保持低密度水平，不过宿主对再感染有一定免疫力，称为带虫免疫。而血吸虫感染后宿主可产生对再侵入童虫的免疫力，而对已存在的成虫不产生影响，称为伴随免疫。③消除性免疫，此类少见，如杜氏利什曼原虫所致的黑热病治愈后，宿主可获得终生抗再感染免疫力。

寄生虫的传播和其他传染病一样，寄生虫的传播流行必须有传染源、传播途径和易感人群三个主要环节：①传染源可以是寄生虫的带虫者或病人，以及保虫宿主动物。从传染源宿主体内排出的虫体一旦侵入另一宿主体中便可引起传播。有不少寄生虫病属于人兽共患病（zoonosis），即指同种寄生虫在脊椎动物与人之间自然传播或感染，如血吸虫病、弓形虫病等。②寄生虫通常经过食物、水、土壤、接触等途径，经口、呼吸道、皮肤或经媒介昆虫传播。③易感人群，所有未曾感染过的人群，对人体寄生虫一般是易感的。寄生虫病的流行，除寄生虫本身生活史各环节的生物因素外，还受自然因素及社会因素的影响。

第二节　原虫性皮肤病

原虫（protozoa）是一类单细胞真核动物，寄生人体的原虫归属于原生动物亚界。寄生性原虫约近万种，常见于人或其他动物的腔道、体液、组织或细胞内的约40种，其中对人体可致严重危害的有疟原虫、利什曼原虫、锥虫、溶组织内阿米巴等。

一、皮肤阿米巴病 （amebiasis cutis）

【病因】

阿米巴（Amoeba）属叶足纲，阿米巴目原虫，有伪足运动细胞器，以变形运动为特征。寄生人体的阿米巴有 8 种，有致病力的为溶组织内阿米巴，另有 7 种为寄生人体但不致病的自由阿米巴。近代国内外发现福氏纳格里属阿米巴（Naegleria fowleri）和棘阿米巴属阿米巴（Acanthamoeba spp.）等自由阿米巴，也可以引起脑膜脑炎等病，起病急，病死率高。

溶组织内阿米巴（Entamoeba histolytica）为可寄生于人体肠道或肝、肺等脏器以及皮肤的原虫，能引起阿米巴病。溶组织内阿米巴有滋养体和包囊两期。滋养体又可分为寄生于组织中的大滋养体和寄居在肠腔中的小滋养体两型。其生活史基本上是包囊→囊后滋养体→大滋养体→囊前滋养体→包囊。当人吞食污染食物或水中成熟包囊后，运行至小肠下段回盲部，囊内虫体逸出并分裂为 4 个单核的小滋养体（囊后滋养体），移行定居于黏膜表面，每 8～9 小时以二分裂方式增殖一次，至横结肠后变成单核包囊，再经核分裂发育为成熟 4 核包囊随粪便排出体外，患者每日可排出包囊百万个以上。小滋养体常能依靠伪足运动和分泌物作用而侵入肠壁，吞噬红细胞和组织细胞，形成大滋养体。滋养体为溶组织内阿米巴的致病型，包囊对外界环境抵抗力较强，为传播疾病的唯一形态。

【流行病学】

（一）传染源 人是溶组织内阿米巴的主要宿主。主要传染源为粪便中持续排出包囊的人群，包括慢性病人、恢复期病人及无症状排包囊者。包囊对外界环境抵抗力强，在粪便中可存活 2 周，水中可存活 5 周，并能抵抗胃液的作用。

（二）传播途径 阿米巴原虫不能侵入完整的皮肤，但可在皮肤擦伤、裂口或外科创口处进入，病原体具有蛋白水解酶活性作用，可使宿主组织产生广泛性溶解性坏死而引起皮肤损害。

（三）易感人群　人对溶组织内阿米巴包囊普遍易感。营养不良、免疫力低下及接受免疫抑制剂治疗者，发病机会较多、病情较重。人被感染后血中可有较高滴度的特异性抗体，但无明显保护作用，故可重复感染。

（四）流行特征　本病全世界均有报道，以热带和亚热带地区多见，男性多于女性，患者大多为青壮年。近年来我国发病率甚低。

【临床表现】

（一）阿米巴性溃疡　常系内脏阿米巴病，穿破胸或腹壁，或为慢性感染后在会阴、肛门周围皮肤发生的继发性阿米巴性溃疡。偶见于外生殖器及阴道、子宫颈等处。溃疡边缘不整齐，略高出皮面，呈外翻状，溃疡基底不平，其上覆以坏死组织或带血的脓液，有臭味。溃疡逐渐扩大，直径可达数厘米至十余厘米，境界清楚。如不正确及时治疗，或患者年幼、体弱，溃疡可迅速扩大而招致严重后果。

（二）阿米巴性肉芽肿　多继发于慢性阿米巴痢疾之后。肛门周围皮肤被感染而发生多发性乳头样结节，呈菜花样，质硬，易出血，其表面常覆脓血性分泌物，有恶臭。

（三）阿米巴性脓疡　多继发于肠道阿米巴病或阿米巴肝脓疡，故常见于肛周及胸、腹壁。表现为深在性脓肿，有波动感，自行破溃后则形成持久不愈的溃疡或瘘管。

（四）阿米巴皮炎　为发生在阿米巴溃疡、瘘管或引流口周围的皮肤感染，皮肤损害呈紫红色，境界清楚的炎症性浸润，质硬，微高出皮肤表面，自觉疼痛。

（五）阿米巴疹　多发于远离内脏阿米巴病的躯干或四肢皮肤上，表现为湿疹样、痒疹样或荨麻疹样损害，病变局部找不到阿米巴病原体，经抗阿米巴药物治疗后，随着内脏阿米巴病治愈，阿米巴疹即可不治而消失。

（六）泌尿生殖系阿米巴病　阿米巴肝脓疡可直接穿破右肾或径血液淋巴道再转入泌尿道。此外，亦可直接由尿道进入，引起阿米巴性尿道炎、阴道炎等。临床表现为发热、肾区叩击痛、尿急尿频、排出果酱样小便，内含阿米巴原虫。

【实验室检查】

（一）常规检查　白细胞总数和分类均大多在正常范围内，部分患者血中嗜酸性粒细胞增多。

（二）粪便检查　有肠道阿米巴病者，粪便作 0.9% 氯化钠溶液涂片镜检可见大量红细胞，少量白细胞和夏科 – 雷登结晶。若有以伪足活动、吞噬红细胞的溶组织内阿米巴大滋养体，即有确诊意义。

（三）免疫学检查

1. 特异性抗体检测　常用酶联免疫吸附试验（ELISA）、间接荧光抗体试验（IFAT）、放射免疫测定（RIA）等方法，由于溶组织内阿米巴滋养体对人的免疫性很强，患者几乎都能产生特异性抗体，特异性 IgG 抗体可在患者血中存在 10 年以上，阳性时有确诊价值，阴性时可排除本病诊断；特异性 IgM 仅在血中存在 1～3 个月，阳性时提示有近期或现症感染，阴性则不能排除诊断。

2. 特异性抗原检测　用溶组织内阿米巴滋养体作为抗原免疫动物制备多克隆或单克隆抗体，采用 ELISA、IFAT、RIA 等方法检测患者粪便中的溶组织内阿米巴滋养体抗原，灵敏度高，特异性强。

【病理变化】

除真皮及表皮内有明显炎症变化外，在扩张的淋巴管及血管内，尤其在坏死组织内常可见阿米巴原虫，往往聚集成群。原虫滋养体的直径为 20～40 μm，胞浆呈嗜酸性，常含有空泡及红细胞。

【诊断及鉴别诊断】

对皮肤阿米巴从溃疡面的脓液及坏死组织中找到阿米巴原虫即可确诊。如为阴性可进一步检查以求证实。

因皮肤阿米巴病病人多先有内脏阿米巴病，故对可疑病人应按肠阿米巴病的诊断方法，以病原体检查为主，常用粪便 0.9% 氯化钠溶液涂片法查活动的滋养体，用 5% 碘水溶液涂片法查包囊，还可用硫酸锌离心浮集包囊法、汞碘醛离心沉淀法与醛醚浓集法等提高检出效果。条件允许及必要时可进行培养，常用洛氏液－琼脂－血清培养基（LAS）。还可用单克隆抗体、双抗体夹心酶标法检测粪便、血清等标本中的抗原，其敏感性与特异性均强。

本病有时须与上皮性肿瘤、尖锐湿疣、疣状皮肤结核、结核性脓肿、梅毒性扁平湿疣及与性传播病有关的尿道炎相鉴别。

【治疗】

（一）合并内脏阿米巴病　如并有内脏阿米巴病，应予积极检查和治疗。患者应卧床休息，给高热量高蛋白饮食，补充维生素、铁剂，忌酒。

（二）硝基咪唑类药物　常用甲硝唑，本品高效低毒，为目前治疗各型阿米巴病的首选药物。400～800 mg/次，3 次/日，疗程 10天，或用替硝唑（甲硝磺酰咪唑），剂量 2g/次，1 次/日，疗程 3～5天，治愈率据称可达 100%，副作用较少，还可用奥硝唑（ornidazole）或塞克硝唑（secnidazole）。治疗失败者可改用氯喹治疗。王志益等报告 3 例急性阿米巴溃疡，其中 2 例溃疡发展迅速，检出阿米巴后未及治疗即死亡，另 1 例证实后用甲硝唑治疗，病情迅速好转。

（三）氯喹　对阿米巴滋养体有杀灭作用，250 mg/次，4 次/日，连服 2 天，以后改为 250 mg/次，2 次/日，共服 20 天为一疗程。本品除消化道副作用外，也偶有心室颤动或阿－斯综合征出现并有因之死亡者，应在严密监测下使用。

（四）双碘喹啉（di－iodohydroxyquinoline）　400～600 mg/次，3 次/日，共 20 天。

（五）巴龙霉素（paromomycin）　每日 25～30 mg/kg，分 3 次服，共 7 天。口服后吸收率低，有助于清除肠腔中溶组织内阿米巴包囊。

（六）二氯尼特糠酸酯（diloxanide furoate）　500 mg/次，3 次/日，共服 10 天。

（七）卡巴肿（carbarsonum）　成人 0.3～0.6g/d，儿童每日

8 mg/kg，均分 3 次口服，10 天为一疗程，重复使用需间隔 10 天。

（八）盐酸吐根碱 30 mg/次，2 次/日，肌肉或皮下注射，10 天为一疗程。

（九）其他 四环素族药物以及中草药大蒜、鸦胆子、白头翁等均有较好的抗阿米巴原虫作用，可酌情配合选用。

（十）对症处理 局部损害可对症处理，保持清洁，防止继发性细菌感染，每日可用 0.9% 氯化钠溶液或 1∶500 碘伏溶液清洗患处，外涂甲硝唑软膏或用 0.02% 呋喃西林溶液湿敷。

【预防】

（一）消除传染源 对阿米巴痢疾患者和排包囊者作病原治疗，消除排包囊状态。

（二）切断传播途径 搞好公共卫生，注意个人饮食卫生。对阿米巴痢疾患者或排包囊者应暂时调离餐饮业工作，于消除排包囊状态后才可恢复原来工作。积极消灭苍蝇和蟑螂，进行粪便无害化处理。

（三）提高人群免疫力 增强体质。尚无疫苗可用。

二、滴虫病（trichomoniasis）

以具有鞭毛运动细胞器为特征的原虫称为鞭毛虫。寄生于人体的鞭毛虫有利什曼原虫、锥虫和毛滴虫属（Trichomonas）的阴道毛滴虫、人毛滴虫和口腔毛滴虫，以及贾第虫属（Ciardia）的蓝氏贾第鞭毛虫等。

【病因】

阴道毛滴虫（Trichomonas vaginalis）寄生于阴道及尿道，滋养体呈梨形或椭圆形，大小为（7～23）μm×（5～12）μm。体前 1/3 处有一椭圆形细胞核。有前鞭毛 4 根，后鞭毛 1 根。阴道毛滴虫在女性主要寄生于阴道后穹窿，亦可寄生于尿道、尿道旁腺等处；在男性主要寄生于前列腺及尿道。

阴道毛滴虫以二分裂法增殖，生活史只有滋养体而无包囊期，滋养体具有感染性，对外界抵抗力较强。能在 3～5℃生存 21 天，在 46℃时生存 20～60 分钟；在半干燥环境中生存 10 小时；在普通肥皂水中能生存 45～120 分钟。在 pH5 以下或 pH7.5 以上环境中不能生长。对某些化学消毒剂抵抗力很强，在 1：2000 甲酚皂、1：100 硼酸和 1：5000 高锰酸钾溶液中分别能存活 2～10 小时、11 小时和 8 小时。在干燥污染物上活力差。

阴道毛滴虫的致病力与虫株毒力和宿主的生理功能状态有关。正常妇女阴道中有乳酸杆菌，可酵解阴道上皮细胞糖原产生乳酸，使阴道酸碱度维持在 pH3.8～4.4 之间，能抑制其他细菌生长繁殖。阴道毛滴虫寄生于阴道，消耗糖原，从而影响乳酸形成，使阴道由酸性趋向中性或碱性，有利细菌繁殖，引起阴道炎。在卵巢功能减退、妊娠和月经前后，毛滴虫感染率和发病率较高。

妇女为本病主要感染者，感染率从儿童期开始随年龄逐渐增高，30～40 岁达高峰，更年期逐渐下降。感染后约 20% 成为无症状带虫者。男性感染率尚未确定，有报告男性非特异性尿道炎患者中 20% 为阴道毛滴虫感染。

【流行病学】

（一）传染源　为滴虫性阴道炎病人和带虫者，以及男性感染者。

（二）传播途径　传播途径有两种方式。

1. 直接传播　主要通过性交传播。有性关系的双方常互相传染，有报告顽固性滴虫性阴道炎病人配偶的尿道和前列腺分泌物中可为毛滴虫阳性。

2. 间接传播　主要通过公共浴池、共用卫生设备、游泳池及公用游泳衣等传播，毛滴虫在污染的马桶坐垫上和潮湿的毛巾上可分别存活 45 分钟和 5 小时。

（三）易感人群　人群对毛滴虫普遍易感，感染后不能形成持久免疫力，故治愈后仍可再次感染。性关系混乱和个人卫生不良者发病率较高。

【临床表现】

潜伏期　约 1~2 周。女性一般为 4~28 天，男性为 5~15 天。

（一）滴虫性阴道炎

1. 白带增多　为稀薄的灰黄色分泌物，可有泡沫和恶臭气味。合并化脓菌感染时白带呈黄绿色，严重者阴道黏膜出血，而呈现血性白带。

2. 局部症状　长期白带刺激可致外阴皮炎；阴道壁与宫颈黏膜充血、水肿，尤其是后穹窿有红色小颗粒突起，称为"草莓样斑点"，为炎症部位血管扩张所致。

3. 自觉症状　外阴阴道瘙痒、灼痛，或有虫爬感。进行妇科检查或性交时有触痛。滴虫侵犯泌尿系统时，可有下腹疼痛、尿频和尿痛等症状。

（二）男性滴虫感染　男性患者症状常很轻微，甚至可无症状。常见症状为尿道内轻度瘙痒和不适，排尿时明显。少数严重者可引起尿道炎、膀胱炎、前列腺炎或附睾炎，病人有尿频、尿急、尿痛、间歇性血尿、尿线中断、尿潴留和尿道红肿等症状，尿道出现脓性分泌物，并可有排尿困难。有的病人包皮囊内亦可见毛滴虫寄生，患者的性伴常有滴虫性阴道炎。对少数久治不愈的尿道炎及前列腺炎患者，要排除毛滴虫感染。

（三）无症状带虫者　指感染本虫后不出现临床症状者。这种带虫者既是传染源，又可在条件适宜时发病，所以也应予以治疗。

（四）滴虫感染与生育　阴道毛滴虫能侵入男性尿道和前列腺，在前列腺液和精液中能够检出。阴道毛滴虫可吞噬精子，并且其在阴道内产生的大量分泌物，也可妨碍精子的存活，有人认为这是引起不孕症的原因之一。

【实验室检查】

（一）悬滴检查法　取阴道、尿道分泌物，或尿液离心沉渣，立即与载玻片上的少量温热 0.9% 氯化钠溶液混合，直接镜检，可见到活动的虫体及其鞭毛。

（二）涂片染色法　取分泌物在载玻片上涂成薄片，固定后用瑞氏或姬姆萨染色法染色，油镜下观察，不但毛滴虫检出率高，且能查明合并的微生物感染情况。

（三）培养法　阴道毛滴虫检出率可达90%以上，悬滴法检查阴性、带虫者可在必要时应用。常用培养基为 Diamonds 培养基和肝浸液培养基等，但因操作繁琐而且费时，不作为常规检查方法。

（四）血清学检查

1. 斑点酶联免疫吸附试验（Dot – EIA）　可检测可溶性抗原，因此不受分泌物中透明黏性白带和颗粒性物质的影响，结果稳定、可靠，且能检测新鲜标本。

2. 单克隆抗体免疫试验　利用单克隆抗体（McAb）杀伤滴虫以及检测阴道分泌物中滴虫抗原，特异性及敏感性均高。

（五）分子生物学方法　可用 DNA 探针杂交法、PCR 法以及 PCR 杂交法检测阴道毛滴虫核酸。

【病理变化】

阴道黏膜覆盖一层凝固性物质，内含阴道毛滴虫、WBC 和 RBC。虫体不侵入完整的上皮细胞，故阴道上皮细胞一般是完整的，但由于虫体在细胞间移行，使有些细胞边缘呈腐蚀现象；上皮细胞间有时可见点状出血。表皮深部有淋巴细胞及浆细胞浸润，此处亦可见明显的坏死区，并可扩散到表面。在坏死病灶中常可发现虫体。

【诊断及鉴别诊断】

症状典型的滴虫性阴道炎，诊断不难。若症状典型，即使未查到滴虫也可依据临床症状诊断。除常用直接检查虫体方法外，近年已制备成阴道毛滴虫单克隆抗体，采用 IFA 检查阴道分泌物中的滴虫，阳性率和准确性均有所提高。对男性病人和带虫者亦可用上述方法检查前列腺液、精液及尿沉渣中虫体，但阳性率远远低于女性。

滴虫性阴道炎应与真菌性阴道炎、淋球菌性阴道炎及老年性阴道炎相鉴别。此外，细菌性阴道炎常与合并细菌感染的滴虫性阴道炎混淆，应注意区分。

【治疗】

（一）一般治疗 治疗期间避免性交，勤换洗内裤，注意保持局部清洁，性伴应同时治疗以防再感染。

（二）全身治疗

1. 甲硝唑 是治疗滴虫性阴道炎、男性泌尿生殖道滴虫感染及带虫者的首选药物。成人 200～250 mg/次，3 次/日，连服 7～10 天为一疗程；儿童按每日 15 mg/kg，分 3 次口服。成人也可采用大剂量疗法，一次口服甲硝唑 2g。治疗后检查阴性时还应继续治疗 1～2 疗程。如果一次服用 2g 失败，可改用上述 7～10 天方案，或将 7～10 天方案剂量加大为 400～500 mg/次。如果先采用 7～10 天方案失败，仍可加大剂量继续治疗。因甲硝唑有潜在致突变性，故孕妇（特别是妊娠头 3 个月）及哺乳期妇女禁用，孕妇可采用外用药疗法以减轻症状。少数病人服药后有恶心、腹泻、眩晕、头痛、皮疹等副作用，停药后即消失。

2. 替硝唑 为治疗本病的第 2 代硝基咪唑类药物，剂量为 2g，睡前一次顿服。本品有疗程短、服药方便和副反应少等优点。

3. 对于阴道滴虫病合并阴道念珠菌病的患者，可口服克霉灵 10 万 U/次，2 次/日，连服 3 天。

（三）局部治疗

1. 调整阴道 pH 阴道的酸性环境可以抑制毛滴虫的繁殖。可用 0.5% 乳酸溶液或 1:5000 高锰酸钾液冲洗阴道，1 次/日。

2. 局部用抗滴虫药 在进行冲洗的同时用甲硝唑泡腾片、滴维片或双唑泰栓（每个含甲硝唑 200 mg，醋酸氯己啶 8 mg，克霉唑 160 mg），每晚睡前塞入后穹窿 1 个，7～10 天为一疗程，连用 1～3 疗程。局部治疗能有效控制症状，但单独使用不能在尿道或阴道周围腺体内达到有效治疗浓度，不能彻底杀灭虫体，停药后易复发。

3. 中药治疗 可用苦参、蛇床子、黄柏等煎剂冲洗阴道；再用蛇床子、苦参栓置于阴道内。花椒和花叶总丹宁对毛滴虫有很强的杀灭作用，且副作用小。

（四）巩固治疗　滴虫性阴道炎很易复发，应在临床治愈后的 3 个月中，每次月经干净后，再进行阴道局部用药 1 ~ 2 次，以巩固疗效。

【注意事项】

1. 甲硝唑治疗期间及治疗后 48 小时应避免饮酒，以防发生戒酒硫反应；哺乳期用 2g 顿服疗法，应中断哺乳 24 小时；治疗期间避免性生活。

2. 滴虫病除通过性交直接传播外，也可通过污染的衣物、用具等间接传播，应注意消毒；无症状带虫者，是其性伴治愈后复发的传染源，因此无论是否有症状，患者的性伴均应同步检查和治疗。

【预防】

（一）控制传染源　积极治疗患者及无症状带虫者，其内裤及浴巾应定期煮沸 10 分钟以杀灭病原体。

（二）切断传播途径　改进公共卫生设施，提倡淋浴，不用出租游泳衣及浴巾。

（三）注意防护　加强个人防护，特别要注意经期卫生。

三、利什曼病 （leishmaniasis）

【病因】

本病系由利什曼原虫引起，经白蛉传播的一种地方性寄生虫病。寄生于人体的利什曼原虫虫种较多，主要有 4 种，它们在形态上并无差别，但其在世界各地的流行病学、临床表现与治疗反应并不完全相同：①热带利什曼原虫（Leishmania tropica）只能引起皮肤丘疹和溃疡，临床上称为东方疖（oriental sore）或皮肤利什曼病，主要见于中亚洲、印度、地中海地区以及西非国家；②墨西哥利什曼原虫（L. mexicana）能引起采胶工溃疡（chiclero's ulcer）；③巴西利什曼原虫（L. braziliensis），引起黏膜皮肤利什曼病（muocutaneous leishmaniasis），皮肤和鼻咽部黏膜产生溃疡、坏死，造成局部组织的严重破坏，主要见于墨西哥、阿根廷、巴西等中、南美洲国家；

④杜氏利什曼原虫（L. donovani）主要寄生于内脏（网状内皮系统），引起黑热病（kala azar，此病名源自印度语，即发热、皮肤变黑之意），个别可继发皮肤利什曼病。

利什曼原虫的生活史包括前鞭毛体和无鞭毛体两期。前者见于白蛉体内及培养基内，后者见于哺乳动物宿主体内。前鞭毛体呈锥形，前端较宽，后端较细。大小约（15～25）μm×（1.5～3.5）μm，有鞭毛一根自前部顶端伸出体外，核位于中央，动基体位于前部。无鞭毛体呈椭圆形，大小约（2.9～5.7）μm×（1.8～4.0）μm，内有核及动基体。

【流行病学】

（一）传染源　　主要是病人及病犬，少数野生动物亦可为传染源。不同地区传染源可不同。一般城市平原地区以病人为主要传染源。在乡村丘陵山区病犬为主要传染源。在边远荒漠地区，野生动物为主要传染源。

（二）传播途径　　中华白蛉是我国利什曼病的主要播传媒介，主要通过白蛉叮咬传播。其他也可经输血、皮肤或口腔黏膜破损，或母婴之间传播。

（三）易感人群　　人群普遍易感，病后可获较持久免疫力。

（四）流行特征　　利什曼病为地方性传染病，分布较广，遍及亚、非、欧、美等洲。我国70年代以来一些地区不断出现新感染病例，内脏利什曼病病犬亦时可见到，但皮肤利什曼病少见。本病无明显季节性，各年龄组均可发病，一般病人为传染源时，较大儿童及青壮年发病多，病犬为传染源时多为儿童发病。成人患者男性略多于女性，儿童发病无明显性别差别。

【发病机制】

白蛉叮咬时，病人或储存宿主体内的无鞭毛体进入白蛉胃内，转化为前鞭毛体，经过7天左右的发育和繁殖，前鞭毛体进入白蛉喙部。此白蛉再叮咬人或其他动物宿主时，前鞭毛体进入其体内，为吞噬细胞所吞噬，转变为无鞭毛体并进行繁殖，且被带至网状内皮系统各器官继续繁殖。

【临床表现】

（一）皮肤黑热病　杜氏利什曼原虫侵入人体后，潜伏期短的10天左右，最长者可达9年之久，一般为3~6个月。大多引起以内脏损害为主的全身感染，但有些病人由于免疫反应的不同，可使感染局限或偏重在皮肤或淋巴结内，临床上遂表现为皮肤型或淋巴结型黑热病。

本病在印度和孟加拉很常见，多数为黑热病后皮肤利什曼疹。我国华东、华北及西北部分地区也有少数病例，其中近半数有黑热病史，经锑剂治疗后内脏感染早已消失，多在治愈后5~10年出现皮肤症状。部分病人的皮肤损害发生在黑热病的病程中，与内脏感染同时并存，其中有些是经锑剂反复治疗无效的复发或抗锑病人，也有一些未经治疗，在发病数月至数年后出现皮肤症状，另有少数皮肤原发性病例，既不伴有内脏感染，又无黑热病史。

1. 结节型　较常见，其皮肤损害以结节为主。常见于头、面和颈部，也可累及躯干、四肢、阴囊、阴茎和肛周，或广泛而对称地分布于全身。初起为红色斑疹和丘疹，逐渐形成结节。数目多少不一，绿豆至核桃大小不等。为孤立散在，或密集融合，类似瘤型麻风，颜色淡红或紫红，日久变成棕红或黄色。结节柔软而略有弹性，表面光滑，境界清楚，结节从不破溃，也无知觉障碍，病人一般情况良好，病程缓慢，可长达数十年之久。病人白细胞正常或增高，嗜酸性粒细胞增高为一特点。临床上应与瘤型麻风、酒渣鼻、黄色瘤等鉴别。

2. 褪色斑疹型　主要为色素减退的斑疹，先见于面和颈部，继而在前臂伸侧和股内侧出现，最后可蔓延全身。斑疹大小形状不一，可融合成大片。本病应与白癜风及白点病鉴别。

3. 黏膜皮肤利什曼病　患者除面部、颈部、头皮有结节外，唇、舌、腭、喉、食管及肛门黏膜也可受侵。

4. 淋巴结型　国外仅在马尔他和西西里岛上有少数病例发生，在内蒙古某些荒漠内的黑热病自然疫源地，从外地进入者亦可得淋巴结型黑热病，有的还伴有内脏感染。临床表现主要为淋巴结肿大，以腹股沟和腹部淋巴结最多见。往往有数个部位的淋巴结同时或先后肿大，一般如花生米或蚕豆大小，有时几个淋巴结融合成大如核桃或鸡蛋大的肿块，局部无明显压痛或红肿。病人一般情况大都良好。

（二）东半球皮肤利什曼病　发生在欧、亚、非三洲。由热带利什曼种团（Leishmania tropica complex）引起。其中热带利什曼原虫大型亚种（L. tropica major）引起急性坏死型损害。大型亚种虫体较大，可达5.5 μm×4.0 μm左右，胞质内有空泡，核较疏松。热带利什曼原虫小型亚种（L. tropica minor）引起迟发溃疡型损害，其虫体较小，一般<4 μm×3 μm，胞质中极少有空泡，核较致密。临床上可依其病原、流行病学及症状的不同分为两型。

1. 急性坏死型　又名乡村型或湿型。在中亚及非洲某些沙漠地带流行。贮存宿主主要是大沙鼠和红尾沙鼠，从野生动物传给人的媒介主要为静食白蛉。本病潜伏期1~4周，初起时被白蛉叮咬处的皮肤发生红色小丘疹或结节，逐渐增大，炎症反应明显。1~2周后开始坏死，并出现脓性分泌物，很快形成边缘锐利的溃疡，有浆液性渗出。四周及中央有肉芽组织形成，并常为黑色痂块所覆盖。溃疡多见于下肢，少则几个，多则数十个，直径20~50 mm，有时可相互融合，形状不规则。如无继发感染，经2~4个月，溃疡即停止发展，炎症反应减轻，坏死组织渐被清除，肉芽组织开始退化，并有上皮形成，最后结疤而愈。

2. 迟发溃疡型　又名城镇型或干型，亦称东方疖。主要分布于地中海沿岸诸国，如前苏联的中亚地区、红海沿岸、中东与西非一些国家，巴基斯坦和印度也有流行。病人是主要的传染源。传播媒介为佩氏白蛉、静食白蛉或司氏白蛉。潜伏期2~8个月，偶可长达1~2年。初为直径2~3 mm的浅红色或棕红色丘疹或结节，表面光滑，无明显炎症浸润，中央常有带干鳞屑的凹陷，结节高出正常皮肤表面，发展缓慢，经2~3个月直径仅5~10 mm，约半年后才形成溃疡。溃疡早期较浅，肉芽增生不典型，基部色红呈油脂状。皮损常见于两颊、前臂或手背等处。病程一般 > 1 年。愈后可获得终身免疫。

（三）西半球皮肤利什曼病　　流行于美洲，又称美洲皮肤利什曼病。巴西利什曼原虫种团（L. braziliensis complex）包括巴西亚种和圭亚那亚种，可引起黏膜皮肤利什曼病，原虫均较小，胞质内无空泡；墨西哥利什曼种团（L. mexicana complex）的墨西哥亚种引起胶工溃疡病，原虫体积较大，胞质内有空泡。临床表现为：

1. 黏膜皮肤利什曼病　　贮存宿主为南美及中美的某些森林动物，如鼠、猴、熊、树獭等。传播媒介为中间罗蛉。潜伏期 5 ~ 6 个月。初起为小丘疹或结节，逐渐变大并出现溃疡，一般无痛感。皮损多见于四肢和头部。以后，一部分病人可出现黏膜和皮肤的转移性继发性损害，如严重的溃疡形成和组织破坏。黏膜损害多见于口鼻连接处，使鼻中隔和上颚溃烂穿孔，或出现鼻咽或喉畸形，重者发生嘶哑、呼吸或吞咽困难，甚至危及生命。转移损害可在原发损害的同时或愈后一段时间（最长为 23 年）后出现。

2. 胶工溃疡病　　自然感染的动物为森林树栖性啮齿动物，如大耳攀鼠等。媒介为黄眉罗蛉。患者大多是采集糖胶和树胶的工人，故名。多在每年 12 月份至次年 1 月份雨季白蛉较多时发病。潜伏期 < 1 个月。初发也为丘疹或结节，以后逐渐增大并出现溃疡，溃疡边缘色红，常高出正常皮肤，周围有轻度水肿。好发于耳轮、颊、前臂等暴露部位，大多在 6 ~ 8 个月内愈合，但耳部皮损易成慢性，可数年不愈，重者可致耳轮部分或全部脱落，出现胶工溃疡病特有的耳形。

【实验室检查】

（一）常规检查　　全血细胞减少。其中白细胞首先下降，中性粒细胞呈左移现象。嗜酸性粒细胞减少，甚至消失。中度贫血和血小板减少亦很常见。血沉明显增快。

（二）病原体检查　　可从富有巨噬细胞的脾、肝、骨髓、淋巴结等处进行穿刺，标本可供涂片检查、培养或动物接种以寻找病原体。

1. 涂片检查　周围血涂片找病原体的方法有：①薄涂片法：病原体多在血膜尾端的中性粒细胞内，阳性率低；②厚涂片法：厚涂片检查的阳性率约 60%～70%；③血液沉淀法：取患者静脉血 10 mL，注入含有 50～70 mL0.9% 氯化钠溶液的烧瓶内，混合后分装到两个 50 mL 容量的离心沉淀管内，以 750rpm 离心 5 分钟，去除沉淀的上清液后，将沉淀物涂片、染色后检查。含虫的中性粒细胞和大单核细胞以涂片的尾端及边缘处最多。如不用离心沉淀法，可将血液和 0.9% 氯化钠溶液的混合液倾入圆锥形玻璃瓶内，静置过夜，取沉淀的最低部分作涂片检查，结果相同。

无鞭毛体（又名利什曼小体）呈圆形或卵圆形，直径 3.5 μm 左右，用罗氏染剂染色后在光镜下，胞质呈天蓝色，内有核和动基体各 1 个，核常靠近胞膜，被染成紫红色的球形或半圆形团块。动基体位于核的对侧，为一深紫色的杆状小体。前鞭毛体见于白蛉消化道或人工培养基上。

2. 培养　常用骨髓（多选取髂骨或脊突）穿刺法或淋巴结穿刺法，在穿刺液涂片内找到无鞭毛体即可确诊。亦可将材料接种在 NNN 培养基（Novy - McNeal - Nicolle medium），观察有无前鞭毛体生长。

3. 分子生物学检查　近年来采用 DNA 探针来检测利什曼原虫核酸，特异性及敏感性均高，用 PCR 法检测可明显提高检出率。

（三）免疫学检查

1. 特异性抗体检测　用间接免疫荧光抗体试验（IFAT）、ELISA、补体结合试验等方法检测特异性抗体，阳性率及特异性均较高。

2. 单克隆抗体抗原斑点试验（McAb - AST）及单克隆抗体斑点 ELISA 法（Dot - ELISA）检测循环抗原，特异性及敏感性高，可用于早期诊断。

（四）动物接种法　将穿刺液接种于地鼠等敏感动物腹腔内，1

~2 个月后取脾、肝制作切片后置显微镜检查。

（五）其他　用抗原作皮内过敏试验、血清球蛋白试验、IIF 及酶联免疫吸附试验等亦可用于本病诊断。

【病理变化】

一般皮肤外表正常，但在组织切片上可见有含利什曼小体的巨噬细胞，散布在汗腺、毛细血管和小血管周围。在皮肤型黑热病的皮肤损害中，则有较多的含虫巨噬细胞、淋巴细胞和浆细胞浸润，以及由上皮细胞所组成的结节或肉芽肿病变。

【治疗】

（一）一般治疗　应卧床休息，高蛋白多种维生素饮食。贫血者给予铁剂、叶酸等。严重贫血或 WBC 过低者，可考虑多次小量输血。

（二）病原治疗

1. 葡萄糖酸锑钠（sodium stibogluconate）　我国生产的本品名为斯锑黑克，其毒性反应轻微，疗效迅速而显著。本品水溶液可作静脉或肌肉注射，是治疗本病的首选药物，6mL/支，含 5 价锑 600 mg，1 次/日，6 次为一疗程，各年龄段用量见表 9 - 2。

表 9 - 2　斯锑黑克 8 日疗法剂量表

体重（kg）	5 ~ 10	10 ~ 20	20 ~ 30	30 ~ 40	40 ~ 50	50 ~ 60
每次量（mL）	2.5 ~ 3.5	3.5 ~ 6.0	6.0 ~ 8.0	8.0 ~ 9.0	9.0 ~ 10.0	10.0 ~ 11.0
总剂量（mL）	20 ~ 28	28 ~ 48	48 ~ 64	64 ~ 72	72 ~ 80	80 ~ 88

注意：①注射前口服 10% 碘化钾溶液，有增效作用，10 mL/次，3 次/日，连服 7 ~ 10 天。②锑剂有毒，有肝、肾、心脏疾病或有出血性疾病者慎用。用药后有发热、咳嗽、恶心、鼻衄或腿痛等反应者宜暂停治疗，反应消失后再继续治疗。治疗中定期检查肝肾功能及心电图。

2. 喷他脒（pentamidine，戊烷脒）　其水溶液极不稳定，故须于注射前临时配制成 4% ~ 10% 溶液，肌肉注射或加入 25% 葡萄糖液中静脉注射，每次 4 mg/kg，1 次/日，10 ~ 15 次为一疗程，总剂量为 60 mg/kg，治愈率约 70%。如每次剂量加大至 6 mg/kg，疗程延长至 16 天，治愈率可达 90%，也可停药 2 周后再用一疗程。用药后局部可出现红肿或硬块及血肿；全身反应有头痛、心悸、胸腹痛、恶心、血压降低、脉快、面红、出汗等；还可有原发症状加重，脾可肿大；大剂量可损伤肾和胰，使结核病恶化；可发生荨麻疹等过敏反应。

3. 羟芪巴脒（hydroxystilbamidine）　按 3 mg/kg，先用少量蒸馏水溶解，再用 1% 普鲁卡因溶液稀释成 2.5%～5.0% 注射液肌注，或用 25% 葡萄糖注射液稀释成 0.2% 溶液，缓缓静滴，1 次/日，10 天为一疗程，共 3 个疗程，疗程之间间隔 7 天。总剂量为 90 mg/kg，治愈率约 80%。本品毒性较低。

4. 二性霉素 B　对早期病例有一定效果。首次剂量为 0.2 mg/kg，用 5% 葡萄糖注射液稀释 10 倍，静滴，应 6 小时以上滴完，用量渐增至每日 1 mg/kg 或 1 次/2 日，直至皮损痊愈为止，总量 725～1275 mg，疗程 3～12 周。副作用为发热、畏寒、头痛、恶心等，可有暂时性蛋白尿，无须停药。

5. 氨苯砜　有人报道用本品治疗皮肤黑热病 50 例，按每日 2 mg/kg，连服 3 周后，80% 病例临床和病理检查获愈，随访半年未见复发。

6. Urcuyo 等报道 6 例皮肤黏膜利什曼病，口服酮康唑 0.4g/次，1 次/日，连服 3 个月，症状均消失。

7. 有报道用二胺二苯基戊烷（lomidine）120 mg 肌注，1 次/2 日，总量 1.8～3.6g，共治疗 8 例 5 例获显效。还有用单霉素（monomycin）、甲硝唑、伊曲康唑治疗本病的报道。

（三）局部注射　用 5%～10% 阿的平注射液，局部注射于皮损内，效果亦佳。

上述治疗后每 3 个月复查 1 次，1 年后不复发者为治愈。

（四）其他　根据病情可考虑脾切除。也有人用液氮冷冻治疗皮肤损害。对症处理并发症。

【预后】

早期发现及时应用锑剂治疗后一般预后良好。病死率＜1%，复发率约为7%。治疗不及时的晚期病人或合并急性感染者，预后不良。不进行治疗者可因感染或出血造成死亡。

【预防】

普查普治病人，消灭贮存宿主犬，喷洒杀虫剂以消灭白蛉。对野生动物型内脏利什曼病的控制比较困难，主要在于消灭野生白蛉及提高个体抵抗力。

四、锥虫病 （trypanosomiasis）

锥虫病的病原体为锥虫（Trypanosoma），本病为世界六大热带病之一。可引起人类疾病的主要为克氏锥虫（T. cruzi）、冈比亚锥虫（T. gambiense）和罗得西亚锥虫（T. rhodesiense）。

本病主要见于非洲，虽不在我国流行，但随着外交、旅游、商贸等人员交往活动的频繁，患病者已不限于非洲当地居民，故应予重视。

（一）美洲锥虫病（American trypanosomiasis）　又名恰加斯病（chagas disease），本病仅分布于美洲地区。

【流行病学】

1. 传染源　是由克氏锥虫引起的一种人畜共患的感染性疾病，可在约100～150种野生哺乳动物以及家畜和人体内寄生，因此感染克氏锥虫的人、家畜和野生动物，是本病的传染源或保虫宿主。一般认为，人体克氏锥虫病的重要保虫宿主是犬、猫和犰狳。

2. 传播途径　通过嗜血锥蝽进行后位传播（或称污染传播）。克氏锥虫在锥蝽体内发育繁殖，感染期形体锥鞭毛体随其粪便排出体外。当锥蝽叮刺人体时，含锥鞭毛体的锥蝽粪便可通过叮咬的伤口或黏膜侵入人体。也可通过输血、母乳、胎盘或食入被传染性锥蝽粪便污染的食物而被传染。

3. 易感人群　人对克氏锥虫普遍易感，一般急性型常见于儿童，除少数患者死于感染早期外，多在一个时期内可以控制感染，但极少能自然痊愈，呈终身感染状态。

【临床表现】

临床上有急性和慢性锥虫血病两种，可侵犯多个器官如心、脑、食管、结肠等，造成劳动力丧失甚至死亡。

急性期很少见到，被锥虫感染的锥蝽叮咬后，在面部或躯干被叮处出现一过性风团，1~2周后该处产生无痛性皮下结节，即美洲锥虫肿。感染早期锥虫即侵入局部淋巴结，于3日内淋巴结即可触及，坚硬，中等度压痛。如锥虫由眼结膜入侵，则可出现结膜炎、眼睑浮肿与同侧耳前淋巴结炎，即 Romana 征。以上病变多于1个月左右自行消失，在此期间病变中可查出锥虫。但很多患者无此体征，而于感染后2~3周出现虫血症，可持续数周或数月，多无症状，部分可有乏力、寒颤、高热、全身肌肉疼痛及全身或局部性水肿与淋巴结肿大。感染2周可出现泛发性瘙痒性多形红斑样皮疹，见于胸、腹部，于7~10日后退色。急性期锥虫侵入组织，可引起心肌炎、脑炎。发生虫血症而无急性病史者，数年或数十年后可进入慢性期，常引起心肌病或多器官扩张（主要是食管与结肠扩张）。有虫血症的孕妇，无论有无症状，均易引起流产，有时胎儿足月娩出，但多于生后数日或数周死于脑炎。

【治疗】

常用硝呋莫司（nifurtimox，呋喃噻嗪）治疗，对急性期有效，用量为每日8~10 mg/kg，连服3~4个月。也可用 nenzonidazole，每日5~7 mg/kg。苄硝唑（benznidazone）与甲紫（gentian violet）也有效。

【预防】

目前尚无有效预防本病的疫苗或药物，应加强个体防护，防止或减少锥蝽叮咬或查治保虫宿主、及时发现和治疗病人、杜绝输血感染和保护孕妇。

（二）非洲锥虫病（African trypanosomisis） 又名非洲睡眠病，

本病限发于赤道北纬 15°至南纬 18°内的带形区域内。在中西非，由冈比亚锥虫或罗得西亚锥虫引起，这两种锥虫与寄生牛羊的布氏锥虫的形态、生活史、生物化学及免疫源性等有共同特征，同属于布氏锥虫（T. brucei）的亚种。

【流行病学】

1. 传染源　冈比亚锥虫病的主要传染源是病人，多为慢性，并有无症状带菌者，猪及牛可能是保虫宿主，羚羊也可被感染；在东非，由罗得西亚锥虫所致，其主要宿主为家畜与野生动物，病人也可为传染源，羊、牛和狗等为保虫宿主。

2. 传播途径　非洲锥虫病的传播媒介为舌蝇属的采采蝇。当舌蝇叮刺吸血时，将锥虫注入人体。

3. 易感人群　人对锥虫病普遍易感。感染者成人多于儿童，男性多于女性。感染锥虫后，人体可产生极微弱短暂的免疫力。目前尚无实用的自动免疫和被动免疫方法。

4. 流行特征　本病仅流行于非洲，其流行区域与舌蝇的分布区一致。冈比亚锥虫感染由须舌蝇传播，流行于中西非，主要为人间传播。罗得西亚锥虫感染由刺舌蝇传播，流行于东非他区，为人畜共患疾病。

【临床表现】

罗得西亚锥虫病潜伏期 2～3 周。发病急，病情重，多出现急性中毒症状、继发感染或心肌炎等，如不治疗常于 6～9 个月内死于毒血症，此时典型的睡眠症状可尚未出现，故常漏诊；冈比亚锥虫病常持续多年，多次反复发热，并有长短不一、次数不等的潜隐期，病情较轻，有时出现急性中枢神经系统的症状与体征。本病一般分为 3 期，其主要皮肤表现如下。

1. 初期　被感染性采采蝇叮咬 2～3 天后，局部皮肤红肿压痛，质地较硬，直径 8～10cm，此即锥虫性"下疳"，常伴局部淋巴结肿大，于 2～3 周内自行消退。此种反应常见于罗得西亚型。冈比亚型早期反应不明显。

2. 淋巴血液期（锥虫血症期） 潜伏期 10 天～3 周，锥虫经淋巴系统进入血循环，引起高热、头痛、贫血、心悸等全身症状，以及局限性或全身性淋巴结肿大。此外，在胸背及上腹部可出现卵圆形或环形淡红斑，一般在发病后 6～8 周出现，数日后消退，常见于肤色浅的病人。

3. 睡眠期（晚期） 以中枢神经系统症状为主，属于病程晚期。随病情进展渐出现肌强直、嗜睡、昏迷，一般情况极差，并伴全身瘙痒等。

【治疗】

应积极进行治疗，常用治疗方法有：

1. 舒拉明（suramin） 为一种尿素复合物，用后能在数小时内杀死血液中锥虫。用量为 20 mg/kg，1 次用量应 <1g（首次用量宜 <100 mg），1 次/5～7 日，临用前以注射用水配成 10% 注射液静注，5 次为一疗程。疾病早期经 1 个疗程治愈率可达 100%，但因其不能通过血脑屏障，故对中枢神经系统病变无效。本品对肾有损害，治疗前及治疗次日应查尿。副作用有发热、皮疹、关节痛等。

2. 喷他脒（pentamidine，戊烷脒） 对早期冈比亚锥虫病疗效好，唯不能通过血脑屏障。用量为 3 mg/kg，1 次/1～2 日，肌注，共 7～10 次。临注射时用 10% 葡萄糖注射液配成 10% 注射液，卧位注射。可有低血压等副作用，注射时应备肾上腺素、葡萄糖注射液等以防不测。

3. 美拉砷醇（melarsoprol） 为 3 价砷制剂。毒性较大，故仅用于中枢神经系统受损者。必须静注，用量应 <3.6 mg/kg·d，连续 3 天，休息 7～10 天，再重复以上剂量，全程共 9 次。主要副作用为反应性脑病，少数可有黄疸、腹泻、剥脱性皮炎等。

【预防】

目前尚无有效的预防药物和疫苗。应加强个人防护，防止或减少采采蝇的叮咬、在流行区开展疫情监测，发现病人及时治疗，采取切实措施减少采采蝇密度，减少其孳生地。

五、弓形虫病（toxoplasmosis）

本病分布于世界各地，尤以温暖、潮湿地区的感染率较高，据调查我国福建的人群染色试验阳性率为 4% ~ 8%。并从多种动物体中查见此病原体。广东、江西等省也有报告。

【病因】

弓形虫病为弓形虫属刚地弓形虫（Toxoplasma gondii）引起的一种原虫病。在不同发育期，弓形虫表现为滋养体、包囊、裂殖体、配子体和卵囊 5 种不同形态。

（一）滋养体　常在急性感染期于细胞内、外出现，典型滋养体呈香蕉形或新月形，（3.5 ~ 6.5 μm）×（1.5 ~ 3.5 μm）大小，一端尖，另一端钝圆。姬姆萨染色后红色的细胞核位于虫体中央，略近钝端，尖端侧另有一较小的副核。细胞浆为蓝色。急性感染期，滋养体在宿主细胞内增殖形成虫落，并进一步形成假囊。假囊多呈圆形，内含数十个至数百个虫体。假囊壁由宿主细胞形成。破裂后散出的虫体为内殖子（endozoite）或称速殖子（tachyzoite），即滋养体。

（二）包囊　常在慢性感染期于细胞内出现。包囊圆或椭圆形，直径 5 ~ 100 μm，囊壁由弓形虫构成，内含数百至数千个虫体。包囊破裂后散出的虫体为囊殖子（cystozoite）或称缓殖子（bradyzoite）。虫体在组织内繁殖为新包囊。

（三）裂殖体、配子体及卵囊　仅在猫小肠黏膜上皮细胞内出现。

【流行病学】

（一）传染源　本病的传染源为动物宿主和病人。弓形虫的生活周期分为两相，需要两个宿主：①弓形虫相：为无性生殖，可发生于各种宿主的有核细胞内；②等孢子球虫相：包括无性生殖和有性生殖，仅于终宿主小肠黏膜上皮细胞内发生。弓形虫的中间宿主为哺乳动物，包括人和鸟类等，终宿主为猫及某些猫科动物。在一些地区猫的感染率可达80%，可随粪便排出卵囊，是人类弓形虫感染的重要传染源之一。此外，猪、牛、羊、狗、马、鹿、骆驼、驴、鸡、鸭、鹅、野禽以及鼠类，甚至蚊、虱、蚤、蟑螂和臭虫都有一定感染率，皆可作为人类的传染源。

（二）传播途径　传播途径可为先天性感染或后天获得性感染。获得性感染则以胃肠道经饮食（生或未熟的肉、乳、蛋等）、水源污染和密切接触动物（猫、猪、犬、兔等）为主。输血或器官移植并发弓形虫病也有报告。

（三）易感人群　人群普遍易感。但动物饲养员、屠宰场工作人员以及医务人员感染率较高，严重疾病患者，如恶性肿瘤、淋巴肉芽肿、长期服用免疫抑制剂以及免疫缺陷者如艾滋病患者，由于机体免疫力减低，易并发弓形虫病。

【发病机制】

弓形虫侵入人体后，经局部淋巴结或直接进入血液循环，造成虫血症。感染初期，机体尚未建立特异性免疫。血流中的弓形虫很快播散侵入各个器官，在细胞内迅速分裂增殖，直至宿主受染细胞破裂后，逸出的速殖子再侵入邻近细胞，如此反复，发展为局部组织的坏死病灶，同时伴有以单核细胞浸润为主的急性炎症反应。在慢性感染，只有当包囊破裂，机体免疫力低下时，才会出现虫血症播散，引起上述病变。此外，缓殖子还可引起机体速发型变态反应，导致坏死和强烈的肉芽肿样炎症反应。

【临床表现】

人体感染多为无症状者，但有时可产生严重症状，临床表现复杂。

（一）先天性弓形虫病　妊娠早期母体被感染时，弓形虫难于通过胎盘，感染率较低，但此时胎儿抵抗力也低，损害较重。妊娠后期感染时，弓形虫易于通过胎盘，感染率常较高，但此时胎儿抵抗力较高，损害则较轻。一般受感染母亲仅1次传染给胎儿，2次以上者极少。本病可导致早产、流产或死产。受感染婴儿有的出生时症状并不明显，以后才逐渐显现。先天性患者以脑及眼症状为多见。本病尚可表现为发热、皮疹、肺炎、肝脾肿大、黄疸和消化道症状等。

（二）获得性弓形虫病　一般较先天性者轻，但临床表现更为复杂多样，以淋巴结和内脏症状为主。淋巴结肿大在一部分病人可能为本病的唯一体征。任何部位淋巴结都可被侵犯，但以深部颈淋巴结最常见。被侵犯的淋巴结多无粘连或触痛。中枢神经系统受侵犯时，可表现为脑膜脑炎，也可出现癫痫或精神症状。本病尚可表现为发热、皮疹、肺炎、心肌炎、多发性肌炎。

先天性及获得性弓形虫病在早期时的皮肤表现为泛发性结节或树胶样肿。泛发性皮疹可呈风疹样、斑疹、斑丘疹或丘疹，也可为紫癜性损害。有时皮疹与斑疹伤寒相似，为弓形虫血行播散的标志。皮损内可以找到病原虫。大多数严重病例于起病 1 周内出现泛发性斑丘疹，持续 1～6 天。一般是皮疹伴发于其他系统损害。

【实验室检查】

（一）直接镜检　患者血液、骨髓或脑脊液沉淀的涂片，用瑞氏或姬姆萨染色镜检，可以发现弓形虫滋养体，如用直接酶标记抗体查病原体，以及检测脑脊液时用细胞收集器检查，均可提高阳性率。从组织如淋巴结、胎盘、肝、脾等的印片或切片用 HE 染色后可查到包囊。必要时在 CT 引导下进行脑穿刺活体组织检查，可从脑病变组织中查找弓形虫。

（二）动物接种或组织培养　此法最常用，取患者血液、骨髓、脑脊液、眼房水、渗出物、痰等，或淋巴结、肌肉、扁桃体、肝、脾等活检组织研磨后接种小白鼠，小白鼠可受感染，其腹水中可找到病原体。若虫株毒力低第一代接种阴性者，应盲目传代至少 3 次，1 次/2 周。也可作组织培养分离，鉴定弓形虫。

（三）弓形虫染色试验（Sabin - Feldman dye test）　此法乃以游离的弓形虫分别放在正常人和病人的不同稀释的血清内混合后，在 37℃作用 1 小时或室温作用数小时后取出，分别用 pH11 的亚甲蓝染色，如病人血清中有抗体，虫体细胞变性，则虫体对碱性亚甲蓝不着色；如无抗体，则和正常血清一样，虫体细胞不变性，对碱性亚甲蓝着色较浓。此法具有特异性、敏感性及可重复性，可用于早期诊断，但由于实验室条件要求较高，目前较少采用。

（四）DNA 杂交法　敏感性及特异性均极高。用磷^{32}P 标记的弓形虫 DNA 探针，进行斑点杂交和 Southern 吸印法检测弓形虫病人和实验感染弓形虫的动物血液及组织标本，含有 500pgDNA 或 100 个虫体的标本就能出现阳性反应。

（五）聚合酶链反应（PCR）　　适宜于早期及活动性弓形虫感染检测，具有较高的敏感性和特异性。

（六）免疫学检查

1. 血清抗体检查　　包括：①Sabin - Feldman 染色试验；②间接血凝试验；③补体结合试验；④间接免疫荧光试验；⑤酶联免疫吸附试验；⑥间接乳胶凝集试验。

2. 循环抗原检查　　灵敏性高，特异性强，可用于早期及急性期的特异性诊断。

3. 皮内试验　用感染的小白鼠腹腔液或鸡胚液作抗原。阳性反应出现晚，持续时间长，常用作流行病学调查。

【病理变化】

获得性弓形虫病最常侵犯淋巴结而引起淋巴结炎，呈上皮样网状细胞的滤泡样增生。这些网状细胞呈不规则小簇状排列，核呈囊状，胞浆嗜酸，常侵及生发中心。生发中心内有很多细胞进行有丝分裂，还可见坏死细胞。包膜下和小梁窦局灶性膨胀，伴有单核细胞浸润，偶可查见弓形虫。

【治疗】

先天性感染不论有无临床症状，均应治疗。获得性感染者若免疫完整多不需特效治疗，但如症状长期不愈或损伤重要器官，或直接接种（如输血或实验室意外）而感染者均应治疗，疗程 4～6 周。免疫力差的急性感染患者与免疫缺陷、器官移植或应用糖皮质激素者均应治疗。

（一）乙胺嘧啶（pyrimethamine）与磺胺制剂（如磺胺嘧啶、磺胺吡嗪、磺胺二甲嘧啶、复方磺胺甲噁唑）联合应用　两者有协同作用，能抑制滋养体，控制临床症状，使抗体效价下降，但对包囊无效。成人首先日服 50 mg/次，2 次/日，2 天后改为 25 mg/次，1 次/日，因本品在体内的半减期为 4～5 天，故可隔日服 1 次。小儿首日为 1.0 mg/kg，分 2 次服，次日起减半，1 次/日。常同时服磺胺嘧啶（SD），成人用量 4.0g/d，首日为 100 mg/kg，但不超过6.0g/d，分 2～4 次服。小儿每日 100 mg/kg，分 4 次服。乙胺嘧啶有可逆性骨髓抑制作用，SD 能加重此反应，加服叶酸 5～20 mg/d可以改善。乙胺嘧啶尚有致畸作用，孕妇忌用。艾滋病患者常发生白细胞减少，尿有结晶并能形成结石，故用 SD 时应服用等量碳酸氢钠并多饮水。

（二）复方磺胺甲噁唑（SMZco）　由磺胺甲异噁唑（SMZ）与甲氧苄啶（TMP）按 5∶1 比例组成。2 次/日口服，成人及 >12 岁儿童 2 片/次；6～12 岁 0.5～1 片/次；2～5 岁 0.25～0.5 片/次；<2岁者 0.25 片/次。疗程 1 个月，疗效与乙胺嘧啶合用 SD 相当，毒性较低。

（三）乙酰螺旋霉素　成人 2～4g/d，儿童每日 50～100 mg/kg，分 4 次服，连服 3 周。间隔 1～2 周后可再服，效果良好。免疫缺陷病人患弓形虫病者可以采用。

（四）免疫缺陷和免疫抑制病人　无论新患或为活动性弓形虫病常需予以特效治疗。艾滋病患者合并弓形虫病时用乙胺嘧啶与 SD 治疗能使 60%～80% 患者迅速好转，不正常脑 CT 可全部消失。免疫抑制病人缓解期（停止激素治疗时），当全部临床表现消失后，持续治疗至少 4 周，可持续用药数月。因艾滋病患者停止治疗至少有50% 复发，故治疗须持续终生。

【预后】

取决于宿主受累器官及免疫状态。孕妇的感染可致妊娠异常或胎儿先天畸形。成人多器官受累者预后甚差，尤其在严重免疫抑制者，病死率相当高。

【预防】

搞好食品卫生，不进食未熟食物，不玩弄猫犬等动物，防止其粪便污染食物。加强宣传教育，开展对易感者必要的血清学检测。活动性感染者应予必要处理，特别是育龄妇女和孕妇。防止血制品和器官移植传播本病。

第三节　医学蠕虫皮肤病

蠕虫（helminths）指软体的、借肌肉的伸缩而蠕动的多细胞动物。寄生人体的蠕虫近 200 种，重要的不超过 50 种。蠕虫从虫卵、幼虫到成虫的发育过程，有不同发育阶段，各阶段所需的条件不同，根据其发育方式分两大类：①土源性蠕虫（如蛔虫、蛲虫等），这类蠕虫在其发育过程中不需要中间宿主，其虫卵或幼虫直接在外界发育至感染期，人类通过食入所污染的食物或饮水、或接触土壤而感染；②生物源性蠕虫（如吸虫、绦虫等），这类蠕虫在其发育过程中必须在中间宿主体内经过发育到感染期，才能感染人。

一、尾蚴皮炎（ncercarial dermatitis）

又名血吸虫皮炎（schistosome dermatitis）、游泳痒（swimmers itch）、沼泽痒（swamp itch）、淤泥痒（silt itch）及动物血吸虫尾蚴皮炎等。尾蚴皮炎是禽类或畜类血吸虫的尾蚴侵入人体皮肤所引起的变态反应性疾病，因多见于在稻田中作业之后，故又称为"稻田皮炎"，但也可与游泳、海岸养殖、捞捕蚌蟥等有关。很多国家都有发生本病的报道，我国主见于吉林、辽宁、四川、广东、福建、江苏、上海等省市。

【病因】

我国发生的尾蚴皮炎与鸭类及哺乳动物血吸虫有关，且各地不同。在太平洋地区与我国国内引起淡水与海水尾蚴皮炎的血吸虫种类很多，分布非常广泛。

在我国已知能引起人体尾蚴皮炎的血吸虫除重复感染的日本血吸虫外，主要包括寄生于禽类的包氏毛毕吸虫（Trichobilharzia paoi）、中山毛毕吸虫（T. zhongshani）、眼点毛毕吸虫（T. ocellata）、巨大毛毕吸虫（T. gigantica）、集安毛毕吸虫（T. jianensis）及寄生于牛、羊等家畜的土耳其斯坦东毕吸虫（Oriento - bilharzia）和程氏东毕吸虫（O. cheni）。

（一）毛毕属血吸虫引起的稻田皮炎　在我国南方一度广泛流行的稻田皮炎的病原主要是寄生于家鸭类的毛毕属血吸虫，尤其是包氏毛毕吸虫多见。成虫寄生在家鸭门静脉内，以椎实螺为中间宿主。鸭等受感染后经过 10～12 天发育成熟，即能产卵，内有成熟毛蚴。毛蚴孵出后，侵入椎实螺，经过 1 个月左右发育，释出尾蚴，又感染新的家鸭，完成其生活周期。尾蚴皮炎与椎实螺的出现、活动、繁殖、受毛蚴的感染及尾蚴的逸出螺体有关，具有明显的季节性，并与农业生产的季节性一致。辽宁地区自 5 月下旬至 6 月上旬为高峰，7 月下旬即渐次消失。上海郊区感染高峰在 6～7 月，四川为 3～10 月，高峰在 5 月。

（二）东毕吸虫属引起的稻田皮炎　东毕吸虫属是我国北方引起稻田皮炎的主要病原，寄生在牛等反刍动物门静脉血管中的血吸虫，对牛、羊的危害性很大。东毕吸虫可寄生在多种食草动物，包括黄牛、水牛、绵羊、山羊、马、驴、骆驼与马鹿等，感染虫数往往甚多，影响畜牧业生产。我国东北、西北尤为严重。此外，内蒙、四川、云南、贵州、湖南、湖北、江苏等省区亦有报道。东毕吸虫属吸虫的睾丸数目较多，卵巢呈扭曲螺旋状。贝类中间宿主为卵圆萝卜螺（Radix ovata），孳生于水流缓慢、水草或芦苇丛生的水塘与水沟中，牛羊在野外饮水时感染。萝卜螺感染毛蚴后，经 22～25 天发育繁殖，逸出尾蚴，有 5 对钻腺，可侵入人体皮肤。患者以农民为多，感染季节在 7～8 月。

另有一种澳毕吸虫属（Austrobilharzia）吸虫，引起鸟类血吸虫尾蚴皮炎。终宿主为各种水鸟，以海水中甲壳类为中间宿主。澳毕属尾蚴有6对穿刺腺，生活在海水中。本病见于我国沿海如福建省等地。成虫寄生在各种海鸟的门静脉血管中，如扇尾沙鹬、白翅浮鸥及大沙鹬等。人因在海岸游泳接触含尾蚴海水而受感染。此外，在我国福建平潭岛有鸟毕吸虫属（Omithobilharzia）寄生在灰背鸥肠系膜静脉中，人受其感染也可发生尾蚴皮炎，故本病多见于海水浴及从事海产养殖业者。

【临床表现】

（一）皮肤损害　人皮肤与含尾蚴疫水接触，待水分蒸发后，尾蚴侵入处在10分钟左右开始出现丘疹或丘疱疹，30分钟后逐渐增多，并出现红斑。红斑和丘疹可扩大或融合成片，多次重复感染的过敏患者，局部或全身可出现风团。少数病人可在病变高峰期有发热。

（二）好发部位　与疫水接触处，如下水田者的四肢等。

（三）自觉症状　局部刺痒，早在接触尾蚴后5分钟即可出现，一般在1天内明显。为进行性加剧的奇痒，尤以夜眠时为甚。可因搔抓导致患处继发感染和糜烂，严重者出现淋巴结肿痛。

（四）病程　多数病人在接触疫水1周后上述症状消退，亦有持续1~2个月者。症状持续的时间和程度，与个体的敏感性、感染的尾蚴量和是否重复感染等有关。当年内重复感染者的各次反应可依次加剧。隔年重复感染亦比初次感染为重。一般而言，禽类毛毕吸虫尾蚴侵入人皮肤所造成的损害比畜类东毕吸虫引起者为重。

【病理变化】

尾蚴皮炎是一种皮肤变态反应。其变应原为尾蚴的分泌物和尾蚴体死亡后的裂解物。据观察，初次感染时引起本病的尾蚴侵入皮肤后多停留在皮肤生发层，甚少侵入真皮层。病变处可见表皮的角质隆起形成空隙，尾蚴在生发层形成隧道，早期无明显炎症反应。尾蚴钻腺分泌物中的溶蛋白酶可使其周围细胞溶解，模糊不清。以后在虫体周围有细胞浸润，毛囊、皮脂腺周围出现水肿，表皮出现小水疱，疱内有淋巴细胞和单核细胞，水疱表面皮肤坏死。如有继发感染则有炎症反应。重复感染者因为变态反应，故病变出现早而剧烈，在表皮与真皮层有大量单核细胞浸润与水肿。

【治疗与预防】

（一）个人防治　避免与疫水接触，尤其有过尾蚴皮炎史者尽可能防止再发。接触疫水后，迅速将皮肤拭干，局部可试用乙醇涂擦。如已发病，局部可外用炉甘石洗剂等治疗，红肿等皮损消退后可涂擦含皮质激素的霜剂，有继发感染者应局部或全身应用抗菌剂。

在下田劳动前，在可能接触疫水的部位使用防护剂。如15%邻苯二甲酸二丁酯乳剂或油膏、复方聚乙烯缩丁醛液、脲醛或酶醛树脂剂、以血防－67糊为主药物配方、以松香为主药的配方，或穿着用氯硝柳胺浸泡的鞋袜或穿胶靴，以防止尾蚴侵袭。

（二）禽畜防治　在北方对受东毕吸虫感染的牲畜，在入冬之前采用吡喹酮驱虫治疗。由澳毕吸虫引起的尾蚴皮炎，目前尚无有效的预防措施。

（三）加强管理　加强灭螺、杀灭尾蚴及粪便管理工作。

二、并殖吸虫病（paragonimiasis）

又名肺吸虫病。目前世界上已报告的虫种达40余种，我国已发现其中23种（包括同种异名的种）。对人有致病性者有10余种，其中大多已在我国发现过。目前除西藏、新疆、内蒙古、青海、宁夏未报道发现卫氏并殖吸虫外，其他省、市、自治区都有本虫存在，其中人与动物感染均有报道者20个省。粗略估计我国至少有500万患者。

【病因】

常见的为卫氏并殖吸虫（Paragonimus westermani）、斯氏狸殖吸虫（P. skjabini）、四川并殖吸虫（P. szechuanensis）、团山并殖吸虫

（P. tuanshanensis）、会同并殖吸虫（P. hueitungensis）及异盘并殖吸虫（P. heterotremus）等。

【流行病学】

（一）传染源　凡能排出并殖吸虫卵的病人、感染者和保虫宿主是本病传染源。保虫宿主包括家畜（如犬、猫）和一些野生肉食类动物（如虎、豹、狼、狐、豹猫、大灵猫、貉等）。有些种类并殖吸虫感染人体后能发育至成熟，卵从痰或粪便排出，故人可为传染源。

（二）传播途径　栖居于溪流中的淡水螺类为第一中间宿主，淡水蟹、虾及蝲蛄类为第二中间宿主。生吃或半生吃（腌、醉、烤、煮等）蟹时，尚有未被杀死的囊蚴，即有感染危险。

（三）易感人群　人群普遍易感，以青少年及儿童为多。人不是并殖吸虫的适宜宿主，流行区人群感染率约为 20%，受感染者中，30% 以上为无症状的隐性感染。

【发病机制】

卫氏并殖吸虫的致病，主要是童虫或成虫在人体组织和器官内移行、寄居造成的机械性损伤及其代谢产物等引起的免疫病理反应。

【临床表现】

本病潜伏期的长短与机体免疫状况、食入囊蚴数量及虫种有直接关系。短者 2 天，长者 10 多年，一般为 1~12 个月。

由于虫种不同，寄生部位和临床症状各异，以卫氏并殖吸虫为代表的一类，又称为肺型（适合人体寄生型），主要寄生于肺部，临床上常有咳嗽、胸痛及咳铁锈色痰等症状；以四川并殖吸虫或斯氏狸殖吸虫为代表的一类，又称为肺外型（不适合人体寄生型），其症状为童虫在人体内移行过程中所产生的一系列过敏反应及游走性皮下包块，而肺部症状轻微。这两类并殖吸虫的成虫、童虫、虫卵都能异位寄生于脑、脊髓、腹腔、肠、眼、肾、皮下等组织造成病变，出现相应的症状。

本病在皮肤科常见的表现为皮下结节和包块。

1. 患卫氏并殖吸虫病时，约 1/5 患者出现皮下结节，可在感染后 2~42 个月后发生。结节多在下腹部至股部之间，常位于皮下深部，直径 1~6cm，大者较软，不能移动且有压痛；小者较硬，能移动，但无明显压痛。结节内可发现虫体、虫卵或囊肿样病变。

2. 四川或斯氏并殖吸虫主要引起皮下包块，其发生率约为 50%~80%。包块多见于腹部，其次为胸部和腰背部，也可发生于腹股沟、大腿、阴囊、精索、腘窝、颈、面、眼、眼眶等处。包块自黄豆至鸭蛋样大小不一，初起时境界不清，有显著水肿感觉，表面皮肤大多正常，偶呈青紫色或伴有微血管扩张，局部可有隐痛或微痒，以后包块逐渐缩小，变实，呈不规则椭圆形。皮下包块具有游走性，常此起彼伏，反复出现，包块消退后每残留纤维组织，故新老包块之间有时可扪及稍硬的条索，为童虫移行经过的通路。

3. 严重感染病例中，并殖吸虫虫体可从腹腔内向下穿行，而至精索、阴囊、附睾或睾丸等处，或至肾脏、肾周围、膀胱等处形成虫囊。有时囊肿块可达鸡蛋大，形成嵌顿性肿物，常致局部疼痛而影响行动。临床上易与性传播疾病、嵌顿疝、阴囊肿瘤、睾丸结核等相混淆。两型并殖吸虫病的临床鉴别要点见表 9-3。

【实验室检查】

（一）常规检查　外周血白细胞总数正常或增加，急性期增高。嗜酸性粒细胞增多，可达 0.2~0.4，甚至 0.8 以上。血沉明显增快。

（二）病原学检查　痰液、粪便进行直接涂片或浓集消化法可见夏科-莱登结晶或虫卵。活组织检查在镜下结节或包块中可查到童虫、成虫或虫卵以及典型的病理变化。

【治疗】

（一）对症治疗　根据全身症状情况，对症处理咳嗽、咯血、颅内压增高、癫痫及继发性细菌感染等。必要时行手术治疗。

表9－3 卫氏并殖吸虫病与四川（或斯氏）并殖吸虫病的鉴别

	卫氏并殖吸虫病	四川（或斯氏）并殖吸虫病
潜伏期	2～15天，甚至1～3个月	3～6个月
全身症状	不常见	很常见
咳嗽及咳痰	咳嗽中或重度，痰量中或大量	咳嗽不重，痰量很少
咯血和痰的性质	常见咯血，痰常呈典型铁锈色	咯血不常见，偶有血丝
胸腔积液	不常见	常见
脑部损害	较常见	较少见
同侧偏盲	在脑型很常见	在脑型少见
肝脏损害	较少见	较常见
皮肤症状		
风团等过敏征	不常见	很常见
皮下结节或包块	约见于10%～20%病人，游走性差	约见于30%～70%病人，游走性强
大小	大多为1～3cm	不定，米粒至鸡蛋、
病理变化	嗜酸粒细胞浸润，有夏－莱晶体，常可见虫体，偶见成虫	嗜酸粒细胞浸润，有夏－莱晶体，有时见童虫，未发现过成虫及虫卵

（二）病原治疗　吡喹酮（praziquantel）是目前治疗并殖吸虫病最佳的药物，对卫氏并殖吸虫病及四川（或斯氏）并殖吸虫病均有良好疗效，治疗后除全身症状好转外，皮下游走性包块也消失。本品有疗效好、副作用轻、疗程短、服用方便等优点。用量每次25 mg/kg，3次/日，连服3～5天，总剂量为225～375 mg/kg。副作用轻而短暂，主要有头昏、恶心、胸闷及心悸等。

阿苯达唑，成人及2周岁以上儿童顿服400 mg/d，连服7天。一次治疗未痊愈者，三周后重复治疗，方法同上。当用量较大时，可有口干、乏力、嗜睡、头晕、恶心、呕吐、腹泻，偶有血清转氨酶轻度升高，停药后可恢复。药物过敏者、急性疾病及蛋白尿阳性者不宜使用，2岁以下儿童、孕妇和哺乳期妇女禁用。

还可应用硫二氯酚（别丁，bithionol），剂量每日 30 ~ 60 mg/kg，分 2 ~ 3 次口服，每日或隔日 1 次，10 ~ 20 次为一疗程，本药副作用较大，常见有腹痛、腹泻、恶心、呕吐、食欲减退、风团等，偶可发生中毒性肝炎。

（三）手术治疗　对皮下包块可手术摘除，起到诊断及治疗作用。对已确诊的脑、脊髓型并殖病，虽可考虑手术，但其效果不如服用吡喹酮。

【预后】

一般病人预后良好，无后遗症。但应防止再感染。

【预防】

应对病人进行彻底治疗，治疗或捕杀病猫、病狗。加强卫生宣传，不生吃溪蟹、喇蛄及虾等，不饮生水。加强粪便管理，禁止将厕所建在鱼塘上或其附近。可开展鲶鱼及鸭的饲养，能减少并殖吸虫的中间宿主，有利于本病的预防。

三、皮肤猪囊尾蚴病（cysticercosis cellulosae cutis）

猪肉绦虫（Taenia solium）的幼虫——猪囊尾蚴（Cysticercus cellulosae，又名猪囊虫）寄生于人的皮下等组织所引起的疾病称为皮肤猪囊尾蚴病或皮肤猪囊虫病。

【病因】

人体感染猪囊尾蚴的方式，除吞食外界污染的虫卵外，还可经自身感染。有猪肉绦虫成虫寄生的患者，其排出的虫卵可通过污染手指或食物，经口吞入而造成感染；或当猪带绦虫病患者发生恶心、呕吐或胃肠道有逆蠕动时，脱落的孕节或虫卵在胃内被消化而引起感染。据统计有 16% ~ 25% 的猪肉绦虫病患者伴有猪囊尾蚴病，而猪囊尾蚴病患者中约半数同时有成虫寄生。

猪囊尾蚴为椭圆形，约 20mm × 11 mm，呈乳白色，半透明。具两层囊壁，其外为皮层，内为间质层。囊内充满液体。间质层有一处增厚，向囊腔凹入，为翻卷的头节，呈白色小点状。头节构造与成虫者相同，除 4 个吸盘外，尚有顶突及小钩。尾蚴的寿命为 3~10年，甚至 20 年以上。

【流行病学】

（一）传染源　猪带绦虫病病人是本病的唯一传染源。病人粪便中排出的虫卵对本人及周围人均有传染性。

（二）传播途径　在猪带绦虫病严重的流行区，若居民有吃生的或未煮熟的猪肉、蔬菜或饮用生水的习惯，是本病传播的决定性因素；刀和砧板生、熟肉混切，污染活的囊尾蚴可感染人；散养生猪吞食患者粪便，可使猪感染本病。

（二）易感人群　人对猪肉绦虫普遍具有易感性，感染后可产生一定的免疫力。

【发病机制】

猪肉中的囊尾蚴进入肠道，经 2~3 月发育成成虫，成虫寄生人体小肠，以头节小钩和（或）吸盘钩挂和（或）吸附在小肠黏膜上，引起局部损伤或亚急性炎症。虫体的代谢产物、分泌物可刺激宿主出现胃肠道反应，绦虫缺乏消化器官，靠体表绒毛吸收宿主营养成分，造成感染者营养不良，体重减轻；少数穿破肠壁引起肠穿孔、腹膜炎或多条绦虫引起肠梗阻。

【临床表现】

（一）潜伏期　自吞食虫卵至囊尾蚴形成包囊约 3 个月左右。而自感染至发病可由数个月至数年，多数在 5 年内。

（二）系统囊尾蚴病　猪囊尾蚴病的症状取决于感染猪囊尾蚴的数量和寄生部位。在人体较常见的寄生部位依次为：皮下组织、肌肉、脑、眼、心、肺、腹膜等。临床上常见的为脑囊虫病、眼囊虫病、皮下及肌肉囊虫病。

（三）皮下及肌肉囊尾蚴病　寄生于皮下或黏膜下的囊尾蚴常表现为结节。结节的数目可由 1~2 个至数百数千个，其分布以头部及躯干为多，四肢较少，手足罕见，常分批出现，可逐渐自行消失。结节多呈圆或椭圆形，黄豆大小，软骨样硬度而有弹性，与周围组织不粘连，无压痛不痒。肌肉内结节可引起肌肉肿胀，个别呈假性肌肥大，肌束外形丰满，而患者感疲乏无力。

少数患者有皮肤瘙痒、荨麻疹等过敏症状，但多不重，不为患者注意，粪便中出现节片为最早和惟一的表现。

囊虫死后发生钙化，X线检查可见钙化阴影。B超检查皮下囊虫结节显示圆形或椭圆形液性暗区，轮廓清晰，囊壁完整光滑，大小为（0.6～2.3）cm×（0.3～1.2）cm，囊内可见一强回声光团，位于中央或一侧，约0.18cm×0.18cm大小。

【实验室检查】

（一）常规检查　外周血象可见嗜酸性粒细胞增高。脑囊虫病患者脑脊液有嗜酸性粒细胞与异常淋巴细胞，有参考价值。

（二）虫卵检查　肛门拭子查找虫卵阳性率高于粪便。对可疑患者应连续数天收集患者全部粪便，用水淘洗若发现节片或虫卵有确诊意义。

（三）免疫学检查　间接红细胞凝集试验（IHA），检出阳性率约80%，常用于临床诊断；ELISA法检查的敏感性和特异性均好，阳性率高于IHA；斑点酶联免疫吸附试验的特异性和敏感性优于上述两种检查方法。

【病理变化】

囊尾蚴外围有一个由宿主组织形成的纤维囊包。囊尾蚴发育过程中可引起细胞浸润，包括中性粒细胞、嗜酸粒细胞、淋巴细胞、浆细胞及巨噬细胞等。经过一段时间，囊尾蚴死亡后发生纤维性变和钙化。

【诊断及鉴别诊断】

诊断有赖于流行病学资料、临床表现、影象学检查及实验室检查。必要时还可进行免疫学检查。皮肤猪囊尾蚴病的皮下结节应与皮下脂囊瘤、多发性神经纤维瘤、风湿结节、肺吸虫病皮下结节等鉴别。

【治疗】

（一）吡喹酮　有强烈的杀囊虫作用，应用本品后虫体大量死亡，所释放的异体蛋白可引起严重过敏反应，须加注意。本品的用量与疗程因临床类型而异。皮下肌肉型囊虫病的剂量为 600 mg/次，3 次/日，10 天为一疗程。治疗后半个月，皮下结节逐渐缩小，于1～2 个月内消失。病理检查可见结节内囊虫死亡，囊壁变性退化。弥漫性多发性皮肤型囊虫病，尤其囊虫性假性肌肥大者，可重复治疗 1～2 个疗程。

服药后可出现皮下或肌肉囊尾蚴结节部位肿胀、疼痛，亦可出现全身发热及皮疹等过敏反应，不需处理，可自行消退。在服吡喹酮同时服地塞米松，可减轻反应。弥漫性皮下肌肉型囊虫病治疗过程中也可产生发热与过敏反应，甚至有时"单纯"皮下肌肉型由于脑内的囊虫死亡后也可引起脑水肿、剧烈头痛等脑部症状，应密切观察，早期发现，及时对症治疗。

（二）阿苯达唑（albendazole，丙硫苯咪唑）　本品对皮下肌肉型、脑与眼囊虫病均有良好效果。常用量为每日 18 mg/kg，分 2 次口服，10 天为一疗程。皮下肌肉型治疗 4～6 个月，皮下结节可减少96.5%～99.3%。本品副作用比吡喹酮轻，可能与组织中的囊虫死亡缓慢，引起的炎症反应较轻有关。

（三）中药治疗　赵桂庭等用中药治疗本病：①栓剂用药组 23例。将雷丸、槟榔、浙贝各等份，制成 2、4、6、8 克重的栓剂，便后放入肛内，每日量 6～8g，栓剂于用药 3～4 小时后裂解，有效率85.96%，需 5～8 个疗程。②保留灌肠组 15 例。将雷丸粉、槟榔粉、浙贝粉各 6g，使君子粉 2～3g 加水 100～150mL 混合保留灌肠。如用水煎，微火时间不宜长。有效率 85.56%，需 4～8 个疗程。作者指出，直肠给药可避免胃酸破坏雷丸黄等有效成分，半数药物不经肝脏进入循环，可减少药物对肝脏的不良影响。

有人用单剂槟榔疗法，成人剂量为 60～100g，加水 500 mL，以温火煎至 150～200 mL，晨起空腹 1 次顿服，儿童酌减。驱虫率 94%。

（四）灭绦灵（niclosamide，氯硝柳胺）　本品对猪肉及牛肉绦虫均有良好疗效，抗虫效果优于槟榔南瓜子。剂量为空腹先服 1g，隔 1 小时再服 1g，服时将药片充分嚼碎吞下，少饮水，使药物在十二指肠上部即达较高浓度。2 小时后服泻药。小儿剂量减半。此药应连服 2 天。

【预后】

本病病程虽长，但预后良好。驱虫后应留取 24 小时全部粪便，淘洗检查以确定疗效。治疗后观察 3 个月，对又排节片或虫卵者应予重治。

【预防】

（一）普查普治　人是猪带绦虫的唯一终宿主，故应彻底治疗患者以控制感染。并应加强卫生宣传教育，不吃未煮熟的猪肉，蔬菜瓜果要洗净，不饮生水。

（二）改变养猪方式　猪应进行圈养，改变散放饲养的习惯，使猪避免接触人粪而感染。

（三）严格肉类检查　严格禁售"米猪肉"，根据情况对病猪肉进行规定的冷冻、盐腌或高温处理，处理后再做囊尾蚴活力检查，以保证其安全性。

四、包虫病（echinococcosis）

包虫病又名棘球蚴病（hydatid disease），是人感染棘球绦虫的幼虫所引起的疾病的统称。本病见于世界各地，以畜牧区多见。我国 17 个省、自治区（包括台湾省）均有病例报道。高发地区为新疆、青海、西藏、宁夏、甘肃、内蒙古西部、四川甘孜地区、云南迪庆地区与陕西西北部，受威胁人口约 5000 万。在我国流行的人体包虫病主要有二种：其一为细粒棘球绦虫的幼虫引起的细粒棘球蚴病，又称囊型包虫病；另一种是多房棘球绦虫的幼虫所引起的泡球蚴病，又称泡型包虫病。

【病因】

世界上寄生人体的棘球绦虫的幼虫有 4 种，其成虫为细粒棘球绦虫（Echinococcus granulosus）、多房棘球绦虫（E. multilocularis）、伏氏棘球绦虫（E. vogeli）与少节棘球绦虫（E. oligarthrus）。

常见病原体为细粒棘球绦虫，是寄生于狗、狼等动物的绦虫，但其幼虫棘球蚴（hydatid cyst）是寄生于人或其他动物引起棘球蚴病或包虫病的病原体。棘球蚴，即包虫囊肿，此囊肿由角质膜、生发层、子囊、头节、囊液等组成，囊肿内充满无色透明或微黄色的棘球蚴液，含蛋白质、肌醇、卵磷脂、尿素等。

【流行病学】

（一）传染源　狗是细粒棘球蚴虫最适宜的终宿主和主要传染源。而宁夏红狐与四川野狗等是多房棘球蚴虫的自然界终宿主。

（二）传播途径　虫卵随狗、狼或狐等终宿主粪便排出体外。经水或食物被羊、牛、猪或其他中间宿主吞食后，在十二指肠孵出六钩蚴，穿入肠壁，随血流进入肝脏，大多数六钩蚴在肝脏发育成棘球蚴，引起肝包虫囊肿病。少数六钩蚴进入肺脏，偶可进入大循环被输送到其他器官。人也可误食虫卵而有棘球蚴寄生。

（三）易感人群　牧区及半农半牧区发病率较高，从事狐皮业与狩猎者也易感染。患者性别无明显差异。大多在儿童期感染，青壮年后发病。

【临床表现】

由于囊肿的部位、大小、数量及机体反应性和有无合并症等因素，临床表现各异。轻者自觉症状不明显，重者症状颇为复杂。最常见的受侵部位依次为肝、肺、肠系膜与网膜、胸腔、脾、脑、骨、肾、肌肉与皮下等处。

（一）过敏反应　在囊肿发育过程中，机体经常吸收少量包虫抗原，因此易引起以细胞免疫为主的迟发型变态反应。囊肿破裂可产生过敏性休克，有的系局部穿刺后囊液漏入体腔所致。因此在流行区凡怀疑本病时，切忌穿刺或行针刺疗法，以免意外。过敏性皮疹并不多见，有个别病人反复发疹。偶有作包虫皮内试验后全身发疹者。

（二）局部压迫和刺激症状　此类症状可因囊肿所在部位或其大小的不同而异。生长中的棘球蚴压迫与刺激组织，可出现胀痛症状或影响功能，在骨中可致骨折。同样，也能出现肝、肺、脑等相关症状。

（三）全身中毒症状　人体长期吸收囊液及寄生虫的代谢产物后，可产生一系列中毒症状，严重者出现消瘦、贫血，甚至包虫病性恶液质。

【实验室检查】

周围血 WBC 大多正常，嗜酸性粒细胞轻度增高；B 型超声检查、X 线检查、X 线计算机体层扫描（CT）均可显示内脏或皮下的包虫囊肿；免疫学检查，包括皮内试验、血清免疫学试验，特别是ELISA 和酶联免疫电转印法（EITB）的敏感性与特异性均较高。

【治疗】

1. 首选药物为阿苯达唑，但其最佳剂量与疗程有待探索。一般采用 20 mg/kg·d，分 2 次服用。治疗期限应根据包虫囊肿大小（B超扫描随访），以连续服用 1 年或更久为宜。本药副作用少而轻，但有胚胎致畸作用，故孕妇禁忌。

2. 口服吡喹酮对肝、肺等内脏包虫病有较好的效果。

3. 手术切除　皮肤或肌肉内的包虫病可手术切除，但切忌切破囊腔，术前也勿穿刺，以防囊液外溢引起变态反应。

五、裂头蚴病（sparganosis）

本病是假叶目曼氏迭宫绦虫第二期幼虫寄生人体所致的疾病。我国古代医书《本草纲目》中已有脚敷肉生"小蛇"的记载。Manson（1882）在我国厦门首次在一男尸的肾周组织和胸腔内检出裂头蚴，次年定名为曼氏裂头蚴（Spargamum manson）。随后亚、非、拉、美、欧洲及大洋洲均有本病报告。我国已有 20 个省市有病例报告，主要在东南沿海地区。

【病因】

裂头蚴是假叶目绦虫第二期幼虫的统称。国内所见的裂头蚴病主要是曼氏裂头蚴病（sparganosis mansoni）。曼氏裂头蚴长 30～360 mm，以 40～60 mm 者为多，乳白色，扁平。头部有吸槽，前端较宽，体表有横纹，但不分节与分支，蠕动活跃，呈伸缩运动。

成虫寄生在猫、狗等食肉动物小肠内，虫卵随宿主粪便排出体外，在适温水中发育成熟，并孵出钩球蚴，后者被剑水蚤（第一中间宿主）吞食，在其体中发育为原尾蚴，即第一期幼虫。感染的剑水蚤又被第二中间宿主（主要是蛙、蛇等）吞食，在其体内发育成实尾蚴即第二期幼虫，又称裂头蚴。含裂头蚴的动物被人生食后，裂头蚴在肠内一般不发育为成虫，而穿过肠，侵入腹腔并在肌肉、皮下组织内移行造成各种组织病变。

【流行病学】

（一）传染源　猫、狗是曼氏裂头绦虫的终宿主。

（二）传播途径　人感染裂头蚴主要由于民间传说贴敷生蛙肉可治疗皮肤创面及溃疡，致使受染蛙肉中的裂头蚴乘机侵入，也有喝生水时误吞含原尾蚴的剑水蚤，或生食含裂头蚴的蛙肉、蛇肉、猪肉等所致。

（三）易感人群　人群对裂头蚴普遍易感，感染与年龄、性别、职业等无关。

【临床表现】

皮肤伤口或溃疡贴敷生蛙肉后，若被裂头蚴感染，表现为病变扩大、溢脓，有时可见虫体蠕动或逸出。皮下组织裂头蚴病表现为皮下结节，直径约 1～3cm，质中等，不痛不痒，可以移动。以前腹壁最常见，也可发于腹股沟、阴囊、胸壁、乳房、颈部等处，系裂头蚴从腹腔内钻出，移行至皮下所致。内脏裂头蚴病较少见，偶可侵入尿道或膀胱，引起泌尿道症状。裂头蚴病的临床表现与其感染的途径和寄生部位有关。一般分为 5 种类型。

（一）眼裂头蚴病　患者绝大多数曾采用蛙肉、蛇皮敷贴眼部，以土法医治眼病而感染。也有用蛙肉敷贴龋齿，裂头蚴穿破口腔黏膜经皮下组织移行至眼部，引起眼眶感染。临床表现为眼睑肿胀，结膜充血，眼红肿，畏光，流泪，发痒，疼痛不明显，反复发作。若虫体侵入球后组织或眼前房，可有剧烈炎症，引起眼球凸出、球后蜂窝织炎、前房积脓、虹膜粘连、继发性青光眼、视力减退，甚至失明。多为单侧性，偶可双眼受累。病程数年至 10 余年，除非手术取出虫体或虫体自动爬出，始能炎症消退而痊愈。

（二）皮下裂头蚴病　本型多系局部皮肤有皮肤疮疖或伤口，贴敷生蛙肉或生食蛙、蛇而引起感染，主要表现为皮下结节和包块，大小不等，直径 0.5～5cm，呈游走性，此起彼伏，圆形或条索状，中等硬度，与皮肤不粘连，可有瘙痒或虫爬感，原有病灶扩大溢脓，甚至有白色小虫体爬出。若并发感染可有红、肿、热、痛等炎症反应。皮下包块活检能发现虫体，经鉴定虫种即可确诊。好发部位为四肢、胸腹壁、乳房、外生殖器与颈部等处。

（三）口腔、面部裂头蚴病　本型大多数是因采用生蛙肉敷贴龋齿而感染。患处黏膜红肿，触之有硬结节。有时面颊、耳后、颈部出现皮下结节或包块，大小不等，直径 0.5～1.5cm。偶见包块溃破有虫体爬出。

（四）内脏裂头蚴病　本型少见。主要由生食蛙、蛇肉引起，亦可由生吞活蝌蚪导致。裂头蚴穿破肠壁侵入腹腔，寄生于肠系膜、肾周围组织等处，表现为肠穿孔、腹膜炎或腹腔包块。常在剖腹探查时发现虫体。有时腹腔内虫体向上移行，穿过膈肌进入胸腔侵犯肺。偶可侵入尿道或膀胱，引起泌尿道症状。

（五）脑裂头蚴病　推测系由腹腔穿透膈肌，沿颈内动脉上行进入颅内，在脑组织内寄生造成病变。若虫体由脑部进入椎管内则引起椎管内裂头蚴病。常误诊为脑肿瘤、神经胶质细胞瘤。

【病理变化】

为虫体的分泌物与排泄物，或虫体死亡后的裂解物所致的嗜酸性肉芽肿，并可有囊腔与隧道形成。囊腔内除蟠曲的虫体外，还含灰白色豆渣样渗出物，由凝固的坏死组织、纤维蛋白及少量 RBC 组成，其中并可见菱形、大小不一的夏 - 莱晶体。囊壁由肉芽组织组成，有大量嗜酸性粒细胞浸润，间有上皮样细胞，偶见多核巨细胞。最外层为纤维组织。病理切片中可见囊内大多有 1 条，少数为 2～3 条甚至 10 余条虫体的横切面。

【实验室检查】

WBC 大多正常，嗜酸性粒细胞轻度增高。

【诊断及鉴别诊断】

诊断主要根据流行病学资料、皮下结节或包块的活组织检查。凡曾用生蛙贴敷伤口、疮疖或眼部者，或有生食蛙、蛇、猪肉史，临床表现有皮下游走性结节或包块者，应考虑本病，活检发现虫体才能确诊。裂头蚴抗原皮内试验有辅助诊断价值。

本病应与囊虫病、并殖吸虫（斯氏肺吸虫）病相鉴别；眼裂头蚴病，尤其球后感染致凸眼者应与视网膜细胞瘤相鉴别。

【治疗】

（一）手术治疗 凡有皮下游走性结节或包块疑及本病者应作活检，既可诊断又是治疗。虫体取出即获痊愈，效果良好。眼部手术，应待局部充血、水肿消退，硬结形成后进行。手术摘除虫体时，如虫体头部吸槽固定甚紧，可用乙醚局部麻醉后取出完整虫体，切勿强行撕断留下头节，否则虫体能继续生长，造成复发。

（二）药物治疗 用吡喹酮治疗皮下或眼裂头蚴病效果良好。用量为 25 mg/kg，3 次/日，口服，连服 2 天，一疗程总剂量 150 mg/kg。必要时 1 周后重复一疗程。据国外报道甲苯达唑或吡喹酮治疗本病无效。

（三）局部注射 用 40% 乙醇 2 mL，加入 2% 利多卡因注射液 2～4 mL，局部注射，1 次/5～10 日，一般 2～3 次可杀死囊腔内虫体，虫体死后可渐被吸收。禁用于眼球后深部注射。

【预防】

加强宣传，不可用生蛙肉等贴敷伤口，注意饮食卫生，不喝生水，不吃生的蛙肉、蛇肉或猪肉。

六、增殖裂头蚴病（prolifeative sparganosis）

本病罕见，除日本、美国、委内瑞拉外，也见于台湾和美国的犬和猫，我国首次在广东发现 1 例增殖裂头蚴病。本病病原为增殖裂头蚴（Sparganum proliferum），仅发现于人，也可能寄生在狒狒及黑长尾猴体内。虫体呈柱状或稍扁，常卷曲，有不规则分支和芽，约 10 mm×1 mm 大小，最长可达 24 mm，可移行到体内各组织，进行芽生增殖。组织切片可见其内部组织内具有散在的束状纵肌，在表皮内或皮下有许多小囊和泡，其排泄管扩大成的腔。有的虫体一端表皮有一深凹，但无头节。虫体侵入人体后可广泛侵犯皮下、肌间筋膜、肠壁、肠系膜、肾、肺、心、脑等组织。受累组织呈蜂窝状和结节状，在四肢可致广泛性肿胀，呈象皮肿样，患者日渐衰竭、消瘦和虚脱，甚至导致死亡。

七、丝虫病（filariasis）

丝虫病主要流行于非洲、亚洲、美洲和大洋洲广大热带、亚热带地区，我国除西北黄土高原和秦岭山区外，已有 15 个省、市、自治区的 864 个县市（未包括台湾省）报道有丝虫病。

丝虫属于丝虫科，是由吸血昆虫传播并寄生于人体及其他脊椎动物（包括哺乳类、禽类、爬行类、两栖类）的寄生线虫的统称。丝虫成虫细长如丝，口简单无唇，多数无口囊，食道前部为肌质，后部为腺质。胎生或卵胎生。幼虫称微丝蚴。

不同的丝虫分别引起相应的丝虫病，在我国流行的仅有班氏丝虫病和马来丝虫病，其余偶见。寄生于人体的丝虫主要有 3 类 8 种：①淋巴寄居性丝虫 3 种，有班氏吴策线虫（Wuchereria bancrofti，简称班氏丝虫）、马来布鲁丝虫（Brugia malayi，简称马来丝虫）和帝汶布鲁丝虫（Brugia timori，简称帝汶丝虫）。②皮肤寄居性丝虫 3 种，有旋盘尾丝虫（Onchocerca volvulus，简称盘尾丝虫）、罗阿罗阿线虫（Loa Loa，简称罗阿丝虫）和链尾曼森线虫（Mansonella tsretocerca，简称链尾丝虫）。③体腔寄居性丝虫 2 种，有常现曼森线虫（Mansonella perstans，简称常现丝虫）和奥氏曼森线虫（Mansonella ozzardi，简称奥氏丝虫）。

　　丝虫病的传染源主要是带有微丝蚴的人。传播媒介分别为不同的吸血昆虫，如蚊、蠓、蚋、虻，通过媒介昆虫刺吸人血而使健康人受感染。丝虫病的发病原理主要是成虫的分泌代谢物及裂解物所致的病理反应。症状和体征因成虫寄生部位不同而异。微丝蚴除盘尾丝虫外，一般不引起明显的症状和体征。

（一）班氏丝虫病

【病因】

　　由班氏丝虫引起，库蚊为传播媒介。人感染班氏丝虫后大多无明显症状，仅在血中可检出微丝蚴，称为微丝蚴血症；部分感染者可有临床症状和（或）体征，称为班氏丝虫病。根据微丝蚴出现于外周血的时间，可将班氏丝虫分为：①夜现周期型：微丝蚴白昼聚集在肺部微血管，黄昏时开始出现于外周血液中，晚 10 时至翌晨 2 时达高峰，以后逐渐减少至天明后消失。我国及世界多数地区的班氏丝虫属于此型。②白昼亚周期型：全日任何时间均可从外周血液中查出微丝蚴。③夜现亚周期型：末梢血液中微丝蚴数以夜间为多，白昼仅为夜间的 20%。

　　蚊在刺吸人血时，将微丝蚴吸入蚊胃，约经 10 ~ 14 天变为感染期幼虫，当蚊再次刺吸人血时，感染期幼虫自蚊下唇逸出，钻入人体，进入附近淋巴管，再移行至大淋巴管或淋巴结，约 4 个月后，发育为成虫。雌雄成虫交配后，雌虫产出微丝蚴，微丝蚴随淋巴液经胸导管至血循环。

【流行病学】

1. 传染源　班氏丝虫病的唯一传染源是感染丝虫后出现微丝蚴血症的人。仅有丝虫病症状和体征而血内查不出微丝蚴的人，作为传染源的意义不大。

2. 传播途径　在我国班氏丝虫微丝蚴的主要传播媒介是淡色库蚊和致倦库蚊。此蚊在叮咬微丝蚴血症患者时，微丝蚴进入蚊（中间宿主）体，并发育成为感染期幼虫，移行到蚊喙，在感染蚊叮咬健康人时，感染期幼虫就侵入人体。

3. 易感人群　人群对班氏丝虫普遍易感。患者的性别、年龄无明显差异。资料显示班氏丝虫患者有一定的保护性免疫力。

【临床表现】

1. 潜伏期　自感染期幼虫侵入人体至血液内发现微丝蚴，一般为 10 ~ 12 个月。少数患者有时发生荨麻疹、轻度腹股沟淋巴结肿痛、短时发热及血中嗜酸性粒细胞增多等。

2. 微丝蚴血症期　一般无明显症状。不加治疗，此期可持续 10 年左右，甚至长达终生。

3. 急性期　主要表现为淋巴系统的急性炎症。特点是淋巴结炎先出现，淋巴管炎后出现，与细菌性淋巴结（管）炎相反。常见腹股沟、股部淋巴结肿痛，然后才见红线（淋巴管炎）自近端向远端蔓延，称为离心性淋巴管炎（俗名"流火"），常反复发作。可形成丝虫病性丹毒样红斑，伴发热、不适、食欲不振等全身症状，经过 5 ~ 7 天红斑渐消退而愈，皮肤恢复正常，但易复发，多次出现后腿部肿胀消退减慢，腿围逐渐增粗。

4. 慢性期　多为淋巴系统阻塞所致的症状和体征，发展缓慢，常见的有淋巴结肿大，淋巴管曲张，阴囊包皮象皮肿及下肢象皮肿等。班氏丝虫病的下肢象皮肿，多见于小腿或足部，皮肤粗糙增厚，有苔藓样变，严重者踝部出现突出肿大团块，趾基部有棘刺或疣状突起，常兼有细菌和（或）真菌感染，并可累及股部和臀部。乳房、阴唇、阴蒂象皮肿较少见。

【实验室检查】

1. 白细胞与分类　早期主要为白细胞总数与嗜酸性粒细胞增加。如有继发性细菌感染，除白细胞增加外，中性粒细胞亦显著增加。

2. 血中微丝蚴检查　本法为早期诊断丝虫病的唯一可靠方法。通常采用周围血液检查，大多自夜10时至次晨2时微丝蚴最易找到，如夜间血中超出150条/60μL，则白昼亦可找到。①鲜血法：用Hb计吸管吸取耳垂血20μL，在低倍显微镜下找微丝蚴。阳性时可见其自由摆动，前后卷曲。②涂片法：取耳垂血3大滴（约60μL）置玻片中心，涂成厚血片，用姬姆萨、苏木精、品蓝或硼砂亚甲蓝染色法可提高微丝蚴检出率。③浓集法：将血液内的RBC溶解后，离心沉淀，吸取沉渣，从中寻找微丝蚴。④微孔膜过滤法。⑤微丝蚴白天诱出法：昼间口服乙胺嗪（海群生）100 mg，1小时内可以在末梢血中查到微丝蚴。

3. 鞘膜积液、乳糜尿、淋巴或乳糜腹水、心包积液、眼前房水中的微丝蚴，也可用直接涂片、染色镜检或离心浓集法检查。

4. PCR技术和DNA探针可检测血或鞘膜积液内微丝蚴DNA。此外，皮内试验、补体结合试验、沉淀试验、间接血凝试验、凝胶扩散及对流免疫电泳、间接荧光抗体试验、酶免疫试验等有辅助诊断作用。

【病理变化】

采取小块疑似病变组织，如下肢浅表淋巴结、附睾结节进行检查，成虫在淋巴管内活动和刺激常引起淋巴管扩张，淋巴管壁内皮细胞增生，管壁水肿，嗜酸性粒细胞、网状内皮细胞、浆细胞、成纤维细胞、淋巴细胞及少数中性粒细胞浸润，淋巴结周围组织有类似的炎症反应。成虫死亡时，引起剧烈炎症反应，组织坏死，并有大量嗜酸性粒细胞积聚，可形成嗜酸性粒细胞脓肿，其中可见到死虫片断及夏-莱结晶体。脓肿内形成结核样肉芽肿。最后残余虫体钙化，肉芽肿逐渐纤维化，纤维组织增生使管壁显著增厚，管腔狭窄，淋巴循环障碍，甚至阻塞，进而导致皮肤、皮下组织和泌尿系统等的病理变化。

【治疗】

1. 乙胺嗪（diethycarbamazine，即海群生）　能迅速清除人或动物体内血中的微丝蚴。近年国内外认为本品小剂量长程疗法丝虫阴转率高，疗效可靠，副作用小。治疗班氏丝虫病，0.5g/次，1 次/周，连服 7 周，总量 3.5g；或 0.3g（6 mg/kg），1 次/15～30 日，连服 12 次，总量 3.6g。治疗马来丝虫病，0.3g（6 mg/kg），1 次/周，连服 6 次。无论血中微丝蚴是否阴转，均需连续 3 个疗程，每疗程间隔 1～2 个月。

2. 左旋咪唑（levamisole）　本品近期疗效好，远期疗效差。剂量每日 4～5 mg/kg，分 2 次服，疗程 5 天；或 8 mg/kg，1 次/日，疗程 3 天。治后 1 天血中微丝蚴阴转率达 90% 以上，但治后 4 个月，微丝蚴阴转率明显下降。与乙胺嗪合用可加强疗效。

3. 呋喃嘧酮（furapyrimidone）　动物实验证明本品对成虫和微丝蚴均有明显的杀灭作用，已试用于临床治疗。

上述药物服用后均有不同程度副作用，应密切观察，及时对症处理。本病常见的合并症，如淋巴管炎、淋巴结炎、精索炎、睾丸炎、象皮肿、乳糜尿及鞘膜积液等均应在内服抗丝虫药物的同时，及早给予积极治疗，以提高患者的生活质量。

4. 慢性期　主要是对症处理：①淋巴结炎及淋巴管炎，如可排除细菌感染，可给解热镇痛剂及抗炎治疗；②象皮肿可行辐射热烘绑疗法或绷带包扎与音频疗法，以改善淋巴循环；③鞘膜积液可行鞘膜翻转术；④乳糜尿可内服五淋丸（益智仁、川草薢、赤苓、乌药各 300g，车前子、猪苓、木通各 600g，共研末，水泛为丸），10g/次，3 次/日。必要时考虑手术治疗。

【预防】

重点是控制传染源（如普查普治，流行区全民食用乙胺嗪药盐）；消灭传播媒介（改善环境卫生、灭蚊）；监测和巩固防治效果（已治和漏治者、本地和外来人口以及有无微丝蚴阳性蚊虫，及时补治微丝蚴血症者）。

（二）马来丝虫病　由马来丝虫引起。本病与班氏丝虫病的不同之处主要为：

1. 马来丝虫虫体比班氏丝虫较小。传播媒介为按蚊和曼蚊属的一些蚊种，而非库蚊。

2. 马来丝虫的微丝蚴在外周血液中的出现有夜现周期型和亚周期型之分。后者微丝蚴昼夜均有出现，但在夜间有一小高峰。

3. 成虫主要寄生于人体的浅部淋巴系统，尤以下肢为多，因此临床表现与班氏丝虫病不同，表现为：①急性淋巴结炎、淋巴管炎的发作次数较频，病程较长，症状也较重；②下肢淋巴管炎和象皮肿以小腿和足背为主，很少累及大腿，未见如班氏丝虫病的巨型象皮肿；③不发生乳糜尿、鞘膜积液、阴囊象皮肿等班氏丝虫病的深部淋巴循环阻塞的症状和体征。

（三）盘尾丝虫病　系盘尾丝虫寄生于人体皮下组织所引起的疾病。本病主要流行于非洲中、西部以及拉丁美洲的墨西哥、危地马拉、委内瑞拉、哥伦比亚和巴西以及西亚的也门等地。传播媒介为蚋。盘尾丝虫的微丝蚴被蚋从人体吸入，经 7 天而发育成感染期幼虫，当蚋再次吸血时，感染期幼虫经蚋的口器进入皮肤而使人感染。本病主要表现为：

1. 皮下结节　成虫在人体皮下组织中寄生，引起局部细胞反应，逐渐发生纤维化包围而成结节，每一结节中至少有雌雄虫 1 对。虫体周围有嗜酸性粒细胞、浆细胞及少数巨噬细胞。结节直径 5～25 mm 或更大，形如脂肪瘤但较坚实，不痛，局部皮肤瘙痒，并有苔藓样变及色素沉着。结节数一般 3～6 个，有多至百余个者。

2. 眼部症状　盘尾丝虫的微丝蚴经皮下组织移行入眼球，可累及晶体、玻璃体甚至视神经，重者可以致盲，故本病又名致盲丝虫病或河盲症。

3. 皮肤过敏反应　盘尾丝虫代谢产物所引起的皮肤过敏反应表现为皮炎，有瘙痒或痛感，能自行缓慢消退，但可一再复发。此反应在非洲多发于四肢及躯干，局部皮肤初为丘疹，有时呈异常色素沉着，即中心无色素，周围为深色斑，最后发展为厚皮症；在美洲则多见于头面部，初为片状紫红色斑，久后皮肤失去弹性，并起皱萎缩，呈未老先衰面容。

（四）罗阿丝虫病　　本病是罗阿丝虫寄生于人体皮下组织引起的。主要流行于西非及赤道非洲的热带雨林区。传播媒介为分斑虻及静斑虻。病人为唯一传染源。感染期幼虫自斑虻口器逸出进入人体，约经 1 年左右在皮下组织中发育为成虫，可存活 15 年之久。成虫在人体皮下组织内到处钻动，尤以背、腋、腹股沟、头、眼部为多见。但很少引起宿主结缔组织的包围。成虫在皮下释出分泌代谢物质可引起暂时性过敏性炎症，称为游走性肿块，或称为卡拉巴肿（calabat swelling）。常突然发生，有痛感，可达鸭蛋大，历时 2～3 天，成虫离开后自行消退，又出现于他处。病人常诉有皮下虫体爬行感及皮肤瘙痒。成虫偶可潜行至眼结膜、角膜下，引起严重的结膜炎症及眼球水肿。成虫尚能侵入内脏，如移行至心脏可引起心包、心肌及心内膜炎症，还可侵入肾、膀胱、脾等器官。病人可因成虫分泌物、代谢物的刺激而出现明显的皮肤过敏反应，并伴有全身发热，嗜酸性粒细胞常明显增多。

八、皮肤蠕虫蚴移行症 （cutaneous larva migrans）

又名蠕虫蚴移行症（larva migrans）、匐行疹（creeping eruption），指动物蠕虫幼虫侵入人体并在组织中移行所引起的一大类疾病。因为人不是其适宜宿主，故其在人体内不能发育成熟与产卵，但能在人体内长期移行，引起疾病，因此人是动物蠕虫生活史中一种特殊的中间宿主，称为转续宿主（paratenic host，transport host）。本症不包括人钩虫、人蛔虫等幼虫移行所引起的疾病。蠕虫蚴移行症可由线虫、吸虫和绦虫的幼虫引起。根据病变部位的不同，大体上可把蠕虫蚴移行症分为两大类：皮肤蠕虫蚴移行症与内脏蠕虫蚴移行症，本节只涉及前者。

【病因】

皮肤蠕虫蚴移行症是由某些动物（如狗与猫）钩虫幼虫所引起，最常见的是巴西钩口线虫，其他一些感染性幼虫（丝状蚴）也可引起本病（见表9－4）。

表9－4 引起皮肤蠕虫蚴移行症的线虫

虫种	终宿主	流行情况	皮肤损害特点
巴西钩口线虫	猫、狗	较多见	红色线状蜿蜒爬行隧道，呈绣花样，奇痒，持续数周至数月
犬钩口线虫	狗	少见	红色丘疹为主，有时呈线状，2周内消失
牛仰口线虫	牛	罕见	典型匐行疹，持续10天左右
羊仰口线虫	羊	罕见	典型匐行疹，持续10天左右
狭头弯口线虫	狗	罕见	典型匐行疹，持续10天左右
棘腭口线虫	猫、狗	罕见	匐行疹少见，多伴有游走性皮下肿块或结节
粪类圆线虫	人	少见	典型匐行疹，持续10天左右，位于肛门与会阴部
斯氏狸殖吸虫	狸、猫	少见	可引起各脏器（包括皮肤）的移行性病变
曼氏迭宫绦虫	犬、猫	少见	可引起各脏器（包括皮肤）的移行性病变

上述各种钩虫分别寄生在猫、狗、牛、羊等动物小肠内。除宿主不同外，其生活史与人钩虫相似。在我国四川汉源县农村，曾发生过羊仰口线虫幼虫引起的匐行疹流行。

【发病机制】

某些寄生虫的幼虫在中间宿主体内发育为感染期幼虫，感染期幼虫如进入适宜的宿主体内便进一步发育为成虫。但如进入某些非适宜的宿主体内则处于停滞发育状态，这种停滞发育状态的虫体若一旦有机会转入适宜的宿主体内，又可进一步发育为成虫。这种停滞发育状态的幼虫称为等待期幼虫，含有停滞发育状态幼虫寄生的非适宜宿主称为转续宿主或等待宿主。这种寄生现象称转续寄生。通过转续寄生传播寄生虫病的方式称转续传播，是为某些寄生虫病的另一种感染途径。

【临床表现】

人体皮肤与被污染土壤接触后，其中的感染性幼虫即可从皮肤侵入，以足部最多见，手部次之。数小时后局部发痒，出现红色丘疹。1~3天后幼虫在皮肤生发层与真皮之间蜿蜒移行，每日数毫米至数厘米，形成红色蛇行样皮损，呈刺绣样，略高出皮肤表面。患者有难忍的奇痒，尤以夜间为甚，匐行疹持续时间长短不一，自半个月至数月。虫体穿过的部位，炎症逐渐消退，并干燥结痂而愈。皮肤搔破后若继发细菌感染可伴有淋巴结肿、发热、食欲减退以及风团等全身症状。并有嗜酸性粒细胞增多及血中 IgE 水平增高。

巴西钩口线虫与犬钩口线虫除引起匐行疹外，偶可经血移行至肺部，并在痰中发现。临床上可有轻度咳嗽，但不发热。血中嗜酸性粒细胞增多。胸部 X 线检查有时可见短暂游走性肺部浸润。

由斯氏狸殖吸虫童虫、棘颚口线虫幼虫及曼氏迭宫绦虫裂头蚴等引起的皮肤蠕虫蚴移行症，往往出现在皮层深部或肌层中，呈移动性的皮下肿块。局部皮肤表面正常或稍有发红、发热及水肿，疼痛常不明显，有的可有痒感、烧灼感或刺痛。包块间歇地在不同部位出现。常并发内脏蠕虫蚴移行症，伴有内脏器官受损的临床表现，并出现明显的全身性变态反应，如发热、风团、血中嗜酸性粒细胞增多、乏力、肌肉酸痛和食欲不振等症状。

由动物血吸虫尾蚴引起的尾蚴性皮炎，初次感染时症状轻微，但可使人体致敏，故再次感染时症状增剧，出现丘疹、疱疹及水肿，伴有奇痒，或因继发感染而累及淋巴管和淋巴结。尾蚴并不能持久地在皮肤中存活，一般也不侵入真皮层，在数天后即死亡，但所致局部病变可持续两周，最后结痂而愈。

【诊断及鉴别诊断】

各种蠕虫蚴移行症的共同特征，是持续性的嗜酸性粒细胞增多以及幼虫在皮肤中移行性的、以嗜酸性粒细胞浸润为主的肉芽肿性损害。临床诊断需结合病史、症状、体征和流行病学资料（包括与动物粪便所污染的泥土的接触史、饮食习惯及特异的饮食史等）综合分析判断。

动物钩虫幼虫引起的匐行疹，与人体钩虫及粪类圆线虫的幼虫所致的皮炎相似，不易区别。人体钩虫所致皮炎症状消退后不久，即可在粪便中查见钩虫卵；而粪类圆线虫不仅有皮肤损害，且幼虫移动迅速，并可有肠道症状，也可通过粪便检查确诊。

【治疗】

（一）噻苯唑（tiabendazole）　口服，成人剂量 25 mg/kg，2 次/日，连服 5 天，间隔 2 天后再服 5 天。亦可 50 mg/kg，2 次/日，连服 3 天，间隔 3 天后，再服 1~2 个疗程（剂量同前）。局部使用噻苯唑也很有效，该药能进入皮肤，在表皮中可保持高浓度，对幼虫直接发挥作用，如用 2% 噻苯唑 90% 二甲亚砜液涂擦患处；或用噻苯唑 100 mg/ mL 的混悬液涂布于每平方英寸皮肤上，再涂一层 1% 地塞米松油膏，上覆聚乙烯薄膜封闭；或用商品 10% 噻苯唑混悬液涂布；或配成洗剂（噻苯唑 12 片，复方胶黄芪粉 250 mg，甘油 2 mL，蒸馏水加至 40 mL）用于患处，6 次/日，连用 2~3 天，以后 3 次/日，连用 2 周；也有用 0.5g 噻苯唑于 5g 凡士林中研匀，涂布 5 天可愈，并认为比口服法效果好。

（二）阿苯达唑　每日 10~15 mg/kg，分 2~3 次口服，连续 7~10 天为一疗程。本品疗效较好，服药数日内皮肤损害好转，1~3 周内消失。治疗后 3 个月随访，均未见复发。有人用本品 400 mg/d 顿服，连续 3~5 天，效果较好。

（三）伊维菌素（ivermectin）　12 mg，1 次口服，也有良好疗效。据国外报道，本品效果优于阿苯达唑。

（四）局部处理　酌予止痒、镇痛药物。可用透热疗法或冰冻疗法以杀死幼虫，如用液氮、氯乙烷或二氧化碳雪局部喷雾。

【预防】

蠕虫蚴移行症所涉及的病原寄生虫的适宜宿主，大多是与人有较密切关系的家养动物（犬、猫、猪、牛、羊等）及野生动物（鼠、狐、虎、豹等）。人们由于生产及生活的多种活动而受到感染。

钩虫幼虫性皮炎及尾蚴性皮炎除农业生产原因外，好发于赴浴场避暑或旅游区度假以及进行野营活动等的人们。又如因开发山区、林区或湖区人们有较多机会吃到可作为几种寄生虫转续宿主的鱼、虾、蟹、蛙、蛇、螺、鸟禽及兽类等而获得感染。因此，预防蠕虫蚴移行症的发生，应从多方面着手。首先应提高人们的卫生知识水平，了解这些病原寄生虫的感染方式及预防措施，改善居住条件及卫生设施，不吃生螺、虾，不喝生水，生熟餐具分开使用，以免污染。同时要提高卫生专业人员的专业知识和技术水平，提高诊断和治疗本病的能力。

九、钩虫皮炎（hookworm dermatitis）

钩虫幼虫所引起的皮肤损害称为钩虫皮炎。

【病因】

在我国引起人类疾病的钩虫大都系十二指肠钩虫（Ancylostoma duodenale）和美洲钩虫（Necator americanus）。钩虫病遍布全球，尤多见于热带和亚热带地区。我国除西藏、新疆、甘肃、青海等地外，其余地区的广大农村几乎均曾有过流行。华东与华北地区以十二指肠钩虫为主；华南及西南地区以美洲钩虫为主。钩虫成虫为灰白色，雌虫粗长，雄虫细短，有口囊和切齿附于人体肠黏膜吸食血液。成熟雌性十二指肠钩虫，平均日产卵 1 万个以上，美洲钩虫约 5000 个。虫卵随粪便排出，如果温度、湿度适宜，于 24 小时内发育成杆状蚴，自卵孵出后，以泥土中的细菌及有机物为食，蜕皮 2 次，经 5～7 天发育成丝状蚴，其体表有鞘，对外界的抵抗力甚强，口囊封闭，不能进食，但可在土壤中生存数周之久。丝状蚴有向温性，当接触人体皮肤或黏膜时，可侵入人体，经淋巴管或微血管→右心→肺→肺泡→支气管→会厌部→食管而进入小肠。在小肠内经 4 次蜕皮发育为成虫。自侵入皮肤至发育成产卵的雌虫，一般为 50 天。成虫的寿命可达 5～7 年，大部分于 1～2 年内被排出体外。

【流行病学】

钩虫感染遍及全球，约10亿以上人口受钩虫感染。我国广大农村钩虫感染率一般为5%～30%。

（一）传染源　病人及带虫者为传染源。污染钩虫卵未经无害化处理的粪便，直接施用于农作物，再加赤足下田作业是本病传播的主要因素。矿井下如环境卫生不良，粪便管理不善，也能引起钩虫病流行。

传染源除人外，十二指肠钩虫偶可寄生于猪、狮、虎、猫及大猴等动物；美洲钩虫亦可寄生于猩猩、大猴及犀牛等动物，为人畜（兽）共患病的传染源。

（二）传播途径　感染期蚴（丝状蚴）从皮肤或黏膜侵入。农田作业是感染的重要来源，生食污染蔬菜可自口腔黏膜侵入。由于儿童的皮肤常暴露于含幼虫的土壤，钩虫感染率高于成人。

（三）易感人群　任何性别和年龄段的人群均可被感染。在一般流行区，青壮年农民感染率较高，而且可多次重复感染。在高流行区，儿童感染率高于成人。

【临床表现】

可分为由幼虫及成虫所引起两个阶段。

（一）幼虫所致皮肤症状　一般俗称"着土痒"、"粪毒"、"粪疙瘩"或"肥水疮"，主要是钩虫幼虫引起的皮炎，常在夏秋季雨后赤足下田后发生，丝状蚴自足趾间、足缘、手或臂部等接触土壤处侵入皮肤。矿工除上述部位受染外，也可见于胸部、腰部、肩部等处。有报道婴幼儿可因臀部接触室外土壤，或因尿布晒于农作物上污染了钩蚴，而致臀部或会阴部发疹者。

受染处在数分钟至1小时内，局部出现红斑、小丘疹或丘疱疹，奇痒或有烧灼感，1～2日内形成水疱，3～4日后炎症消退，7～10日后局部皮炎逐渐恢复正常。但若皮肤溃破，可继发细菌感染而引起发热和局部淋巴结炎。

上述感染1周左右，由于有大量钩蚴移行于肺泡、支气管可出现咳嗽、咳痰、痰中带血丝、哮喘、低热等，持续数周至 1 个月以上。胸部 X 线检查显示肺纹理增多或肺门阴影增多，偶可引起一过性肺部浸润病变。发作期血中及痰中均有嗜酸性粒细胞增多，但不易发现钩虫幼虫。少数患者可因对钩蚴有异蛋白反应，出现短暂的风团而类似荨麻疹。

若侵入皮肤的钩蚴通过淋巴结及淋巴管移行，可引起腹股沟或腋下淋巴结肿大及疼痛。

（二）成虫所致症状　主要表现为不同程度的贫血、胃肠道症状及贫血所致的症状。在钩虫病流行区，无症状的钩虫感染者或带虫者约 >80%。

【病理变化】

钩虫皮炎的病理变化主要在钩蚴钻入皮肤处，有局部真皮及皮下组织炎症改变，即局部血管扩张，出血，血清渗出，真皮肿胀，表皮形成水疱。在渗出物及真皮内有中性粒细胞浸润，也可见成纤维细胞、上皮样细胞及嗜酸性粒细胞浸润。感染后 24 小时内，大部分幼虫仍可滞留在真皮及皮下组织内，然后经淋巴管或微血管到达肺部，此时皮炎改变即逐渐消失。

【实验室检查】

（一）常规检查　不同程度的小红细胞低色素型贫血、网织细胞和嗜酸性粒细胞增加、血浆白蛋白及血清铁含量在疾病后期显著降低，血清铁多在 9 μmol/L 以下。白细胞数量多在正常范围。

（二）粪便检查　粪便隐血试验可为阳性。直接涂片或饱和氯化钠漂浮法检查见钩虫卵可明确诊断。虫卵计数法用于测定钩虫感染程度、流行病学调查和疗效评价。若粪便中钩虫卵 <3000 个/g 为轻度感染；3000～10000 个/g 为中度感染；>10000 个/g 为重度感染。

【诊断及鉴别诊断】

流行病学资料、临床特点、实验室检查等为本病的主要诊断依据。

本病的鉴别诊断在流行区一般不困难。在诊断时要排除其他原因所致的皮炎、贫血、营养不良，如胃或十二指肠溃疡病、肠结核、慢性肠炎及其他肠道寄生虫病。

【治疗】

（一）局部治疗　钩蚴钻入皮肤后 24 小时内，因其尚停留在局部，可采用下列方法治疗钩蚴皮炎。

1. 局部药物涂擦法　可酌情选用以下药物：①2%～4% 碘酒；②15% 阿苯达唑软膏，2～3 次/日，或用 10% 噻苯达唑混悬液；③3% 水杨酸乙醇；④左旋咪唑涂布剂（左旋咪唑 750 mg，硼酸 1.3g，薄荷 1.3g 加 50% 乙醇溶液至 100 mL）等。均 3 次/日，连用两天，有止痒、消肿及杀灭皮内钩蚴的作用。

2. 皮肤透热疗法　包括热浸、热敷和热熏。

（1）热浸法　用 53℃ 热水间歇浸泡患处即浸 2 秒，间歇 8 秒，持续 25 分钟；或持续浸泡 10～15 分钟（必须不断添加热水，以保持热水的规定温度）。

（2）热敷法　用多层纱布或棉布或毛巾作布垫，浸于上述热水中，然后取出稍挤干紧贴在皮损部位。每 30 秒换 1 次，保持 10 分钟。

（3）热熏法　用川艾卷或草纸卷点火，在患部熏烫 5 分钟（应防局部烧伤）。以上疗法对止痒、消炎效果较好。

（二）内服药物

1. 甲苯达唑（mebendazole）　为广谱驱虫剂，对钩虫感染具有用量低，不良反应少，疗效高的特点。成人 100～200 mg/次，3 次/日，共 3～4 天；或 100 mg/d，1 次/日，共 30 天。钩虫感染者的虫卵阴转率可达 100%。孕妇与 <2 岁的儿童禁用，肝肾功能不全者慎用。

2. 阿苯达唑（albendazole，肠虫清）　为广谱驱虫药。2 岁以上及成人剂量 400 mg 顿服，1 次/日，共 2～3 天。本品对两种钩虫的疗效均好，对体内移行期幼虫有一定杀灭作用，在肠道内可抑制钩虫卵发育。疗效优于甲苯达唑。不良反应有恶心、呕吐、头昏、失眠、口干、乏力等，多于服药后 2~3 天出现，无须处理。孕妇、哺乳期妇女禁用，有癫痫史者慎用。

3. 奥苯达唑（oxibendazole，丙氯咪唑）　为国内近年研制的广谱驱肠虫剂，对钩、蛔、鞭虫均有明显作用。本品为 100 mg/片，成人剂量每日 10 mg/kg，半空腹顿服，1 次/日，连服 3 天。不良反应少而轻，持续时间短，如乏力、头痛、嗜睡等，能自行消失。不影响肝、肾功能。

4. 噻嘧啶（pyrantel）　驱除十二指肠钩虫较美洲钩虫效果佳。成人剂量 500 mg/d（基质），儿童按 100 mg/kg（基质），均 1 次/日，睡前顿服，连服 2~3 次。大多数无不良反应。早孕者忌用。

如采用两种驱虫者联合治疗，可提高疗效，如阿苯达唑与噻嘧啶复方制剂等。

【预防】

（一）加强粪便无害化处理　包括粪尿混合贮存法、高温速成堆肥法、粪池沉卵法、建沼气池及药物杀卵法等。

（二）切实做好查治工作　利用冬季有利时机，进行反复普查、普治，可达到消灭传染源、控制流行的目的。

（三）加强个人防护

1. 在早晨露水未干、久晴初雨或久雨初晴时，如为易感季节，尽量安排不易受感染的劳动。

2. 提倡穿鞋下地或下矿作业。

3. 改良农具和耕作方法，尽量减少手脚与泥土接触机会。

4. 食用生蔬菜，应反复清洗。不喝不洁的生水。饭前洗手，防止钩蚴经口感染。

5. 涂搽防护药物，如 25% 白矾液，4~6 次/日；石菖蒲头酊（石菖蒲头与乙醇按 1∶2 浸泡取液），10mL/次，涂搽手足；紫草茸松香乙醇；15% 邻苯二甲酸二丁酯乳剂；桐油或左旋咪唑涂布剂均有较好防感染效果。

十、蛲虫病（enterobiasis）

蛲虫感染遍及全球，在近一万年前的人粪化石中已发现蛲虫卵，在我国汉代《史记》和隋代巢元方《诸病源候论》中均有关于本病的记载。2100多年前的西汉古尸中也查见蛲虫卵。蛲虫感染一般城市高于农村，儿童高于成人，尤以集居的儿童感染率更高，部分家庭成员的互相传染也较严重。我国近年调查儿童感染率有的地区仍在40%左右。

【病因】

病原体为蠕形住肠线虫（Enterobius vermicularis），简称人蛲虫。虫体呈乳白色，体形细小似线头状。雌虫肉眼可见，前后两端狭尖，呈长纺锤形，尾部直而尖细如针，长8~13 mm。雄虫呈圆柱形，长仅2~5 mm。蛲虫卵呈不正椭圆形，透明无色，50~60μm×20~30μm大小。刚产出的卵内含一蝌蚪期幼虫。

成虫寄生于盲肠附近的肠黏膜上。雄虫于交配后不久死亡。雌虫待卵成熟后降至直肠，于夜间宿主入睡半小时左右开始爬出肛门产卵，一条雌虫可产卵4600~16000个，产卵后雌虫大多死亡。在适宜条件下约经6小时左右，卵发育成含杆状蚴卵，在卵内蜕皮1次便具有感染性。蛲虫卵很轻，可随风飘动而污染衣被、尘埃等处，在肛门附近皮肤、指甲垢、床铺及便器上最多。当人吞食蛲虫卵后，在十二指肠中幼虫孵出，逐渐向下移动，先后蜕皮4次而发育为成虫，在回盲部寄生。自吞食卵至发育为成虫约需15~43天，成虫寿命2~4周。

【流行病学】

蛲虫病为世界性疾病，发展中国家的发病率高于经济发达国家。温带、寒带地区感染率高于热带。随着我国农村、郊区幼儿园等集体生活场所的增多，蛲虫感染率有增高趋势。幼儿园儿童的感染率约为40%，有的高达60%以上。卫生状况较差的地区、卫生习惯不良的人群，感染率也常较高。本病有明显的家族聚集现象。

（一）传染源　人是人蛲虫的唯一终宿主，感染蛲虫的人是蛲虫病的唯一传染源，排出体外的虫卵即具有传染性。

（二）传播途径　蛲虫病主要经消化道传播。

1. 直接感染　患者手指及指甲缝中均可有虫卵，虫卵经手从肛门至口而感染，属自身感染的一种类型。

2. 间接感染　虫卵通过内衣裤、被褥、玩具及其他污染物品及食物而感染。

3. 通过呼吸道感染　虫卵可浮于空气尘埃中，从口鼻吸入而咽下引起感染。

4. 逆行感染　虫卵在肛门附近孵化，幼虫可从肛门逆行进入肠内，引起逆行感染。

（三）易感人群　人对本病普遍易感，并可反复多次感染。男女性别无明显差异。调查发现经济贫困、人群密度过高、水资源缺乏、社区卫生条件差和不良的个人卫生习惯等在本病的传播和流行中有一定作用。

【发病机制】

蛲虫的致病作用包括机械的或化学性的刺激、营养吸收及虫体迷路所致的并发症。蛲虫头部可刺入肠黏膜，偶尔深达黏膜下层，引起炎症及微小溃疡。偶尔穿破肠壁，侵入腹腔或阑尾，诱发急性或亚急性炎症反应。极少数女性患者可发生异位寄生，如侵入阴道、子宫、输卵管，甚至腹腔，引起相应部位的炎症。雌虫在肛门周围爬行、产卵导致局部瘙痒，长期慢性刺激和搔抓产生局部皮肤损伤、出血和继发感染。

【临床表现】

蛲虫病患者大多无明显临床症状。

1. 雌虫在夜间爬出宿主肛门在其附近产卵时，刺激局部所引起的奇痒，及因搔抓而形成搔痕、出血、细菌感染、湿疹样皮炎等继发性改变。患者可有恶梦、失眠、过度兴奋、不安、继发性遗尿症等。蛲虫移行至肛门可激起疼痛而惊叫。

2. 成虫在肠内寄生可产生回盲部刺激、卡他性炎症或微小溃疡。偶伴胃机能障碍，出现恶心、胃痛、消化不良，甚至腹泻。寄生于阑尾的蛲虫，可引起急、慢性阑尾炎。

3. 成虫在肠外寄生，又称异位寄生。成虫进入邻近器官可引起：①雌蛲虫逸出肛门外产卵时，可经阴门进入生殖道引起女性生殖器炎症，出现阴道分泌物增多、阴道痒感、下腹痛、月经过多；②雌蛲虫偶可从尿道进入泌尿系统引起炎症；③由尘埃或手指将蛲虫卵带入鼻中，可孵出幼虫，曾有在鼻、口、食管、胃和肺部见到蛲虫幼虫或成虫的报道；④蛲虫经输卵管进入腹腔，可引起盆腔、腹膜等处的蛲虫性肉芽肿。

【实验室检查】

（一）粪便检虫卵法　　阳性率很低，即使浓缩镜检阳性仅约5%。

（二）肛门检虫法　　入睡后1～3小时内，在肛门外皱襞、会阴或女阴等处寻找成虫，此法简单、可靠、易普及。

（三）肛周检卵法　　3次检出率可达90%以上。

1. 甘油棉拭涂片法　　将棉拭子置消毒0.9%氯化钠溶液中，用时将棉拭拧干拭患者肛门周围，然后在滴有50%甘油的载玻片上混匀镜检。

2. 棉拭漂浮或沉淀法　　准备同上。将已擦拭过的棉拭子插入盛有0.9%氯化钠溶液的小试管中，进行充分振荡使虫卵洗入水中，待沉淀后吸取沉渣镜检。或将擦拭过的棉拭放入饱和氯化钠中洗，然后漂浮虫卵进行检查。

3. 胶粘拭法　　将涂有胶液的玻璃纸剪成小条，将其粘于净洁的载玻片上备用。用时撕下，将有胶的一面粘于肛门周围，片刻取下玻璃纸仍粘回被片上镜检。

【治疗】

（一）内服药物

1. 甲苯达唑　　为目前驱治蛲虫的主要药物之一。口服很少经胃吸收，脂肪类饮食可增加其吸收。小儿用 4~6 mg/kg，顿服；成人为 200 mg 顿服，或 100 mg/次，3 次/日，共 3 天。3 周后可重复治疗 1 次，治愈 >95%。副作用少。孕妇及 <2 岁幼儿禁用，肝肾功能不全者慎用。

2. 阿苯达唑　为广谱驱虫剂。儿童用 100~200 mg，顿服；成人为 400 mg，顿服，或 100 mg，1 次/日，共 7 天，疗效 >90%。因本病易引起自身重复感染，故 2~4 周后应重复治疗 1 次。

3. 噻本达唑　为广谱抗蠕虫药，剂量为 25 mg/kg，3 次/日，共 2 天。1 次剂量应 <1.5g，1 日总量应 <3g。本品不良反应发生率约 5%~30%。孕妇、哺乳期妇女禁用，肝肾功能不全者慎用。

4. 枸橼酸哌嗪（piperazine citrate）　小儿用 50 mg/kg，成人每日总量应 <2g，均分为 2 次服用；或 1 次顿服，共 7~10 天。以后 2 次/周，每日剂量同上，共 2~4 周。

5. 恩波维胺（pyrvinium embonate）　即扑蛲灵。本品通过干扰蛲虫的呼吸酶系统而起作用。小儿剂量为 5 mg/kg，最大剂量为 150 mg；成人剂量 200 mg，1 次顿服。一般不服泻药，治愈率可达 >90%，副作用少，偶有恶心、呕吐、腹痛、腹泻和感觉过敏等，因本品为红色矢菊苷（cyanin）染料，服药 1~2 天，大便可被染成红色，应事先告知患儿家属及患者。

（二）外用疗法　每次大便后和每晚睡前用肥皂与温水洗涤肛门，擦干后在肛门周围及肛门内涂下列任一种药物：10% 氧化锌油膏、10% 鹤虱油膏、10% 硫磺软膏、1% 薄荷软膏或蛲虫油膏（内含 30% 百部浸膏及 0.2% 甲紫等）。连续使用 10~30 天，方法简单，无副作用。外用药能阻止雌虫产卵，有止痒、消炎、抗细菌感染作用，与口服驱虫剂并用，可明显提高疗效。

（三）灌肠疗法　通过物理洗涤，消灭成虫与虫卵。常用的有 10% 高渗氯化钠溶液、1%~5% 肥皂溶液、1% 硼酸溶液、0.5% 碳酸氢钠溶液、生百部 30g 制成煎剂或用大蒜浸液等。睡前灌洗，1 次/1~2 日，根据年龄 100~400 mL/次，共 1 周。用于感染较重的患者。

【预防】

本病单靠药物不易根治，关键是把住经手——口感染这一环节，并需采取综合性措施。

（一）控制传染源　发现集体性儿童机构或家庭内感染者，应进行蛲虫感染普查，非单个病例应进行普治，7～10 天后重复治疗 1 次，以消除传染源。

（二）切断传播途径　是防治的基本环节之一。感染者要剪短指甲，饭前便后洗手，勤换内衣裤并行煮沸消毒处理。对污染物品要进行煮沸或高温高压处理。加强卫生宣传教育，普及蛲虫病防治知识。

十一、旋毛虫病（trichinosis）

本病于 1828 年在伦敦首次发现人体病例。我国在 1881 年发现厦门猪旋毛虫感染，首例病人于 1964 年发现于云南。本病世界各地均有，近年来国内许多省市发现本病，云南、西藏及东北等地屡有流行的报告。

【病因】

本病由旋毛形线虫（Trichinella spiralis，简称旋毛虫）引起，是一种人畜共患寄生虫病。旋毛虫的成虫和幼虫均寄生于同一宿主体内，不须在外界发育，在宿主体内发育过程分为 4 个阶段，即成虫、脱囊期幼虫、移行期幼虫和成囊期幼虫，但完成生活史后则必须更换宿主。当宿主吞食含旋毛虫幼虫包囊的肌肉后，数小时内幼虫在十二指肠中自囊内逸出，并钻入十二指肠及空肠上部黏膜。2 天后发育为成虫，交配后雄虫死亡，雌虫继续长大深入肠黏膜，甚至腹膜及肠系膜淋巴结，可存活 1～2 个月或更久。

【流行病学】

（一）传染源　宿主包括家畜与 100 余种野生动物。家畜中以猪为主，我国东北与中原地区野外散放养猪，猪食含幼虫包囊的肉屑而感染。狗感染率较高，鼠、猫、熊、野猪、狐及狼等是保虫宿主，故本病也是自然疫源性疾病。

（二）传播途径　多因生食被感染动物的肉类及其制品而感染，其中生食猪肉感染者 > 90%。云南少数民族地区居民将生猪肉丝拌作调调味后食用，或将猪肉浸入热油汤（如"过桥米线"）食用均易感染。带旋毛虫幼虫或包囊的粪便污染食物或水，被食入后也可导致感染。

（三）易感人群　人群普遍易感，以男性青壮年感染为多，常因传统节日或婚丧等宴会集体感染。感染后有一定免疫力，但不足以消除感染。再感染后可无或仅有轻度症状。

（四）流行特征　本病呈世界性分布。可分两型：家畜环型（domestic cycle）指猪与鼠、猪与人之间传播；野生动物环型（sylvatic cycle）包括熊、野猪等相互残杀捕食或吞食死尸而传播。西欧与北美发病率较高。我国云南、西藏、广东、湖南、福建、河北、四川、辽宁、黑龙江、吉林、河南、湖北、广西及香港特区均有病例报道。

【发病机制】

旋毛虫的致病作用及病情轻重与感染数量、发育阶段、人体免疫反应状态有关。吞食 10 ~ 20 个包囊者可不发病，吞食数千个者发生严重感染，甚者可致命。旋毛虫在空肠引起黏膜充血、水肿、灶性出血，但病变常较轻。主要病变是移行期幼虫侵入血流至内脏器官，其机械及代谢产物刺激所致。本病感染早期 IL - 3、IL - 4 等增多，提示发病还可能与细胞因子有关。

【临床表现】

（一）潜伏期　本病潜伏期长短与感染度及机体免疫力有关，一般为 1 ~ 2 周，短者仅 7 小时，长者可达 42 天。

（二）小肠侵入期（早期）　自感染开始至幼虫在小肠内发育为成虫。由于幼虫与成虫钻入肠黏膜，以肠绒毛为食，造成黏膜充血、水肿、出血和浅表溃疡，故早期出现胃肠道症状，约半数病人有恶心、呕吐、腹泻、腹痛、便秘、厌食等，约 1 周左右消退，但大多仍感疲乏、畏寒及低热。

（三）幼虫移行期（急性期） 当幼虫开始移行时，出现发热，持续两周至两个月以上，大部分病人出现过敏性皮疹，眼睑和面部浮肿，重者水肿可遍及全身。随即出现呼吸道症状与血中嗜酸性粒细胞增高，可高达 80% ~ 90%。

（四）包囊形成期 幼虫到达肌肉后，开始形成包囊，并产生肌痛，是本期多发而突出的症状。肌痛为全身性，尤以腓肠肌为甚，临床表现与皮肌炎极为相似。重者可有咀嚼、吞咽和语言障碍，心脏、中枢神经系统和眼部也可受累。约 2/3 病人有指（趾）甲下半月形出血。

（五）恢复期 急性症状逐渐消退，但肌肉痛可持续数月，重者可发生恶病质、虚脱、心肌炎，甚至死亡。

【实验室检查】

（一）常规检查 疾病活动期有中等度贫血，幼虫移行期白细胞增高，嗜酸性粒细胞显著增高。重症者可因免疫功能低下或伴细菌感染而嗜酸性粒细胞不增高。

（二）血清学检查 血清肌酸磷酸激酶（CKP）及醛缩酶活性均明显升高。

（三）病原学检查 患者发病前吃剩的肉食，应取标本检查包囊，或用胃蛋白酶消化处理后离心，取沉渣以亚甲蓝染色镜检以查幼虫。在发病 10 天后，可取三角肌或腓肠肌活检，阳性率较高。在腹泻早期，可在大便中找到幼虫。在移行期偶可在离心的血液、乳汁、心包液和脑脊液中查见幼虫。

（四）免疫学检查

1. 特异性抗原检测 单抗与多抗双抗体夹心 ELISA 法测病人血清循环抗原，可作为早期诊断、有无活虫及疗效考核的指标。

2. 特异性抗体检测 病程早期 IgM 抗体阳性，后期或恢复期 IgG 抗体阳性。IgG 抗体阳性可能为隐性感染。有报道，肌肉组织切片以间接免疫过氧化酶染色有较高特异性和敏感性。

此外，PCR 扩增血中旋毛虫 DNA 也可望有益于早期诊断和监测。

【治疗】

噻苯达唑能驱杀幼虫，抑制雌虫产幼虫。每日 50 mg/kg，分 2 ~ 3 次服，共 5 ~ 7 天；甲苯达唑对肠内各期和肠外旋毛虫均有良效，100 mg/次，3 次/日，共 5 ~ 9 天，疗效明显，必要时辅以糖皮质激素治疗。此外，阿苯达唑及氟苯达唑对本病均有效，疗程 5 ~ 7 天。轻中度感染者预后好，重感染者应抓紧救治，否则常死于中毒性休克、心力衰竭、脑膜炎、肺梗死等并发症，如能积极治疗，渡过 1 ~ 4 周的重症期，则预后较好。

李红文等报道 1 例男性患者，低热、乏力伴进行性小腿肌痛 40 天。左臂三角肌活检肌间有旋毛虫寄生。患者有食半熟猪肉史。给复方甲苯咪唑（每片含甲苯咪唑 100 mg，左旋咪唑 25 mg），3 片/日，治疗 10 天。患者体温恢复正常，颜面红斑、下肢水肿、肌痛逐渐缓解，尿蛋白及尿中红细胞和白细胞消失，但旋毛虫间接荧光抗体试验（IFAT）及旋毛虫环蚴沉淀试验均为阴性。6 个月随访后无复发。8 个月后 IFAT 及环蚴沉淀试验均阳性。

【预后】

及时治疗预后好，常于 1 ~ 2 个月恢复。并发心肌炎、脑膜脑炎者预后不良。

【预防】

（一）加强卫生宣传　不食生或半生熟猪肉或其他动物肉类及其制品。

（二）管理传染源　实行猪圈养，饲料加热以预防猪感染；隔离治疗病猪。灭鼠，防止污染猪圈。

（三）严格肉类检验　对屠宰场及私宰猪肉等进行严格检验，未经检验的肉类不得出售。污染的肉类应无害化。

十二、棘腭口线虫病（gnathostomiasis）

又名皮肤腭口线虫病（gnathostomiasis cutis，皮肤颌口虫病）。本病主要见于东南亚诸国，包括泰国、日本、中国、印度等。此外，南美、墨西哥与厄瓜多尔也有本病报告。

【病因】

棘腭口线虫的成虫寄生于猫和狗，受精虫卵随终宿主的粪便排出，进入水中后开始分裂，5 日后形成第一期幼虫；被第一中间宿主剑水蚤吞食，7～10 日发育成第二期幼虫，虫表有圆形小棘；受感染的剑水蚤被第二中间宿主淡水鱼吞食后，发育成第三期幼虫。第三期幼虫长约 4 mm，呈淡粉红色，全身表面都有棘，每圈在 200 个以上，头突上有小钩 4 圈。生活力很强，能更换多个转续宿主（如甲壳类、两栖类、爬行类、鸟类、哺乳类动物等）而仍存活。第二中间宿主被终宿主猫或狗吞食，棘腭口线虫遂开始又一生活周期。人由于吃生的或未煮熟的含第三期幼虫的鱼或转续宿主的肉而被感染。人并非此虫的适宜宿主。除个别者外，人体感染所见均为第 3 期幼虫。

【临床表现】

（一）潜伏期　一般为 3～4 天，长者可达两年。

（二）前驱期　可有腹痛、食欲减退、呕吐、发热等。皮肤损害出现后前驱症状即消失。

（三）皮肤损害　大多在感染后 3～4 周幼虫在皮下组织内移行，产生症状。早期为间歇发生境界清晰的肿块，有移动性。常见于躯干，特别是腹部，时隐时现，持续 2 天～1 周。肿块可达拳头至手掌大，微红，压之无凹陷性，有时局部发热，伴瘙痒。随着病程延长，发作次数减少，症状减轻，每次存在时间缩短。

本病有时表现为匐行疹、皮肤结节或脓肿，后者通过手术取出虫体后痊愈。

（四）其他　幼虫若移行至重要脏器如眼、脑、咽及泌尿系统可产生严重后果。

【实验室检查】

末梢血中性粒细胞和嗜酸性粒细胞大多增高。

【病理变化】

棘颚口线虫引起的病理变化分为两型：①形成脓肿或以脓肿为中心的硬结；②幼虫在表皮与真皮之间产生匐行疹或迁移性肿块。

幼虫在人体内不能发育成熟，保持其幼虫状态，但能在体内长期移行，主要在皮下组织内，病理上局部有大量嗜酸性粒细胞、浆细胞、成纤维细胞、巨噬细胞、中性粒细胞和单核细胞组成的寄生虫性肉芽肿。虫体的食道腺分泌乙酰胆碱样物质，具有透明质酸酶、溶血素和蛋白水解酶的作用，能使组织坏死、出血和水肿。

【治疗】

本病过去曾采用塞苯达唑、乙胺嗪（海群生）等药物治疗，效果均较差。近年来，泰国报告应用阿苯达唑口服治疗，取得显著效果。成人用 400 mg/次，2 次/日，连续 3 周。在疗程第 7~14 天时，虫体受阿苯达唑刺激后，有向皮肤表面移动趋向，在皮肤表面出现直径约 3~5 mm 暗红色斑疹，其中虫体可用消毒针头或刀片切开取出。取得的虫体仍存活，但活动力不强，表明药物作用缓慢，至少治疗 2 周后，病原虫才逐渐死亡。治疗 6 个月后复查患者，很少有复发的现象。治疗前血中嗜酸性粒细胞增多者也大多恢复正常。

对较表浅损害可用液氮冷冻，或喷射氯乙烷治疗。皮损不多时可手术切除。

【预防】

不食生的或未煮熟的动物肉类，包括各种淡水鱼、蛙、蛇与鸡肉等，并防止幼虫从皮肤侵入。幼虫在沸水中 5 分钟、在 4% 醋中 6 小时、在酱油中 12 小时均可死亡。幼虫在生鱼肉中 –20℃ 冻存 3~5 小时死亡。

十三、龙线虫病（dracunculiasis）

又名几内亚虫病（Guinea worm infection）。本病多见于南亚、西亚及非洲等热带、亚热带地区的一些国家。特别在西非、尼罗河谷、印度、巴基斯坦等地流行。在亚洲和非洲本病广泛在食肉类动物中流行。我国仅有犬感染的报告。

【病因】

本病病原体为麦地那龙线虫（Dracunculus medinensis），又称几内亚虫（Guinea worm）或麦地那虫（Medina worm）。寄生在皮下组织中的雌虫，当头端移行接近皮肤表面时，局部先后出现丘疹、水疱及皮肤溃疡。人接触水时，虫头可自溃疡内伸出，虫的部分子宫从体壁破裂处或口部脱出，能多次大量释出幼虫入水。幼虫在水中可存活 6~21 天，被水中的剑水蚤吞食后，经过 10~14 天发育成感染期幼虫。当人喝生水时，含有感染期幼虫的剑水蚤随饮水入胃，在十二指肠内被消化后，幼虫穿出小肠壁，经过淋巴系统到达腹膜后疏松结缔组织，再过 8~12 个月发育为成虫，移往皮下。人是麦地那龙线虫的主要传染源。

【临床表现】

1. 潜伏期约为 8~12 个月。多发于 14~40 岁的农民。高发季节为 5~9 月份。

2. 初期没有明显症状。当受孕雌虫开始移行至皮下时，即出现变态反应，包括全身性风团、发热、红斑、瘙痒、气喘、呼吸困难、眩晕、嗜酸性粒细胞增多等。

3. 成虫可在下肢、背、颈部皮下出现，尤以小腿及足部为最多，在虫体头部附近的皮肤初起红色丘疹，有痒感，数小时后形成水疱，内含混浊或黄色血清样液体，液内有嗜酸性粒细胞、单核细胞和中性粒细胞，并有较多幼虫。水疱破裂后，疱液流出，全身症状缓解，皮肤红肿糜烂形成浅溃疡。虫头可自溃疡处伸出，释出幼虫。虫头露出的溃疡周围组织红肿变硬并有压痛，即使无继发感染，也会造成行动困难。

【治疗】

1. 摘除虫体是唯一可靠的治疗方法。先用 1:1000 氯化汞水溶液注入肿块内及其周围，然后将患处浸入冷水中，雌虫即开始伸展排泄幼虫，此时用小棒卷出雌虫，如此每日重复 1 次，约需 3 周时间可将虫体全部取出。也可用氯乙烷或液氨喷涂以促使幼虫逸出。

2. 本病尚无特效化学疗法。阿苯达唑每日 10 mg/kg，分 2 次服，共 2 ~ 3 天；成人也可服甲硝唑 400 mg/次，3 次/日，共 10 ~ 20 天，可迅速缓解症状，并减轻局部炎症与水肿，促进虫体容易排出体外或较易摘除。有继发细菌感染者给予抗菌剂。

【预防】

预防本病应从改良卫生习惯着手，包括严禁患者污染水源，改进梯井结构，改变取水方式，禁饮生水等。饮水必须煮沸或加氯消毒以杀死剑水蚤，是为避免感染的简便方法。还可在有剑水蚤的水域中饲养食剑水蚤的鱼类。

第四节　医学昆虫皮肤病

医学昆虫指能直接或间接危害人类健康的节肢动物，属节肢动物门（arthropoda）。其中最重要的为：①昆虫纲（Insecta）：如蚊、蝇、蚤、虱等；②蛛形纲（Arachnida）：如蜱、螨等。医学昆虫的发育过程主要分卵、幼虫（若虫或蛹）和成虫等期。卵经过发育孵出幼虫，幼虫在生长中需蜕皮，蜕皮一次为 1 龄期，再化蛹进入蛹期，或转变为若虫，最后发育为成虫。从卵发育到成虫，需经复杂的形态和生育变化，称之为变态（metamorphosis），变态的类型因虫种而异，雌、雄成虫交配后产卵，开始下一代发育过程。

医学昆虫对人的直接危害包括：①骚扰吸血：如蚊、蝇等；②刺螫和毒害：蚤、虱等刺螫可引起局部瘙痒、皮炎，蜱分泌神经毒素可致瘫痪，桑毛虫、松毛虫的毒毛刺人皮肤能引起皮炎、关节炎；③寄生人体：如疥螨引起疥疮，蝇蛆引起蝇蛆病；④过敏反应：如尘螨虫体的排泄物，可引起螨性哮喘等。医学昆虫对人的间接危害更为严重，据统计由其传播的"虫媒病"占人类传染病的一半以上。

一、皮肤蝇蛆病（myiasis cutis）

【病因】

蝇（fly）属于昆虫纲双翅目，环裂亚目（Cyclorhapha），蝇科。蝇的分布广，种类多，有3万~4万种，我国约有1200种。与医学有关的蝇种大致可分为吸血蝇种（如厩螫蝇、舌蝇）、携带病原的蝇种（包括我国室内最常见的家蝇、腐蝇、厕蝇等）及寄生蝇种。

寄生蝇种指其生活史中的某一阶段直接寄生于动物或人体内的蝇类。皮肤蝇蛆病由此类蝇的幼虫寄生于人体皮肤所致。本类蝇种包括胃蝇（我国主要为黑腹胃蝇、肠胃蝇、赤尾胃蝇）、皮蝇（包括牛皮蝇、纹皮蝇）、黑须污蝇。可见于我国西北、东北、内蒙古以及四川等地。

蝇的生活史分卵、幼虫、蛹和成虫四期，属完全变态，各期发育迅速，在适宜条件下8~10天即可完成一代，1年可繁殖10余代。成蝇寿命约1个月左右。不同蝇种的季节消长可不同，同一蝇种在不同纬度地区也可出现不同高峰，显然是与当地气温、湿度有关。在我国长江流域一带大致可分为春型、春夏型、夏型、夏秋型及秋型5类。大多数蝇类以蛹越冬，有的可以幼虫或成虫越冬。

皮肤蝇蛆病发生的途径包括：①蝇直接产卵于人皮肤或毛发，卵孵化成幼虫钻入皮肤黏膜而发病；②污蝇等可在皮肤或黏膜的伤口溃疡内产卵，孵化后的蛆在溃疡面寄生，称为外伤性蝇蛆病；③某些带有蝇卵的蚊虫，将蝇卵带至皮肤而致病。

【临床表现】

（一）匐行疹型皮肤蝇蛆病　当蝇蛆穿过皮肤，在皮下组织移行时可产生匐行疹。初起时病人感全身不适，有低热、恶心、头晕，皮肤有窜痛和痒麻等感觉，数日后皮肤发红、肿胀和疼痛，形成大小不等的肿块，幼虫即在肿块下不断向前移动，有时直行，有时蜿蜒迂回，形成粗细长短不等的红色线状或带状匐行疹，末端为水疱，初期鲜红，以后变暗红，数日后可逐渐消退。当幼虫将要钻出皮肤时，风团样的肿块迅速扩大，局部水肿加剧，毛孔扩张，有锥刺痛及虫蠕动感，几小时后肿块表面中心起黄豆大小的水疱，疱壁薄而紧张，刺破疱壁，从中可挤出幼虫。随后该肿块逐渐缩小，炎症也随之消退，中心留下一个穿凿性小孔而愈。皮损多在皮肤松软部位发生，如眼睑、口唇、胸腹、腰、臀等处。皮损数目 1~2 个或十余个不等。

（二）疖肿型皮肤蝇蛆病　为大小不等、深浅不一的丘疹，逐渐增大变成结节或脓肿，伴疼痛和压痛，结节内有蝇蛆，结节破溃后流出有臭味的黏液。少数蝇蛆寄生的部位较深，结节须要数月才能破溃。

（三）变异性皮肤蝇蛆病　如结节或肿块不穿破而消失，则数日之后蝇蛆在皮下潜行至数厘米外又重新出现新的肿块，在肿块表面上有一小丘疹，蝇蛆可从顶端穿破，形成假性脓肿，有刺痛。

（四）外伤性皮肤蝇蛆病　较常见，蝇将卵直接产于皮肤黏膜外伤创面上，卵孵化出蛆，以局部的坏死组织为食，常可见到蛆从伤口爬出。好发于头、面、四肢等露出部位。

除皮肤蝇蛆病外，临床上还曾报道过体孔蝇蛆病（如眼、口、鼻、耳道、肛门蝇蛆病）、尿道与阴道蝇蛆病、胃肠道蝇蛆病等。

【治疗及预防】

（一）治疗　对皮肤蝇蛆病可用手挤压肿块，以捏死幼虫，然后用氯仿冲洗肿块内腔。可试用氯喹 0.25g/次，2~3 次/日，或乙胺嗪 0.2g/次，3 次/日，连服 2 周。亦可在局麻下切开肿块，取出幼虫。溃疡面蝇蛆病可用 15%~20% 氯仿植物油对伤面进行喷雾或灌洗，或用乙醚、苯等喷洒伤面，使幼虫麻痹而易于取除，然后再按一般伤口处理。

孙泽奎治疗 1 例女性 23 岁患者，给予内服甲硝唑 0.4g/次，3 次/日，7 天后局部红肿明显消退，疼痛减轻，服药 14 天而愈，1 年 8 个月后随访未复发。

有全身症状者给抗组胺制剂或糖皮质激素。有继发感染者给抗菌药。

（二）预防 搞好环境卫生，消灭苍蝇孳生条件，特别是管好粪便和垃圾，经常清扫和冲洗畜圈禽舍。厕所和粪坑周围 1 米内的地面铺垫黏土或炉渣并砸实，以防蝇蛆钻入化蛹。用闹羊花、藜芦、烟草、辣椒或 0.5% γ-666 粉（每 m² 粪面 100～150g）、0.1% 敌百虫溶液（每 m² 粪面 500mL）施用于粪坑、垃圾堆等可达到杀蝇蛆和蛹的作用。

二、潜蚤病（tungiasis）

潜蚤是蚤类的一种。是一种微小的寄生虫，又称"沙蚤"或"穿皮潜蚤"。可寄生于人体皮下引起潜蚤病。

【病因】

潜蚤（Tunga）属于蚤科（Pulicinae）。它是内寄生的蚤类，其下颚内叶甚发达，适于钻入宿主皮肤营固着寄生。雌蚤钻入宿主皮肤后，由于贮有大量卵，腹部极度伸展，身体膨大如豆，红褐色。

本属对人、畜为害最严重的是钻潜蚤（Tunga penetrans）。主要分布在中南美洲和赤道非洲，已传入亚洲，我国目前尚未发现，但有可能会传入我国，应予重视。雌雄蚤均可寄生在动物或人的皮肤内，但只有怀孕的雌蚤才掘穴潜入皮下寄生。雌蚤一生可产卵数千粒，幼虫在干燥的沙土中发育，幼虫成茧，经 10 天左右蜕化为成虫。雌蚤羽化后即可从皮肤柔软处钻入人体寄生，直至死后仍留于宿主皮下。

我国有两种潜蚤，即肓潜蚤（T. caecigena）和俊潜蚤（T. callida），均寄生于鼠类。

【临床表现】

潜蚤可钻入皮下寄生，开始时其后段和它的气门、肛门和阴道口通至宿主体外，借以呼吸、排便或产卵。待雌蚤虫体完全钻入皮肤后，雄蚤与之交配，此时在潜入的皮肤处形成黄豆大小的肿块，伴有剧烈疼痛和瘙痒。

好发部位为皮肤柔嫩处，如指（趾）间、前臂、踝、肛门附近、会阴、外生殖器等处。

潜蚤寄生的伤口可继发感染，形成多发性疼痛性溃疡，致使行动不便，甚者发生败血症、破伤风、足趾坏死脱落等。

【治疗】

手术切除虫穴。有继发感染者给予抗生素。

【预防】

在本病流行地区不要赤脚下田。选用化学杀虫剂喷洒蚤的栖居场所，以杀死潜蚤。

三、疥疮 （scabies）

【病因】

疥疮由疥螨（itch mite）引起。疥螨属疥螨科（sarcoptidae），是永久性皮肤内寄生虫，最常见的是引起人疥疮的人疥螨（Sarcoptes scabiei hominis）和寄生于其它脊椎动物的牛疥螨、犬疥螨、马疥螨、羊疥螨和猪疥螨等。后者均属于疥痂属（Notoedres）。近年研究认为疥螨只有一种，其生理上的差异不受遗传基因控制。目前公认寄生于人体的疥螨，与寄生于动物的疥螨形态相同。由于长期的宿主隔离，一般在不同动物间互不传播，故被认为是不同的种，事实上也可发生互传，例如在人体上能见到牛疥螨等。

人疥螨很小，肉眼不易看到。其背面隆起如半球状，腹面前后各有 2 对足，均很短。体白色，柔软，背面具有一盾板和许多横纹及多鳞形皮棘。

疥螨啮食人的角质层组织，逐渐形成蜿蜒的隧道，宽 0.5 ~ 1.0 mm，长 3 ~ 15 mm。雌、雄螨夜晚在人皮肤表面交配后，雄螨不久死去，雌螨则钻入皮肤，数日后于隧道内产卵，产卵数为 20 ~ 50 个，卵发育为幼螨、若螨而成熟为螨，每代约需 15 天。雌螨寿命 6 ~ 8 周。雌、雄疥螨从隧道外出交配时，落于被服上，雌螨离开宿后仍能存活 3～10 天，并可产卵，因此也可通过患者的被褥、手套等转移至他人体上而造成间接传播。

【流行病学】

（一）传染源　本病传染原为患病者，偶而被病畜传染。

（二）传播途径　主要是与病人、病畜密切接触而传播，尤其是家庭成员和同床者之间。此外，疥螨可在床单、衣物、屋尘中存活 2～3 天，少数情况下通过污染物品传播。

（三）易感人群　人群对疥螨的免疫力，可能与疥螨的流行有关，20 世纪 50 年代本病逐渐减少，60 年代再度呈世界性流行，有人推断每 30 年为一流行周期，两次流行之间间隔 15 年。

【临床表现】

（一）皮肤损害　为针头大小的丘疹、丘疱疹或小水疱，散在分布，在皮肤柔嫩处（特别是指缝间）常能见到很浅的线形匐形疹，长约 1cm 左右，呈灰白色或浅黑色，是为疥螨寄生的隧道，在隧道顶端有一针头大灰白色或微红的小点，是疥螨停留的部位，雌螨多居留于此，用针能将其挑出，这是疥疮特有的症状。在外生殖器及其附近常发生豆大炎症性结节，称为疥疮结节，疥疮治愈后，结节仍可经久不愈。少数患者可对疥螨的粪便发生变态反应而出现风团。局部或全身使用皮质激素制剂者皮疹可不典型。

（二）好发部位　疥螨主要侵犯较柔嫩的皮肤，如手指缝、手腕屈侧、肘窝、阴部、腹股沟、大腿内侧、下腹部、腋前缘、脐周、臀部、女性乳房下。头面部一般不受侵犯。

婴幼儿患疥疮皮损可以侵及全身，包括颈部以上；长期卧床者在压迫部位皮损较多。

（三）自觉症状　受疥螨分泌物和代谢产物的刺激作用，患者有剧烈瘙痒，再加睡眠时被褥内温度高，疥螨啮食和活动增强，因而瘙痒尤以夜晚为甚。

（四）接触传染　同一家庭内或同床而眠者常先后发生同样病状。若仅对其中部分病人治疗，愈后如继续接触难免再被传染。

（五）并发症　常因搔抓引起表皮剥蚀、结痂或继发感染而发生脓疱疮、毛囊炎、疖肿、蜂窝织炎、淋巴管炎或淋巴结炎。有的发生湿疹样或苔藓样改变。少数患者可并发蛋白尿、肾炎、糖尿病及剥脱性皮炎等症状。

【实验室检查】

（一）针挑查虫法　选择新鲜水疱或隧道末端的丘疹，用消毒针尖挑破其浅表皮肤，并向外轻轻刮拨，可找到一个肉眼刚可见到的透亮小圆粒，置载玻片上镜下证实之。

（二）搔刮查虫法　在消毒的钝手术刀刃上滴少许液体石蜡或显微镜用柏油，如上法选定皮损，将油转移至皮损上，并用刀刃反复轻刮后，将油移至载玻片上。如此重复采取 4～5 个丘疹的标本，一并集中后镜下检查。

（三）隧道染色法　在可疑隧道皮损上滴涂染液（如蓝墨水、甲紫溶液等），染液可自动渗入隧道，经 1 分钟后用棉球蘸乙醇或水擦去皮损表面染液，即可清晰显示疥虫隧道。

（四）活检法　用小号眼科角膜环钻采取隧道末端及水疱，行病理切片检查，经连续切片可找到隧道、虫卵、疥虫或其断面。

（五）镜检法　据报道用体外发光显微镜（epiluminescence microscopy）可在无损伤情况下看到表皮内的疥螨。

找到疥虫、虫卵或其碎片为阳性。阳性时有确诊意义，阴性时不能排除诊断，应结合临床表现考虑。

【病理变化】

表皮呈急性湿疹样改变，棘细胞层不规则增厚，并有表皮内水疱形成，可见较多海绵状水肿及炎细胞外渗。隧道多在角质层内，深者可达棘层，其中有时可见虫体或虫卵。真皮中主要为血管周围炎细胞浸润。

【诊断与鉴别诊断】

诊断主要依据：①皮损主要为丘疹、丘疱疹和水疱，皮肤柔嫩处可见隧道；②有特殊好发部位，如指缝，但颜面一般不受侵犯；

③奇痒，夜晚尤甚；④集体接触传染，家中常有同病患者；⑤找到疥虫或虫卵有确诊意义。

应与瘙痒症、痒疹、丘疹性荨麻疹、虱病、异位性皮炎等鉴别。大疱性疥疮及疥疮继发细菌感染者应与天疱疮等大疱性皮肤病以及脓疱疮等相鉴别。病人过度使用灭疥剂（如硫磺制剂）或对其过敏，也可呈病情加重、皮疹增多，应注意鉴别，并予适当调整治疗方法。

【治疗】

1. 常用外用药物有：①10%～20%硫磺软膏（或霜）可用于脓疱性疥疮、有较多搔痕及糜烂者、孕妇及婴儿，用于婴儿时药物浓度减半；②疥疮药水（苯甲酸苄酯10.0，邻苯二甲酸二丁酯10.0，乳化剂 OP 1.0，水加至100.0）；③5%～10%甲硝唑软膏或2.5%甲硝唑液体石蜡乳剂；④ 5%三氯苯醚菊酯（permethrin，扑灭司林）；⑤30%肤安（对－盖烷二醇－3，8）。

外用药的应用：①治疗前先用热水、肥皂洗澡，去除污秽，不要搓破皮肤，然后将上述任一药物（除④外）遍涂颈部以下全身，2 次/日，连续3天，用药期间不洗澡、不换内衣，第四天洗澡更衣，消毒衣物；②集体中或家庭内的同样患者，无论轻重，均应同步治疗，否则极易相互再感染；③由于外用药只能杀死成虫和幼虫，对疥虫卵无效，故治疗后应观察两周，如无新发损害始为治愈。

也可用10%～25%苯甲酸苄酯乳剂，或10%克罗他米通乳剂或搽剂（商品名"优力肤"）外搽，2 次/日，连用3～7 天。前者对皮肤、黏膜有刺激性；后者疗效稍低于三氯苯醚菊酯制剂。

2. 过氧乙酸泡洗疗法　过氧乙酸可能有杀灭疥虫及其虫卵作用。在40℃水中加入20%～40%过氧乙酸溶液，使其在水中浓度达0.3%左右，患者赤体在水中浸泡20分钟，然后轻轻擦洗10分钟即可。由于低浓度过氧乙酸性质不稳定，加药后应立即浸泡。通常在1次水浴后1周左右炎症性丘疹消退而愈。

3. 据报道用避蚊油（健民牌，天津农药实验厂出品）均匀涂搽全身，避免搽入口、眼及皮肤破损处，2 次/日，连用3天为一疗程，治疗结束后洗澡、换衣服。一疗程治愈率90%，少数涂用两个疗程可愈。未发现不良反应和毒副作用。

4. Raoult 等用氟苯达唑口服治疗 9 例苯甲酸苄酯治疗无效且有合并症的疥疮，成人剂量为 1g/次，3 次/日，儿童为每日 500 mg/kg，连服 3 天。均获明显疗效。作者指出，如皮肤情况许可，加用苯甲酸苄酯局部治疗效果更好。

5. 阿苯达唑（albendaxzone，abentel，丙硫咪唑，阿丙条，史克肠虫清）　本品为广谱、高效、低毒的驱肠虫药。陈威等用本品治疗疥疮，400 mg/次，1 次/日，连续 5 天为一疗程，1 周后如未愈再服一疗程。共治疗 72 例，并与外用硫磺软膏治疗的 63 例对照。两组有效率相似（p > 0.05）。本品可能经肠少量吸收后在肝脏代谢为砜和亚砜类物质，进入皮肤后发挥杀疥虫作用。妊娠或准备怀孕妇女、哺乳期妇女及 < 2 岁儿童禁用。

6. 伊维菌素（ivermectin，麦克丁）　本品是杀虫剂阿凡曼菌素（avermectin）的衍生物，属大环内酯类，但无抗菌活性，因其能选择性地影响疥虫的谷氨酸启动性氯通道及 γ - 氨基丁酸启动性氯通道紧密结合，使虫体麻痹最终死亡，用于治疗疥疮有效、安全、依从性好。日本人树神元博等用本品治疗疥疮 25 例，成人 12 mg 顿服，儿童按 200 µg/kg。2 ~ 4 周后症状无改善者再服一次，结果 24 例治愈，大多只服 1 次。禁忌证同阿苯达唑。

7. 疥疮结节用上述药物治疗常无效，可外用含糖皮质激素的软膏或硬膏（如肤疾宁贴膏），也可局部注射糖皮质激素制剂或口服氨苯砜（DDS）。国内有人给患者口服 10% 碘化钾溶液，10 mL/次，赛庚啶 2 mg/次，均 3 次/日，外用止痒粉，7 天为一疗程，2 ~ 4 个疗程后近 90% 痊愈。

四、挪威疥（Norwegian scabies）

又名"角化性疥疮"。是一种严重的疥疮。本病主要发生于身体特别虚弱的病人，或智力不足、营养不良及不讲卫生者。可能系由于低变应性状况免疫反应较弱所致。

表现为皮肤干燥、结痂、细菌感染性化脓严重，可有大量银屑病样鳞屑，指间肿胀结痂，指甲增厚变形，手掌及甲下角化过度并有较多脱屑，周身有特殊的异味。毛发干枯脱落，淋巴结肿大。重度角化损害好发于受压部位，臀部及外阴有明显的皲裂及鳞屑。患处螨的数量较多，易于找到。

治疗与普通疥疮相同。但应注意全身健康状况的调整，局部用药的选择应杀疥螨与角质溶解相结合。

五、动物疥疮（animal scabies）

疥螨除能引起人皮肤的疥疮外，尚可寄生于牛、马、羊、狗、猫、骆驼、猪等哺乳动物以及兔和鸟身上，引起动物疥螨感染，称为动物疥疮。当人接触患疥疮的动物后，也可被传染。同样，人患疥疮也可感染给这些动物，引起类似的症状。各动物之间也可相互交叉感染。

由于动物疥螨不适应在人体皮肤内寄生，因此人感染动物疥螨与人疥疮有以下区别：①人有接触患疥疮动物的历史；②动物疥螨在人皮肤上一般不形成隧道；③症状较轻，寄生的时间也较短，经过月余能够不治自愈。

【病因】

动物疥螨的形态、生活史及引起的临床表现与人疥螨基本相似，有人认为人疥螨与引起不同动物疥疮的疥螨都是疥螨种下的亚种。

【临床表现】

（一）犬疥疮　较常见。大多初发于犬头部，渐扩展至全身。皮肤上出现红色斑疹、丘疹、丘疱疹或脓疱，其上有黄痂，伴局部脱毛，因痒而常用舌舐、足搔患处，坐卧不宁。以后皮肤日渐增厚，发生皲裂，严重者全身脱毛，尤以小狗表现明显。此时人若与狗接触即可受染。

（二）猪疥疮　皮损开始于头部，以后扩展至耳、眼周，进而波及全身，皮损也以脱毛、表皮增厚及皲裂为主，因痒而用蹄搔、蹭墙、滚泥土窝等，小猪症状更明显。饲养员接触病猪后可被传染。

（三）牛疥疮　好发于面、颈、背部，严重时遍及全身。表现为脱毛、脱屑、结痂、皮肤增厚，食欲不振而消瘦，奶量少、畜力差，小牛生长迟缓，严重者可因此死亡。人可受其传染而患疥疮。

（四）绵羊疥疮　多先在头部发病，以后波及耳、面部，表现为脱毛、结痂、皮肤增厚，但由于绵羊毛厚，故躯干不易感染。可传染给人。

（五）其它动物疥疮　马、山羊、骆驼、猫、兔等动物的疥疮也常见。

【治疗及预防】

治疗用药及用法可参照人疥疮，除局部涂药外，给病畜进行药浴有较好效果。并应加强牲畜管理，搞好畜舍的清洁消毒，隔离病畜。

六、蠕形螨病（demodicidosis）

又名毛囊虫皮炎、脂螨病。

【病因】

本病病原为蠕形螨，即毛囊虫。蠕螨科（Demodicidae）有蠕螨（Demodex）、鼻蠕螨（Rhinodex）和口蠕螨（Stomadex）3个属，120余种和亚种，常见的近40种，为永久性寄生螨，寄生于各种哺乳动物的毛囊或皮脂腺内，亦可寄生于腔道和组织内。寄生于人体的蠕螨有2种，即毛囊蠕形螨（Demodex folliculorum）和皮脂蠕形螨（D. brevis）。

蠕形螨体细长，蠕虫状，长0.1~0.4 mm，乳白色，体壁薄有环形皮纹。虫体分颚体、足体和末体3部分。颚体上螯肢可穿刺入宿主组织取食，足体上有4对粗短呈套筒状的足，能伸缩活动，末体细长如指状，约占体长的2/3以上。毛囊蠕形螨体狭长，末端圆钝；皮脂蠕形螨体较粗短，末端尖锐。生活史分卵、幼虫、前若虫、若虫和成虫五期。完成一代约需2周。卵无色透明，呈蘑菇形或椭圆形，卵期约60天，幼虫孵出后，再经发育蜕皮最后到成虫。成虫在耵聍中可存活4个月以上。蠕形螨各期发育均在人体上进行。毛囊蠕形螨主要寄生于颜面部、头皮、乳房、胸、臂处的毛囊内，一个毛囊内常有多个虫体。皮脂蠕形螨常单个寄生于皮脂腺或毛囊中。蠕形螨刺吸宿主细胞液和摄取皮脂腺分泌物，少数以角蛋白为食。蠕形螨的活动力和种群数量与气温相关，在夏季密度高，较活跃。两科蠕形螨可在同一人身上查见。

蠕形螨的分布广泛，人群感染多见，感染方式是通过与患者直接接触或共用盥洗用具。

【临床表现】

蠕形螨在5岁以下儿童的皮肤上少见，随着年龄增长而逐渐增多，特别是成年期。其是否引起症状，与皮肤上蠕形螨的数量关系尚未确认。

蠕形螨寄生于皮肤，较轻微者一般无自觉症状，可完全无皮肤损害而成为"带虫者"，也可在局部皮肤发生小红斑或少数丘疹，常被患者忽略，可持续多年不愈也无明显扩展。

宿主受虫体及其分泌物的刺激，局部出现炎症反应，发生毛囊虫皮炎，常在鼻端和鼻翼两侧出现红色丘疹、脓疱、结节、脱屑等，并有痒感或烧灼感，严重时皮损可累及额、颊、颏以及睑缘和眼周皮肤。如继发细菌感染，可发生皮脂腺炎、痤疮样皮疹或酒渣鼻甚至疖肿。

【实验室检查】

挤压皮肤，将挤出物置载玻片上，加一滴0.9%氯化钠溶液，覆加盖玻片并轻轻压平，显微镜下观察；也可用透明胶带一小块贴于皮肤上过夜，次晨取下胶带贴于载玻片上镜检。后一种方法检出率更高一些，但由于外观正常的皮肤上也可检出蠕形螨，故其临床意义尚无定论。

【病理变化】

蠕形螨寄生可使毛囊扩大，鳞状上皮角化过度，堵塞毛囊口，妨碍皮脂外溢，棘细胞和基底细胞增生，毛囊周围炎性细胞浸润，胶原纤维和弹性纤维变性等。

【治疗】

（一）局部治疗　应注意保持面部清洁。可选用：①0.5%替硝唑凝胶外搽，2次/日；②8%甲硝唑霜外涂，2次/日；③5%～10%硫磺霜或5%硫磺5%过氧化苯甲酰洗剂外用，2次/日，连用3天，可获明显疗效；④2%酮康唑洗剂（商品名"采乐洗剂"）适量涂皮损，保留3～5分钟后清水冲净，1～2次/周，4周后有效率可达86%；⑤有人用"灭害灵"（主要成分为苄氯菊酯与胺菊酯）涂面部2次，鼻部4次（切勿入眼），治疗62例患者，其中49例（79%）治愈，11例好转，2例无效。已有急性炎症者用药后局部可有轻至中度刺痛。

（二）全身治疗　甲硝唑200～400 mg/次，3次/日，连服两周为一疗程，间隔两周，再用第二个疗程。孕妇及WBC减少者禁用。

附录一　中华人民共和国主席令

（第 15 号）

《中华人民共和国传染病防治法》已由中华人民共和国第七届全国人民代表大会常务委员会第六次会议于 1989 年 2 月 21 日通过，现予公布，自 1989 年 9 月 1 日起执行。

中华人民共和国主席　杨尚昆
1989 年 2 月 21 日

中华人民共和国传染病防治法

（1989 年 2 月 21 日第七届全国人民代表大会常务委员会第六次会议通过

2004 年 8 月 28 日第十届全国人民代表大会常务委员会第十一次会议修订）

目　录

第一章　总　　则

第一条　为了预防、控制和消除传染病的发生与流行，保障人体健康和公共卫生，制定本法。

第二条　国家对传染病防治实行预防为主的方针，防治结合、分类管理、依靠科学、依靠群众。

第三条　本法规定的传染病分为甲类、乙类和丙类。

甲类传染病是指：鼠疫、霍乱。

乙类传染病是指：传染性非典型肺炎、艾滋病、病毒性肝炎、脊髓灰质炎、人感染高致病性禽流感、麻疹、流行性出血热、狂犬病、流行性乙型脑炎、登革热、炭疽、细菌性和阿米巴性痢疾、肺结核、伤寒和副伤寒、流行性脑脊髓膜炎、百日咳、白喉、新生儿破伤风、猩红热、布鲁氏菌病、淋病、梅毒、钩端螺旋体病、血吸虫病、疟疾。

丙类传染病是指：流行性感冒、流行性腮腺炎、风疹、急性出血性结膜炎、麻风、流行性和地方性斑疹伤寒、黑热病、包虫病、丝虫病，除霍乱、细菌性和阿米巴性痢疾、伤寒和副伤寒以外的感染性腹泻病。

上述规定以外的其他传染病，根据其暴发、流行情况和危害程度，需要列入乙类、丙类传染病的，由国务院卫生行政部门决定并予以公布。

第四条　对乙类传染病中传染性非典型肺炎、炭疽中的肺炭疽和人感染高致病性禽流感，采取本法所称甲类传染病的预防、控制措施。其他乙类传染病和突发原因不明的传染病需要采取本法所称甲类传染病的预防、控制措施的，由国务院卫生行政部门及时报国务院批准后予以公布、实施。

省、自治区、直辖市人民政府对本行政区域内常见、多发的其他地方性传染病，可以根据情况决定按照乙类或者丙类传染病管理并予以公布，报国务院卫生行政部门备案。

第五条　各级人民政府领导传染病防治工作。

县级以上人民政府制定传染病防治规划并组织实施，建立健全传染病防治的疾病预防控制、医疗救治和监督管理体系。

第六条　国务院卫生行政部门主管全国传染病防治及其监督管理工作。县级以上地方人民政府卫生行政部门负责本行政区域内的传染病防治及其监督管理工作。

县级以上人民政府其他部门在各自的职责范围内负责传染病防治工作。

军队的传染病防治工作，依照本法和国家有关规定办理，由中国人民解放军卫生主管部门实施监督管理。

第七条　各级疾病预防控制机构承担传染病监测、预测、流行病学调查、疫情报告以及其他预防、控制工作。

医疗机构承担与医疗救治有关的传染病防治工作和责任区域内的传染病预防工作。城市社区和农村基层医疗机构在疾病预防控制机构的指导下，承担城市社区、农村基层相应的传染病防治工作。

第八条　国家发展现代医学和中医药等传统医学，支持和鼓励开展传染源防治的科学研究，提高传染病防治的科学技术水平。

国家支持和鼓励开展传染病防治的国际合作。

第九条　国家支持和鼓励单位和个人参与传染病防治工作。各级人民政府应当完善有关制度，方便单位和个人参与防治传染病的宣传教育、疫情报告、志愿服务和捐赠活动。

居民委员会、村民委员会应当组织居民、村民参与社区、农村的传染病预防与控制活动。

第十条　国家开展预防传染病的健康教育。新闻媒体应当无偿开展传染病防治和公共卫生教育的公益宣传。

各级各类学校应当对学生进行健康知识和传染病预防知识的教育。

医学院校应当加强预防医学教育和科学研究，对在校学生以及其他与传染病防治相关人员进行预防医学教育和培训，为传染病防治工作提供技术支持。

疾病预防控制机构、医疗机构应当定期对其工作人员进行传染病防治知识、技能的培训。

第十一条　对在传染病防治工作中做出显著成绩和贡献的单位和个人，给予表彰和奖励。

对因参与传染病防治工作致病、致残、死亡的人员，按照有关规定给予补助、抚恤。

第十二条　在中华人民共和国领域内的一切单位和个人，必须接受疾病预防控制机构、医疗机构有关传染病的调查、检验、采集样本、隔离治疗等预防、控制措施，如实提供有关情况。疾病预防控制机构、医疗机构不得泄露涉及个人隐私的有关信息、资料。

卫生行政部门以及其他有关部门、疾病预防控制机构和医疗机构因违法实施行政管理或者预防、控制措施，侵犯单位和个人合法权益的，有关单位和个人可以依法申请行政复议或者提起诉讼。

第二章　传染病预防

第十三条　各级人民政府组织开展群众性卫生活动，进行预防传染病的健康教育，倡导文明健康的生活方式，提高公众对传染病的防治意识和应对能力，加强环境卫生建设，消除鼠害和蚊、蝇等病媒生物的危害。

各级人民政府农业、水利、林业行政部门按照职责分工负责指导和组织消除农田、湖区、河流、牧场、林区的鼠害与血吸虫危害，以及其他传播传染病的动物和病媒生物的危害。

铁路、交通、民用航空行政部门负责组织消除交通工具以及相关场所的鼠害和蚊、蝇等病媒生物的危害。

第十四条　地方各级人民政府应当有计划地建设和改造公共卫生设施，改善饮用水卫生条件，对污水、污物、粪便进行无害化处置。

第十五条　国家实行有计划的预防接种制度。国务院卫生行政部门和省、自治区、直辖市人民政府卫生行政部门，根据传染病预防、控制的需要，制定传染病预防接种计划并组织实施。用于预防接种的疫苗必须附合国家质量标准。

国家对儿童实行预防接种证制度。国家免疫规划项目的预防接种实行免费。医疗机构、疾病预防控制机构与儿童的监护人应当相互配合，保证儿童及时接受预防接种。具体办法由国务院制定。

第十六条 国家和社会应当关心、帮助传染病病人、病原携带者和疑似传染病病人，使其得到及时救治。任何单位和个人不得歧视传染病病人、病原携带者和疑似传染病病人。

传染病病人、病原携带者和疑似传染病病人，在治愈前或者在排除传染病嫌疑前，不得从事法律、行政法规和国务院卫生行政部门规定禁止从事的易使该传染病扩散的工作。

第十七条 国家建立传染病监测制度。

国务院卫生行政部门制定国家传染病监测规划和方案。省、自治区、直辖市人民政府卫生行政部门根据国家传染病监测规划和方案，制定本行政区域的传染病监测计划和工作方案。

各级疾病预防控制机构对传染病的发生、流行以及影响其发生、流行的因素，进行监测；对国外发生、国内尚未发生的传染病或者国内新发生的传染病，进行监测。

第十八条 各级疾病预防控制机构在传染病预防控制中履行下列职责：

（一）实施传染病预防控制规划、计划和方案；

（二）收集、分析和报告传染病监测信息，预测传染病的发生、流行趋势；

（三）开展对传染病疫情和突发公共卫生事件的流行病学调查、现场处理及其效果评价；

（四）开展传染病实验室检测、诊断、病原学鉴定；

（五）实施免疫规划，负责预防性生物制品的使用管理；

（六）开展健康教育、咨询、普及传染病防治知识；

（七）指导、培训下级疾病预防控制机构及其工作人员开展传染病监测工作；

（八）开展传染病防治应用性研究和卫生评价，提供技术咨询。

国家、省级疾病预防控制机构负责对传染病发生、流行以及分布进行监测，对重大传染病流行趋势进行预测，提出预防控制对策，参与并指导对暴发的疫情进行调查处理，开展传染病病原学鉴定，建立检测质量控制体系，开展应用性研究和卫生评价。

设区的市和县级疾病预防控制机构负责传染病预防控制规划、方案的落实，组织实施免疫、消毒、控制病媒生物的危害，普及传染病防治知识，负责本地区疫情和突发公共卫生事件监测、报告，开展流行病学调查和常见病原微生物检测。

第十九条　国家建立传染病预警制度。

国务院卫生行政部门和省、自治区、直辖市人民政府根据传染病发生、流行趋势的预测，及时发出传染病预警，根据情况予以公布。

第二十条　县级以上地方人民政府应当制定传染病预防、控制预案，报上一级人民政府备案。

传染病预防、控制预案应当包括以下主要内容：

（一）传染病预防控制指挥部的组成和相关部门的职责；

（二）传染病的监测、信息收集、分析、报告、通报制度；

（三）疾病预防控制机构、医疗机构在发生传染病疫情时的任务与职责；

（四）传染病暴发、流行情况的分级以及相应的应急工作方案；

（五）传染病预防、疫点疫区现场控制，应急设施、设备、救治药品和医疗器械以及其他物资和技术的储备与调用。

地方人民政府和疾病预防控制机构接到国务院卫生行政部门或者省、自治区、直辖市人民政府发出的传染病预警后，应当按照传染病预防、控制预案，采取相应的预防、控制措施。

第二十一条　医疗机构必须严格执行国务院卫生行政部门规定的管理制度、操作规范，防止传染病的医源性感染和医院感染。

医疗机构应当确定专门的部门或者人员，承担传染病疫情报告、本单位的传染病预防、控制以及责任区域内的传染病预防工作；承担医疗活动中与医院感染有关的危险因素监测、安全防护、消毒、隔离和医疗废物处置工作。

疾病预防控制机构应当指定专门人员负责对医疗机构内传染病预防工作进行指导、考核，开展流行病学调查。

第二十二条　疾病预防控制机构、医疗机构的实验室和从事病原微生物实验的单位，应当符合国家规定的条件和技术标准，建立严格的监督管理制度，对传染病病原体样本按照规定的措施实行严格监督管理，严防传染病病原体的实验室感染和病原微生物的扩散。

第二十三条　采供血机构、生物制品生产单位必须严格执行国家有关规定，保证血液、血液制品的质量。禁止非法采集血液或者组织他人出卖血液。

疾病预防控制机构、医疗机构使用血液和血液制品，必须遵守国家有关规定，防止因输入血液、使用血液制品引起经血液传播疾病的发生。

第二十四条　各级人民政府应当加强艾滋病的防治工作，采取预防、控制措施，防止艾滋病的传播。具体办法由国务院制定。

第二十五条　县级以上人民政府农业、林业行政部门以及其他有关部门，依据各自的职责负责与人畜共患传染病有关的动物传染病的防治管理工作。

与人畜共患传染病有关的野生动物、家畜家禽，经检疫合格后，方可出售、运输。

第二十六条　国家建立传染病菌种、毒种库。

对传染病菌种、毒种和传染病检测样本的采集、保藏、携带、运输和使用实行分类管理，建立健全严格的管理制度。

对可能导致甲类传染病传播的以及国务院卫生行政部门规定的菌种、毒种和传染病检测样本，确需采集、保藏、携带、运输和使用的，须经省级以上人民政府卫生行政部门批准。具体办法由国务院制定。

第二十七条　对被传染病病原体污染的污水、污物、场所和物品，有关单位和个人必须在疾病预防控制机构的指导下或者按照其提出的卫生要求，进行严格消毒处理；拒绝消毒处理的，由当地卫生行政部门或疾病预防控制机构进行强制消毒处理。

第二十八条　在国家确认的自然疫源地计划兴建水利、交通、旅游、能源等大型建设项目的，应当事先由省级以上疾病预防控制机构对施工环境进行卫生调查。建设单位应当根据疾病预防控制机构的意见，采取必要的传染病预防、控制措施。施工期间，建设单位应当设专人负责工地上的卫生防疫工作。工程竣工后，疾病预防控制机构应当对可能发生的传染病进行监测。

第二十九条　用于传染病防治的消毒产品、饮用水供水单位供应的饮用水和涉及饮用水卫生安全的产品，应当符合国家卫生标准和卫生规范。

饮用水供水单位从事生产或者供应活动，应当依法取得卫生许可证。

生产用于传染病防治的消毒产品的单位和生产用于传染病防治的消毒产品，应当经省级以上人民政府卫生行政部门审批。具体办法由国务院制定。

第三章　疫情报告、通报和公布

第三十条　疾病预防控制机构、医疗机构和采供血机构及其执行职务的人员发现本法规定的传染病疫情或者发现其他传染病暴发、流行以及突发原因不明的传染病时，应当遵循疫情报告属地管理原则，按照国务院规定的或者国务院卫生行政部门规定的内容、程序、方式和时限报告。

军队医疗机构向社会公众提供医疗服务，发现前款规定的传染病疫情时，应当按照国务院卫生行政部门的规定报告。

第三十一条　任何单位和个人发现传染病病人或者疑似传染病人时，应当及时向附近的疾病预防控制机构或者医疗机构报告。

第三十二条　港口、机场、铁路疾病预防控制机构以及国境卫生检疫机关发现甲类传染病病人、病原携带者、疑似传染病病人时，应当按照国家有关规定立即向国境口岸所在地的疾病预防控制机构或者所在地县级以上地方人民政府卫生行政部门报告并互相通报。

第三十三条　疾病预防控制机构应当主动收集、分析、调查、核实传染病疫情信息。接到甲类、乙类传染病疫情报告或者发现传染病暴发、流行时，应当立即报告当地卫生行政部门，由当地卫生行政部门立即报告当地人民政府，同时报告上级卫生行政部门和国务院卫生行政部门。

疾病预防控制机构应当设立或者指定专门的部门、人员负责传染病疫情信息管理工作，及时对疫情报告进行核实、分析。

第三十四条　县级以上人民政府卫生行政部门应当及时向本行政区域内的疾病预防控制机构和医疗机构通报传染病疫情以及监测、预警的相关信息。接到通报的疾病预防控制机构和医疗机构应当及时告知本单位的有关人员。

第三十五条　国务院卫生行政部门应当及时向国务院其他有关部门和各省、自治区、直辖市人民政府卫生行政部门通报全国传染病疫情以及监测、预警的相关信息。

毗邻的以及相关的地方人民政府卫生行政部门，应当及时互相通报本行政区域的传染病疫情以及监测、预警的相关信息。

县级以上人民政府有关部门发现传染病疫情时，应当及时向同级人民政府卫生行政部门通报。

中国人民解放军卫生主管部门发现传染病疫情时，应当向国务院卫生行政部门通报。

第三十六条　动物防疫机构和疾病预防控制机构，应当及时互相通报动物间和人间发生的人畜共患传染病疫情以及相关信息。

第三十七条　依照本法的规定负有传染病疫情报告职责的人民政府有关部门、疾病预防控制机构、医疗机构、采供血机构及其工作人员，不得隐瞒、谎报、缓报传染病疫情。

第三十八条　国家建立传染病疫情信息公布制度。

国务院卫生行政部门定期公布全国传染病疫情信息。省、自治区、直辖市人民政府卫生行政部门定期公布行政区域的传染病疫情信息。

传染病暴发、流行时，国务院卫生行政部门负责向社会公布传染病疫情信息，并可以授权省、自治区、直辖市人民政府卫生行政部门向社会公布本行政区域的传染病疫情信息。

公布传染病疫情信息应当及时、准确。

第四章　疫情控制

第三十九条　医疗机构发现甲类传染病时，应当及时采取下列措施：

（一）对病人、病原携带者，予以隔离治疗，隔离期限根据医学检查结果确定；

（二）对疑似病人，确诊前在指定场所单独隔离治疗；

（三）对医疗机构内的病人、病原携带者、疑似病人的密切接触者，在指定场所进行医学观察和采取其他必要的预防措施。

拒绝隔离治疗或者隔离期未满擅自脱离隔离治疗的，可以由公安机关协助医疗机构采取强制隔离治疗措施。

医疗机构发现乙类或者丙类传染病病人，应当根据病情采取必要的治疗和控制传播措施。

医疗机构对本单位内被传染病病原体污染的场所、物品以及医疗废物，必须依照法律、法规的规定实施消毒和无害化处置。

第四十条　疾病预防控制机构发现传染病疫情或者接到传染病疫情报告时，应当及时采取下列措施：

（一）对传染病疫情进行流行病学调查，根据调查情况提出划定疫点、疫区的建议，对被污染的场所进行卫生处理，对密切接触者，在指定场所进行医学观察和采取其他必要的预防措施，并向卫生行政部门提出疫情控制方案；

（二）传染病暴发、流行时，对疫点、疫区进行卫生处理，向卫生行政部门提出疫情控制方案，并按照卫生行政部门的要求采取措施；

（三）指导下级疾病预防控制机构实施传染病预防、控制措施，组织、指导有关单位对传染病疫情的处理。

第四十一条　对已经发生甲类传染病病例的场所或者该场所内的特定区域的人员，所在地的县级以上地方人民政府可以实施隔离措施，并同时向上一级人民政府报告；接到报告的上级人民政府应当即时作出是否批准的决定。上级人民政府作出不予批准决定的，实施隔离措施的人民政府应当立即解除隔离措施。

在隔离期间，实施隔离措施的人民政府应当对被隔离人民提供生活保障；被隔离人员有工作单位的，所在单位不得停止支付其隔离期间的工作报酬。

隔离措施的解除，由原决定机关决定并宣布。

第四十二条　传染病暴发、流行时，县级以上地方人民政府应当立即组织力量，按照预防、控制预案进行防治，切断传染病的传播途径，必要时，报经上一级人民政府决定，可以采取下列紧急措施并予以公告：

（一）限制或者停止集市、影剧院演出或者其他人群聚集的活动；

（二）停工、停业、停课；

（三）封闭或者封存被传染病病原体污染的公共饮用水源、食品以及相关物品；

（四）控制或者扑杀染疫野生动物、家畜家禽；

（五）封闭可能造成传染病扩散的场所。

上级人民政府接到下级人民政府关于采取前款所列紧急措施的报告时，应当即时作出决定。

紧急措施的解除，由原决定机关决定并宣布。

第四十三条　甲类、乙类传染病暴发、流行时，县级以上地方人民政府报经上一级人民政府决定，可以宣布本行政区域部分或者全部为疫区；国务院可以决定并宣布跨省、自治区、直辖市的疫区。

县级以上地方人民政府可以在疫区内采取本法第四十二条规定的紧急措施，并可以对出入疫区的人员、物资和交通工具实施卫生检疫。

省、自治区、直辖市人民政府可以决定对本行政区域内的甲类传染病疫区实施封锁；但是，封锁大、中城市的疫区或者封锁跨省、自治区、直辖市的疫区，以及封锁疫区导致中断干线交通或者封锁国境的，由国务院决定。

疫区封锁的解除，由原决定机关决定并宣布。

第四十四条　发生甲类传染病时，为了防止该传染病通过交通工具及其乘运的人员、物资传播，可以实施交通卫生检疫。具体办法由国务院制定。

第四十五条　传染病暴发、流行时，根据传染病疫情控制的需要，国务院有权在全国范围或者跨省、自治区、直辖市范围内，县级以上地方人民政府有权在本行政区域内紧急调集人员或者调用储备物资，临时征用房屋、交通工具以及相关设施、设备。

紧急调集人员的，应当按照规定给予合理报酬。临时征用房屋、交通工具以及相关设施、设备的，应当依法给予补偿；能返还的，应当及时返还。

第四十六条　患甲类传染病、炭疽死亡的，应当将尸体立即进行卫生处理，就近火化。患其他传染病死亡的，必要时，应当将尸体进行卫生处理后火化或者按照规定深埋。

为了查找传染病病因，医疗机构在必要时可以按照国务院卫生行政部门的规定，对传染病病人尸体或者疑似传染病病人尸体进行解剖查验，并应当告知死者家属。

第四十七条　疫区中被传染病病原体污染或者可能被传染病病原体污染的物品，经消毒可以使用的，应当在当地疾病预防控制机构的指导下，进行消毒处理后，方可使用、出售和运输。

第四十八条　发生传染病疫情时，疾病预防控制机构和省级以上人民政府卫生行政部门指派的其他与传染病有关的专业技术机构，可以进入传染病疫点、疫区进行调查、采集标本、技术分析和检验。

第四十九条 传染病暴发、流行时，药品和医疗器械生产、供应单位应当及时生产、供应防治传染病的药品和医疗器械。铁路、交通、民用航空经营单位必须优先运送处理传染病疫情的人员以及防治传染病的药品和医疗器械。县级以上人民政府有关部门应当做好组织协调工作。

第五章 医疗救治

第五十条 县级以上人民政府应当加强和完善传染病医疗救治服务网络的建设，指定具备传染病救治条件和能力的医疗机构承担传染病救治任务，或者根据传染病救治需要设置传染病医院。

第五十一条 医疗机构的基本标准、建筑设计和服务流程，应当符合预防传染病医院感染的要求。

医疗机构应当按照规定对使用的医疗器械进行消毒；对按照规定一次使用的医疗器具，应当在使用后予以销毁。

医疗机构应当按照国务院卫生行政部门规定的传染病诊断标准和治疗要求，采取相应措施，提高传染病医疗救治能力。

第五十二条 医疗机构应当对传染病病人或者疑似传染病病人提供医疗救护、现场救援和接诊治疗，书写病历记录以及其他有关资料，并妥善保管。

医疗机构应当实行传染病预检、分诊制度；对传染病病人、疑似传染病病人，应当引导至相对隔离的分诊点进行初诊。医疗机构不具备相应救治能力的，应当将患者及其病历记录复印件一并转至具备相应救治能力的医疗机构。具体办法由国务院卫生行政部门规定。

第六章 监督管理

第五十三条 县级以上人民政府卫生行政部门对传染病防治工作履行下列监督检查职责：

（一）对下级人民政府卫生行政部门履行本法规定的传染病防治职责进行监督检查；

（二）对疾病预防控制机构、医疗机构的传染病防治工作进行监督检查；

（三）对采供血机构的采供血活动进行监督检查；

（四）对用于传染病防治的消毒产品及其生产单位进行监督检查，并对饮用水供水单位从事生产或者供应活动以及涉及饮用水卫生安全的产品进行监督检查；

（五）对传染病菌种、毒种和传染病检测样本的采集、保藏、携带、运输、使用进行监督检查；

（六）对公共场所和有关单位的卫生条件和传染病预防、控制措施进行监督检查。

省级以上人民政府卫生行政部门负责组织对传染病防治重大事项的处理。

第五十四条　县级以上人民政府卫生行政部门在履行监督检查职责时，有权进入被检查单位和传染病疫情发生现场调查取证，查阅或者复制有关的资料和采集样本。被检查单位应当予以配合，不得拒绝、阻挠。

第五十五条　县级以上地方人民政府卫生行政部门在履行监督检查职责时，发现被传染病病原体污染的公共饮用水源、食品以及相关物品，如不及时采取控制措施可能导致传染病传播、流行的，可以采取封闭公共饮用水源、封存食品以及相关物品或者暂停销售的临时控制措施，并予以检验或者进行消毒。经检验，属于被污染的食品，应当予以销毁；对未被污染的食品或者经消毒后可以使用的物品，应当解除控制措施。

第五十六条　卫生行政部门工作人员依法执行职务时，应当不少于两人，并出示执法证件，填写卫生执法文书。

卫生执法文书经核对无误后，应当由卫生执法人员和当事人签名。当事人拒绝签名的，卫生执法人员应当注明情况。

第五十七条　卫生行政部门应当依法建立健全内部监督制度，对其工作人员依据法定职权和程序履行职责的情况进行监督。

上级卫生行政部门发现下级卫生行政部门不及时处理职责范围

内的事项或者不履行职责的，应当责令纠正或者直接予以处理。

第五十八条　卫生行政部门及其工作人员履行职责，应当自觉接受社会和公民的监督。单位和个人有权向上级人民政府及其卫生行政部门举报违反本法的行为。接到举报的有关人民政府或者其卫生行政部门，应当及时调查处理。

第七章　保障措施

第五十九条　国家将传染病防治工作纳入国民经济和社会发展计划，县级以上地方人民政府将传染病防治工作纳入本行政区域的国民经济和社会发展计划。

第六十条　县级以上地方人民政府按照本级政府职责负责本行政区域内传染病预防、控制、监督工作的日常经费。

国务院卫生行政部门会同国务院有关部门，根据传染病流行趋势，确定全国传染病预防、控制、救治、监测、预测、预警、监督检查等项目。中央财政对困难地区实施重大传染病防治项目给予补助。

省、自治区、直辖市人民政府根据本行政区域内传染病流行趋势，在国务院卫生行政部门确定的项目范围内，确定传染病预防、控制、监督等项目，并保障项目的实施经费。

第六十一条　国家加强基层传染病防治体系建设，扶持贫困地区和少数民族地区的传染病防治工作。

地方各级人民政府应当保障城市社区、农村基层传染病预防工作的经费。

第六十二条　国家对患有特定传染病的困难人群实行医疗救助，减免医疗费用。具体办法由国务院卫生行政部门会同国务院财政部门等部门制定。

第六十三条　县级以上人民政府负责储备防治传染病的药品、医疗器械和其他物资，以备调用。

第六十四条　对从事传染病预防、医疗、科研、教学、现场处理疫情的人员，以及在生产、工作中接触传染病病原体的其他人员，有关单位应当按照国家规定，采取有效的卫生防护措施和医疗保健措施，并给予适当的津贴。

第八章　法律责任

第六十五条　地方各级人民政府未依照本法的规定履行报告职责，或者隐瞒、谎报、缓报传染病疫情，或者在传染病暴发、流行时，未及时组织救治、采取控制措施的，由上级人民政府责令改正，通报批评；造成传染病传播、流行或者其他严重后果的，对负有责任的主管人员，依法给予行政处分；构成犯罪的，依法追究刑事责任。

第六十六条　县级以上人民政府卫生行政部门违反本法规定，有下列情形之一的，由本级人民政府、上级人民政府卫生行政部门责令改正，通报批评；造成传染病传播、流行或者其他严重后果的，对负有责任的主管人员和其他直接责任人员，依法给予行政处分；构成犯罪的，依法追究刑事责任：

（一）未依法履行传染病疫情通报、报告或者公布职责，或者隐瞒、谎报、缓报传染病疫情的；

（二）发生或者可能发生传染病传播时未及时采取预防、控制措施的；

（三）未依法履行监督检查职责，或者发现违法行为不及时查处的；

（四）未及时调查、处理单位和个人对下级卫生行政部门不履行传染病防治职责的举报的；

（五）违反本法的其他失职、渎职行为。

第六十七条　县级以上人民政府有关部门未依照本法的规定履行传染病防治和保障职责的，由本级人民政府或者上级人民政府有关部门责令改正，通报批评；造成传染病传播、流行或者其他严重后果的，对负有责任的主管人员和其他直接责任人员，依法给予行政处分；构成犯罪的，依法追究刑事责任。

第六十八条　疾病预防控制机构违反本法规定，有下列情形之一的，由县级以上人民政府卫生行政部门责令限期改正，通报批评，给予警告；对负有责任的主管人员和其他直接责任人员，依法给予降级、撤职、开除的处分，并可以依法吊销有关责任人员的执业证书；构成犯罪的，依法追究刑事责任：

（一）未依法履行传染病监测职责的；

（二）未依法履行传染病疫情报告、通报职责，或者隐瞒、谎报、缓报传染病疫情的；

（三）未主动收集传染病疫情信息，或者对传染病疫情信息和疫情报告未及时进行分析、调查、核实的；

（四）发现传染病疫情时，未依据职责及时采取本法规定的措施的；

（五）故意泄露传染病病人、病原携带者、疑似传染病病人、密切接触者涉及个人隐私的有关信息、资料的。

第六十九条　医疗机构违反本法规定，有下列情形之一的，由县级以上人民政府卫生行政部门责令改正，通报批评，给予警告；造成传染病传播、流行或者其他严重后果的，对负有责任的主管人员和其他直接责任人员，依法给予降级、撤职、开除的处分，并可以依法吊销有关责任人员的执业证书；构成犯罪的，依法追究刑事责任：

（一）未按照规定承担本单位的传染病预防、控制工作、医院感染控制任务和责任区域内的传染病预防工作的；

（二）未按照规定报告传染病疫情，或者隐瞒、谎报、缓报传染病疫情的；

（三）发现传染病疫情时，未按照规定对传染病病人、疑似传染病病人提供医疗救护、现场救援、接诊、转诊的，或者拒绝接受转诊的；

（四）未按照规定对本单位内被传染病病原体污染的场所、物品以及医疗废物实施消毒或者无害化处置的；

（五）未按照规定对医疗器械进行消毒，或者对按照规定一次使用的医疗器具未予销毁，再次使用的；

（六）在医疗救治过程中未按照规定保管医学记录资料的；

（七）故意泄露传染病病人、病原携带者、疑似传染病病人、密切接触者涉及个人隐私的有关信息、资料的。

第七十条　采供血机构未按照规定报告传染病疫情，或者隐瞒、谎报、缓报传染病疫情，或者未执行国家有关规定，导致因输入血液引起血液传播疾病发生的，由县级以上人民政府卫生行政部门责令改正，通报批评，给予警告；造成传染病传播、流行或者其他严重后果的，对负有责任的主管人员和其他直接责任人员，依法给予降级、撤职、开除的处分，并可以依法吊销采供血机构的执业许可证；构成犯罪的，依法追究刑事责任。

非法采集血液或者组织他人出卖血液的，由县级以上人民政府卫生行政部门予以取缔，没收违法所得，可以并处十万元以下的罚款；构成犯罪的，依法追究刑事责任。

第七十一条　国境卫生检疫机关、动物防疫机构未依法履行传染病疫情通报职责的，由有关部门在各自职责范围内责令改正，通报批评；造成传染病传播、流行或者其他严重后果的，对负有责任的主管人员和其他直接责任人员，依法给予降级、撤职、开除处分；构成犯罪的，依法追究刑事责任。

第七十二条　铁路、交通、民用航空经营单位未依照本法的规定优先运送处理传染病疫情的人员以及防治传染病的药品和医疗器械的，由有关部门责令限期改正，给予警告；造成严重后果的，对负有责任的主管人员和其他直接责任人员，依法给予降级、撤职、开除的处分。

第七十三条　违反本法规定，有下列情形之一，导致或者可能导致传染病传播、流行的，由县级以上人民政府卫生行政部门责令限期改正，没收违法所得，可以并处五万元以下的罚款；已取得许可证的，原发证部门可以依法暂扣或者吊销许可证；构成犯罪的，依法追究刑事责任：

（一）饮用水供水单位供应的饮用水不符合国家卫生标准和卫生规范的；

（二）涉及饮用水卫生安全的产品不符合国家卫生标准和卫生规范的；

（三）用于传染病防治的消毒产品不符合国家卫生标准和卫生规范的；

（四）出售、运输疫区中被传染病病原体污染或者可能被传染病病原体污染的物品，未进行消毒处理的；

（五）生物制品生产单位生产的血液制品不符合国家质量标准的。

第七十四条　违反本法规定，有下列情形之一的，由县级以上地方人民政府卫生行政部门责令改正，通报批评，给予警告，已取得许可证的，可以依法暂扣或者吊销许可证；造成传染病传播、流行以及其他严重后果的，对负有责任的主管人员和其他直接责任人，依法给予降级、撤职、开除的处分，并可以依法吊销有关责任人员的执业证书；构成犯罪的，依法追究刑事责任：

（一）疾病预防控制机构、医疗机构和从事病原微生物实验的单位，不符合国家规定的条件和技术标准，对传染病病原体样本未按照规定进行严格管理，造成实验室感染和病原微生物扩散的；

（二）违反国家有关规定，采集、保藏、携带、运输和使用传染病菌种、毒种和传染病检测样本的；

（三）疾病预防控制机构、医疗机构未执行国家有关规定，导致因输入血液、使用血液制品引起经血液传播疾病发生的。

第七十五条　未经检疫出售、运输与人畜共患传染病有关的野生动物、家畜家禽的，由县级以上地方人民政府畜牧兽医行政部门责令停止违法行为，并依法给予行政处罚。

第七十六条　在国家确认的自然疫源地兴建水利、交通、旅游、能源等大型建设项目，未经卫生调查进行施工的，或者未按照疾病预防控制机构的意见采取必要的传染病预防、控制措施的，由县级以上人民政府卫生行政部门责令限期改正，给予警告，处五千元以上三万元以下的罚款；逾期不改正的，处三万元以上十万元以下的罚款，并可以提请有关人民政府依据职责权限，责令停建、关闭。

第七十七条　单位和个人违反本法规定，导致传染病传播、流行，给他人人身、财产造成损害的，应当依法承担民事责任。

第九章　附　　则

第七十八条　本法中下列用语的含义：

（一）传染病病人、疑似传染病病人：指根据国务院卫生行政部门发布的《中华人民共和国传染病防治法规定管理的传染病诊断标准》，符合传染病病人和疑似传染病病人诊断标准的人。

（二）病原携带者：指感染病原体无临床症状但能排出病原体的人。

（三）流行病学调查：指对人群中疾病或者健康状况的分布及其决定因素进行调查研究，提出疾病预防控制措施及保健对策。

（四）疫点：指病原体从传染源向周围播散的范围较小或者单个疫源地。

（五）疫区：指传染病在人群中暴发、流行，其病原体向周围播散时所能波及的地区。

（六）人畜共患传染病：指人与脊椎动物共同罹患的传染病，如鼠疫、狂犬病、血吸虫病等。

（七）自然疫源地：指某些可引起人类传染病的病原体在自然界的野生动物中长期存在和循环的地区。

（八）病媒生物：指能够将病原体从人或者其他动物传播给人的生物，如蚊、蝇、蚤类等。

（九）医源性感染：指在医学服务中，因病原体传播引起的感染。

（十）医院感染：指住院病人在医院内获得的感染，包括在住院期间发生的感染和在医院内获得出院后发生的感染，但不包括入院前已开始或者入院时已处于潜伏期的感染。医院工作人员在医院内获得的感染也属医院感染。

（十一）实验室感染：指从事实验室工作时，因接触病原体所致的感染。

（十二）菌种、毒种：指可能引起本法规定的传染病发生的细菌菌种、病毒毒种。

（十三）消毒：指用化学、物理、生物的方法杀灭或者消除环境中的病原微生物。

（十四）疾病预防控制机构：指从事疾病预防控制活动的疾病预防控制中心以及与上述机构业务活动相同的单位。

（十五）医疗机构：指按照《医疗机构管理条例》取得医疗机构执业许可证，从事疾病诊断、治疗活动的机构。

第七十九条　传染病防治中有关食品、药品、血液、水、医疗废物和病原微生物的管理以及动物防疫和国境卫生检疫，本法未规定的，分别适用其他有关法律、行政法规的规定。

第八十条　本法自 2004 年 12 月 1 日起施行。

附录二　中国艾滋病诊断标准

（一）HIV 感染者　受检血清经初筛试验，如酶联免疫吸附试验（ELISA）、免疫酶法或间接免疫荧光试验（IF）等方法检查阳性，再经确证试验，如蛋白印迹法（Western blot test）等方法复核确诊者。

（二）确诊病例

1. 艾滋病病毒抗体阳性，又具有下列任何一项者，可为实验确诊艾滋病病人。

（1）近期内（3～6 个月）体重减轻 10% 以上，且持续发热达 38℃1 个月以上。

（2）近期内（3～6 个月）体重减轻 10% 以上，且持续腹泻（每日达 3～5 次）1 个月以上。

（3）卡氏肺囊虫肺炎（PCP）。

（4）卡波济肉瘤（KS）。

（5）明显的霉菌或其他条件致病菌感染。

2. 若抗体阳性者体重减轻、发热、腹泻症状接近上述第一项标准且具有以下任何一项时，可为实验室确诊艾滋病病人。

（1）CD4/CD8（辅助/抑制）淋巴细胞计数比值＜1，CD4 细胞计数下降。

（2）全身淋巴结肿大。

（3）明显的中枢神经系统占位性病变的症状和体征，出现痴呆，辨别能力丧失，或运动神经功能障碍。

摘自中华人民共和国卫生部卫生防疫司编著《性病防治手册》（1993）

附录三　CDC 制订的莱姆病诊断标准

具有游走性红斑者；或至少有一种晚期表现并经实验室证实感染者

（一）游走性红斑（ECM）　典型者开始为红色斑疹或丘疹，数天或数周内向周围扩散形成大的圆形皮损，中心色淡。单个皮损直径至少为5cm。并可发生继发性皮损。但叮咬后数小时内出现的环状红斑系机体超敏反应所致，不属 ECM。多数病人的 ECM 通常伴有其他急性症状，如疲乏、发热、头痛、轻度颈强直、关节痛及肌痛。上述症状呈间歇性。

（二）晚期表现

1. 肌肉骨骼系统　反复发作的、短时间（持续数周或数月）的一个或几个关节受累，有时可发展为慢性关节炎。但发病前无短暂受累期的慢性进行性关节炎及慢性对称性多关节炎不能作为诊断依据。

2. 神经系统　包括淋巴细胞性脑膜炎、脑神经炎，特别是面神经麻痹（可为双侧），神经根病或较少见的脑脊髓炎。其中脑脊髓炎诊断应有脑脊液抗伯氏包柔螺旋体抗体检测的依据，且脑脊髓液抗体滴度应比血清高。仅有头痛、疲乏、感觉异常及轻度颈强直不应作为神经系统受累的标准。

3. 心血管系统　急性起病，高度（Ⅱ度或Ⅲ度）房室传导阻滞，常在数天或数周内恢复正常。单纯的心悸、心动过缓、束支传导阻滞或心肌炎不能作为心脏受累的标准。

（三）暴露　暴露的定义为 ECM 发生前30天内到过流行区的森林、灌木丛或草地，而不一定有蜱叮咬史。

（四）疫区　指以前至少有2名确诊的莱姆病病人或已证实蜱媒

介感染有伯氏包柔螺旋体的地区。

（五）实验室证实　当实验室从组织或体液分离到疏螺旋体；从血清或脑脊液中检出有诊断意义的 IgM 或 IgG 抗体，或急性期与恢复期双份血清抗体滴度有显著变化时，即可证实伯氏包柔螺旋体感染。若实验室仅依据血清学试验时，应排除梅毒及其他已知可造成假阳性血清学结果的生物因素。

参 考 文 献

1. 中华人民共和国卫生部卫生防疫司，性病防治手册．南京：江苏科学技术出版社，1994
2. 谢元林，常伟宏，喻友军．实用人畜共患传染病学．北京：科学技术文献出版社，2007
3. 于恩庶．中国人兽共患病学．第二版．福州：福建科学技术出版社，1996
4. 彭文伟．传染病学．北京：人民卫生出版社，2002
5. 杨绍基．传染病学．7 年制规划教材．北京：中国农业出版社，2002
6. Mandell GL，Bennett JE，Dolin R，ed al（4th ed）Principles and Practice of Infections Dis，New York Churchill Living stone，1995

编　后　记

顾伟程教授是我院特聘科研首席顾问，特需专家门诊专家。20世纪50年代毕业于西安医学院（现西安交通大学医学院），毕业后分配到福建医学院，从事临床和教学工作。80年代调回西安交通大学第一附属医院，任皮肤科主任。是享受国务院特殊津贴的专家。

陈刚教授是我院院长，特需专家门诊专家。20世纪70年代毕业于西安医科大学（现西安交通大学医学院），留校长期从事医疗和教学工作。后调任陕西省友谊医院，任皮肤科主任、院长。2012年8月任西安北方中医皮肤病医院院长。

马振友教授曾编《最新皮肤科药物手册》《国际皮肤病分类与名称》《皮肤性病图谱》等十余部专著，是全国皮肤科医师重要的参考书。

三位教授主编《精编传染性皮肤病学》，是他们和我院几位医师在院内授课讲稿的基础上几经修改而成。此书精简扼要，重点介绍传染性皮肤病的诊断与治疗，对于全面贯彻和执行《中华人民共和国传染病防治法》，提高临床医师诊断与防治传染性皮肤病的水平，相信会有一定帮助。

三位教授除了坚持临床医疗工作，尽心为广大皮肤病患者服务，还辛勤培养了一批又一批的年轻医师，为我院的教学、医疗和科研作出了显著的成绩。在本书出版发行之际，我代表西安北方中医皮肤病医院所有员工向三位教授谨致祝贺和敬意！

西安北方中医皮肤病医院

总裁：陈国镇

2013 年 11 月 1 日

西安北方中医皮肤病医院介绍

西安北方中医皮肤病医院是一家经陕西省卫生厅批准，按照国家卫生机构三级标准设立的中医皮肤病专科医院。医院总建筑面积达8000平方米，设置床位60张。设有中医皮肤科、中西医结合皮肤科、中医性病科、皮肤美容科4个临床科室；设有药剂科、检验科、医学影像科3个医技科室，以及6个行政管理科室。医院现有职工200余人，其中卫生技术人员中，高级职称32人，中、初级医疗技术人员120人。

融古汇今扬国粹，中西并举克顽疾。西安北方中医皮肤病医院致力于运用中医药精华和现代高科技设备治疗皮肤病。医院汇聚了著名中医专家和知名专家教授30多名，开发利用中医药安全高效的优势，独家掌握大量中医药治疗皮肤科顽症的成功经验，并斥巨资购置了311、308准分子紫外光治疗仪、二氧化碳点阵激光治疗仪、脉动真空蒸汽灭菌器、全数字彩色多普勒超声诊断系统等先进治疗设备60余台，在硬件和软件两个方面均处于国内前沿位置，中西医结合治疗皮肤病有长足发展。

医院环境优雅温馨，服务态度热情周到，充分体现人文关怀。

西安北方中医皮肤病医院将凭借自身强大的医疗技术优势，彰显"关爱皮肤健康，重塑健康皮肤"的社会使命，"一切以患者为中心"，力求创建专家主导型、服务优质型医院，打造成为一所管理规范、特色突出、患者满意、政府放心的现代化皮肤病专科医院。